MEUS TEMPOS DE ANSIEDADE

SCOTT STOSSEL

Meus tempos de ansiedade

Medo, esperança, terror e a busca da paz de espírito

Tradução
Donaldson M. Garschagen
Renata Guerra

2ª reimpressão

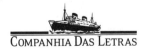
COMPANHIA DAS LETRAS

Copyright © 2014 by Scott Stossel
Todos os direitos reservados.

Grafia atualizada segundo o Acordo Ortográfico da Língua Portuguesa de 1990, que entrou em vigor no Brasil em 2009.

A citação de William Shakespeare de *Macbeth*, à p. 238, foi retirada de *Teatro completo*, v. 1: Tragédias e comédias sombrias, da editora Nova Aguilar, com tradução de Barbara Heliodora.

Título original
My Age of Anxiety: Fear, Hope, Dread and the Search for Peace of Mind

Capa e ilustração da capa
Wendy Birch

Preparação
Cacilda Guerra

Índice remissivo
Luciano Marchiori

Revisão
Huendel Viana
Marise S. Leal

Dados Internacionais de Catalogação na Publicação (CIP)
(Câmara Brasileira do Livro, SP, Brasil)

Stossel, Scott
 Meus tempos de ansiedade : medo, esperança, terror e a busca da paz de espírito / Scott Stossel ; tradução Donaldson M. Garschagen, Renata Guerra. — 1ª ed. — São Paulo : Companhia das Letras, 2014.

 Título original: My Age of Anxiety : Fear, Hope, Dread and the Search for Peace of Mind.
 ISBN 978-85-359-2503-6

 1. Ansiedade 2. Ansiedade – Quimioterapia 3. Ansiedade – Transtorno – Epidemiologia 4. Stossel, Scott – Saúde mental 5. Tranquilizantes 6. Tranquilizantes – Aspectos sociais I. Título.

14-09602   CDD-616.8522

Índice para catálogo sistemático:
1. Transtorno de ansiedade : Medicina 616.8522

[2021]
Todos os direitos desta edição reservados à
EDITORA SCHWARCZ S.A.
Rua Bandeira Paulista, 702, cj. 32
04532-002 — São Paulo — SP
Telefone: (11) 3707-3500
www.companhiadasletras.com.br
www.blogdacompanhia.com.br
facebook.com/companhiadasletras
instagram.com/companhiadasletras
twitter.com/cialetras

*Para Maren e Nathaniel.
Com votos de que sejam poupados.*

Sumário

PARTE I — O ENIGMA DA ANSIEDADE

1. A natureza da ansiedade. 11
2. Do que estamos falando quando falamos de ansiedade?. 50

PARTE II — UMA HISTÓRIA DE MEU ESTÔMAGO NERVOSO

3. Um ronco na barriga. 93
4. Ansiedade de desempenho. 133

PARTE III — REMÉDIOS

5. "Uma sacola de enzimas". 207
6. Uma breve história do pânico (ou Como medicamentos criaram um novo transtorno). 245
7. A medicação e o significado da ansiedade. 274

PARTE IV — CRIAÇÃO VERSUS NATUREZA

8. Ansiedade de separação. 313
9. Atormentados e guerreiros: a genética da ansiedade. . . . 356
10. Eras de ansiedade. 400

PARTE V — REDENÇÃO E RESILIÊNCIA

11. Redenção. 425
12. Resiliência. 446

Agradecimentos. 461
Notas. 465
Referências bibliográficas. 489
Índice remissivo. 515

PARTE I
O ENIGMA DA ANSIEDADE

1. A natureza da ansiedade

E nenhum Grande Inquisidor tem à sua disposição torturas terríveis como tem a ansiedade, não existe um espião que, com mais mestria, saiba atacar o homem de quem suspeita, escolhendo o momento em que está mais fragilizado, ou saiba como melhor dispor armadilhas com que detê-lo e capturá-lo como faz a ansiedade, não existe juiz sagaz que interrogue ou interpele o acusado como sabe fazer a ansiedade, que jamais o deixa escapar, seja por desvio de atenção, seja por arrocho, quer por trabalho, quer por recreação, já de dia, já de noite.

Søren Kierkegaard, *Begrebet Angest*
[O conceito de ansiedade] (1844)

É certo que o problema da angústia configura um ponto nodal para o qual convergem questões as mais diversas e importantes, um enigma cuja solução haverá de lançar luz abundante sobre o conjunto de nossa vida psíquica.

Sigmund Freud, *Conferências introdutórias à psicanálise (1916-1917)* (1917)

Tenho uma lamentável tendência para vacilar em momentos cruciais.

Por exemplo, no altar de uma igreja em Vermont, esperando minha noiva percorrer a nave para se casar comigo, começo a sentir um mal-estar horrível. Não apenas apreensão, mas muita náusea e tremores — e, sobretudo, transpiração. Faz calor na igreja nesse dia, pois estamos no começo de julho, e muitas pessoas suam, mesmo com ternos de verão e vestidos leves. Mas não como eu. À medida que o cortejo avança, o suor começa a se acumular em minha testa e sobre meu lábio superior. Nas fotos do casamento, apareço tenso no altar, com um meio sorriso sinistro, acompanhando o percurso de minha noiva pela nave, de braço dado com o pai. Nessas fotos, Susanna resplandece de alegria, enquanto eu brilho de suor. Quando ela se junta a mim, filetes de suor correm para meus olhos e pingam em meu colarinho. Viramo-nos de frente para o pastor. Atrás dele estão nossos amigos, a quem pedimos que leiam textos, e percebo que estão olhando para mim com evidente preocupação. *O que está havendo com ele?* Imagino que estarão pensando: *Será que vai desmaiar?* Só de pensar nessa possibilidade, passo a transpirar ainda mais. Meu padrinho, três passos atrás de mim, dá uma batidinha em meu ombro e me passa um lenço de papel para eu enxugar a testa. Minha amiga Cathy, que está num banco no meio da igreja, me contará depois que pensou seriamente em me levar um copo d'água. E a impressão que eu dava, dirá ela, era de ter acabado de correr uma maratona.

A expressão no rosto de meus amigos já não exprime preocupação, mas indisfarçado horror. *Será que ele vai morrer?* Eu mesmo já passo a pensar nisso. Porque começo a me sacudir. Não me refiro a um estremecimento, o tipo de tremor leve que só seria percebido se eu estivesse segurando uma folha de papel. Eu me sinto prestes a entrar em convulsão. Concentro-me em impedir que as pernas bambeiem como as de um epiléptico e em confiar que a calça seja larga o bastante para não deixar o tremor se tornar demasiado visível. Estou agora me apoiando em minha noiva, e ela faz o que pode para me segurar. O pastor fala, fala e fala. Não tenho ideia do que ele está dizendo. (E, como se diz, não estou vivendo o momento.) Estou é rezando para que ele acabe logo com isso, para que eu possa fugir ao suplício. O pastor faz uma pausa e olha para minha noiva e para mim. Ao me observar — o brilho do suor que escorre, o pânico em meu olhar —, ele se alarma. "Você está bem?", pergunta baixinho. Sem saber o que fazer, indico com a cabeça que sim. (O que ele faria se eu dissesse que não? Interromperia a cerimônia? A vergonha seria insuportável.)

No momento em que o pastor retoma a prédica, estou lutando ativamente contra três coisas: o tremor das pernas e dos braços, a ânsia de vômito e a perda de consciência. E só penso numa coisa: *Me tirem daqui.* Por quê? Porque quase trezentas pessoas — amigos, parentes e colegas — vieram a nosso casamento e estou na iminência de um colapso. Perdi o controle do corpo. Este devia ser um dos momentos mais felizes e importantes de minha vida, e estou passando muito mal. Tenho medo de não sobreviver.

Enquanto suo, quase desfaleço e tremo, esforçando-me para cumprir o ritual (dizer "sim", pôr a aliança no dedo da noiva, beijá-la), preocupo-me com o que as pessoas (os pais de minha mulher, os amigos dela, meus colegas) estarão pensando ao olhar para mim: *Será que ele está mudando de ideia sobre o casamento? Será que isso é uma prova de sua fraqueza inerente? De sua covardia? De sua inadequação como marido?* Parece que tomei uma ducha vestido. Minhas glândulas sudoríparas — minha debilidade física, minha débil fibra moral — foram reveladas ao mundo. A indignidade de minha própria existência foi desmascarada.

Felizmente, a cerimônia acaba. Ensopado de suor, saio pela nave, agarrado, grato, à minha mulher, e ao sair da igreja os intensos sintomas físicos somem. Não vou ter convulsões. Não vou desmaiar. Mas na fila dos cumprimentos, e depois, quando bebo e danço na festa, o que faço é uma pantomima de felicidade. Sorrio para as câmeras, aperto mãos — e desejo morrer. Por que não? Falhei num dos mais básicos deveres masculinos: casar-se. Como foi que consegui ferrar com isso também? Durante as 72 horas seguintes, suporto um desespero brutal e autodestruidor.

> *A ansiedade mata relativamente pouca gente, porém um número bem maior de pessoas aceitaria de bom grado a morte como alternativa à paralisia e ao sofrimento decorrente da ansiedade em suas formas mais graves.*
>
> David H. Barlow, *Anxiety and Its Disorders*
> [A ansiedade e seus transtornos] (2004)

Meu casamento não foi a primeira ocasião em que sucumbi, nem a última. Durante o nascimento de nosso primeiro filho, as enfermeiras, por algum tempo, tiveram de parar de cuidar de minha mulher, em trabalho de parto, para cuidar de mim, que empalideci e desmaiei. Já fiquei paralisado, de forma mortificante, em palestras e apresentações públicas, e em várias ocasiões fui obrigado a desistir delas. Já renunciei a encontros com moças, fugi de exames e tive colapsos nervosos durante entrevistas de emprego, ou em aviões, trens e automóveis, ou simplesmente andando na rua. Em milhares de ocasiões, fazendo coisas normais — lendo um livro, deitado na cama, falando ao telefone, sentado numa reunião ou jogando tênis —, fui dominado por uma sensação difusa de temor existencial e tomado de náuseas, vertigens, tremores e diversos outros sintomas físicos. Nesses casos, às vezes me convenci de que a morte (ou outra coisa de algum modo pior) era iminente.

Mesmo quando não acometido por esses episódios agudos,

sou invadido por preocupações com minha saúde ou a de pessoas de minha família, finanças, trabalho, um ruído no carro ou um gotejamento no porão, a chegada da velhice e a inevitabilidade da morte — preocupações com tudo e nada. Às vezes essa apreensão se transforma num desconforto físico — dor de estômago, dor de cabeça, tontura, dores nos braços e nas pernas — ou num mal-estar generalizado, como se eu tivesse mononucleose ou gripe. Muitas vezes enfrentei dificuldades, induzidas pela ansiedade, para respirar, engolir e até andar. Essas dificuldades tornam-se então obsessões, ocupando todo o meu pensamento.

Sofro também de vários medos específicos ou fobias. Cito algumas: de espaços fechados (claustrofobia), de altura (acrofobia), de perder os sentidos (astenofobia), de ficar preso longe de casa (uma variedade de agorafobia), de germes (bacilofobia), de queijo (tirofobia), de falar em público (uma subcategoria de fobia social), de voar (aerodromofobia), de vomitar (emetofobia) e, claro, de vomitar em aviões (aeronausifobia).

Quando eu era criança e minha mãe fazia o curso de direito à noite, ficava em casa com uma babá, sentindo um medo terrível de que meus pais tivessem morrido num acidente de carro ou me abandonado (o termo clínico para isso é "ansiedade de separação"). Aos sete anos eu tinha criado sulcos no tapete do meu quarto, de tanto andar de um lado para o outro, tentando fazer com que, pela força do meu desejo, meus pais voltassem para casa. No primeiro ano do curso primário, passei quase todas as tardes, durante meses, na enfermaria da escola, com dores de cabeça psicossomáticas, suplicando que me deixassem voltar para casa. No terceiro ano, as dores de cabeça tinham sido substituídas por dores de estômago, mas minhas visitas diárias à enfermaria continuavam. No ensino médio, eu faltava de propósito às partidas de tênis e squash para fugir à agonia de ansiedade que as situações competitivas me causavam. Na única vez em que saí com uma garota no colégio, fui dominado pela ansiedade e tive de me afastar, com medo de vomitar, quando ela se aproximou para um beijo num momento romântico (estávamos ao ar livre, contemplando constelações pelo telescópio dela). Minha vergonha foi tanta que deixei de atender os telefonemas dela.

Em suma, desde mais ou menos dois anos de idade, tenho sido um depósito inquieto de fobias, medos e neuroses. E desde os dez, quando pela primeira vez fui levado a um hospital de doenças mentais para avaliação e passei a ser tratado por um psiquiatra, tentei de várias formas vencer minha ansiedade.

Uma lista do que tentei: psicoterapia individual (durante três décadas), terapia familiar, terapia de grupo, terapia cognitivo-comportamental (TCC), terapia racional-emotiva (TRE), terapia de aceitação de compromisso (TAC), hipnose, meditação, representação de papéis [*role-playing*], terapia de exposição interoceptiva, terapia de exposição in vivo, terapia suportivo-expressiva, dessensibilização e reprocessamento por meio dos movimentos oculares [*eye movement desensitization and reprocessing*] (EMDR), livros de exercícios de autoajuda, massoterapia, oração, acupuntura, ioga, filosofia estoica e fitas de áudio que comprei num infomercial na TV.

E medicamentos. Muitos medicamentos. Amplictil. Imipramina. Pertofran. Clorfeniramina. Fenelzina. Buspar. Prozac. Zoloft. Paxil. Wellbutrin. Efexor. Citalopram. Lexapro. Cymbalta. Luvox. Trazodona. Levoxyl. Propranolol. Oxazepam. Prazepam. Erva-de-são-joão. Zolpidem. Valium. Librium. Lorax. Frontal. Rivotril.

Também: cerveja, vinho, gim, bourbon, vodca e uísque.

O que funcionou: nada.

Na realidade, isso não é inteiramente verdadeiro. Alguns remédios ajudaram um pouco, durante períodos limitados. Em combinação, o Amplictil (um antipsicótico, que era classificado como sedativo) e a substância imipramina (um antidepressivo tricíclico) ajudaram a me manter fora do hospital psiquiátrico no começo da década de 1980, quando eu estava no fim do curso fundamental e devastado pela ansiedade. A desipramina, outra substância da classe dos tricíclicos, me segurou quando tinha vinte e poucos anos. O Paxil, um inibidor seletivo da recaptação de serotonina (ISRS), proporcionou-me cerca de seis meses de redução substancial da ansiedade quando eu estava perto dos trinta, antes que o medo voltasse a toda. Grandes quantidades de Frontal, propranolol e vodca me permitiram chegar ao fim (mal e mal) da turnê de lançamento do meu primeiro livro, com várias palestras públicas e entrevistas na TV, quando tinha trinta e poucos anos. Um uísque duplo, ajudado por um comprimido de Frontal e outro de Dramamine, antes da decolagem, às vezes consegue tornar tolerável uma viagem de avião — e dois uísques duplos, em rápida sucessão, conseguem obscurecer o pavor existencial, fazendo com que ele pareça mais vago e mais distante.

No entanto, nenhum desses tratamentos reduziu de forma fundamental a ansiedade subjacente que parece entretecida em minha alma e conectada fisicamente a meu corpo, tornando minha vida um tormento. Com o passar dos anos, a esperança de ver minha ansiedade curada se transformou num desejo resignado de chegar a um acordo com ela, de encontrar alguma qualidade redentora ou um benefício atenuante no fato de eu ser, com muita frequência, uma ruína trêmula e neurótica.

A ansiedade é o traço mental preponderante da civilização ocidental.
R. R. Willoughby, *Magic and Cognate Phenomena*
[Magia e fenômenos cognatos] (1935)

A ansiedade e os transtornos a ela associados constituem hoje em dia a forma mais comum de doença mental classificada oficialmente nos Estados Unidos, mais comum até que a depressão e outros transtornos do humor. Segundo o Instituto Nacional de Saúde Mental dos Estados Unidos, cerca de 40 milhões de americanos, quase um em sete, sofrem algum tipo de transtorno de ansiedade em qualquer momento, o que consome 31% dos gastos com assistência de saúde mental no país.[1] De acordo com dados epidemiológicos recentes, a incidência do transtorno de ansiedade entre os americanos é superior a 25%, o que, se o dado for verdadeiro, significa que um em quatro americanos pode esperar ser atingido por uma crise de ansiedade incapacitante em algum momento da vida. E a ansiedade incapacita mesmo: estudos acadêmicos recentes afirmam que a debilitação psíquica e física associada a uma vida marcada pelo transtorno de ansiedade equivale a viver com o diabetes — em geral controlável, às vezes fatal, mas sempre doloroso.[2] Um estudo publicado em *The American Journal of Psychiatry* em 2006 constatou que os americanos perdem, em conjunto, 321 milhões de dias de trabalho em função de ansiedade e depressão a cada ano, o que custa à economia 50 bilhões de dólares anuais;[3] e um trabalho publicado em 2001 pelo Departamento de Estatísticas do Trabalho dos Estados Unidos estimou em 25 o número médio de dias de trabalho perdidos a cada ano por trabalhadores americanos que sofrem de transtornos de ansiedade ou depressão.[4] Em 2005 — três anos antes do início da recente crise econômica —, os médicos americanos passaram 53 milhões de receitas de dois medicamentos contra ansiedade: Lorax e Frontal, sem contar os demais.[5] (Durante as semanas que se seguiram ao Onze de Setembro, as prescrições de Frontal cresceram 9% nos Estados Unidos — e 22% na cidade de Nova York.)[6] Em setembro de 2008, a crise econômica fez com que o número de receitas disparasse: enquanto os bancos desabavam e a bolsa entrava em queda livre, as prescrições de antidepressivos e ansiolíticos aumentaram 9% em relação ao ano anterior, enquanto as receitas de soníferos cresceram 11%.[7]

Embora haja quem diga que a ansiedade é uma doença típica dos Estados Unidos, ela não acomete apenas os americanos. Segundo um relatório divulgado em 2009 pela Fundação de Saúde Mental da Inglaterra, 15% da população do Reino Unido sofre de transtorno de ansiedade hoje em dia, e os índices vêm aumentando: 37% dos britânicos declaram que se sentem mais assustados do que antes.[8] Um artigo recente de *The Journal of the American Medical Association* afirma que a ansiedade patológica é o transtorno emocional mais comum em muitos países.[9] Uma ampla revisão global publicada em 2006 em *The Canadian Journal of Psychiatry* concluiu que nada menos que uma em cada seis pessoas em todo o mundo sofrerá um transtorno de ansiedade durante pelo menos um ano em algum momento da vida;[10] outras pesquisas chegaram a resultados semelhantes.[11]

É claro que esses números se referem apenas a pessoas que, como eu, segundo os critérios de diagnóstico um tanto arbitrários definidos pela Associação Americana de Psiquiatria (APA), são classificadas, em termos técnicos, como *patologicamente* ansiosas. Entretanto, a ansiedade acomete muito mais pessoas além das que oficialmente apresentam doença mental. De acordo com médicos de atenção primária, a ansiedade é uma das queixas que com mais frequência levam pacientes a seus consultórios — com mais frequência, segundo certos relatos, que o resfriado comum.[12] Uma pesquisa em grande escala, divulgada em 1985, constatou que a ansiedade era responsável por mais de 11% de todas as consultas a médicos de família;[13] um estudo do ano seguinte determinou que um terço dos pacientes queixavam-se de "ansiedade grave" a seus médicos de família.[14] (Outros estudos informam que 20% dos pacientes de atendimento primário nos Estados Unidos tomam um benzodiazepínico, como Valium ou Frontal.)[15] E quase toda a população do planeta experimentou em algum momento os suplícios da ansiedade — ou do medo, do estresse ou da preocupação, que são fenômenos diferentes mas relacionados. (As pessoas incapazes de experimentar ansiedade apresentam, de modo geral, uma patologia mais profunda — e são mais perigosas para a sociedade — do que aquelas que a sofrem de forma aguda ou irracional: são sociopatas.)

Poucas pessoas hoje em dia poriam em dúvida a afirmativa de que o estresse crônico é uma marca de nosso tempo, ou que a ansiedade tornou-se um tipo de doença cultural da modernidade. Vivemos, como tem sido dito desde a alvorada da era atômica, numa era de ansiedade — e isso, por mais lugar-comum que seja, só parece ter se tornado mais verdadeiro nos últimos anos, quando os Estados Unidos foram agredidos, num breve espaço de tempo, por terrorismo, calamidade e perturbação econômica e por uma profunda transformação social.

No entanto, há apenas trinta anos, a ansiedade em si não existia como categoria patológica. Em 1950, quando o psicanalista Rollo May publicou *O significado da ansiedade*, observou que até então só dois outros autores, Søren Kierkegaard e Sigmund Freud, haviam produzido obras extensas sobre o tema. Em 1927, de acordo com a listagem em *Psychological Abstracts*, publicaram-se somente três trabalhos acadêmicos sobre a ansiedade; em 1941 foram apenas catorze e, ainda em 1950, não mais que 37. A primeira conferência acadêmica dedicada unicamente à questão da ansiedade só teve lugar em junho de 1949. Foi apenas em 1980 — depois de criados e lançados no mercado novos remédios para tratar a ansiedade — que esses transtornos foram, enfim, inseridos na terceira edição do *Manual diagnóstico e estatístico de transtornos mentais* [*Diagnostic and Statistical Manual of Mental Disorders*] (*DSM*), da Associação Americana de Psiquiatria, em lugar das neuroses freudianas. Num sentido importante, o tratamento antecedeu o diagnóstico — isto é, a descoberta de medicamentos ansiolíticos determinou a elevação da ansiedade a uma categoria diagnóstica.

Hoje, publicam-se a cada ano milhares de trabalhos sobre a ansiedade, e há várias revistas acadêmicas dedicadas apenas a ela. A pesquisa sobre a ansiedade vive levando a novas descobertas, não só sobre suas causas e tratamentos como também, de modo mais geral, sobre a maneira como a mente funciona — sobre as relações entre a mente e o corpo, entre os genes e o comportamento, e entre as moléculas e a emoção. Graças à tecnologia de imagens por ressonância magnética funcional[*functional magnetic resonance imaging*] (fMRI), podemos hoje mapear várias emoções experimentadas subjetivamente em partes específicas do cérebro e até distinguir vários tipos de ansiedade com base em seu efeito visível sobre a função cerebral. Por exemplo, a preocupação generalizada com fatos futuros (digamos, meu temor de que a indústria editorial não sobreviva tempo suficiente para que este livro seja publicado, ou de que eu não tenha como custear os estudos universitários de meus filhos) tende a aparecer como hiperatividade nos lobos frontais do córtex cerebral. A intensa ansiedade que certas pessoas sentem ao falar em público (como o terror, abrandado por remédios e álcool, que experimentei ao fazer uma palestra dias atrás) ou que algumas pessoas extremamente tímidas sentem em situações sociais tendem a aparecer como intensa atividade no giro cingulado anterior. Já a ansiedade obsessivo-compulsiva pode manifestar-se, numa tomografia cerebral, como uma perturbação no circuito que liga os lobos frontais aos centros cerebrais inferiores nos gânglios basais. Sabemos hoje, graças à pesquisa pioneira do neurocientista Joseph LeDoux, na década de 1980, que as emoções e os comportamentos mais terríveis são, de uma forma ou de outra, produzidos, ou pelo menos processados, pelas amígdalas, órgãos minúsculos, em forma de amêndoa, situados na base do cérebro. Nos últimos quinze anos, as amígdalas tornaram-se alvo de grande parte das pesquisas neurológicas sobre a ansiedade.

Sabemos também, muito mais do que Freud ou Kierkegaard sabiam, sobre a forma como diferentes neurotransmissores — como a serotonina, a dopamina, o ácido gama-aminobutírico, a norepinefrina e o neuropeptídio Y — reduzem ou aumentam a ansiedade. Sabemos também que a ansiedade tem um forte componente genético e já começamos até a descobrir, com certos detalhes, em que consiste esse componente. Em 2002, para citar só um exemplo entre muitas centenas, pesquisadores na Universidade Harvard identificaram um gene que a imprensa logo chamou de "gene Woody Allen", porque ele ativa um grupo específico de neurônios nas amígdalas e em outros locais nas partes cruciais do circuito neural que governa o comportamento de medo.[16] Hoje, vários pesquisadores concentram a atenção em inúmeros "genes candidatos" dessa espécie, medindo a associação estatística entre certas variações genéticas e certos transtornos de ansiedade, ao mesmo tempo que exploram os mecanismos químicos e neuroanatômicos que "medeiam" essa associação, tentando descobrir o que é, precisamente, que converte uma predisposição genética numa emoção ou distúrbio de ansiedade real.

"O grande interesse nesse caso, tanto no estudo da ansiedade como no da emoção e no que se enquadra na categoria dos transtornos", diz o dr. Thomas Insel, diretor do Instituto Nacional de Saúde Mental dos Estados Unidos, "é que se trata de um dos pontos onde podemos começar a fazer a transição entre o entendimento das moléculas, das células e do sistema até a emoção e o comportamento.[17] Enfim, somos capazes de traçar as linhas entre os genes, as células e o cérebro e os sistemas cerebrais."

O medo decorre de uma fraqueza da mente e, portanto, não está ligado ao uso da razão.

Baruch Espinosa (*c.*1670)

Entretanto, apesar de todos os avanços possibilitados pela neuroquímica e pela neuroanatomia, minha própria experiência indica que o campo psicológico continua dividido por disputas a respeito das causas da ansiedade e de como tratá-la. Os psicofarmacologistas e os psiquiatras que consultei me dizem que os medicamentos são um *tratamento* para a minha ansiedade; os terapeutas cognitivo-comportamentais às vezes me dizem que os remédios são, em parte, uma de suas *causas*.

O conflito entre a terapia cognitivo-comportamental e a psicofarmacologia é apenas a forma mais recente de um debate que dura milênios. A biologia molecular, a bioquímica, a análise de regressão e as imagens por ressonância magnética funcional — todos esses progressos permitiram descobertas e rigor científico, bem como linhas de tratamento, com que Freud e seus antecessores não poderiam nem sonhar. Entretanto, embora seja verdade o que Thomas Insel diz sobre a pesquisa da ansiedade — que ela é a vanguarda da investigação científica sobre a psicologia humana —, também é verdade que, num sentido importante, nada há de novo sob o sol.

Quanto aos antecessores dos terapeutas cognitivo-comportamentais, podemos remontar a Baruch Espinosa, filósofo judeu-holandês do século XVII, para quem a ansiedade era um simples problema de lógica. O pensamento defeituoso nos leva a temer coisas que não podemos controlar, argumentava Espinosa, antecipando em mais de trezentos anos os argumentos dos terapeutas cognitivo-comportamentais sobre cognições deficientes. (Se não podemos controlar alguma coisa, de nada vale temê-la, uma vez que o temor nada realiza.) A filosofia de Espinosa parece ter atuado em seu favor, pois, segundo seus biógrafos, ele era uma pessoa notavelmente serena. Cerca de 1600 anos antes de Espinosa, o filósofo estoico Epicteto já defendia a mesma ideia sobre cognições defeituosas. "Não são as coisas que perturbam as pessoas, mas sim a forma como elas as veem", ensinava ele no século I. Para Epicteto, as raízes da ansiedade não estavam em nossa biologia, mas em como apreendemos a realidade. Atenuar a ansiedade é uma questão de "corrigir percepções errôneas" (como dizem os terapeutas cognitivo-comportamentais). Na verdade, os estoicos talvez sejam os verdadeiros progenitores da terapia cognitivo-comportamental. Quando Sêneca, contemporâneo de Epicteto, escreveu que "há mais coisas que nos alarmam do que nos fazem mal, e mais sofremos com a apreensão do que com a realidade", estava prefigurando em vinte séculos o que Aaron Beck, fundador oficial dessa linha de terapia, diria na década de 1950.*

Os antecedentes intelectuais da moderna psicofarmacologia situam-se num passado ainda mais distante. Hipócrates, médico da antiguidade grega, concluiu no século IV a.C. que a ansiedade patológica era um claro problema biológico e médico. "Se abrirmos a cabeça [de uma pessoa com doença mental]", escreveu Hipócrates, "veremos o cérebro úmido, cheio de suor e cheirando mal." Para Hipócrates, os "fluidos corporais" eram a causa da loucura; um súbito fluxo de bile para o cérebro produziria ansiedade. (Seguindo Hipócrates, Aristóteles atribuía muito valor à temperatura da bile: a bile quente gerava ânimo e entusiasmo; a fria produzia ansiedade e covardia.) No entender de Hipócrates, a ansiedade e outras perturbações psiquiátricas eram problemas

---

* Sêneca estava também, em certo sentido, antecipando a frase famosa de Franklin D. Roosevelt: "A única coisa da qual devemos ter medo é o próprio medo".

médico-biológicos que deveriam ser tratados por meio da reposição dos humores em seu equilíbrio adequado.*

Já Platão e seus seguidores acreditavam que a vida psíquica era autônoma em relação à fisiologia e discordavam da ideia de que a ansiedade ou a melancolia tinham uma base orgânica no corpo; o modelo biológico da doença mental era, como expressou um antigo filósofo grego, "tão infundado quanto o que diz uma criança".[18] No entender de Platão, embora às vezes os médicos pudessem aliviar pequenos transtornos psicológicos (porque às vezes os problemas emocionais afetam o corpo), problemas emocionais profundos só podiam ser remediados por filósofos. A ansiedade e outros incômodos mentais decorriam não de desequilíbrios fisiológicos, e sim da desarmonia da alma. A recuperação exigia um autoconhecimento mais profundo, mais autocontrole e um estilo de vida guiado pela filosofia. Platão acreditava que (como escreveu um historiador da ciência), "se o corpo e a mente de uma pessoa estão, de modo geral, em boa forma, um médico pode chegar e corrigir pequenos males, da mesma maneira como se pode chamar um encanador; mas se a trama geral estiver pre-

---

* Hipócrates acreditava que a boa saúde física e mental exigia o equilíbrio correto do que ele chamava de os quatro humores ou fluidos corporais: o sangue, a fleuma, a bile negra e a bile amarela. O relativo equilíbrio humoral de uma pessoa determinava seu temperamento: a pessoa com mais sangue tinha uma natureza exaltada e um temperamento dinâmico ou "sanguíneo", e era dada a explosões de cólera; uma pessoa com mais bile negra tinha pele morena e temperamento melancólico. Uma mistura ideal dos humores (eucrasia) produzia o estado saudável; quando os humores se desequilibravam (discrasia), o resultado era a doença. Embora a teoria humoral da mente de Hipócrates esteja hoje desacreditada, ela foi aceita durante 2 mil anos, até o século XVIII, e sobrevive ainda no modo como usamos termos como "bilioso" e "fleumático" para descrever personalidades — e na abordagem biomédica da ansiedade e das doenças mentais em geral.

judicada, um médico é inútil".[19] A filosofia, segundo esse modo de ver as coisas, era o único método adequado para tratar da alma.

Conversa fiada, segundo Hipócrates: "Tudo o que os filósofos escreveram sobre a ciência natural tem tanto a ver com medicina quanto com pintura",[20] afirmou.*

A ansiedade patológica é uma doença, a ser tratada pela medicina, como queriam Hipócrates e Aristóteles, ao lado dos modernos farmacologistas? Ou trata-se de um problema filosófico, como entendiam Platão e Espinosa, antes dos atuais terapeutas cognitivo-comportamentais? Será um problema psicológico, produto de trauma infantil e inibição sexual, como afirmavam Freud e seus seguidores? Ou é um estado espiritual, como julgavam Søren Kierkegaard e seus descendentes existencialistas? Ou, por fim, como asseveraram W. H. Auden, David Riesman, Erich Fromm, Albert Camus e dezenas de comentaristas modernos, é uma condição cultural, uma função dos tempos em que vivemos e da estrutura de nossa sociedade?

O fato é que a ansiedade é, ao mesmo tempo, função da biologia e da filosofia, do corpo e da mente, do instinto e da razão, da personalidade e da cultura. Ainda que experimentada num nível espiritual e psicológico, a ansiedade pode ser medida de maneira científica no nível molecular e no fisiológico. É produzida pela natureza e pela criação. É um fenômeno psicológico e sociológico. Em termos computacionais, é tanto um problema de hard-

---

* Ou quem declarou isso foi algum seguidor de Hipócrates. A maioria dos historiadores crê que o que chegou a nós como os chamados textos hipocráticos foi produzido, na verdade, por vários médicos que seguiam seus ensinamentos. Alguns desses textos parecem posteriores à morte de Hipócrates e, segundo se acredita, foram escritos por seu genro, Políbio. Dois filhos de Hipócrates, Drácon e Tessalos, também foram médicos famosos. Para simplificar, trato os textos de Hipócrates como o trabalho de um único homem, uma vez que o pensamento que os textos representam derivam dele.

ware (fui mal projetado) quanto de software (minha mente roda programas defeituosos que geram em mim pensamentos ansiosos). A origem de um temperamento é multifacetada. Tendências emocionais que parecem ter uma fonte simples, única — um gene ruim, digamos, ou um trauma infantil —, podem ter causas bastante diferentes. Afinal, quem há de dizer que a serenidade jactanciosa de Espinosa não decorria menos de sua filosofia que de sua biologia? Não é possível que um baixo nível de estimulação autônoma conduzisse a sua atitude serena, e não o contrário?

> *As neuroses são geradas não só por experiências individuais incidentais, como também pelas condições culturais específicas em que vivemos [...]. É um destino individual, por exemplo, ter uma mãe dominadora ou que "se sacrifica", mas é somente em condições culturais definidas que encontramos mães dominadoras ou que se sacrificam.*
> Karen Horney, *A personalidade neurótica de nosso tempo* (1937)

Não tenho de procurar longe para encontrar sinais de ansiedade como traço de família. No fim da década de 1940, meu bisavô Chester Henford, por exemplo, durante muito tempo pró-reitor em Harvard, foi internado no McLean Hospital, famosa instituição mental em Belmont, Massachusetts, acometido de ansiedade aguda. Os últimos trinta anos de sua vida foram, muitas vezes, uma agonia para ele. Embora fármacos e tratamento com eletrochoques às vezes aliviassem seu sofrimento, essas tréguas eram temporárias, e em seus momentos de maior sofrimento, na década de 1960, ele se viu reduzido a uma bola fetal em seu quarto, produzindo sons que meus pais descrevem como inumanos. Sobrecarregada com a responsabilidade de cuidar dele, sua esposa, minha bisavó, mulher fabulosa e brilhante, morreu de superdose de uísque e soníferos em 1969.

O filho de Chester Hanford é meu avô materno. Agora com

93 anos, é um homem muitíssimo hábil e, para quem o vê, confiante. No entanto, seu temperamento o predispõe a preocupações, e grande parte de sua vida foi prejudicada por uma série de rituais típicos do transtorno obsessivo-compulsivo (TOC), que oficialmente é classificado como uma variedade do transtorno de ansiedade. Por exemplo, ele nunca sai de um prédio a não ser pela mesma porta pela qual entrou, superstição que com frequência exige manobras logísticas complexas. Minha mãe, por sua vez, é uma mulher tensa, em constante estado de preocupação, que sofre de muitas das mesmas fobias e neuroses que eu. Sempre evita altura (elevadores panorâmicos, teleféricos), situações em que precisa falar em público e muitas possibilidades de risco. Tal como eu, sente um medo mortal de vomitar. Na juventude, era vítima de frequentes e graves crises de pânico. Nos momentos de maior ansiedade (ou, pelo menos, é o que meu pai afirma), seus medos raiavam a paranoia: quando grávida, esperando meu nascimento, diz meu pai, ela se convenceu de que um *serial killer*, num Volkswagen amarelo, estava vigiando nosso apartamento.*
Minha irmã, mais nova que eu, luta com uma ansiedade que é diferente da minha, mas intensa. Também tomou Citalopram — e também Prozac e Wellbutrin, assim como Nardil, Neurontin e Buspar. Nenhum desses medicamentos lhe foi benéfico, e hoje talvez ela seja um dos poucos membros adultos do lado materno da família que não esteja tomando um medicamento psicotrópico. (Vários outros parentes, do lado de minha mãe, também consumiram, durante muitos anos, antidepressivos e ansiolíticos.)

Com base nessas quatro gerações do lado materno (e há um

---

* Hoje em dia, meu pai e minha mãe, divorciados há quinze anos, divergem quanto à gravidade da paranoia: meu pai insiste em que era elevada, enquanto minha mãe diz que era leve (e que, aliás, havia mesmo um *serial killer* à solta na época).

complemento separado de psicopatologia que me afeta pelo lado de meu pai, que em toda a minha segunda infância bebia até perder a consciência cinco noites em cada sete), não é absurdo concluir que tenho uma predisposição genética para a ansiedade e a depressão.

No entanto, por si sós, esses fatos não são conclusivos. Não é possível que a herança de ansiedade de uma geração para a outra, do lado de minha mãe, não tivesse nada a ver com genes e tivesse tudo a ver com o ambiente? Na década de 1920, meus bisavós tiveram um filho que morreu de uma infecção. Isso os devastou. Talvez esse trauma, a que se somou mais tarde o trauma de saber da morte de muitos de seus alunos na Segunda Guerra Mundial, tenha quebrado alguma coisa na psique de meu bisavô — e também no de minha bisavó. Meu avô estava na escola primária na época da morte de seu irmão, e lembra-se de ter ido para o cemitério no carro funerário, sentado ao lado do pequeno ataúde. Talvez minha mãe, por sua vez, tenha adquirido suas próprias ansiedades ao ver as superstições e obsessões do pai e a angústia emocional do avô (para não falar das ansiedades da mãe, uma preocupada crônica). O termo psicológico para isso é "modelagem". E talvez eu, observando as fobias de minha mãe, as tenha adotado também como minhas. Embora haja evidências substanciais de que fobias específicas — sobretudo aquelas baseadas em medos que teriam sido adaptativos no estado de natureza, como fobias de altura, ou de serpentes, ou roedores — podem ser geneticamente transmissíveis, ou "conservadas do ponto de vista da evolução", não é também plausível, se não mais, concluir que aprendi a sentir medo vendo minha mãe demonstrar medo? Ou que a natureza geralmente disfuncional da atmosfera psicológica da minha infância — os constantes murmúrios ansiosos de minha mãe, a ausência alcoólica de meu pai, o tumulto infeliz do casamento deles, que acabaria em divórcio — produzisse em mim uma sensibilidade comparativamente disfuncional? Ou que a paranoia e o pânico de minha mãe quando grávida produzissem tal tormenta e agitação no útero que eu estava fadado a nascer nervoso? Pesquisas demonstram que mães que sofrem de estresse durante a gravidez têm mais probabilidade de dar à luz filhos ansiosos.* Thomas Hobbes, o filósofo político, nasceu prematuro, quando a mãe, aterrorizada com notícias de que a Invencível Armada se dirigia rumo à costa inglesa, entrou em trabalho de parto antes da hora, em 1588. "Eu e o medo nascemos gêmeos",[22] escreveu Hobbes, que atribuía seu próprio temperamento ansioso ao trabalho de parto prematuro da mãe, induzido pelo terror. Talvez a concepção de Hobbes de que um Estado poderoso precisa proteger seus cidadãos da violência e do sofrimento que eles naturalmente causam uns aos outros (a vida, disse ele num trecho muito citado, é sórdida, brutal e curta) tivesse como origem o temperamento ansioso que lhe foi passado, no útero, pelos hormônios de estresse da mãe.

Porventura é possível que minha ansiedade tenha raízes mais profundas e amplas do que as coisas que experimentei e os genes que herdei — ou seja, na história e na cultura? Os pais de meu pai eram judeus que fugiram dos nazistas na década de 1930. A mãe de meu pai tornou-se uma judia de um antissemitismo ignóbil — renunciou a seu judaísmo por medo de um dia ser perseguida por causa dele. Minha irmã mais nova e eu fomos criados na Igreja episcopal, e nossos antecedentes judaicos só nos foram revelados quando eu estava na faculdade. Meu pai, por seu lado, foi fascina-

---

* Um estudo constatou que crianças cujas mães estavam grávidas delas em 11 de setembro de 2001 ainda tinham, aos seis meses de idade, níveis elevados de hormônios de estresse no sangue.[21] Durante guerras e outras épocas caóticas, pesquisadores chegaram a conclusões semelhantes, segundo as quais crianças ainda não nascidas adquirem níveis mais elevados de fisiologia estressada para toda a vida.

do durante toda a vida pela Segunda Guerra Mundial e, em particular, pelos nazistas. Assistiu vezes sem conta à série de TV *The World at War* [O mundo em guerra]. Em minha memória, esse programa, com sua música bombástica, acompanhando o avanço nazista em direção a Paris, é a trilha sonora de minha primeira infância.* Os tão perseguidos judeus, é claro, têm milênios de experiência em ter razão para sentir medo — o que talvez explique por que alguns estudos mostraram que os homens judeus apresentam índices de depressão e ansiedade maiores que os de outros grupos étnicos.**

Por outro lado, a herança cultural de minha mãe tinha um forte componente *wasp*.*** Ela descende, com orgulho, dos peregrinos do *Mayflower*, e até pouco tempo atrás abraçava de coração a ideia de que todas as emoções ou questões familiares devem ser reprimidas.

Assim, sou uma mistura de patologia judaica e *wasp* — um judeu neurótico e histriônico reprimido dentro de um *wasp* neurótico e reprimido. Não é de admirar que seja ansioso: sou como Woody Allen preso em Calvino.

Ou será a minha ansiedade, no fim das contas, "normal" —

---

* Quando minha mãe fazia o curso de direito à noite, minha irmã e eu passávamos as noites vagueando sem destino pela casa, enquanto meu pai tocava fugas de Bach ao piano e depois se instalava com uma tigela de pipoca e uma garrafa de gim diante da TV para ver *The World at War*.
** Há também evidências de que o alto QI dos judeus asquenazes decorre dos elevados índices de ansiedade desse grupo, e há explicações evolutivas plausíveis que explicam a razão pela qual tanto a inteligência quanto a imaginação tendem a acompanhar a ansiedade.[23] (Vários estudos constataram que o QI médio dos judeus asquenazes está oito pontos acima do segundo grupo étnico nessa listagem, o das populações do nordeste da Ásia, e perto de um desvio padrão superior em relação a outros grupos europeus.)
*** Acrônimo de *white, anglo-saxon, protestant*, ou branco, anglo-saxão, protestante. (N. T.)

uma reação natural aos tempos em que vivemos? Eu estava no fim do curso fundamental quando o filme *O dia seguinte*, sobre as consequências de um ataque nuclear, foi exibido na televisão. Na adolescência, eu tinha sonhos frequentes que terminavam com um míssil riscando o céu. Seriam esses sonhos indícios de psicopatologia ansiosa? Ou uma reação razoável às condições que eu percebia — e que eram, afinal, as mesmas que preocupavam os analistas da defesa durante toda a década de 1980? A Guerra Fria, é claro, acabou há muito tempo — mas foi substituída pela ameaça de sequestro de aviões, bombas sujas, homens-bombas, ataques com armas químicas e antraz, isso para não falar da síndrome respiratória aguda grave [*severe acute respiratory syndrome*] (Sars), da gripe suína (H_1N_1), da tuberculose resistente a medicação, da perspectiva de um apocalipse global induzido pela mudança climática e das tensões permanentes de uma desaceleração econômica mundial e de uma economia global que passa por tumultos aparentemente constantes. Visto que se pode medir essas coisas, as épocas de transformação social parecem produzir um aumento quantitativo na ansiedade da população. Em nossa era pós-industrial de incerteza econômica, em que as estruturas sociais passam por turbulências contínuas e os papéis profissionais e de gênero estão mudando o tempo todo, não é normal — e até salutar — ser ansioso?

Até certo ponto, sim — pelo menos na medida em que sempre, ou com frequência, é salutar ser razoavelmente ansioso. Segundo Charles Darwin (que sofria de uma agorafobia incapacitante que o impediu de sair de casa durante anos, depois de sua viagem no *Beagle*), as espécies que "temem direito" aumentam sua chance de sobrevivência. Nós, os ansiosos, temos menos probabilidade de sermos eliminados da reserva de genes por nos divertirmos à beira de penhascos ou como pilotos de caça.

Uma pesquisa de prestígio, realizada há cem anos por dois psicólogos de Harvard, Robert M. Yerkes e John Dillingham Dodson, demonstrou que níveis moderados de ansiedade *melhoram* o desempenho de homens e animais.[24] Um excesso de ansiedade, é óbvio, prejudica o desempenho, e *pouquíssima* ansiedade tem o mesmo resultado. Quando o uso dos remédios contra a ansiedade explodiu, na década de 1950, alguns psiquiatras advertiram quanto aos perigos apresentados por uma sociedade que não fosse bastante ansiosa. "Defrontamo-nos então com a perspectiva de criar uma raça de pessoas falsamente frouxas, o que talvez não seja bom para o nosso futuro",[25] escreveu um deles. Outro psiquiatra asseverou que "Van Gogh, Isaac Newton e a maioria dos gênios e grandes criadores não eram tranquilos. Eram homens nervosos, centrados no ego, impelidos por uma implacável força interior e assediados por inquietações".[26]

Seria emudecer esses gênios o preço que a sociedade teria de pagar para reduzir a ansiedade, por via farmacológica ou de outra natureza? E esse custo valeria a pena?

"Sem ansiedade", diz David Barlow, fundador e diretor emérito do Centro de Ansiedade e Transtornos Correlatos da Universidade de Boston,[27]

> pouco seria realizado. O desempenho de atletas, artistas, executivos, artesãos e estudantes seria prejudicado; a criatividade diminuiria; e talvez nem mesmo as lavouras fossem plantadas. E todos alcançaríamos aquele estado idílico, durante tanto tempo procurado em nossa sociedade apressada, de passar o tempo sob a sombra de uma árvore. Isso seria tão mortal para a espécie quanto a guerra nuclear.

Passei a acreditar que a ansiedade acompanha a atividade intelectual como sua sombra e que quanto mais aprendermos so-

bre a natureza da ansiedade, mais saberemos a respeito do intelecto.

Howard Liddell, "The Role of Vigilance in the
Development of Animal Neurosis" [O papel da vigilância
no desenvolvimento da neurose animal] (1949)

Há cerca de oitenta anos, Freud sugeria que a ansiedade era "um enigma cuja solução haverá de lançar luz abundante sobre o conjunto de nossa vida psíquica".

Desvendar os mistérios da ansiedade, ele acreditava, nos ajudaria em muito a destrinçar os mistérios da mente: a consciência, o eu, a identidade, o intelecto, a imaginação, a criatividade — para não falar do pesar, do sofrimento, da esperança e do remorso. Enfrentar e compreender a ansiedade é, em certo sentido, enfrentar e compreender a condição humana.

As diferenças na forma como várias culturas e eras encararam e compreenderam a ansiedade pode nos informar muito sobre essas culturas e eras. Por que os gregos antigos e Hipócrates viam a ansiedade basicamente como um estado mórbido, ao passo que os filósofos do Iluminismo a viam como um problema intelectual? Por que os primeiros existencialistas viam a ansiedade como um estado espiritual, enquanto os médicos da Era Áurea a entendiam como uma reação de estresse especificamente anglo-saxônica — uma reação que, segundo eles, poupava as sociedades católicas — à Revolução Industrial? Por que os primeiros freudianos viam a ansiedade como um estado psicológico decorrente de inibição sexual, enquanto nossa própria época tende a vê-la, de novo, como um estado patológico e neuroquímico, um problema de biomecânica defeituosa?

Essas interpretações mutáveis representam a marcha avante do progresso e da ciência? Ou apenas as maneiras cambiantes, e muitas vezes cíclicas, como as culturas funcionam? O que isso diz sobre as sociedades em questão, já que os americanos levados a prontos-socorros com crises de pânico em geral acreditam que estão sofrendo infartos do miocárdio, enquanto os japoneses acham que estão prestes a desmaiar? Os iranianos que se queixam do que chamam de "angústia cardíaca" sofrem do que os psiquiatras ocidentais chamariam de crises de pânico? Por acaso os *ataques de nervios* vivenciados por latino-americanos são simplesmente crises de pânico em espanhol — ou serão, como agora creem pesquisadores modernos, uma síndrome cultural e médica distinta? Por que tratamentos com fármacos que dão certo no caso de americanos e franceses parecem não dar bom resultado quando aplicados a chineses?

Por mais fascinantes e variadas que sejam essas idiossincrasias culturais, a consistência subjacente da experiência ao longo do tempo e das culturas confirma a ansiedade como traço humano universal. Mesmo filtrada pelas características práticas e pelas crenças dos habitantes da Groenlândia há cem anos, a síndrome que os inuítes chamavam de *kayak angst* (suas vítimas tinham medo de sair sozinhas para caçar focas) parece pouco diferente do que hoje chamamos de agorafobia. Nos textos antigos de Hipócrates, encontramos descrições clínicas de ansiedade patológica que parecem muito modernas. Um de seus pacientes tinha terror a gatos (uma fobia simples, que hoje seria codificada como 300.29 para fins de seguro, de acordo com as classificações da quinta edição do *Manual Diagnóstico e Estatístico*, o *DSM-V*), enquanto outro tinha pavor do anoitecer; um terceiro, informa Hipócrates, era "assaltado de terror" sempre que escutava uma flauta; um quarto não podia caminhar ao longo "de uma vala, mesmo que rasíssima", embora não visse problema algum em caminhar *dentro* da vala — evidência do que hoje chamamos de acrofobia, medo de altura. Hipócrates também descreve um paciente que sofria do que, na moderna terminologia diagnóstica, talvez pudesse ser chamado de transtorno de pânico com agorafobia (código 300.22 no *DSM-V*): o distúrbio, tal como Hipócrates o descrevia, "em geral ocorre no exterior, se uma pessoa viaja por um caminho solitário, e é invadida pelo medo". Os sintomas descritos por Hipócrates são, visivelmente, os mesmos fenômenos patológicos mencionados nas mais recentes edições dos *Archives of General Psychiatry* e do *Bulletin of the Menninger Clinic*.

Suas semelhanças transpõem o enorme fosso de milênios e de circunstâncias que os separam, demonstrando que, apesar de todas as diferenças na cultura e no ambiente, as características fisiológicas da ansiedade humana podem ser universais.

Procurei, neste livro, explorar o "enigma" da ansiedade. Não sou médico, psicólogo, sociólogo ou historiador da ciência — e um desses profissionais haveria de conferir mais autoridade acadêmica a um tratado sobre a ansiedade do que eu. Esta é uma obra de síntese e de reportagem, reunindo explorações da ideia de ansiedade extraídas da história, da literatura, da filosofia, da religião, da cultura popular e da mais recente pesquisa científica — todas elas entretecidas com uma coisa em relação à qual posso reivindicar, infelizmente, amplo conhecimento: minha própria experiência com a ansiedade. Examinar as profundezas de minhas próprias neuroses pode parecer o cúmulo do narcisismo (e, de fato, estudos mostram que a preocupação consigo mesmo tende a ligar-se à ansiedade), mas trata-se de uma atividade com antecedentes meritórios. Em 1621, Robert Burton, acadêmico de Oxford, publicou uma obra canônica, *A anatomia da melancolia*, um alentado volume de síntese, com 1300 páginas, cujas torrentes de exegese só em parte obscurecem o que esse livro na verdade é: uma massuda ladainha de queixas depressivas e ansiosas. Em 1733, George Cheyne, famoso médico londrino e um dos mais influentes pensadores da área da psicologia no século XVIII, publicou *The English Malady* [A doença inglesa]. Esse livro inclui um capítulo de quarenta páginas intitulado "O caso do autor", dedicado a "meus companheiros de sofrimento", em que ele narra em minúcias suas neuroses durante muitos anos (entre as quais "susto, ansiedade, medo e terror" e "susto e pânico melancólicos, nos quais a razão não me era de nenhuma utilidade") e seus sintomas físicos (entre os quais "uma súbita e violenta dor de cabeça", "extremo enjoo no estômago" e "uma cólica constante e um gosto e odor ruins na boca"). Em tempos mais recentes, as odisseias intelectuais de Charles Darwin, Sigmund Freud e William James foram ditadas pela curiosidade desses autores por seus padecimentos, causados pela ansiedade e pelo desejo de se livrarem deles. Freud utilizou sua intensa fobia de trens e sua hipocondria, entre outras coisas, para construir sua teoria da psicanálise. Darwin ficou confinado em casa, devido a doenças relacionadas ao estresse, depois da viagem no *Beagle*, e passou anos buscando aliviar sua ansiedade frequentando estações de águas e, a conselho de um médico, envolvendo o corpo com gelo. James fez o possível para esconder do público suas fobias, mas com frequência era tomado por crises de pânico. "Manhã após manhã eu acordava com um medo horrível na boca do estômago e com uma sensação de insegurança na vida que nunca havia sentido antes", escreveu ele, em 1902, a respeito do início de sua ansiedade.[28] "Durante meses, fui incapaz de sair para o escuro sozinho."

Ao contrário de Darwin, Freud e James, não é minha intenção esboçar toda uma nova teoria da mente ou da natureza humana. Em vez disso, o que motiva este livro é uma investigação a fim de compreender o sofrimento causado pela ansiedade — e buscar uma cura ou redução desse mal. Essa investigação me levou tanto ao passado, à história, quando ao futuro, às fronteiras da moderna pesquisa científica. Passei grande parte dos últimos oito anos lendo centenas de milhares de páginas escritas sobre a ansiedade em 3 mil anos.

Até hoje, minha vida não foi marcada por grandes tragédias ou melodramas. Nunca fui preso. Não fui submetido a um tratamento de reabilitação. Jamais agredi alguém ou tentei o suicídio. Nunca acordei nu no meio de um campo, nunca me meti numa boca de fumo de crack nem fui demitido de um emprego por conduta imprevisível. Até agora, na maior parte do tempo, minha psicopatologia tem sido serena — para quem me vê. Robert Downey Jr. não vai estrelar um filme sobre a minha vida. Como dizem nos estudos clínicos, "funciono bem" para uma pessoa com transtorno de ansiedade ou problema mental. Em geral a escondo bem. Algumas pessoas, que julgam me conhecer bem, comentaram ter ficado espantadas com o fato de eu, que pareço tão equilibrado e imperturbável, ter decidido escrever um livro sobre a ansiedade. Sorrio de maneira amável, enquanto me agito por dentro e penso no que, como aprendi, é um comportamento típico da personalidade fóbica: "a necessidade e a capacidade", como se lê num livro de autoajuda, *Sua fobia*, "de apresentar aos demais uma aparência despreocupada, enquanto por dentro a pessoa sente uma angústia extrema".*

Para algumas pessoas, posso parecer calmo. No entanto, se pudessem ver abaixo da superfície, veriam que pareço um pato — patinhando, patinhando, patinhando.

---

* No caso de muitos pacientes com transtornos de ansiedade — sobretudo agorafobia e transtorno de pânico —, as pessoas ficariam surpresas ao saber que eles têm problemas de ansiedade por parecerem tão "estáveis" e "controlados", diz Paul Foxman, psicólogo que dirige o Centro de Transtornos de Ansiedade em Burlington, Vermont. "Parecem estar bem, mas há uma desconexão entre o eu público e o eu privado."

O paciente que mais me preocupa sou eu mesmo.
Sigmund Freud em carta a Wilhelm Fliess (agosto de 1897)

Ocorreu-me que escrever este livro talvez seja uma péssima ideia: se o que anseio é aliviar meu sofrimento nervoso, mergulhar na história e na ciência da ansiedade, e em minha própria psique, pode não ser a melhor maneira de alcançar esse objetivo. Em minhas viagens pelos estudos históricos sobre a ansiedade, dei com um livrinho de autoajuda de um veterano do Exército britânico chamado Wilfrid Northfield, que sofreu um colapso nervoso durante a Primeira Guerra Mundial e passou dez anos praticamente incapacitado pela ansiedade antes de seu tratamento ter êxito e ele escrever seu guia para a recuperação. Publicado em 1933, *Conquest of Nerves: The Inspiring Record of a Personal Triumph over Neurasthenia* [Vitória sobre os nervos: a história inspiradora de um triunfo pessoal sobre a neurastenia] tornou-se um campeão de vendas. Meu exemplar é de sua sexta impressão, em 1934. No último capítulo, "Palavras finais", Northfield escreve: "Há uma coisa que o neurastênico deve evitar com todas as suas forças — falar de seus problemas. Não irá obter consolo ou ajuda alguma ao assim proceder". E continua: "Falar dos problemas de maneira loquaz, agoniada, só aumenta o sofrimento e 'encena' as emoções. Além disso, é uma atitude egoísta". Citando outro autor, ele conclui: "Nunca exiba uma ferida, a não ser a um médico".

Nunca exiba uma ferida. Bem, depois de mais de trinta anos tentando (na maior parte do tempo com êxito) esconder das pessoas minha ansiedade, aqui estou a exibi-la a conhecidos e estranhos. Se Northfield estava certo (e minha mãe, sempre preocupada, concorda com ele), é pouco provável que este projeto seja auspicioso para minha saúde mental. Elementos de pesquisas modernas dão apoio à advertência de Northfield: as pessoas ansiosas têm uma tendência patológica a concentrar sua atenção para dentro, sobre si mesmas, de uma forma que leva a crer que escrever um livro sobre sua própria ansiedade não é de modo algum a melhor forma de livrar-se dela.*

Ademais, uma preocupação que tive ao escrever este livro é que, no âmbito profissional, tenho subsistido devido à minha capacidade de projetar calma e controle; a ansiedade me torna consciencioso (tenho medo de estragar as coisas), e minha vergonha pode fazer com que eu pareça impassível (preciso esconder que sou ansioso). Uma ex-colega de trabalho certa vez me chamou de "Frontal humano", dizendo, enquanto eu ria por dentro, que projeto tanta serenidade que o mero fato de eu estar presente pode tranquilizar outras pessoas: só por entrar numa sala cheia de gente agitada ministro meu bálsamo tranquilizante. Diante de mim, as pessoas relaxam. Se ela soubesse! Ao revelar a fraude que é minha suposta calma, estarei abrindo mão de minha capacidade de acalmar outras pessoas e, com isso, comprometendo minha postura profissional?

Meu atual terapeuta, o dr. W., diz que sempre há a possibilidade de, revelando minha ansiedade, retirar sua carga de vergonha e reduzir o isolamento do sofrimento solitário. Quando me mostro preocupado quanto a discutir minhas questões psiquiátricas num livro, o dr. W. diz: "Você vem mantendo sua ansiedade em segredo há anos, não é mesmo? Como é que isso o tem ajudado?".

---

* David Barlow, destacado pesquisador nesse campo, observa (na terminologia carregada de jargão dos especialistas) que o autofoco negativo e patológico "parece fazer parte integrante da estrutura cognitivo-afetiva da ansiedade. Esse foco autoavaliador negativo e a perturbação da atenção são, em ampla medida, responsáveis por diminuições do desempenho. Por sua vez, esse desvio da atenção contribui para um círculo vicioso de apreensão ansiosa, no qual a ansiedade crescente leva a novos desvios da atenção, maiores déficits de desempenho e ao subsequente espiralamento dos estímulos".

Entendi. E existe um número abundante e convincente de estudos sobre como — ao contrário das advertências de Wilfrid Northfield (e de minha mãe) — o fato de esconder ou reprimir a ansiedade na verdade produz *mais* ansiedade.* Mas não há como fugir a meu receio de que escrever este livro é não só egocêntrico e vergonhoso, como também arriscado — de que ele haverá de acarretar o momento de Willy Coiote em que baixo o olhar para descobrir que, em lugar de forças interiores ou contrafortes externos para me sustentar, na verdade não há nada que me impeça de cair de muito alto.

Sei o quanto é insolente e ofensivo o egoísmo e também que um autor faça de si mesmo o tema de suas palavras ou obras, mormente num relato assim prolixo e minudente. No entanto [...] pensei [...] quiçá ele não seja de todo inútil para alguma pessoa idosa, combalida e valetudinária, cujo caso possa ter certa semelhança com o meu.
George Cheyne, *The English Malady* (1773)

"Por que você acha", pergunta o dr. W., "que escrever um livro sobre a sua ansiedade seria tão vergonhoso?"

Porque ainda pesa um estigma sobre a doença mental. Porque a ansiedade é vista como fraqueza. Porque, como diziam sem meias palavras os letreiros afixados em unidades de artilharia dos Aliados em Malta, durante a Segunda Guerra Mundial, "se você for homem não vai deixar que sua autoestima admita uma neurose de ansiedade ou demonstre medo". Porque temo que este livro, com suas revelações de ansiedade e de luta, venha a ser uma

---

* Sobre a mesa, diante de mim, vejo um artigo do *Journal of Abnormal Psychology*, de 1997, intitulado "Hiding Feelings: The Acute Effects of Inhibiting Negative and Positive Emotions" [Ocultar sentimentos: os efeitos agudos de inibir emoções negativas e positivas].

ladainha de informações excessivas, violando regras básicas de comedimento e decoro.*

Quando explico isso ao dr. W., ele diz que o próprio ato de trabalhar neste livro e de publicá-lo pode ser terapêutico. Ao apresentar minha ansiedade ao mundo, afirma ele, estarei "me expondo". A implicação é que isso será libertador, como se eu fosse gay e estivesse saindo do armário. Entretanto, ser gay, como hoje sabemos (até 1973 a Associação Americana de Psicologia classificava a homossexualidade como transtorno mental), não é uma fraqueza, um defeito ou uma doença. Mas ser nervoso em excesso é.

Durante muito tempo, levado pela reticência e pela vergonha, eu dizia às pessoas que me faziam perguntas sobre meu livro que ele era "uma história cultural e intelectual da ansiedade" — o que era verdadeiro até certo ponto —, mas sem revelar seus aspectos pessoais. Entretanto, há pouco tempo, numa tentativa ansiosa de pôr à prova os efeitos de "me expor", comecei, com cautela, a falar de modo mais aberto sobre o que era o livro: "uma história cultural e intelectual da ansiedade, *entretecida de minhas próprias experiências com a ansiedade*".

O efeito foi notável. Quando eu me referia ao livro como um árido texto de história, as pessoas assentiam com a cabeça, corteses, e algumas me procuravam depois para fazer perguntas específicas sobre um ou outro aspecto da ansiedade. No entanto, quando comecei a mencionar as partes pessoais do livro, vi-me

---

* Enquanto escrevo isto, ouço as palavras da que talvez seja uma decisão melhor: *Ainda que você tenha o infortúnio de ser excessivamente ansioso, tenha ao menos a dignidade de não tagarelar sobre isso em público. Mantenha-se firme e guarde essas coisas para si mesmo.*

cercado de ouvintes ávidos, interessados em me falar sobre sua própria ansiedade ou a de parentes.

Um dia, participei de um jantar com um grupo de escritores e artistas plásticos. Alguém perguntou em que eu estava trabalhando. Respondi com meu novo discurso ("uma história cultural e intelectual da ansiedade, *entretecida e animada de minhas próprias experiências com a ansiedade*") e falei de algumas de minhas experiências com vários medicamentos ansiolíticos e antidepressivos. Para meu espanto, *cada uma das outras nove pessoas que estavam mais perto de mim* passou a me contar uma história de sua própria experiência com a ansiedade e medicação.* E logo todos os presentes no jantar narravam suas histórias de sofrimento neurótico.**

---

* Por exemplo, S., autora de não ficção, com trinta e poucos anos, disse que tomara Frontal e Rivotril, prescritos para aliviar sua ansiedade; ela trocara o Prozac pelo Lexapro porque o primeiro acabara com sua libido. C., poeta quarentão, contou que tivera de tomar o antidepressivo Zoloft devido a crises de pânico. (A primeira crise de pânico de C. o levara ao pronto-socorro, pois ele achou que estava tendo um infarto. As crises posteriores, disse, "não foram tão ruins, porque agora eu sabia do que se tratava — mas ainda causavam medo, porque a gente sempre pensa: *Talvez agora eu esteja* mesmo *tendo um infarto*". Levantamentos epidemiológicos constataram que um terço dos adultos que sofrem sua primeira crise de pânico termina no pronto-socorro.) A romancista K. disse que quando estava para terminar seu último livro, a ansiedade cresceu tanto que ela não conseguia trabalhar. Receando estar ficando louca, procurou seu psiquiatra, que lhe receitou Zoloft, que a fez engordar, e depois Lexapro, que aumentou tanto sua ansiedade que ela não conseguia mais sequer buscar os filhos na escola.

** Depois do jantar, outra escritora me procurou. E. (vamos chamá-la assim) é correspondente de guerra e escritora bem-sucedida, perto dos quarenta anos, que sofre, disse-me, de uma série de sintomas depressivos de ansiedade (entre os quais tricotilomania, transtorno que leva as pessoas, sobretudo mulheres, a arrancar compulsivamente os próprios cabelos em situações de estresse), e a quem um médico prescrevera o antidepressivo Lexapro. Admirei-me com o fato de E., apesar de sua ansiedade e depressão, conseguir viajar bastante pela África e pelo Oriente Médio, enviando despachos de países devastados por guerras, muitas vezes correndo alto risco pessoal; em meu caso, simplesmente afastar-me alguns

Surpreendi-me que o fato de admitir minha própria ansiedade durante o jantar houvesse provocado tal avalanche de confissões pessoais de ansiedade e uso de fármacos. Na verdade, eu estava com um grupo de escritores e artistas, um segmento claramente mais propenso a várias formas de doença mental que outras pessoas, como se observa desde Aristóteles. Por isso, essas histórias apenas mostram que os escritores são malucos. Ou talvez mostrem que as empresas farmacêuticas tiveram êxito em medicalizar uma experiência humana normal e em vender remédios para "tratá-la".* Mas talvez mais pessoas do que imaginei estejam lutando contra a ansiedade.

"Sim!", exclamou o dr. W. quando lhe expus essa ideia na sessão seguinte. A seguir me contou uma história de sua própria família:

> Meu irmão costumava receber para saraus em que os convidados discorriam sobre temas diversos. Pediu-me que eu falasse sobre fobias. Depois de minha palestra, todos os presentes vieram me falar sobre suas próprias fobias. Creio que os números oficiais, apesar de elevados, não chegam à realidade.

Depois que ele me contou isso, lembrei-me de Ben, meu melhor amigo na faculdade, escritor rico e bem-sucedido (ele cos-

---

quilômetros de casa pode gerar um horrendo estado de ansiedade, além de diarreia. "Eu me sinto mais calma em zonas de guerra", contou. "Sei que é absurdo, mas me sinto mais tranquila debaixo de bombardeios. É uma das poucas ocasiões em que *não* sinto ansiedade." No entanto, esperar que um editor avalie um artigo que ela entregou provoca nela crises de ansiedade e depressão. (Freud observou que ameaças a nossa autoestima ou ao conceito que fazemos de nós mesmos com frequência podem causar muito mais ansiedade do que ameaças a nosso bem-estar físico.)

* Com certeza há alguma verdade nisso, e terei muito o que dizer sobre o assunto na parte III deste livro.

tuma aparecer nas listas de livros mais vendidos e de filmes campeões de bilheteria), cujo médico havia pouco tempo lhe prescrevera Lorax, um benzodiazepínico, para combater a sensação de aperto no peito que o levara a crer que estava sofrendo um infarto do miocárdio.* E me lembrei de M., vizinho de Ben, gestor de um fundo de hedge multimilionário, que toma Frontal constantemente por causa de suas crises de pânico. E de G., ex-colega de trabalho, um destacado jornalista político que há anos, desde que foi parar num pronto-socorro por causa de um episódio de pânico, vem tomando vários benzodiazepínicos para evitar novas crises. E de outro ex-colega, B., cuja ansiedade o fazia gaguejar em reuniões e o impedia de finalizar projetos de trabalho até começar a tomar Lexapro.

Não, nem todo mundo é dominado pela ansiedade. Minha mulher, por exemplo, é uma dessas pessoas. (Graças a Deus.) Barack Obama, segundo todos os relatos, também não. Nem, é evidente, David Petraeus, ex-comandante das forças americanas no Afeganistão e ex-diretor da CIA.[29] Certa vez ele disse a um repórter que apesar de exercer funções em que os riscos cotidianos são questões de vida ou morte, "raramente sinto algum estresse".** Jogadores de futebol americano, como Tom Brady e Peyton Manning, sem dúvida não sofrem desse mal, ao menos

---

* Ainda que hoje em dia Ben viaje pelo mundo todo, sendo recebido com tapete vermelho e cobrando dezenas de milhares de dólares por uma palestra, ainda me lembro das ocasiões, nos anos de vacas magras, antes da publicação de seu primeiro livro, em que ele era dominado por crises de pânico quando nos afastávamos demais de seu apartamento e quando a perspectiva de ir a uma festa o deixava tão nervoso que antes de entrar ele vomitava nos arbustos do lado de fora.
** Talvez ele vivesse melhor se sentisse mais estresse — uma preocupação mais forte com as consequências talvez evitasse a aventura amorosa que levou à sua queda.

não no estádio.* Uma das coisas que exploro neste livro é o motivo pelo qual certas pessoas são excepcionalmente calmas, mostrando-se serenas mesmo quando submetidas a uma tremenda pressão, enquanto outras sucumbem ao pânico ao menor sinal de estresse.

No entanto, tanta gente sofre de ansiedade que escrever sobre minha própria experiência talvez não deva ser motivo de vergonha, e sim uma oportunidade de proporcionar consolo a algumas das pessoas que padecem desse mal. E, como o dr. W. às vezes imagina, fazer isso talvez seja terapêutico. "É possível que escrever seja um caminho para a cura", diz ele.

Mesmo assim, eu me preocupo. Muito. É minha natureza. (Além disso, como muitas pessoas me disseram, como *não* se sentir ansioso escrevendo um livro sobre ansiedade?)

De sua parte, o dr. W. sugere: "Fale no livro sobre sua ansiedade em relação ao livro".

> *No decorrer da evolução, a função de planejamento do sistema nervoso culminou no surgimento de ideias, valores e prazeres — nas manifestações singulares da vida social humana. Só o homem é capaz de planejar para o futuro distante e de experimentar, em retrospecto, os prazeres do êxito pessoal. Só o homem pode ser feliz. Só o homem pode se preocupar e sentir ansiedade.*
>
> Howard Liddell, "The Role of Vigilance
> in the Development of Animal Neurosis" (1949)

---

* Não que a calma e a tenacidade no campo sejam garantias de equanimidade fora dele. Terry Bradshaw, jogador de futebol americano do fim dos anos 1970, foi um intrépido gladiador que acabou debilitado por crises de depressão e pânico. Earl Campbell, corpulento e destemido jogador dos Houston Oilers, também nos anos 1970, viu-se, uma década depois, confinado à sua casa devido a crises de pânico.

Em todos os insights a respeito da história e da cultura que um estudo da ansiedade possa gerar, haverá alguma coisa capaz de ajudar a pessoa que sofre de ansiedade? Por acaso podemos — ou eu posso — reduzir a ansiedade ou chegar a um entendimento com ela, mediante a compreensão de seu valor e de seu significado?

Espero que sim. No entanto, quando uma crise de pânico me acomete, ela nada tem de interessante. Tento pensar nela de forma analítica e não consigo. Ela é apenas muito desagradável, e tudo o que quero é que acabe. Uma crise de pânico é interessante tal como uma perna quebrada ou um cálculo renal — uma dor que você quer que passe.

Há alguns anos, antes de começar a sério a pesquisa para este projeto, peguei um livro sobre a fisiologia da ansiedade para ler numa viagem de San Francisco a Washington DC. Durante o voo tranquilo e sem sobressaltos, mergulhei na leitura e comecei a ter a sensação de estar entendendo o fenômeno. Pensei: *Então, é apenas um surto de atividade em minhas amígdalas cerebelares que produz aquela sensação forte e horrível que às vezes toma conta de mim? Aquelas sensações de perdição e terror não passam da corrida de neurotransmissores em meu cérebro? Isso não parece tão intimidador.* Imbuído dessa perspectiva, continuei a raciocinar: *Eu posso, portanto, impor minha vontade sobre a matéria e reduzir os sintomas físicos da ansiedade ao que eles de fato são — simples atividades fisiológicas — e viver com mais calma. Aqui estou, voando a 11 500 metros de altitude, e não estou nada nervoso.*

Foi então que começou a turbulência. Não foi muito intensa, mas enquanto sacolejávamos sobre as Montanhas Rochosas, qualquer perspectiva ou compreensão que eu julgara ter adquirido tornou-se inútil no mesmo instante. Minha reação de medo foi às alturas, e apesar dos comprimidos de Frontal e Dramamine, senti-me aterrorizado e infeliz até o pouso, horas depois.

Minha ansiedade é um lembrete de que sou governado por minha fisiologia — de que o que ocorre no corpo pode contribuir mais para determinar o que ocorre na mente do que vice-versa. Embora pensadores, de Aristóteles a William James, e também pesquisadores que hoje publicam trabalhos na revista *Psychosomatic Medicine* tenham reconhecido esse fato, ele contraria um dos princípios básicos platônico-cartesianos do pensamento ocidental — a ideia de que o que somos, a forma como pensamos e percebemos as coisas, é produto de nossa alma ou intelecto desencarnados. A realidade biológica da ansiedade, em toda a sua crueza, desafia nossa percepção de quem somos: nossa ansiedade nos recorda que, tal como os animais, somos prisioneiros de nosso corpo, que se debilitará, morrerá e deixará de existir. (Não é de admirar que sejamos ansiosos.)

Não obstante, ainda que a ansiedade provoque em nós as reações mais primitivas, reptilianas, do tipo lutar ou fugir, é também ela que nos torna mais do que simples animais. "Fosse o homem uma fera ou um anjo", escreveu Kierkegaard em 1844, "não seria capaz de experimentar a ansiedade. Como é, a um só tempo, fera e anjo, pode ser ansioso, e quanto maior a ansiedade, maior é o homem." A capacidade de se preocupar com o futuro caminha de mãos dadas com a capacidade de planejar o futuro — e planejar o futuro (junto com recordar o passado) é o que produz a cultura e nos distingue dos outros animais.

Para Kierkegaard, tal como para Freud, as ameaças mais geradoras de ansiedade não estavam no mundo ao nosso redor, mas bem dentro de nós — em nossa incerteza quanto às opções existenciais que fazemos e em nosso medo da morte. Enfrentar esse medo e correr o risco da dissolução da identidade expande a alma e completa o eu. "Aprender a conhecer a ansiedade é uma aventura que todo homem tem de viver para não cair na perdição, seja por não ter conhecido a ansiedade, seja por ter sucumbido a ela", escreveu Kierkegaard. "Por conseguinte, quem aprendeu direito a viver a ansiedade aprendeu o mais importante."

Aprender direito a viver a ansiedade. Bem, estou tentando. Este livro é parte desse esforço.

2. Do que estamos falando quando falamos de ansiedade?

Embora haja um amplo consenso de que a ansiedade é o fenômeno psicológico mais difundido de nossa época [...] chegamos a pouco ou nenhum acordo quanto à sua definição, e houve pouquíssimo progresso, se tanto, em sua mensuração.

Paul Hoch, presidente da Associação Americana
de Psicopatologia, em discurso na primeira
conferência acadêmica sobre ansiedade (1949)

Para os pesquisadores, bem como para os leigos, esta é a era da ansiedade. [...] [Todavia], podemos afirmar com honestidade que nosso conhecimento da ansiedade cresceu em proporção ao imenso esforço de pesquisa realizado ou que pelo menos sua percepção tenha aumentado?
Acreditamos que não.

"The Nature of Anxiety: A Review of Thirteen
Multivariate Analyses Comprising 814 Variables"
[A natureza da ansiedade: Uma revisão de treze
análises multivariáveis, compreendendo 814 variáveis],
Psychiatric Reports (dezembro de 1958)

> A angústia é algo difícil de apreender.
>
> Sigmund Freud, *Inibição, sintoma e angústia* (1926)

Em 16 de fevereiro de 1948, às 15h45, meu bisavô, Chester Hanford, que pouco tempo antes deixara o cargo depois de vinte anos como pró-reitor do Harvard College para se concentrar em tempo integral em seu trabalho acadêmico como professor de ciências políticas ("com foco na política estadual e municipal", como ele gostava de dizer), foi internado no Hospital McLean com um diagnóstico provisório de "psiconeurose" e "depressão reativa". Com 56 anos ao ser internado, Chester declarou que suas queixas principais eram insônia, "sensações de ansiedade e tensão" e "temores em relação ao futuro". Descrito pelo diretor do hospital como um "homem conscencioso e em geral muito capaz", fazia cinco meses que se achava num estado de "ansiedade de grau bastante elevado". Na noite antes de procurar o Hospital McLean, tinha dito à mulher que queria se suicidar.

Trinta e um anos depois, em 3 de outubro de 1979, às 8h30, meus pais — preocupados com o fato de eu, então com dez anos e na quinta série, estar mostrando vários tiques novos e alarmantes, além de comportamentos estranhos, tudo isso somado à minha obsessão de evitar contato com micróbios, minha ansiedade aguda de separação e minha fobia de vômito — me levaram ao mesmo hospital psiquiátrico para ser avaliado. Segundo o diagnóstico de uma equipe de especialistas (um psiquiatra, um psicólogo e um assistente social, além de vários jovens residentes de psiquiatria escondidos atrás de um espelho falso para acompanhar minha consulta, que incluía o teste de Rorschach), eu sofria de "neurose fóbica" e "transtorno de reação infantil hiperansiosa" e corria alto risco de desenvolver "neurose de ansiedade" e "depressão neurótica" se crescesse sem tratamento.

Vinte e cinco anos depois, em 13 de abril de 2004, às catorze horas, agora com 34 anos e trabalhando como editor na revista *The Atlantic*, temendo a forma como meu primeiro livro seria recebido, apresentei-me no Centro de Ansiedade e Transtornos Correlatos da Universidade de Boston, uma instituição de renome nacional. Depois de uma entrevista de duas horas com um psicólogo e dois estudantes de psicologia e de preencher dezenas de páginas de questionários (entre os quais, vim a saber depois, o de Escalas de Estresse, Ansiedade e Depressão, o de Escala de Ansiedade em Interação Social, o Questionário sobre Preocupação da Universidade Estadual da Pensilvânia e o Índice de Sensibilidade à Ansiedade), recebi um diagnóstico principal de "transtorno de pânico com agorafobia" e diagnósticos adicionais de "fobia específica" e "fobia social". Os clínicos registraram também em seus laudos que minhas respostas aos questionários indicavam "níveis brandos de depressão" e "níveis intensos de ansiedade", além de "níveis intensos de preocupação".

Por que tantos diagnósticos diferentes? Teria a natureza de minha ansiedade mudado tanto de 1979 para 2004? E por que meu bisavô e eu não recebemos o mesmo diagnóstico? Tal como descrito em seu prontuário médico, o quadro geral da síndrome de Chester Hanford era muitíssimo parecido com o meu. Seriam mesmo meus "níveis intensos de ansiedade" tão diferentes das "sensações de ansiedade e tensão" e dos "temores em relação ao futuro" que perturbavam meu bisavô? E, seja como for, quem, em nossa sociedade, a não ser os mais bem ajustados e os sociopatas, *não* tem "temores em relação ao futuro" nem sofre de "sensações de ansiedade e tensão"? O que separa os ansiosos "patológicos", como meu bisavô, dos ansiosos "normais"? Não estamos, todos nós, consumidos pelo ímpeto aquisitivo e combativo da sociedade capitalista moderna em algum nível "psiconeurótico" — na verdade, como consequência de estarmos vivos, submetidos sempre ao capricho e à violência da natureza e de cada um de nós, e também à inevitabilidade da morte?

Tecnicamente, não; na verdade, ninguém mais está. Os diagnósticos que Chester Hanford recebeu em 1948 já não existiam em 1980. E os diagnósticos que ouvi em 1979 já não existem hoje.

Em 1948, "psiconeurose" era o termo usado pela Associação Americana de Psiquiatria para designar o que essa instituição passaria a chamar oficialmente, com a segunda edição da bíblia da psiquiatria, o *Manual Diagnóstico e Estatístico* (*DSM-II*), apenas de "neurose", e que, com a terceira edição (*DSM-III*), em 1980, veio a designar como "transtorno de ansiedade".*

A evolução da terminologia é importante porque as definições associadas a esses diagnósticos — assim como os sintomas, os índices de incidência, as causas presumíveis, os significados culturais e os tratamentos recomendados — mudaram junto com seus nomes no decorrer dos anos. As sensações desagradáveis que há 2500 anos eram associadas à *melaina chole* ("bile negra" em grego antigo) foram chamadas também, desde então, às vezes por mais de um desses nomes ao mesmo tempo, de "melancolia", "*Angst*", "hipocondria", "histeria", "vapores", "*spleen*", "neurastenia", "neurose", "psiconeurose", "depressão", "fobia", "ansiedade" e "transtorno de ansiedade" — e isso deixando de lado termos coloquiais como "pânico", "preocupação", "receio", "susto", "apreensão", "estado de nervos", "nervosismo", "irritabilidade", "agitação", "tremedeira", "nervosidade", "nervosia", "obsessão", "estresse" e o velho e simples "medo". É raro encontrar a palavra

---

* Os transtornos de ansiedade mantiveram essa designação com a publicação do *DSM-III-R* (em 1987), do *DSM-IV* (em 1994), do *DSM-IV-TR* (em 2000) e do *DSM-V* (em 2013).

"ansiedade" em compêndios de psicologia ou medicina antes da década de 1930, quando se começou a usar "ansiedade" para traduzir o alemão *Angst* (muito presente nas obras de Sigmund Freud).*

E isso suscita a pergunta: de que estamos falando quando falamos de ansiedade?

A resposta não é simples — ou melhor, depende da pessoa a quem se faz essa pergunta. Para Søren Kierkegaard, em meados do século XIX, a ansiedade (*angst* em dinamarquês) era um problema espiritual e filosófico, uma intranquilidade vaga e inelutável sem uma causa direta óbvia.** Para Karl Jaspers, filósofo e psiquia-

---

* São já antigos os debates entre psicólogos e filólogos a respeito das diferenças entre, digamos, *angoisse* e *anxieté* (para não falar de *inquiétude, peur, terreur* e *effroi*) em francês, e entre *Angst* e *Furcht* (e *Angstpsychosen* e *Ängstlichkeit*) em alemão.

** Kierkegaard, filho de um comerciante de lãs dinamarquês, foi o primeiro não médico a escrever um livro a respeito do tratamento da ansiedade. Cerca de cinquenta anos antes de Freud, Kierkegaard distinguiu a ansiedade do medo, definindo a primeira como um mal-estar vago e difuso sem a existência de um perigo concreto ou "real". Seu pai havia renunciado a Deus (e, na verdade, o amaldiçoado), de modo que na juventude Søren se preocupou bastante com a possibilidade de crer no Cristo ou rejeitá-lo; a liberdade de escolher entre essas duas opções — e a impossibilidade de saber com certeza qual era a correta — constituía, no entender do filósofo, a principal fonte da ansiedade. Nesse sentido, Kierkegaard seguia a mesma linha de Blaise Pascal, seu predecessor filosófico no século XVII e, como ele, vítima da ansiedade. Kierkegaard estava também, de certa forma, dando origem ao existencialismo. Seus sucessores no século XX, como o psiquiatra Karl Jaspers e o filósofo-romancista Jean-Paul Sartre, entre outros, abordariam questões semelhantes referentes a escolhas, suicídio, engajamento e ansiedade.

Existencialistas como Kierkegaard e Sartre acreditavam que quando o homem perde a fé em Deus e na razão, vê-se à deriva no universo e, portanto, à deriva na ansiedade. No entanto, para os existencialistas, o que gerava ansiedade não era o ateísmo em si, mas sim a liberdade de escolher entre Deus e o ateísmo. Embora a liberdade seja um valor que buscamos ativamente, a liberdade de estra alemão que publicou, em 1913, o influente compêndio *Psicopatologia geral*, a ansiedade estava "em geral ligada a uma forte *sensação de inquietude* [...] uma sensação de que a pessoa [...] não terminou alguma coisa; ou [...] que ela tem de procurar alguma coisa ou [...] definir alguma coisa com clareza".[1] Para Harry Stack Sullivan, destacado psiquiatra americano da primeira metade do século xx, a ansiedade era "aquilo que a pessoa experimenta quando sua autoestima é ameaçada"; Robert Jay Lifton, um dos mais influentes psiquiatras da segunda metade do século xx, também define a ansiedade como "uma sensação de presságio que advém de uma ameaça à vitalidade do eu, ou, mais gravemente, da antecipação da fragmentação do eu".[2] Para Reinhold Niebuhr, o teólogo da época da Guerra Fria, a ansiedade era um conceito religioso — "a precondição interna do pecado [...] a definição interna do estado de tentação".[3] De sua parte, muitos médicos — a começar por Hipócrates (no século iv a.C.) e por Galeno (no século ii) — afirmaram que a ansiedade patológica configura um claro caso patológico, uma doença orgânica com causas biológicas tão claras, ou quase isso, como as da faringite ou do diabetes.

Por outro lado, há aqueles para quem a ansiedade é inútil co-

---

colher gera ansiedade. "Quando contemplo minhas possibilidades", escreveu Kierkegaard, "experimento aquele temor que é a tortura da liberdade, e minha escolha se faz em meio a medo e tremor."

Muitas pessoas tentam fugir à ansiedade fugindo às escolhas. Isso ajuda a explicar a atração desarrazoada exercida pelas sociedades autoritárias — as certezas de uma sociedade rígida e sem opções podem ser bastante tranquilizadoras — e também o motivo pelo qual épocas tumultuadas produzem, com tanta frequência, líderes e movimentos extremistas: Hitler na Alemanha de Weimar, o padre Coughlin nos Estados Unidos da Depressão, ou Jean-Marie Le Pen na França e Vladimir Putin na Rússia atualmente. No entanto, no entender de Kierkegaard, fugir da ansiedade era um erro, pois ela era uma "escola" que ensinava as pessoas a entrar num entendimento com a condição humana.

mo conceito científico — é uma metáfora imprecisa que se esforça por abranger um espectro de experiências humanas amplo demais para ser capturado com uma única palavra. Em 1949, na primeira conferência acadêmica dedicada à ansiedade, o presidente da Associação Americana de Psicopatologia abriu os trabalhos admitindo que embora todo mundo soubesse que a ansiedade era "o fenômeno psicológico mais difundido de nossa época" não havia consenso sobre o que ela era exatamente ou como medi-la.[4] Quinze anos depois, por ocasião da conferência anual da Associação Americana de Psiquiatria, Theodore Sarbin, eminente psicólogo, propôs que a palavra "ansiedade" fosse eliminada do uso clínico. "O termo 'ansiedade', mistificado e dotado de múltiplos significados, já perdeu sua utilidade", disse ele.[5] (Desde então, é claro, sua utilização só aumentou.) Em tempos mais recentes, Jerome Kagan, psicólogo de Harvard que talvez seja o mais famoso especialista do mundo em ansiedade como característica do temperamento, afirmou que aplicar a mesma palavra — "ansiedade" —

> a sensações (o coração em disparada ou a tensão muscular diante da perspectiva de juntar-se a um grupo de estranhos), a descrições semânticas (um relato da preocupação antes de falar com estranhos), a comportamentos (expressões faciais tensas numa situação social), a estados cerebrais (ativação das amígdalas diante de rostos coléricos) ou a uma atitude crônica de preocupação (transtorno de ansiedade generalizada) contribui para retardar o progresso.[6]

Como podemos obter progresso científico ou terapêutico se não conseguimos nem mesmo chegar a um acordo quanto ao que é a ansiedade?

Até Sigmund Freud, que pode ser considerado o criador da ideia moderna de neurose — um homem para quem a ansiedade era um conceito fundamental, senão *o* conceito, de sua teoria da psicopatologia —, se contradisse várias vezes ao longo da carreira. De início, ele declarou que a ansiedade provinha de impulsos sexuais sublimados* (a libido reprimida, escreveu, se transformava em ansiedade "tal como o vinho avinagra").[7] Mais tarde, afirmou que a ansiedade vinha de conflitos psíquicos inconscientes.** Já mais idoso, Freud escreveu em *Inibição, sintoma e angústia*: "É quase de envergonhar que ainda tenhamos dificuldade na apreensão de fatos fundamentais após tão longo trabalho".[9]

Se o próprio Freud, o santo padroeiro da ansiedade, não conseguia definir o conceito, como esperar que eu o faça?

O medo aguça os sentidos. A ansiedade os paralisa.
Kurt Goldstein, *The Organism* (1939)

As definições dadas pelos dicionários fazem com que os termos "medo" ("emoção desagradável causada pela crença de que alguém ou alguma coisa representa perigo, é capaz de causar dor

---

* Alguns dos primeiros textos de Freud sobre o tema reduzem a ansiedade a pura biomecânica: a ansiedade neurótica, ele teorizou, resultava sobretudo de energia sexual reprimida. Formado como neurologista (sua primeira pesquisa tratava do sistema nervoso das enguias), Freud subscreveu o princípio da constância, segundo o qual o sistema nervoso humano tende a reduzir (ou pelo menos manter constante) a quantidade de "excitação" que contém. A atividade sexual — o orgasmo — seria o principal meio pelo qual o corpo descarrega o excesso de tensão.

Essas crenças quanto à relação entre a tensão sexual e a ansiedade tinham precedentes antigos. O médico romano Galeno conta ter tratado de uma paciente cujo cérebro, em seu entender, estava prejudicado pela putrefação de fluidos sexuais não liberados, com uma terapia de "estimulação manual da vagina e do clitóris".[8] A paciente "obtinha grande prazer com isso", narra Galeno, "muito líquido saiu e ela se curou".

** Seus partidários e, depois, seus sucessores passaram uma geração debatendo quais seriam esses conflitos. Karen Horney propôs "necessidades de dependência"; Erich Fromm, "necessidades de segurança"; Alfred Adler, o "anseio de poder".

ou ameaça") e "ansiedade" ("sensação de preocupação, nervosismo e intranquilidade, em geral em relação a um acontecimento ou a alguma coisa de resultado incerto") pareçam mais ou menos sinônimos. Para Freud, porém, enquanto o medo (*Furcht* em alemão) tem um objeto concreto — o leão que corre atrás de alguém, o atirador de elite que não deixa que você saia de sua posição numa batalha, ou mesmo a consciência das consequências de perder o crucial lance livre que um jogador está na iminência de bater nos momentos finais de uma importante partida de basquete —, esse objeto não está presente na ansiedade (*Angst*). De acordo com essa visão, o medo, com uma causa adequada, é saudável; o mesmo não se pode dizer da ansiedade, que muitas vezes é "irracional" ou não tem causa identificável.*

"Quando uma mãe teme que o filho morra quando ele tem só uma espinha ou um ligeiro resfriado, falamos de ansiedade; mas se ela estiver temerosa quando a criança tem uma doença grave, chamamos sua reação de medo",[10] escreveu Karen Horney em 1937.

> Se alguém sente medo toda vez que está num local elevado ou quando tem de debater um assunto que conhece bem, chamamos sua reação de ansiedade; se alguém sente medo quando se perde no alto de uma área montanhosa durante uma tempestade, falaríamos de medo.

(Karen Horney estendeu-se mais com relação a essa distinção, observando que, enquanto a pessoa sempre sabe que está com medo, pode sentir-se ansiosa sem ter consciência disso.)

Nos textos mais tardios de Freud, ele substituiu sua distinção

---

* A visão freudiana de *Angst* tem uma "qualidade de indefinição e falta de objeto" kierkegaardiana.

entre medo e ansiedade por outra, entre "ansiedade normal" (a ansiedade determinada por uma ameaça legítima, que pode ser produtiva) e a "ansiedade neurótica" (a ansiedade produzida por questões sexuais não resolvidas ou por conflitos psíquicos internos, que é patológica e contraproducente).

Nesse caso, eu, com minhas fobias, temores e minha agitação geral, sou um ansioso "neurótico"? Ou só um ansioso "normal"? Qual é a diferença entre a ansiedade "normal" e a ansiedade como problema patológico? O que distingue o nervosismo adequado e até salutar que, digamos, um recém-formado em direito sente às vésperas do exame da ordem dos advogados, ou o que um garoto sente ao ser observado numa "peneira" de futebol, dos penosos sintomas cognitivos e físicos que acompanham as desordens de ansiedade oficiais, tais como definidas pela psiquiatria moderna desde 1980: o transtorno de pânico, o transtorno de estresse pós-traumático (TEPT), a fobia específica, o transtorno obsessivo-compulsivo, o transtorno de ansiedade social, a agorafobia e o transtorno de ansiedade generalizada?

Para distinguir a ansiedade "normal" da "patológica" e as diferentes síndromes patológicas entre si, quase todo mundo no amplo campo da saúde mental recorre ao *Manual Diagnóstico e Estatístico de Transtornos Mentais* (no momento em sua quinta edição, recém-publicada, o *DSM-V*), da Associação Americana de Psiquiatria. O *DSM* define centenas de transtornos mentais, classifica-os e relaciona os sintomas, em níveis de detalhe que tanto podem parecer de uma precisão absurda quanto de total aleatoriedade (quantos, com que frequência e com que severidade) que um paciente deve apresentar a fim de receber este ou aquele diagnóstico psiquiátrico. Tudo isso confere uma aparência de validez científica à apresentação do diagnóstico de um transtorno de ansiedade. Entretanto, há na verdade um amplo espaço de subjetividade aqui (tanto por parte dos pacientes, ao descrever seus sintomas, quanto dos clínicos, ao interpretá-los). Estudos sobre o *DSM-II* determinaram que quando dois psiquiatras examinavam o mesmo paciente, só davam o mesmo diagnóstico, com base no manual, entre 32% e 42% dos casos.[11] Os índices de consistência melhoraram desde então, mas, apesar de pretensões ao contrário, os diagnósticos de muitos transtornos mentais continuam a ser mais arte que ciência.*

Consideremos a relação entre a ansiedade patológica e a depressão patológica. São substanciais as semelhanças fisiológicas entre certas formas de ansiedade patológica (em especial o transtorno de ansiedade generalizada) e de depressão patológica: tanto a depressão quanto a ansiedade estão associadas a níveis elevados de hidrocortisona (cortisol), hormônio do estresse, e apresentam em comum alguns aspectos neuroanatômicos, entre os quais a redução do hipocampo e outras áreas do cérebro. Uma e outra têm as mesmas raízes genéticas, sobretudo nos genes associados à produção de certos neurotransmissores, como a serotonina e a dopamina. (Alguns geneticistas afirmam não encontrar distinção alguma entre a depressão intensa e o transtorno de ansiedade generalizada.) A ansiedade e a depressão têm também uma base comum, a sensação de falta de autoestima ou de autoeficácia. (Sentir que não se tem controle sobre a própria vida é um caminho habitual tanto para a ansiedade quanto para a depressão.) Além disso, inúmeros estudos mostram que o estresse — variando de preocupações no trabalho até uma situação de divórcio, perda de entes queridos e trauma de combate — contribui em alto grau para os índices de transtorno de ansiedade e de depres-

---

* As brigas furiosas decorrentes de revisões do *DSM-V*, que incluíram condenações públicas da obra pelos líderes das forças-tarefas que produziram o *DSM-III* e o *DSM-IV*, levam a crer que o diagnóstico psiquiátrico talvez seja mais uma questão de política e marketing do que arte ou ciência.

são, assim como para a hipertensão, o diabetes e outros problemas de saúde.

Se os transtornos de ansiedade e a depressão são tão semelhantes, por que temos de distingui-los? De fato, durante alguns milhares de anos não fizemos isso: os médicos costumavam agrupar a ansiedade e a depressão dentro dos termos genéricos "melancolia" ou "histeria".* Os sintomas que Hipócrates atribuía à *melaina chole* no século IX a.C. incluíam aqueles que hoje em dia associamos tanto à depressão ("tristeza", "abatimento moral" e "tendência ao suicídio") quanto à ansiedade ("medo prolongado"). Em 1621, Robert Burton escreveu em *A anatomia da melancolia*, com uma precisão clínica que a pesquisa moderna corrobora, que a ansiedade era para o desgosto "como uma irmã, como o *fidus Achates*,** companhia constante,[13] assistente e principal agente na produção desse mal; tanto causa quanto sintoma uma da outra".*** E é verdade — digo isso por experiência própria — que sofrer de ansiedade grave causa depressão. A ansiedade pode impedir seus relacionamentos, prejudicar seu desempenho, limitar sua vida e reduzir suas possibilidades.

A linha divisória entre o conjunto de transtornos que a Associação Americana de Psiquiatria agrupa sob o nome "depres-

---

* Alguns historiadores da ciência reúnem todas as síndromes que apresentam essa "matriz de sintomas de sofrimento" — sintomas psicológicos como temor, tristeza e mal-estar, bem como sintomas físicos como dores de cabeça, fadiga, dor nas costas, insônia e males estomacais — na categoria ampla de "tradição de estresse".[12] O termo "estresse" pode referir-se tanto a estresse psicológico quanto físico, na forma do "estresse" imposto ao sistema nervoso biológico que os médicos, desde o século XVIII, julgavam ser o causador da "doença nervosa".
** O "fiel Acates", companheiro de Eneias na *Eneida*. (N. T.)
*** Burton escreveu que os melancólicos diurnos "ficam petrificados por algum objeto terrível, desfeitos em pedaços por suspeitas, sofrimento, insatisfações, cuidados, angústia etc., como se fossem cavalos selvagens, que não gozam de tranquilidade nem por uma hora, nem por um minuto".[14]

são" e o conjunto de transtornos que ela agrupa sob o nome de "transtornos de ansiedade" — e, aliás, a linha divisória entre a saúde e a doença mental — parece ser produto tanto da política e da cultura (e do marketing) quanto da ciência. Toda vez que o âmbito de um dado transtorno psiquiátrico se expande ou se reduz na definição do *DSM*, ocorrem poderosos efeitos ramificadores em tudo, desde reembolsos de planos de saúde até as perspectivas de carreira de terapeutas em diferentes campos e subespecialidades, passando pelos lucros das empresas farmacêuticas. Muitos psiquiatras e críticos da indústria farmacêutica afirmam que os transtornos de ansiedade não existem na natureza e foram inventados pelo complexo industrial-farmacêutico, com o objetivo de extrair dinheiro de pacientes e companhias de seguros. Diagnósticos como o de transtorno de ansiedade social e transtorno de ansiedade generalizada, dizem esses críticos, transformam emoções humanas normais em patologias, doenças para as quais podem ser prescritos fármacos. "Não permita que o somatório de sua vida seja reduzido a frases como depressão patológica, transtorno bipolar ou transtorno de ansiedade",[15] diz Peter Breggin, psiquiatra formado em Harvard que se tornou um feroz adversário da indústria farmacêutica.

Já recebi diagnósticos de alguns desses transtornos e posso afirmar que o sofrimento que eles causam não é inventado. Minha ansiedade, que às vezes pode ser incapacitante, é real. Mas meus sintomas nervosos constituem necessariamente uma *doença*, um *transtorno psiquiátrico*, como querem o *DSM* e as empresas farmacêuticas? Não será minha ansiedade apenas uma resposta emocional humana e normal à vida, mesmo que talvez seja um pouco mais intensa que a de outras pessoas? Como se faz a distinção entre "normal" e "patológico"?

Seria de esperar que avanços científicos recentes tornassem mais exata e objetiva a distinção entre a ansiedade normal e a patológica — e, decerto, em certos sentidos, isso aconteceu. Utilizando a tecnologia de imagens por ressonância magnética funcional (fMRI), que lhes possibilita observar a atividade mental em tempo real, medindo o fluxo de sangue oxigenado para diferentes regiões do cérebro, os neurocientistas produziram centenas de estudos que demonstram as associações entre emoções experimentadas de modo subjetivo e tipos específicos de atividade fisiológica que podem ser vistos numa tomografia cerebral. Por exemplo, a ansiedade aguda em geral aparece nas tomografias como uma hiperatividade das amígdalas, aquelas minúsculas estruturas em forma de amêndoa localizadas no fundo dos lobos temporais, perto da base do cérebro. As reduções da ansiedade se traduzem em atividade menor nas amígdalas e intensificação da atividade do córtex frontal.*

Tudo isso faz parecer que uma pessoa pode ser capaz de identificar a ansiedade e avaliar sua intensidade com base em algo assemelhado a uma radiografia — que a pessoa pode distinguir a ansiedade normal e a patológica, da mesma forma que uma radiografia permite distinguir uma fratura de tornozelo de um entorse.

Só que as coisas não são bem assim. Algumas pessoas mostram sinais fisiológicos indicadores de ansiedade numa tomografia do cérebro (suas amígdalas cerebelares se iluminam, coloridas, em resposta a estímulos indutores de estresse), mas afirmam que não estão se sentindo ansiosas. Além disso, durante uma pesquisa com fMRI, o cérebro de um voluntário sexualmente excitado por um filme pornográfico se ilumina quase da mesma forma que em reação a um fator indutor de medo.[16] Os mesmos componen-

---

* Estou sendo simplista — o quadro neurocientífico integral é mais complexo e detalhado —, mas isso é, em essência, o que as pesquisas descobriram. Durante momentos de ansiedade intensa, as efusões primitivas das amígdalas suplantam o pensamento mais racional do córtex.

tes cerebrais interligados — as amígdalas, o córtex insular e o cingulado anterior — ativam-se em ambos os casos. Um pesquisador que examine as duas tomografias sem conhecer seus contextos talvez não tivesse como determinar qual imagem é uma resposta ao medo e qual é reação a um estímulo sexual.

Quando uma radiografia mostra um fêmur fraturado, e o paciente não relata dor, o diagnóstico médico ainda é de fratura de fêmur. Quando uma tomografia mostra intensa atividade nas amígdalas e nos gânglios basais, mas o paciente não relata ansiedade, o diagnóstico é... nenhum.

Quando se trata de detectar um perigo e reagir a ele, o cérebro [dos vertebrados] não mudou muito. Em certos sentidos, somos lagartos emocionais.

Joseph LeDoux, *The Emotional Brain*
[O cérebro emocional] (1996)

Desde Aristóteles, os pesquisadores têm recorrido com frequência a "modelos animais" de emoção, e os milhares e milhares de pesquisas com animais realizados a cada ano baseiam-se na ideia de que os comportamentos, a genética e os circuitos neurais de um rato ou de um chimpanzé são muito semelhantes aos nossos, de modo que podemos extrair informações relevantes desses estudos. No livro *A expressão das emoções no homem e nos animais* (1872), Charles Darwin observou que as reações de medo são bastante semelhantes em todas as espécies: todos os mamíferos, inclusive o homem, exibem rápidas reações de medo observáveis. Diante do perigo percebido, os ratos, como as pessoas, instintivamente correm, se imobilizam ou defecam.* Diante de

---

* O índice de defecação — o número de pelotas soltas por minuto — é uma medida convencional do medo em roedores. Na década de 1960, cientistas lon-

alguma coisa potencialmente ameaçadora, o rato "ansioso" congênito treme, evita espaços abertos, prefere espaços familiares e emite sinais ultrassônicos de sofrimento. Os seres humanos não emitem sinais ultrassônicos, mas, quando nervosos, trememos, fugimos de situações pouco familiares, evitamos contato social e preferimos ficar perto de casa. (Alguns agorafóbicos nunca saem de casa.) Ratos cujas amígdalas foram extirpadas (ou cujos genes foram alterados de modo que essas estruturas deixassem de funcionar de modo adequado) são incapazes de expressar medo; o mesmo acontece com seres humanos cujas amígdalas foram danificadas.[17] (Na Universidade de Iowa, cientistas estudam há anos uma mulher, conhecida nessas pesquisas como S. M., cujas amígdalas foram destruídas por uma doença rara — e que, por isso, não sente medo.) Além disso, se expostos sem parar a situações estressantes, os animais apresentam algumas das mesmas patologias relacionadas ao estresse exibidas por seres humanos: pressão sanguínea alta, cardiopatia, úlceras etc.

"Em todos ou quase todos os animais, até mesmo nos pássaros", escreveu Darwin,

> o terror provoca tremores no corpo. A pele empalidece, o suor aparece e os pelos se arrepiam. As secreções do canal alimentar e dos rins aumentam, e eles são involuntariamente esvaziados, por causa do relaxamento dos músculos esfíncteres, como sabemos que acontece com o homem, e como observei com gado, cachorros, gatos e macacos. A respiração fica acelerada. O coração bate rápido [...]. As faculdades mentais ficam muito perturbadas. Uma prostração absoluta logo aparece, e até mesmo desmaios.

---

drinos produziram num hospital psiquiátrico a famosa cepa Maudsley de ratos reativos cruzando animais com frequência de defecação semelhante.

Darwin observou que essa resposta física e automática a ameaças é salutar na evolução. Os organismos que reagem assim ao perigo — por serem, em termos fisiológicos, programados para lutar ou fugir, ou para desmaiar — têm mais probabilidade de sobreviver e se reproduzir que os demais. Em 1915, Walter Cannon, diretor do departamento de fisiologia da Faculdade de Medicina de Harvard, cunhou a expressão "lutar ou fugir" para designar a ideia que Darwin fazia de uma "reação de alarme". Quando a reação de luta ou fuga se ativa — e Cannon foi o primeiro a documentar isso de maneira sistemática —, os vasos sanguíneos periféricos se contraem, direcionando o sangue das extremidades para os músculos esqueléticos, de modo que o animal fica mais bem preparado para lutar ou correr. (É esse fluxo de sangue para longe da pele que faz uma pessoa assustada parecer pálida.) A respiração se torna mais rápida e mais profunda, a fim de manter o sangue bem oxigenado. O fígado secreta maior quantidade de glicose, o que confere energia a vários músculos e órgãos. As pupilas se dilatam e a audição se torna mais intensa, para que o animal possa avaliar melhor a situação. O sangue foge do canal alimentar e os processos digestórios se interrompem — o fluxo de saliva diminui (causando aquela sensação ansiosa de boca seca) e muitas vezes sobrevém um impulso de defecar, urinar ou vomitar. (Expelir materiais de excreção permite que os sistemas internos do animal se concentrem em necessidades de sobrevivência mais imediatas que a digestão.) Num livro de 1915, *Bodily Changes in Pain, Hunger, Fear and Rage* [Mudanças corporais em situações de dor, fome, medo e raiva], Cannon deu alguns exemplos simples da forma como a experiência emocional se traduz, em termos concretos, em mudanças químicas no corpo. Num experimento, ele examinou a urina de nove universitários depois de terem feito duas provas, uma difícil e outra fácil: depois da prova difícil, quatro dos nove estudantes apresentavam açúcar na urina; depois da fácil, isso só aconteceu com um aluno. Em outro experimento, Cannon examinou a urina dos jogadores do time de futebol americano de Harvard depois "da última e mais difícil partida" de 1913, e verificou que doze das 25 amostras tinham traços positivos de açúcar.[18]

A resposta fisiológica que leva ao desmaio difere da que prepara o organismo para lutar ou fugir, mas também pode ser benéfica: os animais que reagem a ferimentos sangrentos com uma queda forte da pressão sanguínea sofrem menos perda de sangue; além disso, o desmaio é uma forma involuntária de fingir de morto, o que, em certas circunstâncias, pode ser uma proteção para os animais.*

Quando a reação de luta ou fuga é ativada de maneira correta, em reação a um perigo físico legítimo, aumentam as chances de sobrevivência de um animal. Mas o que acontece se a reação é ativada de maneira incorreta? O resultado de uma resposta fisiológica que não tenha um objeto legítimo, ou que seja desproporcional à ameaça, pode ser a ansiedade patológica — um impulso evolutivo que dá errado. O psicólogo e filósofo William James conjecturou que a causa da ansiedade severa, e do que hoje chamaríamos de crises de pânico, fosse a própria modernidade —

---

* Outro motivo por que escrever este livro não foi uma boa ideia: antes de começar a fazer as pesquisas prévias, eu não estava familiarizado com a fobia a feridas sangrentas — que faz os indivíduos que a apresentam (de 4% a 5% da população) ficarem extremamente ansiosos e, às vezes, desmaiar, devido a uma queda na pressão sanguínea, ao tomar injeções ou ver sangue —, e por isso eu tomava injeções e tirava sangue sem problemas, uma das raras áreas em que era relativamente intrépido. Mas ao conhecer a fisiologia que produz esse fenômeno, adquiri um medo de desmaiar nessas situações e, por autossugestão, isso quase aconteceu várias vezes. "Pelo amor de Deus, Scott", disse o dr. W. quando lhe falei sobre isso. "Você arranjou uma nova fobia." (Ele me aconselhou a treinar, com um médico, a tomar injeções — uma forma de terapia de exposição — antes que essa fobia se tornasse um problema sério.)

especificamente, o fato de nossas respostas primitivas do tipo lutar ou fugir não se adequarem à civilização moderna. "Nada caracteriza melhor o progresso do cavernícola ao homem moderno do que a redução da frequência de ocasiões corretas de sentir medo",[19] escreveu James em 1884. "Na vida civilizada, em particular, enfim tornou-se possível que grande número de pessoas passe do berço ao túmulo sem jamais sentir uma pontada de medo genuíno."*

Na vida moderna, as oportunidades para aquilo que James chamou de medo humano "genuíno", do tipo ocasionado pelo estado de natureza — ser perseguido por um tigre-dentes-de-sabre, digamos, ou topar com membros de uma tribo inimiga —, são relativamente raras, pelo menos na maior parte do tempo. As ameaças que hoje em dia ativam a fisiologia de luta ou fuga — um olhar desaprovador do chefe, a carta misteriosa que sua mulher recebeu do antigo namorado, o processo de ingresso na universidade, o desmantelamento da economia, o medo constante do terrorismo, a pulverização de seu fundo de aposentadoria — não são do tipo que essa resposta ajuda a resolver. Entretanto, como de qualquer forma a resposta biológica de emergência é acionada, sobretudo no caso de ansiosos patológicos, terminamos marinan-

---

* William (como também vários irmãos e irmãs, entre eles Henry e Alice) parece ter herdado sua ansiedade e suas tendências para a hipocondria do pai, Henry James Sr., excêntrico filósofo swedenborguiano que, numa carta a William, em 1884, descreveu-lhe uma experiência em que um médico moderno veria facilmente um ataque de pânico: "Um dia [...] perto do fim de maio, após um bom jantar, continuei sentado à mesa depois que a família se dispersou, contemplando ociosamente as brasas na lareira, sem pensar em nada [...] quando de repente — como o clarão de um relâmpago, por assim dizer — o medo se apossou de mim, levando-me a tremer, um medo que fez todos os meus ossos se agitar [aqui ele está citando palavras do Livro de Jó] [...]. Aquilo não durava dez segundos quando me senti uma ruína; ou seja, reduzido de um estado de virilidade firme, vigorosa e prazenteira para uma condição de puerilidade quase impotente".[20]

do num caldo de hormônios de estresse prejudicial à nossa saúde. Isso acontece porque, quer você esteja dominado pela ansiedade neurótica, quer reaja a uma ameaça real, como um assalto ou um incêndio, a atividade autônoma de seu sistema nervoso é mais ou menos a mesma. O hipotálamo, uma pequena parte do cérebro localizada pouco acima do tronco cerebral, libera um hormônio chamado fator liberador de corticotrofina (CRH), que, por sua vez, induz a hipófise, uma glândula do tamanho de uma ervilha que se projeta da base do hipotálamo, a liberar o hormônio adrenocorticotrófico (ACTH); esse hormônio é levado pela corrente sanguínea até os rins, onde instrui as glândulas suprarrenais, situadas sobre eles, a liberar adrenalina (também chamada norepinefrina) e hidrocortisona, que fazem com que mais glicose seja liberada na corrente sanguínea. Isso acelera o ritmo cardíaco e respiratório, produzindo um estado de maior estimulação, utilíssimo no caso de um perigo real, mas gerador de muito sofrimento no caso de uma crise de pânico ou de preocupação crônica. São muitos os indícios de que níveis elevados de hidrocortisona durante um período prolongado geram uma série de efeitos perniciosos à saúde, que vão de hipertensão arterial a comprometimento do sistema imunológico, chegando ao encolhimento do hipocampo, parte do cérebro crucial para a formação da memória. Uma resposta fisiológica ansiosa acionada no momento correto pode ajudar a manter viva uma pessoa; a mesma resposta, acionada com frequência excessiva e nos momentos errados, pode levar à morte prematura.

Da mesma forma que os animais, os seres humanos podem ser treinados com facilidade para manifestar respostas ao medo, ou seja, associar de maneira objetiva coisas ou situações não assustadoras a ameaças reais. Em 1920, o psicólogo John Watson usou o condicionamento clássico para produzir ansiedade fóbica numa criança de onze meses, que chamou de Little Albert. Depois de fazer repetidamente com que um barulho forte (que levava a criança a chorar e tremer) fosse acompanhado do aparecimento de um rato branco (o "estímulo neutro"), Watson conseguiu provocar no menino uma reação aguda de medo só de lhe mostrar o rato, sem o barulho. (Antes do condicionamento, a criança tinha brincado com o rato na cama.) Não tardou para que o menino desenvolvesse uma fobia não só a ratos e outros pequenos animais peludos, mas também a barbas brancas. (Papai Noel o aterrorizava.) Watson concluiu que a fobia de Little Albert demonstrava o poder do condicionamento clássico. Para os primeiros behavioristas, a ansiedade fóbica, em animais e seres humanos, era redutível a simples condicionamento de medo. Segundo esse entendimento, a ansiedade patológica era uma resposta aprendida.*

Para os biólogos evolucionistas, a ansiedade não passa de uma resposta de medo atávico, um instinto animal embutido que é acionado na hora errada ou por motivos errados. Para os behavioristas, a ansiedade é uma resposta aprendida, como a propensão dos cachorros de Pavlov a salivar ao som de uma campainha, através de condicionamento simples. Segundo uns e outros, a ansiedade está presente tanto em animais quanto em seres humanos. "Ao contrário do que pensam alguns humanistas, creio que as emoções são tudo menos características unicamente humanas",[21] afirma o neurocientista Joseph LeDoux, "e, na verdade, que alguns sistemas emocionais no cérebro são na essência os mesmos

---

* O fato de seres humanos e outros animais parecerem geneticamente preparados para desenvolver fobias a certas coisas, mas não a outras, complica, senão questiona seriamente, a visão behaviorista pura do condicionamento de medo. Atualmente, os psicólogos evolucionistas dizem que Watson interpretou mal o experimento: Little Albert desenvolveu essa profunda fobia a ratos não porque o condicionamento behaviorista tenha tanta força intrínseca, mas porque o cérebro humano tem uma predisposição natural — e salutar do ponto de vista evolutivo — a temer animaizinhos peludos, devido às doenças que propagam. (Examino mais detidamente essa ideia no capítulo 9.)

em [...] mamíferos, répteis e aves, e, talvez, também em anfíbios e peixes."

Entretanto, será o tipo de reação instintiva, mecanicista, que um camundongo mostra na presença de um gato, ou quando ouve a campainha associada a um choque — ou mesmo a reação que Little Albert apresentava depois de ser treinado para temer o rato —, o mesmo tipo de ansiedade que sinto ao subir num avião, ao preocupar-me com a situação financeira de minha família ou com a mancha no antebraço?

Ou pensemos no seguinte: mesmo o caracol marinho *Aplysia californica*,[22] que apresenta um cérebro primitivo e não tem espinha dorsal, demonstra uma resposta fisiológica e behaviorista que, num ser humano, seria mais ou menos o equivalente biológico da ansiedade. Se tocarmos em sua brânquia, o molusco se recolhe, sua pressão sanguínea aumenta e os batimentos cardíacos se aceleram. Será *isso* ansiedade?

E que tal isto? Até bactérias unicelulares, que não têm cérebro nem nervos, podem ser capazes de exibir uma resposta adquirida e mostrar o que os psiquiatras chamam de comportamento esquivo. Quando, num tanque, o paramécio recebe um choque dado por uma campainha elétrica — um estímulo aversivo —, recua e daí em diante procura evitar a campainha nadando para longe dela. Será *isso* ansiedade? Segundo algumas definições, sim. De acordo com o *Manual Diagnóstico e Estatístico*, evitar estímulos que provocam medo é uma das marcas de quase todos os transtornos de ansiedade.

Para outros especialistas, as supostas analogias entre a resposta behaviorista animal e humana são levadas, de forma absurda, além do admissível. "Não está óbvio que a demonstração, por um rato, de reação ampliada de alarme [...] [seja um] modelo com alguma utilidade para todos os estados ansiosos humanos",[23] diz Jerome Kagan. David Barlow, do Centro de Ansiedade e Transtornos Correlatos da Universidade de Boston, pergunta: "Entrar num estado aparentemente involuntário de paralisia ao sofrer uma agressão"[24] — o tipo de comportamento animal que tem claramente um forte paralelo evolutivo e fisiológico no homem — "[tem] de fato alguma coisa em comum com os maus pressentimentos em relação a nossa família, nossa ocupação ou nossas finanças?".

"Quantos hipopótamos se preocupam com a possibilidade de a previdência social não durar até o fim de sua vida, ou com o que vão dizer na primeira vez que saem com a namorada?", pergunta Robert Sapolsky, neurocientista da Universidade Stanford.[25]

"Um rato não pode se preocupar com a quebra do mercado de ações", admite Joseph LeDoux.[26] "Nós, sim."

Pode a ansiedade ser reduzida a um processo puramente biológico ou mecânico — a reação behaviorista instintiva do rato ou do molusco marinho, que foge do choque elétrico, ou de Little Albert, condicionado, como os cães de Pavlov, a recuar e tremer na presença de bichinhos peludos? Ou a ansiedade exige uma percepção do tempo, uma consciência de possíveis ameaças, uma antecipação do sofrimento — os "medos em relação ao futuro", incapacitantes, que levaram meu bisavô e a mim ao hospital psiquiátrico?

Será a ansiedade um instinto animal, uma coisa que temos em comum com ratos, lagartos e amebas? Será um comportamento adquirido, algo que se pode adquirir por condicionamento mecânico? Ou será, afinal, uma experiência singularmente humana, que depende da consciência que temos do eu e da ideia de morte?

> *O médico e o filósofo definem as doenças da alma de formas diferentes. Por exemplo, para o filósofo, a cólera é um sentimento que nasce do desejo de revidar uma ofensa; para o médico, é um surto de sangue em torno do coração.*
>
> Aristóteles, *De anima* (século IV a.C.)

Certa manhã, depois de meses de luta frustrada com essas perguntas, atirei-me no divã de meu terapeuta, dominado pela aflição e pela autocensura.

"O que está havendo?", perguntou o dr. W.

"Eu devia estar escrevendo um livro sobre a ansiedade, e não consigo sequer chegar a uma definição básica do que é a ansiedade. Nos milhares de páginas que li, encontrei centenas de definições. Muitas são semelhantes, mas muitas se contradizem. Não sei qual usar."

"Use as definições do *DSM*", ele sugeriu.

"Mas o manual não dá *definições*, só uma lista de sintomas associados", replico.* "De qualquer maneira, nem isso posso fazer, já que o *DSM* está sendo revisado para se tornar o *DSM-V*!"**

"Eu sei", disse o dr. W., pesaroso. Lamentou que os mandarins da psiquiatria tivessem cogitado pouco tempo antes a possibilidade de retirar o transtorno obsessivo-compulsivo da categoria dos transtornos de ansiedade no novo *DSM* para colocá-lo numa nova categoria de "transtornos impulsivos", ao lado de males como a síndrome de Tourette. Ele não concorda com isso.

---

* Por exemplo, eis como o *DSM-IV* define o transtorno de ansiedade generalizada: "Ansiedade excessiva em relação a vários acontecimentos ou atividades, ocorrendo na maior parte dos dias e no mínimo durante seis meses. A pessoa tem dificuldade de controlar a preocupação. A ansiedade e a preocupação estão associadas a pelo menos três dos seis sintomas seguintes (com ao menos alguns deles ocorrendo na maior parte dos dias, nos últimos seis meses): desassossego ou sensação de tensão ou nervosismo; cansaço desmotivado; dificuldade de concentração ou "branco" na mente; irritabilidade; tensão muscular; perturbação do sono". (Em dado ponto, o *DSM-IV* propõe uma definição geral de ansiedade que considero, embora genérica e técnica, bastante exata: "A expectativa apreensiva de perigo ou infortúnio no futuro, acompanhada por uma sensação de disforia ou sentimentos somáticos de tensão. O foco do perigo esperado pode ser interno ou externo".)

** Tive essa conversa com o dr. W. antes que o *DSM-V* fosse publicado, em 2013.

"Em décadas de trabalho clínico", disse, vi que "os pacientes de TOC são *sempre* ansiosos. Eles se preocupam com suas obsessões." Comentei que numa conferência a que tinha ido semanas antes, uma das justificativas dadas para que o TOC fosse reclassificado como algo diferente de um transtorno de ansiedade fora o fato de sua genética e seus circuitos neurais serem bastante diferentes dos encontrados em outros transtornos de ansiedade.

"Maldita psiquiatria biomédica!", ele deixa escapar. O dr. W. costuma ser uma pessoa afável, equilibrada, e agressivamente ecumênico em sua maneira de abordar a psicanálise. Procura, em seus textos e em sua atividade clínica, assimilar o melhor de todas as linhas terapêuticas, de modo a aplicar o que ele chama de "enfoque integrado para a cura da psique ferida". (E é também, devo dizer, O Melhor Terapeuta Que Existe.) Mas está convicto de que, ao longo de muitas décadas, as pretensões do modelo biomédico em geral, e da neurociência em particular, têm se tornado cada vez mais arrogantes e reducionistas, empurrando outros caminhos de pesquisa para as margens e distorcendo a prática da psicoterapia. Ele acredita que alguns neurocientistas e psicofarmacologistas mais intransigentes reduziriam todos os processos mentais a seus menores componentes moleculares, sem nenhuma preocupação com as dimensões existenciais do sofrimento humano ou do *significado* dos sintomas de ansiedade e depressão. Nas conferências sobre a ansiedade, lamenta ele, muitas delas patrocinadas por laboratórios farmacêuticos, os debates sobre medicamentos e neuroquímica passaram a se impor sobre tudo o mais.

Digo ao dr. W. que estou a ponto de abandonar o projeto. "Eu lhe disse que sou um fracasso."

"Veja", ele retruca, "isso é a sua ansiedade falando. Ela faz com que você fique excessivamente ansioso para, entre outras coisas, achar a definição correta de ansiedade. E faz você se preocupar sem parar com resultados" — com o fato de minha definição de

ansiedade estar "errada" — "em vez de se concentrar no trabalho em si. Você precisa focar sua atenção. Concentre-se na tarefa!"
"Mas continuo sem saber qual definição básica de ansiedade devo usar", digo.
"Use a minha", diz ele.

> *Ninguém que já tenha se atormentado com episódios prolongados de ansiedade duvida de seu poder de paralisar a ação, promover fuga, eviscerar o prazer e entortar o pensamento em direção ao catastrófico. Ninguém negaria o quanto a experiência da ansiedade pode ser terrivelmente dolorosa. A experiência da ansiedade crônica ou intensa é, acima de tudo, um confronto profundo e desconcertante com a dor.*
> Barry E. Wolfe, Understanding and Treating Anxiety Disorders [Compreensão e tratamento dos transtornos de ansiedade] (2005)

De fato, eu escolhera o dr. W. como terapeuta, alguns anos antes, exatamente por achar interessante sua concepção de ansiedade e sua atitude em relação ao tratamento, menos rígida ou ideológica que a de outros terapeutas com quem eu tinha trabalhado. (Além disso, achei, pela foto na sobrecapa de seu livro, que ele era uma pessoa gentil.)

Conheci o trabalho do dr. W. quando, durante uma conferência acadêmica sobre a ansiedade em Miami, dei com um livro que ele publicara pouco antes e estava exposto numa mesa ao lado do salão de convenções. O livro, um guia para o tratamento de transtornos de ansiedade, destinava-se a psicoterapeutas profissionais, mas sua concepção "integrada" de ansiedade me atraiu. Além disso, eu lera muitos livros especializados sobre a neurociência da ansiedade em que se viam períodos como o seguinte:

> A atividade teta é uma explosão rítmica que dispara formações de neurônios no hipocampo e em estruturas correlatas que, por ser

simultânea num grande número de células, com frequência dá ensejo a um "ritmo teta" eletrograficamente lento, de elevada tensão e quase sinusoidal (de cerca de 5-10 Hz no rato não anestesiado) que pode ser gravado, a partir da formação no hipocampo, sob várias condições behavioristas.[27]

Por isso achei seu texto claro, sem tecnicismos. E sua atitude em relação aos pacientes, animadora e humanista. Reconheci meus próprios problemas — os ataques de pânico, as questões de dependência, o medo sublimado da morte mascarado como ansiedade derivada das coisas mais banais — em vários estudos de caso em seu livro.

Eu tinha me mudado havia pouco de Boston para Washington, DC e me via, pela primeira vez em um quarto de século, sem consultar regularmente um psicoterapeuta. Assim, quando li na nota do autor, em seu livro, que ele clinicava na região de Washington, enviei-lhe um e-mail em que lhe perguntava se aceitava novos pacientes.

O dr. W. não curou minha ansiedade. Mas insiste em que o fará, e em meus momentos de mais esperança chego a pensar que ele poderá fazer isso. Nesse ínterim, ele me proporcionou instrumentos úteis para tentar levar a vida, conselhos bons e práticos, e, talvez, uma definição utilizável de ansiedade — ou uma taxonomia de definições.

De acordo com o dr. W., as várias teorias sobre a ansiedade e os caminhos para o tratamento podem ser agrupados em quatro categorias básicas: a psicanalítica; a behaviorista e a cognitivo-comportamental; a biomédica; e a experiencial.*

A abordagem psicanalítica — seus aspectos cruciais ainda subsistem na moderna terapia pela palavra, embora a maioria dos

---

* Esse panorama esquemático das diferentes abordagens teóricas da ansiedade está bem simplificado.

círculos científicos tenha repudiado o freudianismo — sustenta que a repressão de pensamentos e ideias tabus (muitas vezes de natureza sexual) ou de conflitos psíquicos interiores com frequência leva à ansiedade. O tratamento consiste em levar o paciente a conscientizar-se desses conflitos reprimidos e em corrigi-los mediante psicoterapia psicodinâmica e a busca de compreensão, pelo paciente, dos motivos que estão por trás de suas ações.

Os behavioristas acreditam, tal como John Watson, que a ansiedade seja uma resposta condicionada ao medo. Os transtornos de ansiedade surgem quando aprendemos — muitas vezes por meio de condicionamento inconsciente — a temer coisas que na verdade não são ameaçadoras, ou a temer com muita intensidade coisas vagamente ameaçadoras. O tratamento envolve a correção das ideias errôneas mediante várias combinações de terapia de exposição (expor-se ao medo e aclimatar-se a ele, de modo que a reação de medo diminua) e reestruturação cognitiva (modificar nossas ideias) a fim de "extinguir" fobias e "descatastrofizar" ataques de pânico e preocupação obsessiva. Muitos estudos concluem hoje que a terapia cognitivo-comportamental (TCC) é o tratamento mais seguro e eficaz de muitas formas de transtornos de depressão e ansiedade.

O enfoque biomédico (cujas pesquisas cresceram de forma exponencial nos últimos sessenta anos) tem se concentrado nos mecanismos biológicos da ansiedade — em estruturas cerebrais como as amígdalas, o hipocampo, o *locus cœruleus*, o cingulado anterior e a ínsula, e em neurotransmissores como a serotonina, a norepinefrina, a dopamina, o glutamato, o ácido gama-aminobutírico (GABA) e o neuropeptídio Y (NPY) — e na genética que constitui a base dessa biologia. Com frequência, o tratamento envolve o uso de medicamentos.

Por fim, o que o dr. W. chama de enfoque experiencial dos transtornos de ansiedade assume uma perspectiva mais existencial, considerando que coisas como ataques de pânico e preocupações obsessivas são mecanismos produzidos pela psique em resposta a ameaças à sua integridade ou autoestima. A abordagem experiencial, tal como a psicanalítica, atribui grande peso ao *conteúdo* e ao *significado* da ansiedade — e não aos seus *mecanismos*, nos quais se concentram a abordagem biomédica e a behaviorista —, por acreditar que esse conteúdo e esse significado podem ser pistas para desvendar os traumas ou convicções psíquicos ocultos do paciente com relação à inutilidade da vida. O tratamento em geral envolve um relaxamento orientado, que busca reduzir os sintomas da ansiedade e ajudar o paciente a mergulhar nas ansiedades para resolver as questões existenciais que estão por trás delas.

Os conflitos entre essas diferentes perspectivas — e entre psiquiatras e psicólogos, entre os que defendem o uso de medicamentos e os que o condenam, entre freudianos e junguianos, entre cientistas neuromoleculares e terapeutas holísticos — às vezes se exacerbam. Muitas coisas estão em jogo, pois a estabilidade futura de grandes infraestruturas profissionais depende do predomínio futuro de uma ou outra teoria. E o conflito fundamental — a ansiedade é uma doença a ser tratada ou um problema espiritual, um problema do corpo ou da mente? — é antiquíssimo, pois remonta aos embates entre Hipócrates e Platão e seus respectivos seguidores.*

---

* A ciência moderna acabou por mostrar que Hipócrates estava mais correto — a mente realmente vem do cérebro físico e, na verdade, de todo o corpo —, mas, ainda assim, a influência de Platão sobre o estudo da psicologia continuou forte e duradoura, em parte devido à sua influência sobre Freud. Em *Fedro*, Platão descreve a alma como uma parelha de dois cavalos e um cocheiro: um cavalo é forte e obediente, o outro é violento e malcomportado, e o cocheiro tem de usar toda a sua energia para fazer com que trabalhem juntos. Essa concepção de que a psique humana se divide em três partes — a espiritual, a libidinal e a racional — pressagia a formulação freudiana, com seu Id, Eu e Super-eu. Para Platão, mais ainda que para Freud, um ajuste psicológico bem-sucedido dependia do controle, pela alma racional (*logistikon*), da alma libidinal (*epithumetikon*). Uma

No entanto, embora em muitos pontos essas diferentes perspectivas teóricas entrem em conflito, elas não são mutuamente excludentes. Com frequência, sobrepõem-se em parte. A moderna terapia cognitivo-comportamental lança mão de elementos do modelo biomédico, utilizando a farmacologia para fortalecer a terapia de exposição. (Estudos demonstram que a substância D-cicloserina, criada originalmente como antibiótico, faz com que memórias recentes se fixem com mais força no hipocampo e nas amígdalas, ampliando a potência da exposição destinada a extinguir fobias mediante a intensificação do poder das novas associações, não criadoras de medo, para suplantar as associações assustadoras.) Por outro lado, a concepção biomédica reconhece cada vez mais o poder de recursos como a meditação e a tradicional terapia pela palavra para tornar concretas mudanças estruturais na fisiologia do cérebro que são em tudo tão "reais" quanto as mudanças operadas por comprimidos ou por terapia eletroconvulsiva. Um estudo publicado por pesquisadores do Hospital Geral de Massachusetts em 2011 concluiu que pacientes que praticaram meditação numa média de apenas 27 minutos por dia, durante um período de oito semanas, obtiveram mudanças visíveis na estrutura do cérebro. A meditação levou a uma diminuição da densidade das amígdalas, uma mudança física que se correlacionava com relatos dos pacientes sobre seus níveis de estresse: à medida que elas se tornavam menos densas, os pacientes se sen-

---

passagem de *A república*, de Platão, prefigura, de modo impressionante, o complexo de Édipo freudiano: "Todos os nossos desejos são despertados quando [...] as partes racionais da alma, todos os nossos pensamentos civilizados e controladores estão adormecidos. É então que o animal selvagem em nós se anima, talvez encorajado pelo álcool, e expulsa nossos pensamentos racionais: nesses estados, o homem fará qualquer coisa, sonhará com dormir com a mãe e assassinar pessoas". (Ao ler essa passagem, Wilfred Trotter, influente neurocirurgião do começo do século XX, declarou: "Esse trecho de Platão torna Freud respeitável".)[28]

tiam menos estressados.²⁹ Outros estudos determinaram que monges budistas,³⁰ muito afeitos à meditação, mostravam atividade muito maior no córtex frontal e muito menor nas amígdalas, comparados às pessoas comuns.* A meditação e os exercícios de respiração profunda funcionam pelos mesmos motivos que os medicamentos psiquiátricos, exercendo efeito não sobre algum conceito abstrato da mente, e sim de maneira concreta em nosso corpo, nos correlatos somáticos de nossos sentimentos. Pesquisas recentes mostram que até a velha terapia pela palavra pode ter efeitos físicos tangíveis sobre a forma de nosso cérebro.³² Talvez Kierkegaard estivesse errado ao dizer que o homem que aprendeu a viver com a ansiedade aprendeu a coisa mais importante, ou a mais significativa do ponto de vista existencial — talvez esse homem só tenha aprendido as técnicas corretas para controlar suas amígdalas hiperativas.**

---

* Aqueles que melhor praticam a meditação parecem até capazes de suprimir a reação de alarme, uma resposta fisiológica rudimentar a ruídos fortes ou outros estímulos súbitos que é mediada pelas amígdalas.³¹ (Já foi demonstrado que a intensidade da reação de alarme de uma pessoa, medida na infância ou na vida adulta, apresenta elevada correlação com a propensão a desenvolver transtornos de ansiedade e de depressão.)

** William James, como Darwin, acreditava que processos instintivos, puramente físicos, *precediam* a consciência de uma emoção — na verdade, precediam a existência de um dado estado cerebral. Na década de 1890, ele e Carl Lange, médico dinamarquês, concluíram que as emoções eram produzidas por reações físicas automáticas no corpo, e não o contrário. De acordo com a chamada teoria de James-Lange, mudanças viscerais geradas pelo sistema nervoso autônomo, atuando abaixo do nível de nossa consciência, levam a efeitos como mudanças no ritmo cardíaco, na respiração, na secreção de adrenalina e na dilatação dos vasos sanguíneos dos músculos esqueléticos. Esses efeitos puramente físicos ocorrem primeiro — e é somente nossa *interpretação*, subsequente, desses efeitos que produz emoções como alegria ou ansiedade. Uma situação causadora de medo ou cólera produz uma série de reações fisiológicas no corpo — e então é somente o fato de a mente tomar consciência dessas reações, e de avaliá-las e

Darwin observou que o aparelho que produz o pânico nos interpretá-las, que produz ansiedade ou cólera. Segundo James e Lange, nenhuma experiência puramente cognitiva ou psicológica de alguma coisa como a ansiedade pode estar dissociada das mudanças autônomas nas vísceras. Primeiro ocorrem as mudanças físicas, depois a emoção.

Isso leva a crer que a ansiedade é em essência um fenômeno físico e só secundariamente psicológico. "Minha teoria", escreveu James, "é de que as mudanças corporais se seguem diretamente à percepção do fato excitador e que nossa sensação dessas mudanças, ao ocorrerem, é a emoção.[33] O bom senso diz que se perdemos nosso dinheiro, lamentamos a perda e choramos; se encontramos um urso, nos assustamos e corremos; se somos insultados por um rival, nos enraivecemos e o agredimos. A hipótese a ser defendida aqui diz que essa ordem de sequência está incorreta [...] e que a afirmação mais racional é que nos lamentamos porque choramos, nos enraivecemos porque agredimos e sentimos medo porque trememos." Os estados físicos criam os psíquicos, e não vice-versa.

Mais tarde, a teoria James-Lange foi questionada por pesquisas com pacientes com lesões na medula espinhal que os impediam de receber *qualquer* informação somática vinda de suas vísceras — pessoas que literalmente não conseguiam sentir tensão muscular ou desconforto estomacal, pessoas que eram, na verdade, cérebros sem corpos —, mas que ainda relatavam as desagradáveis sensações psicológicas de medo ou ansiedade. Isso indicava que a teoria James-Lange estava, se não totalmente errada, ao menos incompleta. Se pacientes incapazes de receber informações sobre o estado do corpo ainda conseguem sentir ansiedade, então a ansiedade talvez seja, basicamente, um estado mental, que dispensa insumos do resto do corpo.

Entretanto, vários estudos, realizados a partir dos primeiros anos da década de 1960, levam a crer que a teoria James-Lange talvez não estivesse, afinal, totalmente errada. Num projeto da Universidade Columbia, quando pesquisadores aplicaram a pacientes uma injeção de adrenalina, os batimentos cardíacos e o ritmo respiratório de todos eles aumentaram, levando-os a sentir uma intensificação de emoção — mas, modificando o contexto, os pesquisadores podiam manipular a emoção sentida pelos pacientes.[34] Aqueles a quem era dado motivo para sentir emoções positivas diziam-se felizes, ao passo que os que recebiam motivo para sentir emoções negativas relatavam raiva ou ansiedade — e em todos os casos sentiam a emoção respectiva (qualquer que fosse) com mais intensidade do que os pacientes a quem fora dada uma injeção de placebo. A injeção de adrenalina aumentava a *intensidade* da emoção, mas não determinava *qual seria essa emoção*; isso era determinado pelo contexto experimental. Isso indica que os sistemas

seres humanos deriva das mesmas raízes evolutivas que a reação de luta ou fuga de um rato, ou que a manobra aversiva de um caracol marinho. Isso significa que a ansiedade, apesar de todo o filosofismo e psicologismo com que a tratamos, pode ser um fenômeno irredutivelmente biológico que não é tão diferente nos seres humanos e nos animais.

O que perdemos se nossa ansiedade for reduzida a seus componentes fisiológicos — a deficiências de serotonina e dopamina, ou a um excesso de atividade nas amígdalas cerebelares e nos gânglios basais? Em 1944, o teólogo Paul Tillich, propôs a tese segundo a qual a *Angst* era a reação natural de uma pessoa ao "medo da morte, à consciência, à culpa, ao desespero, à vida diária etc".[35] Para Tillich, a questão crucial da vida era a seguinte: estamos seguros sob proteção de alguma divindade ou nos arrastamos em vão rumo à morte num universo frio, mecânico e indiferente? Alcançar a serenidade é sobretudo uma questão de dar uma resposta a essa pergunta? Ou será, em termos mais mundanos, uma questão de calibrar de forma adequada níveis de serotonina nas sinapses? Ou as duas soluções, de alguma forma, são a mesma coisa?

> *Talvez o homem seja uma das criaturas mais medrosas, uma vez que, aos medos básicos de predadores e pessoas hostis, somam-se temores existenciais criados intelectualmente.*
>
> Irenäus Eibl-Eibesfeldt, "Fear, Defence and Aggression

---

autônomos do corpo fornecem a mecânica da emoção, mas que a interpretação do ambiente externo pela mente proporciona a valência.

Outra pesquisa, mais recente, indica que James e Lange estavam certos ao observar que processos fisiológicos são cruciais para provocar emoções e determinar sua intensidade. Por exemplo, um número cada vez maior de estudos mostra que expressões faciais podem *produzir* — em vez de somente refletir — as emoções a elas associadas. Sorria, e você se sentirá feliz; trema, como disse James, e você ficará com medo.

in Animals and Man: Some Ethological Perspectives"
[Medo, defesa e agressão nos animais e no homem:
algumas perspectivas etológicas] (1990)

Não faz muito tempo, enviei um e-mail ao dr. W., que trata de ansiedade há quarenta anos, pedindo-lhe que reduzisse a uma frase sua definição desse mal.

Ele me respondeu assim: "Ansiedade é a apreensão em relação ao sofrimento futuro — a antecipação temerosa de uma catástrofe insuportável que a pessoa não tem como evitar". Para o dr. W., a característica definidora da ansiedade, que a torna mais que um puro instinto animal, é sua orientação para o futuro. Nisso, seu pensamento acompanha o de muitos eminentes teóricos das emoções (por exemplo, Robert Plutchik, médico e psicólogo que foi um dos especialistas em emoções mais influentes do século xx, definiu a ansiedade como a "combinação de antecipação e medo"), e ele observa que Darwin, malgrado sua ênfase nas semelhanças de comportamento entre os animais e o homem, acreditava na mesma coisa. ("Se temos expectativa de sofrimento, nos sentimos ansiosos", escreveu Darwin em *A expressão das emoções no homem e nos animais*. "Se não temos esperança de alívio, nos desesperamos.") Um animal pode sentir "dificuldade para respirar", induzida por estresse, ou "espasmos do coração" (como se expressou Freud) — mas nenhum animal pode se *preocupar* com esse sintoma nem *interpretá-lo* desta ou daquela maneira. Não existe animal hipocondríaco.

Além disso, o animal não teme a morte. Ratos e moluscos marinhos não têm consciência abstrata da perspectiva de um acidente de carro, da queda de um avião, de um ataque terrorista ou de aniquilação nuclear — nem de rejeição social, de perda do status, de humilhação profissional, da inevitável perda das pessoas que amamos ou da finitude da existência corpórea. Isso, junto com nossa capacidade de ter consciência das sensações de medo, e de pensar nelas, dá à experiência humana de ansiedade uma dimensão existencial totalmente ausente na "resposta de alarme" de um molusco marinho. Para o dr. W., essa dimensão existencial é decisiva.

Fazendo eco a Freud, o dr. W. diz que enquanto o *medo* é gerado por ameaças reais vindas do mundo, a *ansiedade* é produzida por ameaças que vêm de dentro de nós. Para ele, a ansiedade é "um sinal de que as defesas habituais contra situações dolorosas estão falhando". Em vez de confrontar a realidade (seu casamento vai de mal a pior, sua carreira não está tendo sucesso, você está entrando na decrepitude geriátrica ou vai morrer, verdades existenciais duras de enfrentar), sua mente às vezes produz sintomas de ansiedade perturbadores e defensivos, transformando sofrimento psíquico em ataques de pânico, numa ansiedade sem foco ou conteúdo definido ou desenvolvendo fobias nas quais você projeta seu tumulto interno. Vale notar que vários estudos recentes mostram que no momento em que um paciente ansioso começa a enfrentar um conflito psíquico antes oculto, tirando-o das trevas do inconsciente para a luz da consciência, várias mensurações psicológicas modificam-se bastante: a pressão arterial e o ritmo cardíaco caem, a condutância da pele diminui e reduzem-se os níveis de hormônios do estresse no sangue.[36] Quando problemas emocionais que tinham sido "somatizados", ou convertidos em sintomas físicos, se tornam conscientes, sintomas físicos crônicos (dores nas costas, dores de estômago e de cabeça) muitas vezes passam espontaneamente.*

Não obstante, ao acreditar que os transtornos de ansiedade surgem tipicamente de esforços malogrados para resolver dilemas

---

* Embora grande parte do freudianismo esteja substancialmente desacreditada, pesquisas como essa dão apoio empírico a elementos das teorias de Freud.

existenciais básicos, o dr. W., como veremos, contraria a moderna psicofarmacologia (que, com base nos resultados de sessenta anos de estudos sobre medicamentos, afirma que a ansiedade e a depressão decorrem de "desequilíbrios químicos"), a neurociência (cujo surgimento demonstrou não só a associação da atividade cerebral a vários estados emocionais mas também, em certos casos, as anormalidades estruturais específicas associadas à doença mental) e os estudos de temperamento e a genética molecular (que apontam, de forma bem convincente, o poderoso papel da hereditariedade na determinação no nível básico de ansiedade de uma pessoa e a suscetibilidade à doença psiquiátrica).

O dr. W. não contesta as conclusões de nenhuma dessas pesquisas. Considera que a medicação pode ser um tratamento eficaz para os sintomas da ansiedade. No entanto, com base em quarenta anos de trabalho clínico com centenas de ansiosos, ele julga que a raiz de quase todas as ansiedades patológicas é alguma crise existencial em relação ao que chama de "obviedades ontológicas": vamos envelhecer, vamos morrer, vamos perder as pessoas que amamos, talvez passemos por fracassos profissionais e humilhações pessoais que abalarão nossa identidade, temos de nos esforçar para achar sentido e objetivo na vida e temos de conciliar liberdade pessoal e segurança emocional e nossos desejos e as limitações de nossos relacionamentos e de nossas comunidades. Dentro dessa concepção, nossas fobias de ratos, cobras, queijo ou mel (isso mesmo, mel; o ator Richard Burton não suportava estar num recinto onde houvesse mel, mesmo que o recipiente estivesse fechado e dentro de uma gaveta)[37] são deslocamentos de nossas preocupações existenciais mais profundas projetadas em coisas externas.

No começo da carreira, o dr. W. tratou de um universitário que passara a vida se preparando para ser pianista profissional. Quando os professores lhe disseram que não tinha talento suficiente para concretizar esse sonho, ele passou a sofrer ataques de pânico terríveis. Para o dr. W., o pânico era um sintoma produzido pela incapacidade do paciente de enfrentar a perda existencial subjacente: o fim de seus anseios profissionais, a morte de sua autoimagem como concertista. Tratar o pânico permitiu ao rapaz viver o desespero suscitado por essa perda — e começar a construir uma nova identidade. Outro paciente, um médico de 43 anos com boa clientela, desenvolveu um transtorno de pânico quando, na época em que o filho mais velho foi cursar a faculdade em outra cidade, começou a sofrer várias lesões ao jogar tênis, esporte em que antes se destacava. O pânico, o dr. W. concluiu, tinha origem nessas duas perdas (da infância do filho e de seu vigor atlético), que, juntas, despertavam preocupações existenciais com o declínio em direção à decrepitude e à morte. Ajudando o médico a chegar a um entendimento com essas perdas e a aceitar a realidade "ontológica" de seu declínio e de sua mortalidade, o dr. W. fez com que ele se libertasse da ansiedade e da depressão.*

Para o dr. W., os sintomas de ansiedade e pânico servem de "biombo protetor", como ele os chama (o que Freud chamou de "defesa neurótica"), contra a dor lancinante associada ao confronto da perda, da mortalidade ou de ameaças à autoestima da pessoa (*grosso modo*, o que Freud chamou de Eu). Em alguns casos, a ansiedade intensa e os sintomas de pânico que os pacientes apresentam são desvios neuróticos de autoimagens negativas ou de sentimentos de inadequação — o que o dr. W. chama de "autolesões".

Em certo sentido, considero as interpretações que o dr. W. faz de sintomas de ansiedade, baseadas em significados existenciais, mais interessantes do que as habituais interpretações bio-

---

* Devo dizer que não estou traindo nenhuma informação confidencial ao falar desses pacientes. O dr. W. se referiu, sem identificá-los, a esses casos clínicos em várias publicações.

médicas. Durante muito tempo, porém, julguei os modernos estudos sobre a ansiedade mais científicos e mais convincentes do que a teoria da ansiedade do dr. W. — esses estudos estão muito mais voltados para "taxas de disparos neuronais nas amígdalas e no *locus cœruleus*" (como dizem os neurocientistas), e para a "aceleração do sistema serotonérgico" e "inibição do sistema glutamatérgico" (como se expressam os psicofarmacologistas) ou para a identificação de "polimorfismos de nucleotídeos isolados" específicos em vários genes, indicadores de um temperamento ansioso (como dizem os geneticistas behavioristas), do que para questões existenciais. Ainda penso assim. Porém menos do que antes.

Há não muito tempo, em minha própria terapia com o dr. W., enveredamos com cautela na exposição "imaginal" às minhas fobias.* O dr. W. e eu criamos uma hierarquia de situações assustadoras e, a seguir, fizemos um "descondicionamento gradual", no qual eu pensaria em certas imagens aflitivas ao mesmo tempo que faria exercícios de relaxamento, respirando profundamente, na esperança de reduzir a ansiedade estimulada por tais imagens. Quando eu criava uma imagem e tentava retê-la na mente sem entrar em pânico, o dr. W. me perguntava o que eu estava sentindo.

De maneira surpreendente, o procedimento revelou-se difícil. Embora eu estivesse em segurança no consultório do dr. W., em sua casa, e tivesse liberdade para interromper o exercício a qualquer momento, apenas imaginar cenários assustadores tornou-se uma agonia de ansiedade. As menores pistas, aparentemente improváveis — ver-me transportado numa cadeira de teleférico ou viajando num avião numa área de forte turbulência, lembrar o

---

* Essa terapia recorre a uma técnica chamada dessensibilização sistemática, que teve como pioneiro, na década de 1960, Joseph Wolpe, influente psicólogo behaviorista, cuja pesquisa inicial dizia respeito à eliminação de reações de medo em gatos.[38]

balde verde que era posto junto de minha cama quando passava mal do estômago na infância —, me faziam suar e respirar com dificuldade. Tão intensa era minha reação de ansiedade a essas imagens puramente mentais que por várias vezes tive de deixar o consultório do dr. W. para caminhar em seu quintal e me acalmar.

Nessas sessões de descondicionamento, o dr. W. tentava fazer com que eu me concentrasse no que, precisamente, me causava ansiedade.

Tenho muita dificuldade em responder isso. Durante a exposição a uma imagem — que dirá quando confrontado com um "estímulo fóbico" —, não consigo, de modo algum, dar essa resposta. Só sinto um medo total, que me consome, e tudo o que quero é fugir — do terror, da consciência, de meu corpo, de minha vida.*

Em várias sessões, ocorreu algo inesperado. Quando eu tentava enfrentar a fobia, era vencido pela tristeza. Eu sentava no sofá do consultório do dr. W., respirando fundo e tentando construir a cena de minha "hierarquia descondicionante", e minha mente começava a vaguear.

"Diga-me o que está sentindo", pedia o dr. W.

"Um pouco de tristeza", eu dizia.

"Explique isso melhor."

Momentos depois eu era sacudido por soluços.

Contar essa historinha me deixa embaraçado. Para começar, até onde posso me mostrar pouco viril? Além disso, não acredito numa mudança emocional radical e mágica, ou em liberação ca-

---

* Certa vez sugeri ao dr. W. que se eu tivesse uma arma e soubesse que pelo menos tinha a opção de fugir ao terror fóbico, talvez minha ansiedade diminuísse, uma vez que ter a *opção* de fugir me daria a sensação de algum controle. "Talvez", ele admitiu. "Mas isso também aumentaria a probabilidade de você se matar."

tártica. Mas confesso que de fato sentia algum alívio enquanto soluçava.

Essa explosão de tristeza aconteceu todas as vezes que tentamos o exercício.

"O que está acontecendo?", perguntei ao dr. W. "O que significa isto?"

"Significa que estamos chegando a alguma coisa", disse ele, passando-me um lenço de papel para eu enxugar minhas lágrimas.

É, eu sei, tudo nessa cena me envergonha também. Mas na época, soluçando no sofá, as palavras do dr. W. foram para mim incrivelmente incentivadoras e autênticas. Elas me comoveram e me fizeram chorar mais ainda.

"Você está no âmago da ferida", ele disse.

O dr. W. acredita, como Freud, que a ansiedade pode ser uma adaptação destinada a proteger a psique de alguma outra fonte de tristeza ou dor. Perguntei-lhe por que, se é esse o caso, a ansiedade com frequência parece muito mais intensa do que a tristeza. Por mais que me faça chorar, sinto que essa "ferida", em que supostamente estou, é menos desagradável que o terror que sinto num voo em área de turbulência, quando estou nauseado ou quando passava por uma crise de ansiedade de separação na infância.

"Isso ocorre com frequência", disse o dr. W.

Não sei ao certo como entender isso. Por que me sinto tão melhor — mais feliz e relativamente menos ansioso — depois de nadar em torno de minha suposta "ferida"?*

"Não sabemos ainda", disse o dr. W. "Mas estamos chegando a algum lugar."

---

* Quando começaram a criar as técnicas psicanalíticas, na década de 1890, Sigmund Freud e seu mentor, Josef Breuer, chamaram essa dragagem catártica de pensamentos e emoções reprimidas de "varrer chaminés".[39]

PARTE II
UMA HISTÓRIA DE MEU ESTÔMAGO NERVOSO

3. Um ronco na barriga

A ansiedade é uma doença difícil. O paciente pensa que alguma coisa, como um espinho, lhe aferroa as vísceras, e a náusea o atormenta.
Hipócrates, *Das doenças* (século IV a.C.)

Tenho um pesadelo que se repete, em que me sinto mal no papel de noiva, saio correndo da igreja e abandono meu marido no altar.
Emma Pelling, citada no artigo "Bride's Vomit Fear Delays Wedding" [Medo de vomitar da noiva atrasa casamento], United Press International (5 de junho de 2008)

Luto com a emetofobia, o medo patológico de vomitar, mas já faz um certo tempo que vomitei pela última vez. Na verdade, mais do que um certo tempo: no momento em que escrevo, isso aconteceu há exatos 35 anos, dois meses, quatro dias, 22 horas e 49 minutos. Quer dizer, mais de 83% de meus dias na terra transcorreram desde quando vomitei pela última vez, no começo da noite de 17 de março de 1977. Não vomitei nos anos 1980. Não vomitei nos anos 1990. Não vomitei no novo milênio. E é desnecessário dizer que espero passar o resto de minha vida da mesma forma. (Como é natural, relutei em escrever este parágrafo, e sobretudo a última frase, pelo receio de trazer má sorte ou atrair o castigo cósmico, e estou batendo na madeira e rezando a vários deuses e às Parcas ao escrever cada palavra.)

Isso significa que passei, calculando por alto, pelo menos 60% de minha vida desperta preocupado com uma coisa que não fiz nem uma vez em mais de três décadas. Isso é irracional.

Uma parte de mim logo protesta: *Espere, e se não for irracional? E se, na verdade, existir uma relação causal entre eu me preocupar com vomitar e isso não acontecer? E se minha eterna vigilância for o que me protege — por meio de magia, de fortalecimento neurótico de meu sistema imunitário ou por evitar germes de forma obsessiva — de comida estragada e de vírus estomacais?*

Ao falar disso a vários psicoterapeutas no decorrer dos anos, eles replicaram:

> Digamos que você esteja certo a respeito da relação causal... Mas seu comportamento continua a ser irracional. Veja quanto tempo você desperdiça, e o dano que causou à sua qualidade de vida, preocupando-se com uma coisa que, embora desagradável, em geral é rara e, do ponto de vista médico, quase sempre desimportante.

Mesmo que o custo de relaxar minha vigilância fosse contrair um vírus estomacal ou comer comida estragada de vez em quando, dizem os terapeutas, isso não valeria a pena em troca de recuperar uma parte tão grande de minha vida?

Imagino que uma pessoa racional, sem fobias, responderia que sim. E estaria certa. Para mim, entretanto, a resposta continua a ser um enfático "não".

Uma parte espantosa de minha vida é dedicada a evitar o vômito e me preparar para a eventualidade de isso acontecer. Parte de meu comportamento segue o padrão dos germófobos: evitar hospitais e banheiros públicos, manter-me distante de pessoas doentes, lavar as mãos de maneira obsessiva, prestar muita atenção à procedência de tudo o que ingiro.

No entanto, outras condutas são mais extremas, em vista da improbabilidade de que eu vomite a qualquer momento. Junto bolsas para enjoos, furtadas de aviões, em casa, no escritório e no carro, para o caso de ser dominado de repente pela vontade de vomitar. Carrego comigo, sempre, Pepto-Bismol, Dramamine e outros medicamentos antieméticos. Como um general acompanhando o avanço do inimigo, mantenho um detalhado mapa mental de incidências registradas de norovírus (o tipo mais comum de vírus estomacal) e outras formas de gastroenterite, usando a internet para rastrear surtos nos Estados Unidos e em todo o mundo. A natureza de minha obsessão é tal que posso informar a qualquer pessoa, a qualquer momento, exatamente quais casas de repouso na Nova Zelândia, quais navios de cruzeiro no Mediterrâneo e quais escolas primárias na Virgínia estão enfrentando epidemias. Certa vez, quando eu estava lamentando com meu pai o fato de não existir nenhuma central de informações sobre surtos de norovírus, como existe para a gripe, minha mulher me interrompeu: "Existe, sim". Olhamos para ela, surpresos. "Você", ela disse, e tinha razão.

A emetofobia vem governando a minha vida, com níveis variáveis de tirania, há cerca de 35 anos. Nada — nem os milhares de sessões de psicoterapia pelas quais já passei, nem as dezenas de medicamentos que tomei, nem a hipnose a que recorri quando tinha dezoito anos ou os vírus estomacais que contraí e suportei sem vomitar — conseguiu eliminá-la.

Durante vários anos, tratei-me com uma terapeuta, a dra. M., jovem psicóloga do Centro de Ansiedade e Transtornos Correlatos da Universidade de Boston. Eu a procurara para tratar de minha ansiedade para falar em público, mas depois de vários meses de consultas, ela propôs que tentássemos também usar os princípios da chamada terapia de exposição para pôr fim à minha emetofobia.

E foi assim que me vi, há não muito tempo, no centro de uma situação absurda.

Estou fazendo um discurso sobre a criação do Corpo da Paz — o que, para começo de conversa, parece meio artificial e esquisito, porque o local é uma pequena sala de reuniões no Centro de Ansiedade e Transtornos Correlatos. Minha plateia é formada pela dra. M. e três estudantes de pós-graduação que ela reunira às pressas por estarem perto do prédio. Enquanto isso, num canto da sala, um grande televisor mostra uma cena de várias pessoas vomitando.

"De acordo com o plano original do presidente Kennedy, o Corpo da Paz seria criado dentro da Agência de Desenvolvimento Internacional." Enquanto eu digo isso, um homem na tela da TV, à minha direita, faz um esforço ruidoso para vomitar. "Mas Lyndon Johnson tinha sido convencido pelo cunhado de Kennedy, Sargent Shriver, que inserir o Corpo da Paz numa repartição do governo já existente reduziria sua eficácia e acabaria por neutralizá-lo." Na tela, o vômito cai com força no chão.

Um aparelho ligado a meu dedo monitora meus batimentos cardíacos e os níveis de oxigênio no sangue. A intervalos de poucos minutos, a dra. M. interrompe minha exposição e pede: "Me informe sua taxa de ansiedade agora". Devo fazer uma avaliação de minha ansiedade numa escala de 1 a 10, em que 1 representa calma completa e 10, terror desenfreado. "Mais ou menos seis", informo com franqueza. Estou menos ansioso do que constrangido e enojado.

"Continue", diz ela, e retomo minha exposição enquanto a cacofonia de vômitos continua na tela. Ao levantar os olhos, vejo que os estudantes de pós-graduação, duas moças e um rapaz, estão tentando prestar atenção ao que digo, mas visivelmente perturbados pelo tumulto na tela. O rapaz parece verde, e seu pomo de adão estremece. Percebo que ele está lutando contra a ânsia de vômito.

Estou de fato me sentindo um pouco ansioso, mas também um bocado ridículo. Como é que uma falsa palestra para uma falsa plateia em meio a uma cascata de imagens de vômito vão me curar de minha fobia de falar em público ou de vomitar?

Por mais bizarra que fosse a cena, ela se embasava em princípios terapêuticos bem firmados. A terapia de exposição — em essência, a exposição a qualquer coisa que cause medo patológico, seja ratos, cobras, aviões, alturas ou vômito — é, há décadas, um tratamento convencional para fobias e constitui hoje um componente importante da terapia cognitivo-comportamental. A lógica dessa abordagem, que há algum tempo passou a ser respaldada por pesquisas na área da neurociência, é que a exposição prolongada ao objeto causador da fobia, sob a orientação de um terapeuta, torna esse objeto menos assustador. Uma pessoa com acrofobia caminha, acompanhada de um terapeuta, cada vez mais para a beira de sacadas de edifícios cada vez mais altos. Um paciente com siderodromofobia (pavor de trens) faz um breve percurso no metrô, depois outro, mais longo, e ainda outro, mais longo ainda, até o medo diminuir e se extinguir por completo. Uma forma mais agressiva de exposição, chamada *flooding* — inundação ou avassalamento —, lança mão de uma experiência mais intensa. Para tratar, por exemplo, o medo de viajar de avião, utilizando a técnica convencional de exposição, o terapeuta pode levar o paciente a visitar aeroportos, para ver aviões decolar e pousar, até seu nível de ansiedade diminuir. Mais adiante ele entra num avião e se habitua com o ambiente, permitindo que a intensidade das reações físicas e as emoções de medo cresçam e diminuam, para depois fazer um breve voo comercial na companhia do terapeuta. Por fim, fará voos mais longos sozinho. Já a aplicação do *flooding* à aerofobia envolveria levar o paciente a voar num pequeno bimotor e submetê-lo a acrobacias aéreas de revirar o estômago. Segundo a teoria, no começo a ansiedade do paciente irá às alturas, mas se reduzirá quando ele perceber que pode sobreviver tanto ao voo quanto à experiência de sua própria ansiedade. Alguns terapeutas têm contatos com pilotos de modo a poderem oferecer esse tipo de terapia. (A dra. M. a pôs à minha disposição, mas recusei.)

Para David Barlow, ex-diretor do Centro de Ansiedade e Transtornos Correlatos, o objetivo da terapia de exposição é "matar o paciente de medo" a fim de ensinar-lhe que pode lidar com o medo.[1] As técnicas de exposição de Barlow podem parecer cruéis e inusitadas, mas ele afirma alcançar um índice de cura de fobias que chega a 85% (muitas vezes em uma semana ou menos),[2] e numerosos estudos apoiam essa afirmação).*

A ideia por trás da decisão da dra. M. de tentar combinar minhas exposições a falar em público e a vômito era levar minha ansiedade ao máximo possível — para melhor me "expor" a ela e às coisas que eu temia, para que eu pudesse começar o processo de "extinguir" esses temores. O problema estava em que tais simulações eram demasiado artificiais para gerar em mim o nível necessário de ansiedade. Falar para alguns estudantes de pós-graduação no consultório da dra. M. me causava nervosismo e desconforto, mas em nenhum momento gerou algo parecido com o pavor total que uma palestra real me causa — sobretudo porque eu sabia que aqueles jovens estudavam transtornos de ansiedade.

---

* Por outro lado, muitos indícios fazem crer que a ansiedade fóbica se cria com muito mais facilidade do que se extingue. O próprio Barlow tem uma acrofobia que ele admite não ser capaz de curar.[3]

Não me sentia compelido, como de hábito, a tentar esconder minha ansiedade; como já partia do princípio de que aqueles jovens me viam como perturbado, não precisava me dar ao trabalho de ocultar minha perturbação. Por isso, embora até pequenas reuniões no trabalho ainda fossem capazes de me lançar na agonia do pânico — para não falar das palestras para um público grande, que me assustavam durante meses antes de ocorrerem —, as falsas exposições que eu fazia em minhas sessões semanais com a dra. M., pareciam cópias borradas da coisa real. Eram mesmo incômodas e desagradáveis, mas não provocavam ansiedade suficiente para constituir uma terapia de exposição eficaz.

Por outro lado, embora os vídeos de vômito fossem nojentos e desagradáveis, não produziam nada semelhante ao horror dilacerante causado pela sensação de estar prestes a vomitar. Eu sabia que os vídeos não poderiam me infectar, e também que, se minha ansiedade se tornasse excessiva, eu poderia simplesmente desviar os olhos ou desligar o televisor. De forma crucial — e fatal para a eficácia da terapia de exposição —, sempre havia um meio de fuga.*

Concluindo, como outros terapeutas também concluíram, antes e depois dela, que meu medo de vomitar era a fonte de outros medos (por exemplo, tenho medo de aviões em parte por temer enjoar), a dra. M. propôs que nos concentrássemos nisso.

"Para mim, faz sentido", concordei.

---

* Diga-se de passagem que a própria existência desses vídeos de vômito (e já vi vários) mostra como a emetofobia é comum, e o uso deles se tornou habitual no tratamento de fóbicos. Alguns terapeutas também tentam desconcicionar seus pacientes emetofóbicos expondo-os a falsos vômitos. (Se o leitor estiver interessado, aqui está uma receita recomendada por dois psicólogos da Universidade Emory que conheci numa conferência em 2008: misture uma lata de sopa de carne e cevada com uma lata de creme de cogumelos. Acrescente um pouco de temperos e vinagre. Guarde num vidro, feche e o deixe exposto à luz solar por uma semana.)

"Só há um meio de fazer isso direito", disse ela. "Você precisa enfrentar a fobia de frente, expor-se ao que você mais teme."
Epa.
"Temos de fazer você vomitar."
Não. Nem pensar. De jeito nenhum.
Ela explicou que um colega seu havia tratado com êxito uma emetófoba fazendo com que ela tomasse xarope de ipecacuanha, que provoca o vômito. A paciente, uma executiva que viera de Nova York para ser tratada, tinha passado uma semana visitando o Centro de Ansiedade e Transtornos Correlatos. Todo dia tomava o xarope, dado por uma enfermeira, vomitava e em seguida discutia a experiência com o terapeuta — "descatastrofizando-a", como dizem os terapeutas cognitivo-comportamentais. Passada uma semana, ela voltou para Nova York — curada de sua fobia, anunciou a dra. M.

Continuei cético. A dra. M. me deu um artigo de uma revista acadêmica sobre um caso patológico de emetofobia tratado com sucesso pelo método de exposição à ipecacuanha.

"Esse é apenas um caso", eu disse. "E de 1979."[4]

"Houve muitos outros", ela respondeu, lembrando-me de novo a paciente do colega.

"Não posso fazer isso."

"Você não tem de fazer nada que não queira", disse a dra. M. "Nunca vou forçar você a nada. Mas a única forma de superar essa fobia é confrontá-la. E a única forma de confrontá-la é vomitando."

Tivemos muitas versões dessa conversa ao longo de vários meses. Eu confiava na dra. M., apesar das exposições aparentemente tolas que ela inventava para mim. (Ela era amável, bonita e inteligente.) Por isso, num dia de outono, surpreendi-a ao dizer que estava disposto a pensar na ideia. Com gentileza e tranquilidade, ela me explicou como seria o processo. Ela e uma enfermeira reservariam um laboratório num andar de cima, para eu ter privacidade, e me acompanhariam durante todo o tempo. Eu comeria alguma coisa, tomaria o xarope de ipecacuanha e daí a pouco vomitaria (e sobreviveria numa boa, disse ela). Em seguida, trabalharíamos a "reformulação de minhas cognições" a respeito de vomitar. Eu aprenderia que não se tratava de nada aterrorizante, e com o tempo me livraria daquilo.

Ela subiu comigo para que eu conhecesse o ambiente. A enfermeira R. me mostrou o laboratório e disse que a ingestão de ipecacuanha era uma forma comum de terapia de exposição, e que tinha ajudado em várias exposições para ex-emetófobos. "Na semana passada tivemos um paciente aqui", disse ela. "Estava muito nervoso, mas saiu tudo bem."

Descemos de novo para o consultório da dra. M.

"Muito bem", eu disse. "Vou fazer a terapia. Talvez."

No decorrer de algumas semanas, marcamos várias vezes a exposição — e no dia eu aparecia na hora marcada e objetava, dizendo que não podia fazer aquilo. Fiz isso tantas vezes que assustei a dra. M. quando, numa quinta-feira estranhamente quente no começo de dezembro, apresentei-me em seu consultório para a sessão habitual e anunciei: "O.k., estou pronto".

Aquele processo estava malogrado desde o começo. Como a enfermeira R. estava sem ipecacuanha, teve de correr à farmácia para buscar, enquanto eu esperava uma hora no consultório da dra. M. Depois descobrimos que o laboratório estava sendo usado, de modo que a exposição teria de ser feita num banheiro público pequeno, no subsolo. Durante o tempo todo estive a pique de desistir, e é provável que só não tenha feito isso por saber que podia.

O que se segue é um trecho, condensado, do relato mais isento possível que escrevi depois, por recomendação da dra. M. (Em geral os médicos pedem aos pacientes que escrevam um depoimento emocionalmente neutro para tentar evitar o transtorno de estresse decorrente de uma experiência traumática.) Se esse paciente for emetófobo ou mesmo um pouquinho sensível, vai querer se livrar dessa tarefa.

Nós nos encontramos com a enfermeira R. no banheiro do subsolo. Depois de uma conversa, tomei a ipecacuanha.

Tendo passado do ponto sem volta, senti minha ansiedade subir de maneira considerável. Comecei a tremer um pouco. Entretanto, tinha esperança de que o enjoo viesse logo, de que passaria depressa e de que eu acabaria achando a experiência menos ruim do que temia.

A dra. M. tinha ligado um monitor de pulsação e oxigenação a meu dedo. Enquanto esperávamos que sobreviesse a náusea, ela me pediu que avaliasse meu nível de ansiedade numa escala de 1 a 10. "Mais ou menos nove", respondi.

A essa altura eu estava começando a me sentir um pouco nauseado. De repente, senti uma onda de enjoo e me virei para a privada. Tive ânsia de vômito duas vezes, mas nada saiu. Ajoelhei-me no chão e esperei, ainda com esperança de que o vômito acontecesse logo e que aquilo acabasse. O monitor em meu dedo me incomodava, e o tirei.

Depois de certo tempo, o enjoo voltou, e meu diafragma se agitou. A enfermeira R. explicou que essa ânsia precede o vômito propriamente dito. Agora eu desejava desesperadamente que aquilo acabasse.

A náusea começou a vir em ondas intensas, que quebravam em cima de mim e recuavam. Eu continuava a achar que ia vomitar, mas me contraía de forma ruidosa, e nada. Por várias vezes, senti mesmo o estômago em convulsão. Mas lá vinha a ânsia e... nada acontecia.

Nesse ponto meu sentido de tempo fica indistinto. A cada vez que vinha a vontade de vomitar eu começava a transpirar muito, e quando a náusea passava eu estava empapado de suor. Sentia que ia desmaiar, e temia perder os sentidos, aspirar o vômito e morrer. Quando disse que estava zonzo, a enfermeira R. comentou que minha cor estava boa. No entanto, achei que ela e a dra. M. pareciam um pouco alarmadas. Isso aumentou minha ansiedade — porque se *elas* estivessem preocupadas, nesse caso eu deveria mesmo ficar com medo, pensei. (Por outro lado, até certo ponto eu *queria* desmaiar, mesmo que isso significasse morrer.)

Depois de mais ou menos quarenta minutos e vários outros episódios de ânsia de vômito, a dra. M. e a enfermeira R. sugeriram que eu tomasse mais ipecacuanha. Entretanto, receei que uma segunda dose me fizesse sentir náuseas piores durante um período ainda maior. Temi ficar sentindo enjoo durante horas ou dias. Em algum momento, deixei de querer vomitar logo, para que a provação chegasse ao fim, e passei a imaginar que talvez eu pudesse lutar contra a ipecacuanha e simplesmente esperar que a náusea passasse. Estava exausto, com um enjoo horrível, e sofrendo demais. Nos intervalos entre uma ânsia de vômito e outra, eu me deitava no chão do banheiro, tremendo.

Passou-se um longo período. A enfermeira R. e a dra. M. continuavam tentando me convencer a tomar mais ipecacuanha, mas a essa altura eu só queria evitar o vômito. Fazia algum tempo eu não me sentia enjoado, de modo que fiquei surpreso quando a náusea voltou, violenta. Eu sentia o estômago se torcendo, e tive certeza de que agora alguma coisa ia acontecer. Mas nada. Reprimi algumas ondas secundárias, e então a náusea diminuiu bastante. Foi nesse ponto que comecei a ter esperança de que aquele horror chegasse ao fim sem que eu vomitasse.

A enfermeira R. parecia irritada. "Nunca vi uma pessoa com sua capacidade de controle", disse. (Em certo momento, ela perguntou, exasperada, se eu estava resistindo por não querer terminar o tratamento ainda. A dra. M. interveio, observando que evidentemente não era esse o caso — eu tinha tomado o xarope de ipecacuanha, pelo amor de Deus.) Por fim, várias horas já tinham passado desde a ingestão do xarope, a enfermeira R. saiu, comentando que nunca tinha visto alguém tomar ipeca e não vomitar.*

Depois de mais algum tempo e de mais alguns incentivos, da parte da dra. M., para que eu tentasse "completar a exposição", resolvemos "finalizar a tentativa". Eu ainda me sentia nauseado, mas menos do que antes. Conversamos um pouco no consultório dela, e depois fui embora.

Dirigindo para casa, fiquei com muito medo de vomitar e provocar um acidente. Nos sinais vermelhos, era tomado de terror.

Em casa, meti-me na cama e dormi várias horas. Ao acordar, senti-me melhor; a náusea tinha passado. Mas naquela noite tive vários pesadelos em que sentia ânsia de vômito no banheiro do subsolo do centro.

Na manhã seguinte consegui chegar ao trabalho para uma reunião — mas aí sobreveio o pânico e tive de voltar para casa. Durante vários dias, fiquei ansioso demais para sair de casa.

A dra. M. telefonou no dia seguinte para ter certeza de que eu estava bem. Era visível que ela se sentia mal por ter me submetido àquela experiência tão ruim. Embora eu estivesse traumatizado pelo episódio, sua sensação de culpa era tão palpável que fiquei com pena dela. Ao fim do relato que escrevi a seu pedido, que era fiel à realidade, mascarei a verdade emocional do que eu estava pensando — que a exposição tinha sido um desastre horrendo e que a enfermeira R. era uma vaca insensata — com um tom clíni-

---

* Depois disso li que até 15% das pessoas, na grande maioria emetófobos, não vomitam com uma dose única de ipecacuanha.

co e antisséptico. "Em vista de meu histórico, fui corajoso ao tomar a ipecacuanha", escrevi.

Gostaria de ter vomitado depressa. Mas toda a experiência foi traumática, e meus níveis gerais de ansiedade — e minha fobia de vômito — são agora maiores do que antes da exposição. Contudo, também reconheço que, com base nessa experiência de resistir aos efeitos da ipecacuanha, meu poder de evitar o vômito é muito forte.

Ao que parece, mais forte que o da dra. M. Ela me disse que tinha sido obrigada a cancelar todos os seus compromissos da tarde no dia da exposição — ver-me experimentar ânsia de vômito e lutar contra a ipecacuanha evidentemente a deixara tão nauseada que ela passou a tarde em casa, vomitando. Confesso que senti um certo prazer perverso com a ironia da situação — a ipecacuanha que *eu* tomei tinha feito *alguém* vomitar —, mas acima de tudo me senti traumatizado e intensamente ansioso. Ao que parece não sou muito bom para superar minhas fobias, mas sou ótimo para deixar meus terapeutas e seus auxiliares doentes.

Mantive as consultas com a dra. M. durante mais alguns meses — "processamos" a exposição malograda, e depois, como ambos queríamos esquecer tudo aquilo, deixamos de lado a emetofobia em favor de várias outras fobias e neuroses —, mas as sessões tinham agora um quê de elegíaco e desordenado. Tanto eu quanto ela sabíamos que tinha chegado ao fim.*

---

* Por fim, ela se mudou, aceitando um cargo de docência numa universidade do sudoeste. De vez em quando me encontro com ela em conferências acadêmicas sobre ansiedade. Apesar de tudo, gosto da dra. M. Mas sempre fico pensando: será que ela não acha esquisito conversar com um ex-paciente que agora aparece nessas conferências com um notebook, posando como jornalista e um tipo de especialista leigo em ansiedade? Com que frequência ela pensa: *Esse é o sujeito a*

Aquele esfíncter que serve para esvaziar nosso intestino tem dilatações e contrações todas suas, independentes de nossa vontade e até opostas a ela.
Michel de Montaigne, "Sobre o poder da imaginação" (1574)

A mente, como dizem os neurofilósofos, é plenamente corporalizada; está, como se expressou Aristóteles, "materializada". Os chavões corpóreos de excitação nervosa ("sentir um frio na barriga"), antecipação ansiosa ("estar com caganeira", "borrar-se de medo") ou apreensão ("sentir na boca do estômago") não são de fato chavões, nem mesmo metáforas, e sim truísmos — descrições precisas das correlações fisiológicas da emoção ansiosa. Médicos e filósofos vêm observando há milênios a potência do que as revistas de medicina chamam de "eixo cérebro-intestino". "Talvez haja até alguma ligação entre uma fobia e um bom bife, tão intimamente relacionados se acham o estômago e o cérebro",[5] escreveu Wilfred Northfield em 1934.

Barrigas com desordens nervosas são uma maldição da vida moderna. Segundo um relatório da Escola de Medicina de Harvard, nada menos que 12% de todas as consultas a médicos de atenção primária nos Estados Unidos têm como causa a síndrome do cólon irritável, ou SCI, distúrbio caracterizado por dor no estômago e crises alternadas de prisão de ventre e diarreia, que a maioria dos especialistas acredita ser causado, no todo ou em parte, por estresse ou ansiedade.[6] Descrita pela primeira vez pelo médico britânico John Howship, em 1830, a SCI tem sido chamada desde então de "cólon espástico", "intestino espástico", "colite" e "doença intestinal funcional", entre outros nomes.[7] (Na Idade Média e no Renascimento, os médicos se referiam a ela como

---

quem eu dei ipecacuanha, o sujeito que vi querendo vomitar, chorando e tremendo no chão de um banheiro público durante horas?

"melancolia flatulenta" ou "flatulência hipocondríaca".) Como nunca se identificou com segurança uma causa orgânica da SCI, a maior parte dos médicos a atribui a estresse, conflito emocional ou alguma outra fonte psicológica. Na ausência de uma clara lesão nos nervos e nos músculos dos intestinos, os médicos tendem a supor uma lesão no cérebro — talvez uma consciência muitíssimo sensível às sensações no intestino. Num conhecido conjunto de experimentos em que se inflavam balões no cólon de pacientes de SCI e de pacientes saudáveis do grupo de controle, os primeiros relatavam um limiar de dor muito inferior, o que leva a crer que a conexão vísceras-cérebro talvez seja muito mais sensível em pacientes com cólon irritável.[8]

Isso é compatível com a chamada sensibilidade de ansiedade, que as pesquisas mostraram estar associada de perto ao transtorno de pânico. As pessoas com alta classificação no Índice de Sensibilidade à Ansiedade apresentam grau elevado do que se conhece como consciência interoceptiva, o que significa que estão altamente sintonizadas aos mecanismos internos do corpo, aos bipes e balidos, aos sinais e avisos de sua fisiologia. Elas têm mais consciência dos batimentos cardíacos, da pressão arterial, da temperatura corporal, da respiração, dos ruídos digestivos e assim por diante do que as outras pessoas. A hiperconsciência da atividade fisiológica torna essas pessoas mais propensas a "ataques de pânico determinados internamente": as pessoas com alto Índice de Sensibilidade à Ansiedade percebem um sutil aumento no ritmo cardíaco, uma leve sensação de tontura ou uma vaga e inidentificável palpitação no peito. Por sua vez, essa percepção produz um frêmito de ansiedade consciente (*Será que estou tendo um ataque cardíaco?*), que intensificam essas sensações físicas. A pessoa percebe de imediato a intensificação da sensação — o que, por sua vez, gera mais ansiedade, que produz sensações ainda mais intensas, e daí a pouco a pessoa está nos espasmos do pânico. Vários estudos recentes, publicados em periódicos como o *Journal of Psychosomatic Research*, constataram uma poderosa inter-relação entre a suscetibilidade à ansiedade, a síndrome do cólon irritável, a preocupação e um traço de personalidade conhecido como neuroticismo, que os psicólogos definem como seria de esperar: tendência para experimentar emoções negativas, alta suscetibilidade a sentimentos excessivos de angústia, culpa e depressão, e predisposição para reagir de maneira exagerada ao menor estresse. Não é de surpreender que pessoas com alta classificação em medidas cognitivas de neuroticismo tenham uma inclinação desproporcional a desenvolver fobias, transtorno de pânico e depressão. (As pessoas com baixa classificação na escala de neuroticismo resistem de forma desmedida a esses transtornos.)

Os dados indicam que as pessoas com cólon irritável apresentam maior reação ao estresse. Há pouco tempo encontrei na revista de medicina *Gut* um artigo que explicava a relação circular entre a cognição (o pensamento consciente) e os correlatos fisiológicos (o que o corpo faz em resposta a esse pensamento).[9] As pessoas menos ansiosas costumam ter uma mente que não reage com exagero ao estresse e um corpo que também não reage com exagero ao estresse quando a mente o experimenta, ao passo que os ansiosos patológicos tendem a ter uma mente sensível num corpo sensível: baixos níveis de estresse fazem com que comecem a se preocupar, e baixos níveis de preocupação fazem com que o corpo delas funcione mal. Comparadas com indivíduos de estômago normal, as pessoas com estômagos nervosos em geral se queixam mais de dores de cabeça, palpitações, respiração entrecortada e fadiga geral. Alguns indícios levam a crer que as pessoas com síndrome do cólon irritável são mais sensíveis à dor, têm mais propensão a se queixar de pequenas indisposições, como resfriados, e maior probabilidade de se considerar doentes que as demais.

A maior parte dos problemas de estômago, como escreveu o fisiologista Walter Cannon em 1909, têm "origem nervosa".[10] Em seu artigo "The Influence of Emotional States on the Functions of the Alimentary Canal" [A influência dos estados emocionais nas funções do canal alimentar], Cannon concluiu que pensamentos ansiosos tinham efeitos diretos — através dos nervos do sistema nervoso simpático — tanto sobre os movimentos físicos do estômago (ou seja, no peristaltismo, o processo pelo qual o sistema digestório movimenta o alimento pelo canal alimentar) quanto sobre as secreções gástricas. A teoria de Cannon foi corroborada por levantamentos modernos realizados em centros de atenção primária, que constatam que a maioria dos problemas estomacais advém de sofrimento mental: entre 42% e 61% de todos os pacientes com síndrome do cólon irritável também receberam um diagnóstico psiquiátrico oficial, em geral de ansiedade ou depressão.[11] Um estudo mostrou uma superposição de 40% entre pacientes com transtorno de pânico e doença gastrintestinal funcional.[12]*

---

* Outra indicação de que muitos problemas estomacais começam no cérebro, e não no sistema digestório, é que nenhum medicamento para o estômago mostrou eficácia consistente contra os sintomas da síndrome do cólon irritável — mas muitos indícios levam a crer que certos medicamentos antidepressivos podem ser eficazes. (Antes da década de 1960, um dos fármacos mais prescritos para a SCI era um coquetel de morfina e barbitúricos.) Num estudo recente, pacientes que tomaram injeções do antidepressivo Citalopram, um inibidor seletivo da recaptação da serotonina, relataram redução da "hipersensibilidade visceral".

Michael Gershon, professor de patologia e biologia celular na Universidade Columbia, afirma que os antidepressivos reduzem os sintomas de SCI não por afetarem neurotransmissores no cérebro, mas porque afetam neurotransmissores no estômago. Cerca de 95% da serotonina em nosso corpo se localiza no estômago. (Quando foi descoberta, na década de 1930, essa substância foi chamada de enteramina, devido à sua alta concentração no sistema digestório.) Gershon chama o estômago de "segundo cérebro" e observa que problemas estomacais têm tanta probabilidade de gerar ansiedade quanto o contrário. "O cére-

"O medo provoca diarreia", escreveu Aristóteles, "porque a emoção causa um aumento de calor no ventre."[13] Hipócrates atribuiu os distúrbios intestinais e a ansiedade (para não falar das hemorroidas e da acne) a um excesso de bile negra. Galeno, o médico da Roma antiga, culpava a bile amarela. "As pessoas acometidas de medo apresentam um considerável influxo de bile amarela no estômago", observou, "o que as faz sentir uma sensação de aperto, e elas não param de sentir, ao mesmo tempo, perturbação mental e aperto, até vomitarem a bile."[14]

Entretanto, foi só em 1833, com a publicação de uma monografia intitulada *Experiments and Observations on the Gastric Juice, and the Physiology of Digestion* [Experimentos e observações sobre o suco gástrico e a fisiologia da digestão], que se começou a compreender com alguma precisão científica o vínculo entre os estados emocionais e os problemas digestivos. Em 6 de junho de 1822, Alexis St. Martin, caçador empregado pela American Fur Company, recebeu um tiro acidental no estômago, à queima-roupa, disparado por um mosquete carregado com cartucho de caça. Esperava-se que ele morresse, mas sob os cuidados de William Beaumont, médico do interior do estado de Nova York, ele sobreviveu, ainda que num estado inusitado: com um buraco aberto, ou fístula, no estômago. Beaumont percebeu que a fístula do caçador proporcionava uma oportunidade notável para observação científica: ele podia literalmente ver o interior do estômago de St. Martin. Durante a década que se seguiu, o médico realizou muitos experimentos usando a fístula do caçador como uma janela para seus mecanismos digestivos.

Beaumont notou que os estados emocionais de St. Martin tinham um efeito poderoso sobre seu estômago, um efeito que se

---

bro no intestino tem de trabalhar direito ou ninguém terá o luxo de pensar", afirma ele. "Ninguém pensa direito quando a mente está focada na privada."

podia observar com facilidade a olho nu: a mucosa que revestia o estômago do caçador apresentava acentuadas mudanças de cor de acordo com seus estados emocionais. Às vezes, o revestimento do estômago era vermelho vivo; em outras ocasiões (por exemplo, se St. Martin estava ansioso), ficava pálido.

"Tirei proveito da oportunidade proporcionada pela ocorrência de circunstâncias que, é provável, nunca mais se repetirão", escreveu Beaumont. Mas ele estava enganado. Textos médicos registram ao menos dois casos posteriores de pesquisa sobre a digestão realizados, no século seguinte, em pacientes com buracos no estômago. E depois, em 1941, Stewart Wolf e Harold Wolff, médicos do New York Hospital, em Manhattan, descobriram Tom.

Um dia, em 1904, quando Tom tinha nove anos, tomou um gole grande do que achou ser cerveja (estava no balde de cerveja de seu pai), mas era uma sopa cremosa e fervente de mariscos. A sopa cauterizou seu trato digestivo superior e o deixou inconsciente. Quando a mãe chegou com ele ao hospital, seu esôfago estava destruído. Durante o resto da vida, a única forma como pôde alimentar-se foi através de uma abertura, feita cirurgicamente na parede do estômago e circundada do lado de fora por um segmento do revestimento estomacal. Para se alimentar, ele mastigava a comida e a punha direto no estômago por meio de um funil metido na abertura no abdome.

Os drs. Wolf e Wolff tomaram conhecimento da existência de Tom em 1941, quando ele trabalhava como operário no sistema de esgoto e teve de procurar assistência médica por causa de uma irritação nessa abertura. Percebendo a rara oportunidade de pesquisa representada pelo problema de Tom, os médicos o contrataram como auxiliar de laboratório e realizaram vários experimentos com ele num período de sete meses. Os resultados foram publicados no livro *Human Gastric Function* [A função gástrica humana], de 1943, um marco na pesquisa psicossomática.

Com base nas descobertas de Beaumont, os dois médicos observaram que o revestimento do estômago de Tom passava por uma variação substancial de cor, de acordo com seu nível de atividade — de "vermelho levemente amarelado a um vermelho bem escuro". Maiores níveis de atividade digestória em geral se correlacionavam com tonalidades mais profundas do vermelho (o que indicava maior fluxo de sangue para o estômago), enquanto níveis menores, inclusive os induzidos por ansiedade, correlacionavam-se com cores mais pálidas (apontando para um refluxo de sangue do estômago).

Os drs. Wolf e Wolff puderam registrar correlações que durante muito tempo tinham sido imaginadas, mas nunca comprovadas cientificamente. Uma tarde, outro médico entrou correndo no laboratório, praguejando, abrindo e fechando gavetas, em busca de documentos extraviados. Tom, cujo trabalho consistia em manter o laboratório arrumado, alarmou-se, temendo perder o emprego. O revestimento de seu estômago empalideceu no mesmo instante, caindo de "90% de vermelhidão"[15] na escala de cores para 20%. A secreção de ácido quase cessou. Minutos depois, quando o médico localizou os documentos desaparecidos, a secreção de ácido recomeçou e a cor voltou aos poucos ao estômago de Tom.

Até certo ponto, nada disso surpreende. Todo mundo sabe que a ansiedade pode causar problemas gastrintestinais. (Minha amiga Anne diz que o programa de perda de peso mais eficiente que ela já viu foi a Dieta do Divórcio Estressante.) Mas foi a obra *Human Gastric Function* que pela primeira vez mostrou essa ligação com pormenores precisos e sistemáticos. A relação entre o estado mental de Tom e sua digestão não era vaga e difusa; seu estômago era um registro concreto e direto de sua psicologia. Sintetizando suas observações, Wolf e Wolff concluíram que havia uma forte correlação inversa entre o que chamaram de "segurança emocional" e desconforto estomacal.

Isso com certeza é verdade no meu caso. A ansiedade faz meu estômago doer e meu intestino se soltar. A dor de estômago e o intestino solto me tornam *mais* ansioso ainda, e por isso quase toda viagem que me leve a certa distância de casa acaba da mesma forma: corro, frenético, de banheiro em banheiro, numa espécie de excursão pelas latrinas locais. Por exemplo, não tenho recordações muito vívidas do Vaticano, do Coliseu ou da rede ferroviária italiana. No entanto, tenho lembranças marcantes dos reservados públicos do Vaticano, do Coliseu e de várias estações ferroviárias na Itália. Um dia, visitamos a Fontana di Trevi. Ou melhor, minha mulher e a família dela visitaram a Fontana di Trevi. Visitei o toalete de uma *gelateria* próxima, onde uma série de italianos impacientes batiam na porta enquanto eu acampava ali. No dia seguinte, enquanto a família ia de carro a Pompeia, desisti e fiquei na cama, a uma distância curta e tranquilizadora do banheiro.

Alguns anos antes, depois da queda do Muro de Berlim e da dissolução do Pacto de Varsóvia, viajei à Europa Oriental para visitar uma namorada, Ann, que estudava na Polônia. Quando a visitei, fazia seis meses que ela estava lá. Eu tinha planejado várias visitas prévias e desistido de todas (por causa da ansiedade), e só o medo de que Ann por fim me dispensasse se eu não fosse vê-la me impeliu a vencer meu medo pavoroso de voos transatlânticos para me encontrar com ela em Varsóvia. Quase inconsciente de tanta medicação, voei de Boston a Londres, e dali para Varsóvia. Semidopado por sedativos, remédios antieméticos e jet lag, venci nosso primeiro dia e meio juntos. Meus intestinos começaram a voltar à vida mais ou menos ao mesmo tempo que o resto de meu corpo, quando o efeito do Dramamine e do Frontal passou. Acabamos perambulando pela Europa Oriental de banheiro em banheiro. Isso foi frustrante para ela e aflitivo para mim — entre outros motivos, porque muitos reservados públicos na Europa Oriental eram um tanto primitivos na época. Com frequência tinha-se de pagar de antemão a um atendente por tantas folhas de papel higiênico grosseiro e mal-acabado. Perto do fim da viagem, eu tinha desistido. Ann continuou o passeio enquanto eu me refugiava no quarto de hotel, onde pelo menos não precisava calcular com antecedência a quantidade de papel higiênico que pretendia usar.

Ann, é compreensível, irritou-se com isso. Depois de uma visita à casa de Franz Kafka (que, aliás, sofria de problemas intestinais crônicos), cruzamos a praça Venceslau, em Praga, enquanto eu me queixava de cólicas. Ann não conseguiu mais conter sua exasperação. "Talvez você devesse escrever uma tese sobre seu estômago", comentou, zombando de meu nervosismo. Um nervosismo que, como vocês devem ter notado, ainda estou para vencer.

Entretanto, quando o estômago governa a sua vida, é difícil não se preocupar com ele. Algumas experiências dolorosas — borrar-se num avião ou num encontro romântico, por exemplo — focam sua atenção, de forma intensa, no trato gastrintestinal. Você tem de se dedicar a planejar a vida em torno dele, pois nem sempre ele vai planejar em torno de você.

Um bom exemplo: há cerca de quinze anos, enquanto fazia pesquisas para meu primeiro livro, passei parte do verão com a família Kennedy em Cape Cod. Num fim de semana, o presidente Bill Clinton, que passava as férias em Martha's Vineyard, cruzou o estreito de Nantucket para velejar com Ted Kennedy. Hyannis Port, onde ficam as casas de campo dos Kennedy, estava cheia de assessores do presidente e de agentes do serviço secreto. Como tinha algum tempo livre antes do jantar, resolvi caminhar pela cidade para conhecê-la melhor.

Má ideia. Como tantas vezes acontece no caso da síndrome

do cólon irritável, foi bem no momento em que passei além da Área de Banheiros de Fácil Acesso que meu encanamento obstruído desentupiu. Voltando depressa para a casa onde estava hospedado, convenci-me várias vezes de que não chegaria lá a tempo, e rilhando os dentes e suando em bicas, me dispus a avaliar várias moitas e galpões pelo caminho como sucedâneos de emergência de sentinas. Imaginar o que poderia acontecer se um agente do serviço secreto desse comigo acocorado no meio do mato conferiu uma força extra e assustada a meus esforços de autocontrole.

À medida que me aproximava da entrada da casa, ao mesmo tempo passava em revista, mentalmente, a disposição de seus cômodos (*Qual dos muitos banheiros na mansão fica mais perto da porta de entrada? Será que consigo chegar a meu quarto no andar de cima?*) e rezava para não ser parado, com resultados fatais, por um Kennedy extraviado ou por uma celebridade (Arnold Schwarzenegger, Liza Minnelli e o secretário da Marinha, entre outros, estavam passando o fim de semana ali).

Por sorte, cheguei à casa sem ser interrompido. A seguir, um cálculo rápido: *Poderei subir para o andar de cima e seguir pelo corredor, até minha suíte, a tempo? Ou devo me meter no banheiro no salão de entrada?* Ouvindo passos lá em cima e temendo um encontro prolongado, preferi a segunda opção e me esgueirei para dentro do banheiro, que ficava separado do salão por uma antessala e por duas portas separadas. Cruzei a antessala e atirei-me no vaso sanitário.

Meu alívio foi imenso e quase metafísico.

Mas então, dei a descarga e... aconteceu uma coisa. Meus pés estavam se molhando. Baixei o olhar e vi, para meu horror, que havia um vazamento na base da privada. Algum cano parecia ter estourado. O piso e também meus sapatos, minha calça e minha cueca estavam cobertos de água com dejetos. O nível da água subia.

Instintivamente, levantei-me e me virei. Seria possível interromper a inundação? Afastei a tampa de louça do tanque da privada, tirando as flores e os enfeites de cima dela, e pus-me a mexer de maneira frenética em seu interior. Tentava coisas às cegas, levantando isso e baixando aquilo, sacudindo uma coisa e torcendo outra, procurando na água alguma coisa capaz de fazer cessar a enchente.

De algum modo, por decisão dela ou devido a meus movimentos aleatórios, a inundação diminuiu e logo cessou. Examinei a cena. Minhas roupas estavam ensopadas e sujas. O mesmo acontecia com o tapete do banheiro. Sem pensar, tirei a calça e a cueca, embrulhei-as com o tapete empapado e joguei tudo aquilo no cesto de lixo, que meti no armário sob a pia. *Resolvo depois o que fazer com isso*, pensei.

Foi nesse momento nada propício que soou a campainha do jantar, avisando que era hora de nos reunirmos para coquetéis na sala.

Que ficava bem do outro lado do salão junto ao banheiro.

Onde eu estava em pé, com água suja na altura dos tornozelos.

Peguei todas as toalhas de mão penduradas na parede e joguei-as no chão para começar a enxugar parte da água da privada. Abaixei-me e, usando o rolo inteiro de papel higiênico, comecei a secar a água ao meu redor. Foi como tentar secar um lago com uma esponja de cozinha.

O que eu sentia naquele momento não era, a rigor, ansiedade. Na verdade, eu estava tomado por uma sensação resignada de que estava frito, de que minha humilhação seria completa e total. Eu tinha me sujado, destruído o sistema séptico da casa, e dali a pouco estaria seminu diante de, sabe Deus, quantos membros da elite política e de Hollywood.

À distância, vozes se aproximavam. Ocorreu-me que eu tinha duas opções. Podia me acocorar no banheiro, escondendo-me e esperando o fim dos coquetéis e do jantar — com o risco de ter de recusar a abrir para quem começasse a bater na porta —, e usar o tempo para tentar limpar a bagunça antes de sair pé ante pé para meu quarto, depois que todos fossem dormir. Ou poderia sair disparado para meu quarto.

Juntei as toalhas e os pedaços de papel higiênico sujos, escondi tudo no armário e comecei a preparar minha fuga. Peguei a toalha menos imunda (que mesmo assim estava suja e ensopada) e a prendi com cuidado em torno da cintura. Cheguei à porta, prestando atenção em vozes e passos, tentando avaliar a distância e a velocidade de aproximação. Sabendo que não me restava quase tempo nenhum antes que todo mundo convergisse para o meio da casa, abri a porta do banheiro, cruzei a antessala, disparei pelo corredor e subi correndo a escada. Cheguei ao primeiro patamar, dei uma volta e percorri o lanço seguinte para o segundo andar — onde quase bati de frente em John F. Kennedy Jr. e outro homem.

"Oi, Scott", disse Kennedy.*

"Ah, oi", respondi, quebrando a cabeça em busca de uma explicação plausível de por que estava correndo pela casa, na hora dos coquetéis, sem calça, empapado de suor, envolto numa toalha suja e fedorenta. No entanto, ele e o amigo não pareceram notar nada de estranho, como se convidados seminus e cobertos por seus excrementos fossem uma ocorrência frequente ali, e continuaram a descer a escada. Embarafustei-me pelo corredor até meu quarto, onde tomei um banho vigoroso, vesti-me e tentei me arrumar da melhor forma possível, o que não era fácil, pois continuava a suar demais, molhando o blazer, por causa da ansiedade, do esforço e da umidade do verão.

---

* Eu só o conhecera na véspera. "Sou John Kennedy", ele disse, estendendo-me a mão. *Eu sei*, pensei ao lhe estender a minha, achando engraçado que ele tivesse de fingir, educadamente, que as pessoas não soubessem seu nome, quando, na realidade, só um eremita ou um marciano não saberia quem ele era, tão onipresente era seu rosto na capa de revistas junto aos caixas de supermercados.

Se naquela noite alguém tivesse feito uma foto da sala de estar, onde eram servidos os coquetéis, eis o que ela mostraria: várias celebridades, políticos e clérigos, todos muito dignos e serenos, conversando com tranquilidade na varanda, voltada para o Atlântico, enquanto, ao lado deles, um jovem escritor suarento escondia seu desconforto, bebendo um gim-tônica e pensando na distância que o separava daquele grupo ilustre, e em que ele, além de não ser rico, famoso, realizado ou particularmente bem-apessoado, não conseguia sequer controlar seus intestinos, o que tornava sua companhia mais adequada para animais ou criancinhas que para adultos, quanto mais para adultos luminosos e importantes como aqueles.

O jovem escritor suarento estava também preocupado com o que aconteceria se alguém tentasse usar o banheiro do corredor.

Mais tarde, naquela noite, quando todos tinham ido se deitar, voltei em silêncio ao banheiro com um saco de lixo, toalhas de papel e um detergente que peguei na despensa. Não saberia dizer se alguém tinha estado ali depois que saí, mas procurei não me preocupar com isso e me concentrar em meter no saco de lixo o tapete emporcalhado, as toalhas, as roupas e o papel higiênico que enfiara debaixo da pia. Depois limpei o piso usando o papel toalha, e o meti também no saco de lixo.

Do lado de fora da cozinha, entre a casa principal e uma edícula, havia uma caçamba de lixo. Meu plano era descartar tudo ali. Naturalmente, estava morrendo de medo de ser visto. Por que estaria um convidado jogando fora um grande saco de lixo na calada da noite? (Eu temia que um agente do serviço secreto ainda estivesse de ronda e me desse um tiro para não permitir que eu jogasse na caçamba o que parecia ser uma bomba ou um corpo.) Mas que escolha eu tinha? Saí da casa e fui até a caçamba, onde depositei o saco de lixo. Depois voltei para o andar de cima e para a cama.

Ninguém jamais me disse uma palavra sobre o banheiro do

corredor ou sobre o desaparecimento do tapete e das toalhas. Mas durante o resto do fim de semana e nas minhas visitas posteriores, tive certeza de que os serviçais me fitavam e murmuravam coisas entre os dentes. "Foi ele!" — era o que eu imaginava que estivessem dizendo, de cara fechada. "O sujeito que quebrou o banheiro e deu fim às nossas toalhas. O cara que não consegue controlar suas funções corporais."*

A maioria das pessoas com o cólon ferido tem um temperamento tenso, sensível. Nervoso. Podem ser calmas externamente, mas em geral fervilham por dentro.

Walter C. Alvarez, *Nervousness, Indigestion, and Pain* [Nervosismo, indigestão e dor] (1943)

Sei, é claro, que algo reconhecido oficialmente como doença não deveria provocar tanta vergonha. A síndrome do cólon irritável é um problema gastrintestinal comum e com frequência está associado a transtornos de humor e de ansiedade, o que tem sido ob-

---

* Por mais defeituoso que meu próprio ventre agorafóbico às vezes me pareça, há outros bem piores. Um dos casos mais alarmantes de que tomei conhecimento foi o de um homem de 45 anos que deu entrada numa clínica de saúde mental em Kalamazoo, Michigan, em 2007.[16] Fazia vinte anos que sofria de ansiedade aguda de viagem, desde que um ataque de pânico o levara a vomitar e perder o controle do intestino. Desde então, não conseguia se afastar de casa mais que quinze quilômetros sem ser acometido de crises incontroláveis de vômito e diarreia. Clínicos haviam mapeado sua zona de conforto pelos sintomas: quanto mais ele se afastava de casa, mais fortes eram as crises. Suas reações gastrintestinais eram tão violentas que em várias ocasiões ele teve de ser levado a prontos-socorros por estar vomitando sangue. Depois que os médicos descartaram úlceras e câncer de estômago, ele foi enfim encaminhado à clínica de psicologia, e segundo me contou seu terapeuta, quando o conheci numa conferência em 2008, foi tratado com sucesso, mediante a combinação de terapia de exposição e terapia cognitivo-comportamental.

servado desde a antiguidade. Em 1943, o eminente gastrenterologista Walter Alvarez observou em seu livro *Nervousness, Indigestion, and Pain*, um título delicioso, que se uma pessoa não tem por que corar ou se envergonhar ao ser elogiada ou por chorar numa peça triste, também não tem por que ter vergonha de sofrer com um estômago nervoso.[17] O nervosismo e a hipersensibilidade gerados por essas reações físicas, disse Alvarez,[18] estão ligados a traços de personalidade que, se "usados e controlados de modo adequado", podem "contribuir em muito para o sucesso de um homem".*

Entretanto, um estômago nervoso já é bastante chato, e o mais incapacitante para mim é que meu estômago nervoso, por si só, me deixa nervoso. É nisso que está o inferno de ser um eme-

---

* Alvarez observou que a fonte mais comum do desconforto estomacal crônico de seus pacientes eram os "desafios da vida moderna": "O especialista em estômago tem de ser um pouco psiquiatra", ele escreveu. "A cada semana, passa muitas horas tentando ensinar neuróticos a viver de forma mais sensata."[19]

Uma moça foi encaminhada a Alvarez depois de vomitar "dia e noite durante uma semana".[20] Ao saber que ela recebera recentemente uma carta ameaçadora do fisco, ele a tratou pagando seus impostos atrasados (a dívida era de apenas 3,85 dólares), e ela se curou instantaneamente. Outro paciente, que Alvarez descreveu como "um gerente de vendas do tipo tenso e exigente", o procurou porque adorava pôquer, mas não podia jogar.[21] Se recebia uma boa mão, ficava "nauseado e gelado" e seu rosto avermelhava. Blefar era impossível, porque sempre que ele tinha na mão um *full house* ou um jogo melhor, logo era obrigado a se levantar para vomitar. No entanto, "a peça mais cruel da natureza" que Alvarez registrou foi a forma como estômagos nervosos podiam destruir a vida amorosa dos ansiosos.[22] Ele tratou uma mulher que tinha cãibras estomacais e era obrigada a evacuar toda vez que um homem a tocava, outra que arrotava sem controle sempre que um encontro se tornava mais íntimo e inúmeras outras que emitiam ventosidades ou vomitavam em momentos românticos. (Em suas memórias, o lendário Casanova narrou suas aventuras com uma mulher que, sempre que se excitava sexualmente, emitia grande quantidade de gases.) Alvarez também tratou de "diversos homens cujas mulheres, indignadas, pediram o divórcio porque eles tinham de parar e correr para a privada sempre que se excitavam sexualmente".

tófobo nervoso: o próprio fato de o estômago estar doendo é, em si mesmo, muitas vezes, a principal fonte de medo. A qualquer hora que sobrevenha a dor de estômago, você tem medo de vomitar. Assim, ser ansioso faz seu estômago doer, e a dor em seu estômago lhe provoca ansiedade — o que, por sua vez, faz seu estômago doer mais ainda, e assim por diante, num círculo vicioso que dispara, veloz, rumo ao pânico. Grande parte da vida dos emetófobos está construída em torno da fobia — alguns pararam de trabalhar ou de sair de casa durante anos por causa de seus medos, e não podem sequer pronunciar ou escrever a palavra "vômito" ou suas derivadas. (As comunidades de emetofobia na internet em geral têm regras pelas quais essas palavras devem ser representadas, por exemplo, como "v**".)

Até há poucos anos, a emetofobia quase nunca aparecia nos estudos clínicos, mas o advento da internet criou um meio para que os emetófobos, muitos dos quais antes achavam que estavam sozinhos em seu sofrimento, se encontrem.* Multiplicaram-se as comunidades on-line e grupos de apoio. O surgimento dessas comunidades virtuais, algumas das quais são bem grandes (segundo uma estimativa, o fórum da Sociedade Internacional de Emetofobia tem cinco vezes mais membros do que o maior fórum de aerofobia), atraiu a atenção dos pesquisadores da ansiedade, que passaram a estudar essa fobia de forma mais sistemática.

Como todos os transtornos de ansiedade, a emetofobia se faz acompanhar de níveis elevados de estimulação fisiológica, comportamento esquivo (e também aquilo que os especialistas chamam de comportamento de segurança, ou neutralizante, com o que querem se referir ao que faço: carregar medicamentos para o estômago e ansiolíticos para casos de emergência), distúrbio de atenção (ou

---

* Entre as celebridades que se declararam emetófobas estão a atriz Nicole Kidman, a cantora Joan Baez e Matt Lauer, âncora do programa *Today*, da NBC.

seja, diante de um estímulo fóbico, como um vírus que grassa no escritório ou na família, não conseguimos nos concentrar em quase nada além disso) e, normalmente, problemas de autoestima e autoeficácia. Nós, emetófobos, tendemos a nos ter em baixo conceito e a achar que temos dificuldade em lidar com o mundo, e em especial com algo de aparência tão catastrófica como o vômito.*

Como vimos, tanto os pacientes com transtorno de pânico como os pacientes de síndrome do cólon irritável (que, com grande frequência, são os *mesmos* pacientes) apresentam o que os especialistas em saúde mental chamam de "alta vulnerabilidade à somatização" (isto é, a tendência a converter sofrimento emocional em sintomas físicos) e "vieses cognitivos na discriminação e interpretação de sintomas corporais" (ou seja, eles têm uma consciência especial de mudanças ligeiras na fisiologia e se predispõem a interpretar tais sintomas de forma catastrófica, num cenário de pior caso possível). Mas enquanto a preocupação básica da maioria dos pacientes com transtorno de pânico tende a ser que sintomas físicos de ansiedade pressagiem um ataque cardíaco, sufocação, loucura ou morte, os emetófobos temem que os sintomas indiquem vômito iminente (e também loucura e morte). E enquanto os medos dos pacientes com transtorno de pânico sejam de concretização muitíssimo improvável (exceto nos casos raros de morte por um súbito infarto do miocárdio, induzido por ansiedade), os emetófobos são bastante capazes de fazer com que ocorra, através de seus sintomas de ansiedade, exatamente aquilo que mais temem. O que, claro, é outra razão para, o tempo todo, temerem sentir um temor constante. Por acaso é de admirar que eu às vezes tenha a impressão de que meu cérebro está virando pelo avesso?

---

* De acordo com dados de pesquisas mais recentes, emetófobos tendem também a demonstrar "maior sensibilidade às opiniões alheias".

Psicólogos criaram várias escalas para medir a ânsia de controle — existem, por exemplo, a Escala de Locus de Controle de Rotter e a Escala de Locus de Controle de Saúde. Gerações de pesquisadores determinaram com rigor que a ansiedade e a depressão estão ligadas de perto não só a questões de autoestima como também a questões de controle (pessoas com transtorno de ansiedade tendem tanto a achar que não exercem muito controle sobre sua vida quanto a temer perder o controle de seu corpo ou de sua mente), mas essa ligação parece pronunciada sobretudo em pacientes com emetofobia. Um estudo publicado no *Journal of Clinical Psychology*[23] observou que "os emetófobos parecem inteiramente incapazes de lutar contra seu desejo insaciável de manutenção de controle".*

* Tive uma namorada cuja tia fora bulímica de carteirinha durante décadas. Desde a adolescência até os trinta e poucos anos, essa mulher vomitara após a maioria das refeições. Para mim, isso era tão fascinante quanto ininteligível. *Então*, havia gente que se dispunha a vomitar? Eu sabia da existência da anorexia e da bulimia desde o começo do ensino médio, quando, depois da escola, via programas a respeito desses distúrbios na TV, mas, ao que soubesse, nunca conhecera alguém que regurgitasse voluntariamente e com frequência. Toda a minha vida estava construída em torno de tentar *não* vomitar, e ali estava uma pessoa que vomitava, continuamente, *de propósito*. Certo, essa pessoa tinha uma doença mental, facilmente diagnosticável segundo o *DSM*: "Bulimia: Comer, num dado período de tempo, uma quantidade de alimento claramente maior do que a maioria das pessoas comeria durante um período semelhante e em circunstâncias semelhantes [em combinação com] comportamento compensatório impróprio e recorrente para evitar perda de peso, [como] 1. Vômito autoinduzido". Mas não seria também eu, segundo a mesma fonte, doente?: "Fobia: A) Medo acentuado e persistente, que é excessivo e irracional, estimulado pela presença ou pela antecipação de um objeto ou situação específicos. B) A exposição ao estímulo fóbico quase invariavelmente provoca uma resposta de ansiedade imediata, que pode assumir a forma de um ataque de pânico determinado ou predisposto por uma situação".

Mesmo na época, impressionou-me o fato de que nossos transtornos fossem antípodas. Se eu pudesse fazer com que minha mente aceitasse a ideia de que

O dr. W. destacou o que acredita ser o simbolismo complexo de minha emetofobia. Vomitar representa uma perda de controle e também meu medo de virar pelo avesso, de revelar o que há dentro de mim. Sobretudo, diz ele, representa meu medo da morte. Vomitar e, de modo geral, meu desgovernado estômago nervoso, são sinais inelutáveis de minha corporalidade — e, por conseguinte, de minha mortalidade.*

Um dia vou vomitar; um dia vou morrer.

Terei de viver no terror trêmulo das duas perspectivas?

Vejo que o macarrão e o estômago são poderes antagônicos. Não sei dizer o que o pensamento tem a ver com digerir um rosbife, mas são faculdades irmãs.

Charles Darwin à sua irmã Caroline (1838)

---

algumas pessoas vomitavam por vontade própria, para se sentir *melhor*, isso não poderia me levar a aceitar que vomitar não era tão catastrófico? E se os bulímicos pudessem assimilar parte de minha aversão horrorizada a vomitar, isso não poderia descondicioná-los e fazer com que abandonassem o hábito?

Uma proposta modesta: por que não formar um grupo com bulímicos e emetófobos, e esperar que se livrem de suas patologias? Vendo os bulímicos vomitar rotineiramente, os emetófobos aprenderiam que vomitar não é nada do outro mundo; e os bulímicos, assistindo ao terror e à repugnância dos emetófobos, talvez se condicionassem contra essa regurgitação habitual.

E, de qualquer forma, todos nós, bulímicos e emetófobos, não temermos a mesma coisa: a perda de controle? O que os anoréxicos mais temem não é tanto engordar — é se sentirem sem controle, uma sensação que a purgação os ajuda perversamente a combater. Eles abusam de comida e, depois, não se sentindo no controle de seu próprio apetite, procuram exercer domínio sobre o corpo vomitando. No entanto, fechados nesse ciclo de voracidade e purgação, na realidade não controlam nada.

* Como disse o médico e filósofo britânico Raymond Tallis, "uma cura infalível para [...] qualquer postura caprichosa ou filosófica com relação ao próprio corpo [...] é vomitar [...]. Seu corpo tem você sob seu domínio. [...] Há uma espécie de terror em vomitar: é um lembrete gritado de que estamos corporificados num organismo que tem seu próprio plano".[24]

Procuro consolo na ideia de que não sou, de modo algum, a única pessoa a ter uma mente e um ventre perturbados com tanta facilidade pela ansiedade. Desde Aristóteles, muitos autores já observaram que é frequente que a dispepsia nervosa e as realizações intelectuais caminhem de mãos dadas. A viagem de Sigmund Freud aos Estados Unidos, em 1909, que introduziu a psicanálise neste país, foi prejudicada, como ele se queixaria muitas vezes mais tarde, por seu estômago nervoso e por crises de diarreia. Muitas cartas entre William e Henry James, ambos neuróticos de primeira linha, consistem sobretudo na troca de várias receitas para seus problemas estomacais.

No entanto, na área de queixas quanto a estômago nervoso incapacitante, nada se compara aos padecimentos do pobre Charles Darwin, que passou décadas de sua vida prostrado por seus problemas estomacais. Em 1865, ele escreveu uma carta desesperada a um médico chamado John Chapman, listando a série de sintomas que o atormentavam havia quase trinta anos:

> Idade 56-7. Durante 25 anos, extrema flatulência espasmódica, dia e noite; vômito ocasional, em duas ocasiões prolongando-se por meses. Vômitos precedidos por tremores, choro histérico, sensações de morte ou quase delíquio. E urina copiosa, muito pálida. Agora os vômitos e crises de flatulência são precedidos por zunido nos ouvidos, sensação de pisar no ar e visão [...]. Nervosismo quando E[mma Darwin, sua mulher] me deixa.[25]

Mesmo essa lista de sintomas é incompleta. A pedido de outro médico, Darwin manteve, de 1º de julho de 1849 a 16 de janeiro de 1855, um "Diário de saúde", que acabou se estendendo por dezenas de páginas e incluía queixas de fadiga crônica, fortes dores de estômago e flatulência, vômitos frequentes, tontura ("cabeça dançando", como Darwin a descreveu), tremores, insônia, erupções, eczema, pústulas, palpitações e dores cardíacas, melancolia.[26]

Darwin se irritava com o fato de dezenas de médicos, a começar por seu próprio pai, não terem conseguido curá-lo. Na época em que ele escreveu ao dr. Chapman, tinha passado a maior parte das três últimas décadas — época em que lutara heroicamente para escrever *A origem das espécies* — preso em casa devido a seus problemas de saúde. Com base em seus diários e cartas, podemos dizer que ele passava um terço do dia, desde os 28 anos, vomitando ou na cama.

Chapman havia tratado, em várias ocasiões, muitos famosos intelectuais vitorianos derrubados pela ansiedade.[27] Especializara-se, como disse, em neuróticos sensíveis "cujo espírito é altamente cultivado e desenvolvido, e muitas vezes complicado, modificado e dominado por influências psíquicas sutis, cuja intensidade e efeito sobre o mal físico é de difícil apreensão". Para quase todas as doenças de fundo nervoso, prescrevia a aplicação de gelo na coluna vertebral.

Chapman visitou Darwin em sua casa de campo no fim de maio de 1865, e durante vários meses depois disso, o naturalista passou muitas horas, a cada dia, metido no gelo. Escreveu trechos importantes de *The Variation of Animals and Plants Under Domestication* [A variação de animais e plantas domesticados] com bolsas de gelo em torno da coluna.

O tratamento não deu certo. Os "vômitos incessantes" continuaram. Por isso, embora Darwin e a família apreciassem a companhia do médico ("Gostávamos tanto do dr. Chapman que lamentamos demais que o gelo não tenha funcionado, tanto pelo desapontamento dele quanto pelo nosso", escreveu a mulher de Darwin),[28] em julho ele abandonou o tratamento, e Chapman voltou para Londres.

Esse não foi o primeiro médico a não conseguir curar Darwin, nem seria o último. Quem lê os diários e a correspondência de Darwin fica espantado com a incapacitação mais ou menos constante que ele suportou depois de voltar de sua famosa viagem no *Beagle*, em 1836. O debate sobre o que, exatamente, atormentava Darwin estendeu-se por 150 anos. A lista de causas propostas enquanto ele viveu e depois de sua morte é longa: infecção amebiana, apendicite, úlcera duodenal, úlcera péptica, enxaqueca, colecistite crônica, hepatite B, malária, dispepsia catarral, envenenamento por arsênico, porfiria, narcolepsia, "hiperinsulinismo diabetogênico", gota, "gota reprimida",* brucelose crônica (endêmica na Argentina, onde o *Beagle* fizera escala), doença de Chagas (talvez contraída por uma picada de inseto na Argentina), reações alérgicas aos pombos com que trabalhara, complicações decorrentes dos enjoos prolongados que ele sofrera no navio e "anomalia refrativa dos olhos". Acabei de ler um artigo, "Darwin's Illness Revealed" [Revelada a doença de Darwin], publicado numa revista científica britânica em 2005,[30] que atribui o mal do naturalista à intolerância à lactose.**

No entanto, as informações sobre a vida de Darwin levam a crer que o fator desencadeante em cada uma de suas crises mais fortes foi a ansiedade. De acordo com Ralph Colp, psiquiatra e historiador que esquadrinhou, na década de 1970, todos os diários, as cartas e os prontuários médicos disponíveis de Darwin, os piores períodos da doença coincidiam com estresse, ligado a seu trabalho sobre a teoria da evolução ou à família. (A antecipação

---

* "Que diabos é essa 'gota reprimida' a que os médicos atribuem todos os males que não sabem nomear?", escreveu um amigo de Darwin, Jospeh Hooker, ao ser informado desse diagnóstico.[29] "Se ela está *reprimida*, como sabem que é gota? Se é ostensiva, por que diabos a chamam de *reprimida*?"
** Os autores, dois bioquímicos galeses, estudaram os diários e o "Diário de saúde" de Darwin para fazer correlações entre sua dieta e as crises estomacais.

de seu casamento produziu uma "dor de cabeça forte, que durou dois dias e duas noites, de modo que duvidei que algum dia ela permitisse que eu me casasse".)[31] No artigo "Charles Darwin and Panic Disorder" [Charles Darwin e o transtorno de pânico], publicado em 1997 em *The Journal of the American Medical Association*, dois médicos afirmam que, segundo seu próprio relato dos sintomas, Darwin seria classificado com facilidade no diagnóstico de transtorno de pânico com agorafobia do *DSM-IV*, já que mostrava nove dos treze sintomas a ele associados.[32] (Bastam quatro sintomas para o diagnóstico.)*

A viagem do *Beagle*, que durou quatro anos e nove meses, foi uma experiência essencial que possibilitou a Darwin realizar seu trabalho científico.** Os meses que ele teve de esperar até o fim da construção do navio foram, como escreveu na velhice, "o período mais infernal que já vivi",[35] o que não era pouca coisa para ele dizer, em vista dos terríveis padecimentos físicos por que passaria mais tarde.

---

* Em 1918, Edward J. Kempf, um dos primeiros psicanalistas americanos, sugeriu, na revista *The Psychoanalytic Review*, que o tremor e o eczema que afligiam as mãos de Darwin eram indícios de "mãos neuróticas",[33] o que, concluiu Kempf, "levaria à forte suspeita de uma dificuldade autoerótica que ele não dominara inteiramente". Entre as explicações psicológicas menos estranhas aventadas desde então estão hipocondria, depressão, sentimentos de culpa reprimidos em relação à sua hostilidade contra o pai, "neurose de ansiedade severa num temperamento obsessivo, certamente muito complicada pelo gênio" e "síndrome de luto", produzida pela perda da mãe em tenra idade. (Os criacionistas receberam tudo isso com alegria, e um deles, num trabalho pseudocientífico, insinuou que a evidência de doença mental indica que Darwin era "psicótico" e que, por conseguinte, sua teoria da evolução foi produto de delírios.)[34]

** A descoberta, por Darwin, de espécies variantes de tentilhões nas ilhas Galápagos o levou a concluir que as espécies não se mantinham fixas sempre, mas que se transmutavam — ou, como ele diria mais tarde, evoluíam — no decorrer do tempo.

"Eu me sentia desalentado ao pensar em me afastar de toda a minha família e de meus amigos durante um período tão dilatado, e o tempo me parecia indizivelmente sombrio", recordou.[36] "Também me afligiam palpitações e dores na área do coração, e como muitos jovens ignorantes, sobretudo se dispunham de algum conhecimento médico, eu estava convicto de ter de uma cardiopatia." Além disso, ele sofria tonturas e formigamento nos dedos. Tudo isso eram sintomas de ansiedade — e, em especial, da hiperventilação associada ao transtorno de pânico.

Darwin se obrigou a superar o desalento e encetar a viagem, e apesar de sua claustrofobia (que o mantinha em "medo constante") e das fortes crises de enjoo, passou a maior parte da viagem com saúde, reunindo os dados que fariam sua fama e com os quais ele realizaria a obra de sua vida. Mas depois que o *Beagle* aportou em Falmouth, na Inglaterra, em 2 de outubro de 1836, Darwin nunca mais pôs os pés fora do país. Depois de cinco anos de viagem, viu seu território geográfico reduzir-se cada vez mais. "Temo viajar a qualquer lugar, pois é fácil meu estômago se sentir mal com qualquer agitação", disse ele ao primo.[37]

Causa admiração que *A origem das espécies* tenha chegado a ser escrito. Logo depois de seu casamento, quando Darwin estava começando para valer seu trabalho sobre a evolução, sofreu o primeiro de seus muitos episódios de "vômito periódico", quando vomitava várias vezes por dia e ficava acamado durante semanas (ou, em vários casos, durante anos). Emoções ou eventos sociais de qualquer espécie lhe causavam grande tumulto físico. Festas ou reuniões o deixavam "derrubado" de ansiedade, provocando "tremores violentos e ataques de vômito". ("Por isso mesmo me vi forçado, durante muitos anos, a não participar de nenhum jantar", escreveu.)[38] Instalou um espelho do lado de fora da janela de seu estúdio, de modo a poder ver a chegada de visitantes antes que o vissem, dando-lhe tempo para se preparar ou se esconder.[39]

Além do tratamento com gelo do dr. Chapman, Darwin tentou a "cura pela água" do famoso dr. James Gully (que mais ou menos nessa época também tratou de Alfred Tennyson, Thomas Carlyle e Charles Dickens), que compreendia exercícios, uma dieta isenta de açúcar, conhaque com "cerveja de índio", dezenas de misturas químicas, placas de metal presas ao tronco destinadas à galvanização de suas entranhas, "cadeias elétricas" (feitas com fios de latão e zinco) destinadas a eletrificá-lo e banhos de vinagre.[40] Fosse como resultado do efeito placebo, de ilusão ou de eficácia real, o tratamento funcionou durante algum tempo. No entanto, a doença sempre voltava. Um dia passado em Londres ou a mais ligeira perturbação da rotina provocavam "uma forma horrível de vômito" que o deixava acamado durante dias ou semanas.[41] Qualquer trabalho, sobretudo se envolvesse *A origem das espécies* — "meu volume abominável", como Darwin chamava esse livro —, o prostrava durante meses. "Passei mal, vomitando muito dois dias, devido às malditas provas", ele escreveu a um amigo no começo de 1859, enquanto conferia as correções que pedira à gráfica.[42] Mandou instalar uma pia especial em seu estúdio, onde podia vomitar atrás de uma cortina. Terminou o exame das provas em meio a crises de vômito, em 1º de outubro de 1859, depois de um período de quinze meses em que raramente pôde trabalhar sem problemas de estômago mais do que vinte minutos de cada vez.

Quando *A origem das espécies* foi publicado, em novembro de 1859, depois de mais de vinte anos em gestação, Darwin internou-se numa estação de águas de hidroterapia em Yorkshire, com o estômago tumultuado como sempre, e a pele queimando. "Tenho estado muito mal nos últimos tempos", escreveu.[43] "Tive uma 'crise' medonha, com uma perna inchada como num caso de elefantíase, e os olhos quase fechados, coberto por uma erupção e furúnculos dolorosos... Foi como viver no inferno."*

Darwin padeceu de problemas de saúde mesmo depois da publicação do livro. "Irei para o túmulo, imagino, gemendo e sofrendo com incômodos todos os dias, quase todas as horas", escreveu em 1860. Aqueles que afirmam que Darwin tinha alguma doença microbiana ou estrutural destacam a severidade e a duração de seus sintomas. ("Preciso lhe dizer como Charles esteve mal", escreveu sua mulher a um amigo da família em maio de 1864.[45] "Faz seis meses que ele vomita quase todos os dias.") Entretanto, quando Darwin parava de trabalhar e ia passear ou fazer caminhadas nas montanhas da Escócia ou no norte do País de Gales, sua saúde melhorava.

Charles é muito dado à ansiedade, como você sabe.

Emma Darwin a uma amiga (1851)

Posso parecer preocupado demais com os problemas de estômago de Darwin, mas o leitor há de compreender o porquê disso. Parece ao mesmo tempo apropriado e irônico que o homem responsável por inaugurar o estudo moderno do medo — e por apontá-lo como uma emoção com efeitos fisiológicos e, em especial, gastrintestinais concretos — sofresse tanto, ele mesmo, com um estômago nervoso.

Além disso, há a questão de sua excessiva dependência da

---

* Um dos biógrafos de Darwin, o psicanalista britânico John Bowlby, observou na década de 1980 que os dermatologistas consideram que os tipos de furúnculos e erupções que surgiram no corpo do naturalista estão associados a pessoas que "lutam por reprimir seus sentimentos e que se inclinam à baixa autoestima e ao excesso de trabalho".[44] Bowlby, como outros biógrafos, também observou que qualquer estresse ou "aumento de estímulos, por triviais que fossem", produziam sintomas físicos em Darwin.

mulher, Emma. "Sem você, quando me sinto doente, fico desolado demais", ele lhe escreveu uma vez.[46] "Ah, mamãe, quero logo estar com você e sob sua proteção, e aí me sentirei seguro", escreveu em outra ocasião.[47]

Mamãe? Não é de estranhar que alguns freudianos dissessem mais tarde que Darwin tinha problemas de dependência, assim como edipianos. Creio que é este o lugar para dizer que, com base no fato de eu depender demais de minha mulher e, antes disso, de meus pais, o dr. W. diagnosticou em mim o transtorno de personalidade dependente, que, segundo o *DSM-V*, se caracteriza pela excessiva dependência psicológica de outras pessoas (no mais das vezes um ente querido ou um cuidador) e pela convicção de que não se sabe e não se pode cuidar de si mesmo.

Por fim, é claro, há a questão das décadas de vômitos constantes por parte de Darwin. Para um emetófobo como eu, isso encerra um fascínio mórbido. A ansiedade dele produzia vômito, porém o vômito não causava, ao que parece, ansiedade adicional. Além disso, apesar dos anos de vômito, Darwin viveu até os 73 anos, idade avançada para a época. Não deveriam suas realizações, que desafiavam esses problemas gastrintestinais incapacitantes, constituir uma garantia de que, digamos, se eu vomitasse uma vez que fosse, ou mesmo cinco vezes, ou até cinco vezes por dia, ou até, como Darwin, cinco vezes por dia durante anos a fio, eu não só sobreviveria, como até permaneceria produtivo?

Se o leitor não é emetófobo, essa pergunta decerto parece incrivelmente estranha — uma evidência patente da obsessão irracional no âmago de minha doença mental. E o leitor estará certo. Mas, se for emetófobo... Bem, então sabe muito bem do que estou falando.

4. Ansiedade de desempenho

São muitos os efeitos deploráveis que esse medo causa nos homens, como ruborizar-se, empalidecer, tremer, suar; faz o frio ou o calor repentino tomar todo o corpo, além de provocar palpitações do coração, síncope etc. Aturde muitos homens que devem falar ou se apresentar em assembleias públicas ou diante de personagens gradas, como Túlio confessou ainda tremer ao começar um discurso, e também Demóstenes, o grande orador da Grécia, diante de Filipe.
Robert Burton, *A anatomia da melancolia* (1621)

Toda oração pública de mérito caracteriza-se pelo nervosismo.
Cícero (século I)

Criei, enfim, um procedimento de pré-apresentação que me permite evitar as semanas de sofrimento por antecipação que a perspectiva de falar em público de outra forma causaria.

Digamos que eu tenha de falar agora num evento público. Segue-se o que provavelmente fiz para me preparar. Quatro horas atrás, mais ou menos, tomei meu primeiro meio miligrama de Frontal. (Aprendi que se demorar demais para tomá-lo, meu sistema nervoso simpático dispara de tal maneira que não haverá medicação que o traga de volta.) Depois, há mais ou menos uma hora, tomei mais meio miligrama de Frontal e, talvez, vinte miligramas de Inderal. (Preciso de um miligrama inteiro de Frontal e do Inderal, que é um fármaco para pressão arterial, ou betabloqueador, que amortece a resposta do sistema nervoso simpático, de modo que eu não seja imobilizado por minhas respostas fisiológicas ao estímulo representado pelo fato de estar de pé diante do público — a transpiração, o tremor, a náusea, os arrotos, as cãibras estomacais e o aperto na garganta e no peito.) É provável que eu tenha tomado esses comprimidos com uma dose de uísque ou, o que é mais provável ainda, de vodca. Nem dois comprimidos de Frontal e um de Inderal bastam para acalmar meus pensamentos desordenados e impedir que o peito e a garganta se apertem a ponto de eu não conseguir falar. Preciso do álcool para retardar as coisas e reduzir as erupções fisiológicas residuais que os remédios são incapazes de reprimir. Na verdade, é provável que eu tenha tomado a segunda dose — sim, a segunda, mesmo que esteja para falar a você às, digamos, nove horas da manhã — entre quinze e trinta minutos atrás, supondo que tenha conseguido me safar por um momento para tomar um trago. E dependendo do grau de intimidação que atribuí à plateia, posso ter feito essa segunda dose ser dupla ou tripla. Se fiz tudo da maneira habitual, agora estou aqui, falando, e tenho alguns comprimidos de Frontal num bolso (para o caso de ter sentido necessidade de tomar mais um antes de ser chamado à tribuna) e uma ou duas garrafinhas de vodca no outro. Já fui visto tomando um discreto gole de último segundo a caminho da tribuna, pois, embora ainda sinta a ansiedade que me faz querer beber mais, o álcool e os benzodiazepínicos que ingeri baixaram minha inibição e prejudicaram meu discernimento. Se consegui atingir o ponto ideal — aquela combinação perfeita de cálculo de tempo e de dosagem na qual o efeito sedativo cognitivo e psicomotor da medicação e do álcool neutraliza o hiperestímulo fisiológico da ansiedade —, é provável que eu esteja me saindo bem aqui: nervoso, mas não desesperado; um tantinho confuso, mas ainda capaz de transmitir clareza; com os efeitos ansiogênicos dessa situação (eu falando para uma plateia) contrabalançados com os efeitos ansiolíticos do que consumi.* Mas se exagerei na medicação — excesso de Frontal ou de álcool —, posso parecer estar meio bêbado, pronunciando as palavras de modo pouco claro ou com algum outro problema. E se não me automediquei o suficiente? Bem, nesse caso estarei sofrendo e decerto suando em bicas, com a voz trêmula e fraca, com a atenção desviada. Ou o mais provável é que tenha saído correndo antes de chegar a esse ponto.

Eu sei. Meu método de enfrentar a ansiedade de falar em público não é saudável. É um indício de alcoolismo, é perigoso. Mas funciona. Só quando estou sedado quase até o entorpecimento por uma combinação de benzodiazepínicos e álcool é que me sinto (relativamente) confiante em minha capacidade de falar em público de forma eficaz e sem sofrimento. Desde que eu saiba, com certeza, que terei acesso ao Frontal e à bebida, enfrentarei uma ansiedade apenas moderada dias antes de uma exposição, e não um terror insone durante meses.

A automedicação, às vezes perigosa, é uma forma antiga de superar a ansiedade de desempenho. A partir dos seus trinta anos, William Gladstone, que por tanto tempo foi primeiro-ministro

---

* Juntos, o álcool e os benzodiazepínicos retardam o disparo de neurônios nas amígdalas, aumentam a transmissão de dopamina e ácido gama-aminobutírico, ampliam a produção de betaendorfinas no hipotálamo e reduzem a produção de acetilcolina.

no Reino Unido, bebia láudano — ópio dissolvido em álcool — com café antes de discursar no Parlamento.[1] (Certa vez, por acidente, errou na dose e teve de ser internado num sanatório para se recuperar.) William Wilberforce, o famoso político antiescravagista britânico do século XVIII, tomava ópio antes de todos os seus discursos no Parlamento. "A isso",[2] declarou ele a respeito de sua ingestão de ópio antes dos discursos, "devo meu sucesso como orador público."* Laurence Olivier, convencido de que estava na iminência de ser levado, pelo medo do palco, ao que ele previa que seria noticiado como uma "aposentadoria inexplicável e escandalosamente súbita", por fim confidenciou sua agonia à atriz Sybil Thorndike e seu marido.[3]

"Tome drogas, querido", ela lhe disse. "É o que nós fazemos."**

Tento me consolar com o que soube a respeito de Gladstone, Olivier e outras pessoas bem-sucedidas e famosas que sofriam de medo do palco.

No começo da carreira, Demóstenes, estadista grego renomado como orador, foi alvo de zombaria por seus discursos nervosos e gaguejantes. Cícero, o grande estadista e filósofo romano, certa vez congelou enquanto falava durante um importante julgamento no Fórum e saiu correndo. "Empalideço no começo de um discurso, e tremo com todos os membros e com toda a minha

---

* É claro que Wilberforce provavelmente devia ao ópio muitas outras coisas, entre as quais sua terrível depressão e uma série de problemas físicos. Depois que a droga lhe foi prescrita devido a males intestinais, ele se viciou e a usou todos os dias durante 45 anos a fio.
** Na verdade, Olivier não parece ter recorrido a drogas. "Não existia outro tratamento senão o velho costume de superar *aquilo* — o terror — com o tempo", escreveu ele em sua autobiografia, "e foi com essa disposição resoluta que lutei e venci." Mas ele abandonou o palco durante cinco anos para fugir à sua ansiedade.

alma", escreveu. Moisés, segundo várias interpretações do Êxodo 4,10, tinha medo de falar em público ou gaguejava. Superou isso e se tornou a voz de seu povo.

Toda época histórica parece oferecer exemplos de pessoas de destaque e famosas que conseguiram — ou não — vencer uma paralisante ansiedade de falar em público. Na manhã do dia em que William Cowper, poeta britânico do século XVIII, deveria comparecer à Câmara dos Lordes a fim de defender suas qualificações para ocupar um cargo público, ele tentou se enforcar, preferindo morrer a ter de passar por uma exposição pública. (A tentativa de suicídio falhou, e a entrevista foi adiada.) "Aqueles [...] para quem um exame público de sua pessoa, em qualquer ocasião, é um veneno mortal farão alguma ideia dos horrores de minha situação", escreveu Cowper. "Os outros não a farão."[4]

Em 1889, um jovem advogado indiano paralisou-se durante sua primeira causa diante de um juiz e saiu humilhado do tribunal. "Minha cabeça rodava, e eu tinha a impressão de que todo mundo no tribunal sentia a mesma coisa", escreveria o advogado mais tarde, quando já se tornara conhecido como Mahatma Gandhi.[5] "Não me ocorria pergunta alguma a fazer." De outra vez, quando Gandhi se levantou para ler notas que tinha preparado para uma pequena reunião de uma associação de vegetarianos, percebeu que não podia falar. "Minha visão ficou borrada e eu tremia, embora a fala mal enchesse uma folha de papel", contou. O que Gandhi chamou de "o terrível esforço de discursar em público" impediu que ele falasse durante anos, ainda que em jantares com amigos, e quase impossibilitou que ele se tornasse o líder espiritual que viria a ser. Também Thomas Jefferson teve sua carreira como advogado prejudicada pelo medo de falar em público.[6] Um de seus biógrafos diz que quando ele tentava declamar, a voz "sumia em sua garganta". Ele nem uma só vez falou durante as deliberações do Segundo Congresso Continental, e é interessante notar que só fez dois discursos — nas duas posses — durante os anos em que foi presidente. Depois de ler biografias de Jefferson, psiquiatras da Universidade Duke publicaram um artigo no *Journal of Nervous and Mental Disease* em que diagnosticaram nele uma fobia social.

O romancista Henry James abandonou a faculdade de direito depois de um desempenho embaraçoso num júri simulado em que "sua voz fraquejou e ele afundou no silêncio". Depois disso, ele evitou fazer elocuções públicas formais, embora fosse conhecido pela conversação espirituosa em jantares. Vladimir Horowitz, talvez o mais talentoso pianista do século XX, adquiriu um medo de palco tão intenso que durante quinze anos se recusou a tocar em público. Quando, por fim, voltou aos palcos, só o fez sob a condição de ver com clareza seu médico pessoal sentado na primeira fila da plateia, em todas as apresentações.

Barbra Streisand desenvolveu uma total ansiedade de desempenho no auge da carreira, e durante 27 anos recusou-se a fazer apresentações pagas, só aparecendo ao vivo em eventos beneficentes, nos quais achava que a pressão sobre ela era menor. Carly Simon abandonou o palco por sete anos depois de sofrer um colapso nervoso durante um concerto em Pittsburgh, diante de 10 mil pessoas, em 1981. Quando retornou aos palcos, às vezes metia agulhas na pele ou pedia a membros de sua banda que a espancassem antes de começar um show, para afastar o pensamento ansioso. O cantor Donny Osmond deixou de atuar em público por vários anos devido a ataques de pânico. (Hoje em dia, ele é o porta-voz da Associação Americana de Ansiedade e Depressão.) O comediante Jay Mohr conta que tentou, de maneira frenética, engolir um comprimido de clonazepam durante um esquete no *Saturday Night Live*, programa ao vivo na TV, a fim de afastar o que ele imaginou que seria um ataque de pânico que acabaria com sua carreira.[7] (O que salvou Mohr nessa ocasião não foi o clonazepam, mas a hilaridade de Chris Farley, com quem contracenava.) Há alguns anos, Hugh Grant anunciou seu semiafastamento das atividades como ator devido aos ataques de pânico que o dominavam quando as câmeras começavam a rodar. Ele só sobreviveu a um filme enchendo-se "até aqui de lorazepam", a benzodiazepina de efeito rápido vendida com o nome de Lorax. "Tive muitos ataques de pânico", contou.[8] "São horríveis. Fico paralisado como um coelho. Não consigo falar, nem pensar, e suo como um touro. Quando cheguei em casa depois daquele trabalho, disse a mim mesmo: 'Chega de representar. Fim dos filmes'." Ricky Williams, que conquistou o troféu Heisman em 1998, afastou-se da Liga Nacional de Futebol Americano durante vários anos devido à ansiedade; as interações sociais o deixavam tão nervoso que ele só dava entrevistas usando o capacete.* Elfriede Jelinek, romancista austríaca que ganhou o Nobel de literatura em 2004, recusou-se a receber o prêmio pessoalmente porque sua intensa fobia social a impedia de suportar ser olhada em público.[9]

Cícero, Demóstenes, Gladstone. Olivier, Streisand, Wilberforce. Médicos, cientistas e estadistas. Ganhadores do Oscar, do Heisman e do Nobel. Gandhi, Jefferson e Moisés. Eu não deveria me consolar com o fato de que tantas pessoas, muito maiores do que eu, foram, às vezes, arruinadas pelo medo do palco? E a capacidade delas de perseverar e, em alguns casos, suplantar sua ansiedade não deveria me infundir esperança e inspiração?

Por que razão a ideia de que os outros estão pensando sobre nós afeta nossa circulação capilar?

Charles Darwin, *A expressão das emoções no homem e nos animais* (1872)

---

* Williams tomou Paxil para vencer a ansiedade, e por algum tempo fez publicidade para a SmithKline Beecham, embora mais tarde declarasse ao *The Miami Herald* que a maconha "funcionava dez vezes melhor para mim do que o Paxil".

Os sintomas da ansiedade de desempenho podem, às vezes, assumir a forma do que parece ser uma brincadeira terrível, planejada para humilhar.

John Marshall, *Social Phobia*

O *DSM* divide oficialmente o transtorno de ansiedade social em dois subtipos: o específico e o generalizado. Nos pacientes nos quais foi diagnosticado o transtorno de ansiedade social específico, a ansiedade está ligada a circunstâncias muito particulares, quase sempre referente a alguma forma de desempenho público. A fobia social específica mais comum é, de longe, o medo de falar em público, porém entre outras estão o medo de comer ou escrever em público e o medo de urinar num banheiro público. Um número surpreendentemente grande de pessoas organiza a vida de modo a não comer diante de outras pessoas, ou sentem muito medo de ter de assinar um cheque diante de outras pessoas ou de ser acometido de parurese diante de um mictório.

Os pacientes que sofrem do subtipo generalizado de transtorno de ansiedade social sentem-se mal em qualquer contexto social. Eventos rotineiros, como coquetéis, reuniões de trabalho, entrevistas de emprego e jantares a dois podem ser ocasiões de enorme angústia emocional e de sintomas físicos. Nos casos mais severos, a vida pode ser um sofrimento incessante. A interação social mais banal — falar com o vendedor de uma loja ou uma conversa casual — causa uma espécie de terror. Muitos sociofóbicos levam uma vida de solidão atroz e prejuízo profissional. Vários estudos mostram fortes vínculos entre fobia social e depressão e suicídio. Os fóbicos sociais também são, o que não surpreende, muito propensos ao alcoolismo e à toxicomania.*

---

* No começo da carreira, Sigmund Freud consumia cocaína para se medicar de ansiedade social antes de reuniões na casa de um de seus mentores.[10]

A terrível ironia desse transtorno é que uma das coisas que os fóbicos sociais mais temem é que sua ansiedade seja exposta — que é exatamente o que fazem os sintomas dessa ansiedade. Eles receiam que sua falta de jeito interpessoal ou suas manifestações físicas de ansiedade — o fato de se ruborizarem, tremerem, gaguejarem e transpirarem — de alguma forma os mostrem como pessoas fracas ou incompetentes. Por isso, ficam nervosos, e aí se ruborizam e ou começam a gaguejar, o que só os deixa mais nervosos, criando um círculo vicioso de ansiedade e desempenho em deterioração.

O rubor é infernal com relação a esse ponto. O primeiro estudo de caso de ereutofobia (medo de ruborizar-se em público) foi publicado em 1846 por um médico alemão que descreveu o episódio de um estudante de medicina de 21 anos, levado ao suicídio pela vergonha que lhe causava seu rubor incontrolável.[11] Anos depois, Darwin dedicou todo um capítulo de *A expressão das emoções no homem e nos animais* à sua teoria do rubor, observando que no momento em que o ansioso mais quer esconder sua ansiedade, o rubor a revela. "Não é o simples fato de refletir sobre a própria aparência que provoca o rubor, mas sim pensar sobre o que os outros pensam de nós", escreveu Darwin.[12] "É notório que não há nada que faça uma pessoa tímida ruborizar tanto quanto um comentário, mesmo que sutil, sobre sua aparência pessoal."

Darwin estava certo. Tive colegas propensos ao rubor nervoso, e nada os faz se avermelhar mais que qualquer referência pública a seu rubor. Antes de seu casamento, uma dessas colegas tentou múltiplas combinações de tratamentos farmacológicos, e até cogitou cirurgia, esperando poupar-se do que, imaginava, seria uma humilhação insuportável. (A cada ano, milhares de ruborizados nervosos se submetem a simpatectomia transtorácica endoscópica — a destruição do gânglio de um nervo simpático localizado perto da caixa torácica.) Eu, que por sorte não tenho o rubor na lista de meus sintomas nervosos habituais, observo essa colega e penso em como ela é tola por acreditar que enrubescer em seu casamento seria humilhante. E aí lembro de como me envergonhei de suar e tremer em meu próprio casamento e fico me perguntando se sou mesmo menos tolo que ela.

A vergonha, talvez, é a emoção operacional aqui, o motor que está por trás tanto da ansiedade quanto do rubor. Em 1839, um médico inglês, Thomas Burgess, disse em seu livro *The Physiology or Mechanism of Blushing* [A fisiologia ou o mecanismo da ruborização] que Deus havia feito o rubor para que "a alma tivesse o poder soberano de exibir nas faces as várias emoções internas dos sentimentos morais".[13] O rubor, ele escreveu, pode "servir como um controle sobre nós mesmos e como um sinal, para os outros, de que [estamos] violando regras que devem ser vistas como sagradas". Para Burgess, tal como para Darwin, o rubor é a evidência fisiológica de nossa inibição e de nossa sociabilidade — uma manifestação não só da consciência que temos de nós mesmos, como também de nossa sensibilidade à forma como os outros nos veem.

Trabalhos posteriores de Darwin, e também de biólogos evolucionistas modernos, afirmam que o enrubescimento é não só um sinal, emitido pelo corpo para nós mesmos, de que estamos cometendo algum tipo de transgressão social vergonhosa (sentimos nosso próprio rubor pelo calor na pele), mas também um sinal, para os outros, de que estamos nos sentindo pudicos e constrangidos. É uma maneira de demonstrar deferência social para com membros da espécie com maior hierarquia — e é, como pensou Burgess, um controle sobre nossos impulsos antissociais, impedindo que nos desviemos das normas sociais vigentes. A ansiedade social e o rubor que ela causa podem ser adaptativas do ponto de vista da evolução — o comportamento promovido pelo rubor preserva a civilidade social e evita que a tribo nos condene ao ostracismo. O transtorno de ansiedade social, como diagnóstico oficial, é relativamente recente na história da psiquiatria — surgiu em 1980, quando a terceira edição do *DSM* o isolou das antigas neuroses freudianas —, mas a síndrome que ele descreve é imemorial, e os sintomas são invariáveis de uma época para a outra.* Em 1901, o romancista e psiquiatra francês Paul Hartenberg descreveu uma síndrome cuja constelação de sintomas físicos e emocionais coincide de forma notável com a definição dada pelo *DSM-V* de transtorno de ansiedade social. O fóbico social (*timide*) teme outras pessoas, carece de autoconfiança e foge de interações sociais, escreveu Hartenberg em *Les Timides et la timidité* [Os tímidos e a timidez].[14] Antevendo situações sociais, o fóbico social de Hartenberg experimenta sintomas físicos como coração disparado, calafrios, hiperventilação, transpiração, náusea, vômito, diarreia, tremores, dificuldade para falar, sufocação e respiração ofegante, além do embotamento dos sentidos e "confusão mental". O sociofóbico também sempre sente vergonha. Hartenberg chegou a antecipar a moderna distinção entre pessoas que se sentem ansiosas em todas as condições sociais e as que experimentam a ansiedade apenas em apresentações públicas — uma experiência emocional particularizada chamada por ele de *trac* que, segundo explicou, aflige muitos acadêmicos, músicos e atores antes de uma palestra ou apresentação. (Essa experiência, de acordo com Hartenberg, assemelha-se à vertigem ou ao enjoo — ela se instala de repente, muitas vezes sem aviso prévio.)

---

* A expressão "fobia social" surgiu em 1903, quando Pierre Janet, influente psiquiatra francês, contemporâneo e rival de Freud, publicou uma taxonomia das doenças mentais que classificou a ereutofobia entre o que ele chamou de *phobies sociales* ou *phobies de la societé*.[15]

No entanto, apesar do que parece ser invariabilidade nas descrições da ansiedade social ao longo de milênios, o diagnóstico do transtorno de ansiedade social continua controverso em certos setores. Mesmo depois que a síndrome foi oficialmente inserida no *DSM* em 1980, os diagnósticos de fobia social continuaram raros durante vários anos. Os psicoterapeutas ocidentais tendiam a vê-la como um "transtorno asiático", uma doença que ocorria nas "culturas baseadas na vergonha" (como os antropólogos a descrevem) do Japão e da Coreia do Sul, onde o comportamento social correto é muito valorizado. (Na psiquiatria japonesa, o *Taijin-Kyofu-Sho*, semelhante ao que chamamos de transtorno de ansiedade social, é, há muito tempo, um dos diagnósticos mais frequentes.) Uma comparação multicultural realizada em 1994 sugere que a relativa frequência de sintomas de fobia social no Japão poderia estar relacionada às "mostras de vergonha, comuns no Japão e promovidas em termos sociais".[16] A própria sociedade japonesa, afirmou o líder da pesquisa, podia ser considerada "pseudosociofóbica" devido a sentimentos e condutas que no Ocidente seriam considerados sintomas psiquiátricos: vergonha excessiva, fuga ao contato visual e demonstrações extremadas de deferência são normas culturais no Japão.*

Nos Estados Unidos, o transtorno de ansiedade social teve um propugnador no psiquiatra Michael Liebowitz, da Universidade Columbia, que participou do subcomitê do *DSM* que conferiu existência oficial ao distúrbio. Em 1985, Liebowitz publicou na revista *Archives of General Psychiatry* o artigo "Social Anxiety: The Neglected Disorder" [Ansiedade social: o transtorno esquecido].[17] Segundo esse texto, a doença era, lamentavelmente, sub-

---

* Isso demonstra, no mínimo, a complexidade das interações entre a cultura e a medicina: o que uma cultura considera normal e até valoriza, em outra é visto como patológico.

diagnosticada e subtratada.* A partir daí a pesquisa sobre a fobia social passou a aumentar. Ainda em 1994, a expressão "transtorno de ansiedade social" tinha aparecido apenas cinquenta vezes na grande imprensa;[18] cinco anos depois, tinha aparecido centenas de milhares de vezes. O que explica essa explosão do transtorno na imaginação popular? Em essência, um único fato: a aprovação do Paxil, pela Food and Drug Administration (FDA), para o tratamento do transtorno de ansiedade social em 1999.** De imediato, a Smith Kline Beecham lançou uma campanha publicitária de milhões de dólares dirigida aos psiquiatras e ao público em geral.

"Imagine que você seja alérgico a pessoas", dizia o texto de um anúncio do Paxil. "Você fica vermelho, transpira, treme — até respirar é difícil. Isso é transtorno de ansiedade social." Impelidas pela súbita circulação cultural da doença — o mesmo anúncio declarava que "mais de 10 milhões de americanos" sofriam de transtorno de ansiedade social —, as prescrições de Paxil foram às alturas, o medicamento ultrapassou o Prozac e o Zoloft em vendas e se tornou o inibidor seletivo da recaptação de serotonina mais vendido nos Estados Unidos.

Antes de 1980, ninguém recebera um diagnóstico de transtorno de ansiedade social. Vinte anos depois, estudos estimavam que entre 10 milhões e 20 milhões de americanos poderiam vir a recebê-lo. Hoje, segundo estatísticas oficiais do Instituto Nacional de Saúde Mental dos Estados Unidos, mais de 10% dos americanos sofrerão de ansiedade social em algum momento da vida, e cerca de 30% deles sofrerão de formas agudas da doença. (Estudos

---

* Liebowitz também criou a escala de classificação psicológica destinada a medir o grau de ansiedade social de um paciente.
** O Paxil tinha sido aprovado, anteriormente, para o tratamento da depressão, do transtorno obsessivo-compulsivo e do transtorno de ansiedade generalizada.

publicados em revistas médicas respeitadas apresentam dados semelhantes.)

Não é de admirar que haja controvérsias: em vinte anos, o número de pacientes passou de zero para dezenas de milhões. É fácil expor a trama cínica: inventa-se um novo diagnóstico psiquiátrico com forte carga emocional; de início, imagina-se que o número dos que apresentam a doença seja pequeno; aprova-se um remédio para tratá-la; de repente, os diagnósticos explodem; e a indústria farmacêutica ganha bilhões de dólares.

Além disso, dizem os críticos, existe outro nome para a síndrome que afeta de forma ostensiva as vítimas do transtorno de ansiedade social. Chama-se timidez, um conjunto de traços de temperamento que não deve, de forma alguma, ser visto como doença mental. Em 2007, Christopher Lane, professor de inglês na Universidade Northwestern, publicou um livro que defende esse argumento: *Shyness: How Normal Behavior Became a Sickness* [Timidez: como um comportamento normal tornou-se uma doença]. Segundo Lane, os psiquiatras, em conluio com a indústria farmacêutica, tinham conseguido transformar um temperamento normal numa patologia.*

Por um lado, a súbita explosão nos diagnósticos de transtorno de ansiedade social com certeza mostra o poder da máquina de marketing da indústria farmacêutica para gerar a demanda de um produto. Ademais, alguma dose de nervosismo com relação a interações sociais é normal. Quantos *não* sentem algum desconforto diante da perspectiva de conversar com estranhos numa festa? Quem *não* sente alguma ansiedade ao ter de se apresentar em público ou ser julgado por uma plateia? Essa ansiedade é sau-

---

* O livro de Lane representa um gênero literário substancial e cada vez maior que acusa o complexo industrial-farmacêutico de criar novas categorias de doenças em busca de lucros. Terei mais o que dizer a respeito disso na parte III.

dável, até salutar. Definir esse desconforto como algo que precisa ser tratado com pílulas é medicalizar o que é apenas humano. Tudo isso dá mais peso à ideia de que o transtorno de ansiedade social não passa de uma invencionice da indústria farmacêutica para aumentar seus lucros.

Por outro lado, posso afirmar, com base tanto em pesquisas minuciosas quanto em experiência de primeira mão, que por mais convincentes que sejam as alegações de Lane e outros críticos da indústria farmacêutica, o sofrimento de alguns sociofóbicos é real e intenso. Será que existem pessoas "normalmente" tímidas, não afetadas por doença mental nem necessitadas de assistência psiquiátrica, que tenham sido incluídas na ampla categoria diagnóstica de transtorno de ansiedade social, que tenham sido engolidas pelos imperativos de lucro das empresas farmacêuticas? Com certeza. Mas será que também existem pessoas ansiosas que podem ser beneficiadas legitimamente pela medicação e por outras formas de tratamento psiquiátrico e que, em alguns casos, a medicação salva de alcoolismo, desespero e suicídio? Creio que existem.

Há alguns anos, a revista em que trabalho publicou um artigo sobre os problemas de ser introvertido. Mais tarde, chegou a minhas mãos a seguinte carta:

> Acabo de ler seu artigo sobre introversão. Há um ano, meu filho de 26 anos lamentou o fato de ser introvertido. Eu lhe garanti que ele estava bem, que toda nossa família é formada por introvertidos tranquilos. Três meses depois ele nos deixou um bilhete, comprou uma espingarda e se matou. No bilhete, dizia que seus circuitos não estavam bem. [...] Sentia-se ansioso e sem jeito junto de pessoas e não podia continuar assim. [...] Era um rapaz inteligente, amável e muito educado. Havia começado pouco antes um estágio em que lidava com o público, e creio que foi isso que lhe deu o empurrão final. Gostaria que ele tivesse dito alguma coisa antes de comprar a

arma. Ao que parece, ele achou que era sua única opção. Ele era uma pessoa que ficava nervosa antes de fazer um exame de sangue. O senhor não pode imaginar como foi horrível.

Um estudo constatou que 23% dos pacientes com diagnóstico de transtorno de ansiedade social tentam o suicídio em algum momento.[19] Quem há de dizer que eram apenas tímidos, ou que um remédio capaz de atenuar o sofrimento deles não passa de um embuste com fins lucrativos?

> *Nenhuma emoção priva a mente, com mais eficácia, da capacidade de agir e raciocinar que o medo.*
> Edmund Burke, *A Philosophical Enquiry Into the Origin of Our Ideas of the Sublime and Beautiful* [Inquirição filosófica sobre a origem de nossas ideias sobre o sublime e o belo] (1756)

Até onde posso lembrar, minha ansiedade de desempenho surgiu quando eu tinha onze anos. Antes disso, ao fazer exposições na sala de aula e em reuniões escolares, eu sentira apenas um nervosismo normal. Por isso, fui pego de surpresa quando, na sexta série, no palco em que faria o papel principal de *São Jorge e o dragão*, percebi de repente que não conseguia falar.

Era uma noite de meados de dezembro, e a plateia estava integrada por algumas dezenas de pais, irmãos e professores. Lembro que antes disso eu estava nos bastidores, esperando a deixa para entrar no palco pela esquerda e sentindo apenas um leve nervosismo. Embora seja difícil para mim imaginar isso hoje, creio que estava até feliz, antegozando a atenção que receberia como protagonista da peça. Contudo, ao caminhar para o centro do palco e olhar para a plateia, vendo todos os olhos fixados em mim, senti um aperto no peito.* Daí a segundos, sucumbi ao pânico físico e emocional, e mal podia falar. Pronunciei algumas frases, com voz cada vez mais baixa, e cheguei então a um ponto em que não conseguia mais emitir uma só palavra. Parei no meio de uma frase, sentindo que estava prestes a vomitar. Passaram-se alguns segundos angustiantes de silêncio até que meu amigo Peter, que fazia o papel de meu pajem, veio em meu socorro, dizendo a frase seguinte.** A plateia com certeza não viu lógica nessa frase, mas ela fez a cena prosseguir até sua conclusão, quando, para minha alegria, pude deixar o palco. Na minha cena seguinte, os sintomas físicos da ansiedade tinham diminuído um pouco, e no fim da peça matei o dragão, como se esperava. Depois, algumas pessoas disseram que tinham gostado de minha cena de luta, e por polidez, com certeza, ninguém se referiu à primeira cena, na qual dei a impressão, na melhor das hipóteses, de ter esquecido o texto ou, na pior, de ter ficado paralisado de terror.

Um alçapão abriu-se a meus pés naquela noite. Depois disso, as apresentações públicas nunca mais foram as mesmas. Nessa época, eu cantava num coro juvenil profissional que se apresentava em igrejas e teatros de toda a Nova Inglaterra. Os recitais eram uma tortura. Como eu não era um dos melhores cantores, nunca me cabiam solos. Eu era apenas um dentre 24 jovens pré--púberes e anônimos. Mas cada momento era uma tortura. Eu segurava a partitura diante do rosto para que a plateia não me

---

* Pesquisas mostraram que ser alvo do olhar fixo de alguém provoca intensos estímulos emocionais e fisiológicos. Uma das maneiras mais garantidas de ativar os neurônios nas amígdalas cerebelares de uma pessoa num teste é simplesmente fazer com que alguém a fite. Muitos estudos demonstraram que as amígdalas de indivíduos com transtorno de ansiedade social tendem sempre a reagir mais ao olhar humano do que as de pessoas saudáveis.
** Peter, ao que posso imaginar, nada tinha de ansioso. Veio a se tornar membro do gabinete do primeiro mandato do presidente Barack Obama.

visse e articulava as palavras em silêncio, dublando. Tinha uma sensação horrível de asfixia, meu estômago doía e eu temia que, se emitisse qualquer som, poderia vomitar.*

Deixei o coro, mas não pude evitar de todo as apresentações públicas, ao mesmo tempo que minha ansiedade se agravava e minha definição de público se ampliava. No ano seguinte, na sétima série, eu estava apresentando um trabalho de ciências. Fiel a minhas preocupações fóbicas, tinha escolhido fazer uma exposição sobre a biologia do envenenamento por alimentos. Pronunciei algumas frases hesitantes, antes de parar e dizer, em tom de queixa: "Não estou me sentindo bem". O professor, Mr. Hunt, mandou que eu me sentasse. "Ele deve ter comido alguma coisa envenenada!", brincou um colega. Todos riram, enquanto eu ardia de humilhação.

Anos depois, ganhei um torneio de tênis juvenil num clube. Houve depois um almoço em que os troféus seriam entregues. Tudo o que eu teria de fazer era caminhar até a mesa quando meu nome fosse chamado, apertar a mão do diretor do torneio, sorrir para a câmera do fotógrafo e voltar ao meu lugar. Não teria de dizer uma palavra.

Entretanto, à medida que os organizadores do torneio iam entregando os troféus, em ordem de faixa etária, comecei a tremer e a suar. A perspectiva de ser olhado por todos aqueles olhos era aterrorizante, e eu tinha certeza de que de uma forma qualquer eu seria humilhado. Vários minutos antes de meu nome ser anunciado, saí pela porta dos fundos e corri em direção ao banheiro do

---

* Como se isso não bastasse, o diretor do coro era um homem estranho e tirânico que morava com os pais e era muito gago. Começava a gritar com alguém durante um ensaio e estacava numa palavra, com o rosto contorcido de raiva e frustração, e a gente tinha de esperar que finalmente saísse o palavrão que ele estava tentando dizer.

subsolo, para me esconder. Só saí dali horas depois, quando tinha certeza de que o almoço terminara. (Esse tipo de comportamento esquivo extremo é comum entre os sociofóbicos. Li certa vez um relato a respeito de uma mulher que, simulando estar doente, faltou a um banquete de sua empresa no qual ela receberia um prêmio por excelente desempenho, pois a perspectiva de ser o centro das atenções a deixava nervosa. Como ela não compareceu, um grupo de colegas planejou uma pequena recepção para homenageá-la. Ela preferiu pedir demissão a comparecer ao evento.)

Uma vez, na faculdade, solicitei uma bolsa de estudos que exigia que fosse entrevistado por meia dúzia de professores, sendo que eu tinha relações de amizade com a maioria deles. Conversamos tranquilamente antes que o assunto da bolsa começasse a ser abordado. Mas quando a entrevista começou e me fizeram a primeira pergunta formal, senti um aperto no peito e nenhum som saía de minha garganta. Fiquei sentado, com a boca abrindo e fechando em silêncio, como um peixe ou um mamífero lactente. Quando afinal recuperei a voz, pedi licença e saí depressa, sentindo os olhares perplexos dos professores em minhas costas, e tudo acabou aí.

O problema, infelizmente, persistiu na vida adulta. Houve pequenas catástrofes humilhantes (deixar o palco no meio de uma frase durante apresentações públicas) e dezenas de quase desastres (programas de televisão em que comecei a sentir o aperto no peito, palestras e entrevistas em que a sala começou a rodar, a náusea subiu-me ao esôfago e minha voz se transformou num vagido). De um jeito ou de outro, em muitos desses casos de desastres iminentes, consegui superar o perigo e continuar. Mas em todas essas situações, mesmo quando aparento estar indo bem, sinto que estou por um fio entre o sucesso e o fracasso, a lisonja e a humilhação — entre a justificação de minha existência e a revelação de minha desqualificação para estar vivo.

> *Não são as coisas que perturbam as pessoas, mas sim a forma como elas as veem.*
>
> Epicteto, "A ansiedade" (século I)

Por que meu corpo me trai nessas situações?

A ansiedade de desempenho não é um sentimento etéreo, e sim um vívido estado mental com aspectos físicos concretos, mensuráveis em laboratório: ritmo cardíaco acelerado, palpitações cardíacas, maiores níveis de epinefrina e norepinefrina no sangue, queda na motilidade gástrica e aumento da pressão sanguínea. Quase todo mundo experimenta uma mensurável reação nervosa autônoma ao se apresentar em público: a maioria das pessoas mostra uma duplicação ou triplicação no nível de norepinefrina no sangue no começo de uma palestra, um afluxo de adrenalina que pode melhorar o desempenho, mas nos sociofóbicos essa reação autônoma tende a ser mais intensa e se traduz em sintomas físicos debilitantes e em sofrimento emocional. Estudos feitos na Universidade de Wisconsin constataram que, antes de falar em público, as pessoas socialmente ansiosas mostram uma forte ativação do hemisfério cerebral direito, o que parece interferir em seus processamentos lógicos e em sua capacidade verbal — o tipo de paralisação mental que o jovem Gandhi experimentou no tribunal.[20] A experiência de esforçar-se para pensar ou falar com clareza em momentos de tensão social tem claros substratos biológicos.

Os terapeutas cognitivo-comportamentais afirmam que o transtorno de ansiedade social é um problema de lógica desordenada ou de pensamento defeituoso. Se pudermos corrigir nossas crenças e atitudes errôneas — nossas "cognições" ou "esquemas", como eles dizem —, curaremos a ansiedade. Epicteto, escravo grego e filósofo estoico que viveu em Roma no século I, foi o protótipo do terapeuta cognitivo-comportamental. Seu ensaio "A ansiedade", além de ser uma das primeiras obras de autoajuda, parece ter sido a primeira tentativa de ligar a ansiedade de desempenho ao que hoje chamamos de questões de autoestima.

"Quando vejo uma pessoa ansiosa, pergunto: 'O que deseja esse homem?'", escreveu Epicteto.[21]

> A menos que ele desejasse uma coisa ou outra que não possa obter, por que haveria de continuar ansioso? Um músico, por exemplo, não sente ansiedade alguma quando canta para si próprio, mas não é essa a situação quando ele se apresenta num palco, por melhor que seja a sua voz ou por mais exímio que seja em seu instrumento. Pois o que ele deseja não é apenas cantar bem, mas também aplausos. No entanto, isso não depende de sua vontade. Em suma, sua coragem está em seu talento.

Em outras palavras, como ele não pode decidir se a plateia aplaudirá ou não, de que vale preocupar-se com isso? Para Epicteto, a ansiedade era uma desordem do desejo ou da emoção, a ser vencida pela lógica. Se a pessoa conseguir treinar a mente para se apresentar da mesma forma, esteja sozinho ou sendo observado, não será sabotado pelo medo do palco.

Para dois influentes psicoterapeutas do século XX, Albert Ellis e Aaron Beck, criadores, respectivamente, da terapia racional-emotivo-comportamental (TREC) e da terapia cognitivo-comportamental (TCC), o tratamento da ansiedade social resume-se a vencer o temor da desaprovação. Para superar a ansiedade social, afirmam, a pessoa tem de se habituar à vergonha desnecessária.

Foi por isso que, quando a dra. M., terapeuta cognitivo-comportamental, me tratou no Centro de Ansiedade e Transtornos Correlatos da Universidade de Boston, quis, como exercício terapêutico, embaraçar-me de propósito. Levava-me à livraria da universidade, ao lado do centro, e sem chamar a atenção se escondia por perto enquanto eu, de propósito, fazia perguntas tolas aos funcionários ou lhes dizia que precisava usar o banheiro porque ia vomitar. Eu achava isso terrivelmente vergonhoso e constrangedor (e esse era o objetivo dela), e não entendia em que isso me ajudaria. Mas essa é a terapia de exposição convencional para os sociofóbicos; diversos estudos controlados comprovam sua eficácia. A intenção, até certo ponto, é demonstrar ao paciente que manifestar imperfeição ou cometer uma estupidez não é o fim do mundo nem desnuda a pessoa.*

Os terapeutas de uma linha mais psicanalítica tendem a se concentrar na opinião que os sociofóbicos fazem de si mesmos como pessoas com falhas profundas ou desagradáveis, destituídas de valor intrínseco. Kathryn Zerbe, psiquiatra de Portland, Oregon, escreveu que o maior temor do sociofóbico é que as outras pessoas percebam sua verdadeira (e inadequada) personalidade.[22] Para o sociofóbico, qualquer tipo de apresentação — musical, esportiva ou uma exposição oral — pode ser aterrorizante, porque o fracasso revelará sua deficiência e mediocridade. Isso, por sua vez, implica projetar o tempo todo uma imagem que ele sabe ser falsa, uma imagem de confiança, competência e até perfeição. O dr. W. chama isso de gestão de imagem e observa que, embora possa ser um *sintoma* de ansiedade social, é uma *causa* importante dela. Depois de ter investido na perpetuação de uma imagem pública que ele sabe não corresponder a seu verdadeiro eu, o sociofóbico se sente sempre correndo o perigo de ser desmascarado como um impostor — um erro, uma revelação de ansiedade ou

---

* Em várias ocasiões, vi outros terapeutas do centro submeter pacientes seus a exposições semelhantes na mesma loja, obrigando-os a fazer perguntas estranhas ou cometer erros óbvios e embaraçosos. Os empregados com certeza se perguntavam por que tinham tantas interações esquisitas, todos os dias, com clientes aparentemente insanos.

deficiência, e a fachada de competência e habilidade mostra o que de fato é: uma persona artificial destinada a esconder o eu vulnerável e oculto. Assim, o que está em jogo em qualquer desempenho é um risco altíssimo: o êxito significa preservar a percepção de valor e estima; o fracasso significa o desnudamento do eu vergonhoso que a pessoa tanto se esforça por esconder. Gerir a impressão é uma tarefa exaustiva e estressante — a pessoa teme o tempo todo que, como diz o dr. W., o castelo de cartas que é o eu que ela projeta desabe com estrondo à sua volta.

Um gago nunca é um homem sem valor. A fisiologia pode lhe dizer o porquê. É um excesso de sensibilidade à presença do próximo que o faz gaguejar.

Thomas Carlyle em carta a Ralph Waldo Emerson
(17 de novembro de 1843)

Já em 1901, Paul Hartenberg antecipava uma das constatações fundamentais da moderna pesquisa sobre a fobia social. Os sociofóbicos mostram-se atentíssimos aos sentimentos alheios, escreveu ele em *Les Timides et la timidité*, perscrutando as inflexões da fala, as expressões faciais e a linguagem corporal de seus interlocutores, em busca de sinais de como estão reagindo a eles, mas são também exageradamente confiantes em relação às conclusões que tiram com base nessas observações — e, de modo específico, quanto às conclusões *negativas* a que chegam. Ou seja, os sociofóbicos captam sutis pistas sociais melhor que as demais pessoas, mas tendem a superinterpretar qualquer coisa que possa ser vista como uma reação negativa. Como estão predispostos a crer que as pessoas não gostarão deles, ou que reagirão mal a eles (os sociofóbicos tendem a alimentar ideias obsessivas como *Sou uma pessoa enfadonha* ou *Vou dizer alguma bobagem e fazer papel de bobo*), estão sempre buscando confirmar essa crença, interpretando, digamos, um bocejo reprimido ou a leve contração da boca como uma desaprovação. Para R. Chris Fraley, professor de psicologia na Universidade de Illinois em Urbana-Champaign, "pessoas muito ansiosas leem expressões faciais mais depressa do que as menos ansiosas, mas também são mais propensas a interpretá-las de maneira incorreta".[23] Alexander Bystritsky, diretor do Programa de Distúrbios de Ansiedade na Universidade da Califórnia em Los Angeles, afirma que, embora os ansiosos tenham "um barômetro emocional sensível", que lhes permite detectar mudanças sutis nas emoções, "esse barômetro pode levá-los a ler coisas demais numa expressão".[24]

Os sociofóbicos são, ao menos nesse sentido, superdotados — captam pistas comportamentais mais depressa e melhor do que as outras pessoas e têm antenas tão sensíveis que recebem transmissões que os indivíduos "normais" não captam. Em outras palavras, a percepção das pessoas saudáveis pode ser, do ponto de vista adaptativo, embotada: elas podem não detectar pistas negativas que de fato ocorrem — aquele bocejo de fastio ou a contração de desdém.

Arne Öhman, neurocientista sueco da Universidade de Uppsala, autor de vários livros sobre a biologia evolutiva do comportamento fóbico, acredita que os sociofóbicos possuem barômetros emocionais supersensíveis instalados geneticamente, graças aos quais se tornam ultraconscientes da posição social nas interações pessoais.[25] Consideremos o caso de Ned, dentista de 56 anos que clinicava havia três décadas. Para observadores externos, Ned parecia bem-sucedido, mas ao procurar um consultório de psiquiatria, disse que o medo de "fazer alguma besteira"[26] tinha destruído sua carreira.* A ansiedade gerada pelo temor de cometer um erro

---

* O caso de Ned foi tirado do livro *Social Phobia*, de John Marshall.

que levará à humilhação social é muito comum. No entanto, o medo de Ned tinha uma especificidade curiosa: sua ansiedade de desempenho só era intensa diante de pacientes que ele considerava, pelo tipo de plano de saúde, pertencer a uma classe social superior à dele. Ao atender pacientes do Medicaid ou que não tinham seguro-saúde, a ansiedade de Ned era quase nula. Mas quando lidava com pacientes com planos caros, indicadores de um emprego de alto prestígio, Ned morria de medo de que suas mãos tremessem de modo visível ou que ele começasse a suar demais, o que revelaria sua ansiedade aos pacientes, que, ele acreditava, eram imunes à ansiedade e se mostravam (palavras suas) "completamente à vontade no mundo" e, por consequência, estariam inclinados a julgá-lo e até ridicularizá-lo por sua debilidade.

Os sintomas desse tipo de ansiedade social com base em posição social — e, em especial, o medo de ser exposto como "fraco" em relação aos pares — aparecem com regularidade em estudos psiquiátricos de um século para cá. E muitos dados respaldam a ideia de Öhman de que pessoas como Ned têm uma consciência de posição social e de desfeitas sociais calibrados com muita precisão. Um estudo do Instituto Nacional de Saúde Mental dos Estados Unidos, publicado em 2008, concluiu que o cérebro de pessoas com fobia social generalizada respondiam a críticas de forma diferente do cérebro de outras pessoas.[27] Quando sociofóbicos e pacientes normais de grupos de controle liam comentários neutros sobre eles próprios, a atividade cerebral parecia a mesma. Mas se os dois grupos liam comentários *negativos* sobre eles, os que tinham diagnóstico de transtornos de ansiedade social mostravam um fluxo muito maior de sangue para as amígdalas cerebelares e para o córtex pré-frontal medial — duas partes do cérebro associadas à ansiedade e à reação ao estresse. Em termos fisiológicos, o cérebro dos sociofóbicos parece aparelhado para ser hipersensível a comentários negativos.

Essa constatação bate com muitos estudos segundo os quais os sociofóbicos mostram uma resposta das amígdalas mais hiper-reativa a expressões faciais negativas. Diante de um rosto que expressa zanga, susto ou desaprovação, os neurônios das amígdalas cerebelares dos sociofóbicos disparam mais depressa e com mais intensidade que os de pacientes saudáveis do grupo de controle. Nas palavras dos pesquisadores do instituto, "a disfunção relacionada à fobia social generalizada pode, pelo menos em parte, refletir uma atitude negativa em relação ao eu, sobretudo em resposta a estímulos sociais, tal como visto no córtex pré-frontal medial".[28] Isso significa, em linguagem clara, que a vergonha e a baixa autoestima têm um endereço biológico: elas residem, é evidente, nas interligações entre as amígdalas e o córtex pré-frontal medial.

Existe todo um subgênero de estudos com tecnologia de imagens de ressonância magnética funcional que demonstram que as amígdalas reagem com vividez a estímulos sociais não percebidos pela mente consciente. Quando se mostram imagens de rostos com expressão de medo ou cólera a pessoas colocadas numa máquina de fMRI, suas amígdalas têm um surto de atividade. Isso não surpreende, pois sabemos que essas estruturas constituem a sede da reação de medo. Também não surpreende que os neurônios nas amígdalas de sociofóbicos diagnosticados tendam a disparar com mais frequência e intensidade que os de outras pessoas em resposta a expressões de susto ou cólera. O surpreendente é que todas as pessoas, sociofóbicos e pacientes saudáveis de grupos de controle, mostrem uma acentuada resposta das amígdalas a fotos que eles não têm consciência de estarem vendo.[29] Ou seja, se lhe for mostrada uma série de imagens inócuas de flores, mescladas com fotos de rostos assustados ou encolerizados, numa sucessão tão rápida que você não tem consciência de vê-las, suas amígdalas se ativarão em resposta às expressões emocionais — muito embora você não saiba que as viu. Pergunte aos participantes desses experimentos se viram os rostos com expressão de susto ou cólera, e eles dirão que não; as imagens passaram depressa demais para que a mente os registrasse. No entanto, operando com uma acuidade velocíssima abaixo do nível da consciência, as amígdalas percebem as expressões dos rostos e se ativam na fMRI. Algumas pessoas relatam sentir ansiedade nesses momentos, mas não conseguem identificar sua fonte. Isso parece uma comprovação, dada pela neurociência, de que Freud estava certo com relação ao inconsciente: o cérebro reage com força a estímulos dos quais não temos percepção explícita.

Contam-se às centenas os estudos que revelam uma resposta de estresse neurobiológico inconsciente a estímulos sociais. Para citar apenas um, de 2008, publicado no *Journal of Cognitive Neuroscience*, verificou-se que pessoas às quais foram exibidas imagens de rostos com expressões de emoção, durante trinta milissegundos — mais depressa do que a mente consciente pode percebê-las —, mostraram "acentuadas" respostas cerebrais. (Os ansiosos sociais apresentaram as respostas cerebrais mais fortes.) Foi fascinante notar que, solicitados a avaliar se imagens de rostos com expressão de surpresa eram positivos ou negativos, as opiniões dos participantes do experimento tenham sido fortemente afetadas pelas imagens subliminares projetadas pouco antes: quando a imagem do rosto surpreso era precedida por uma imagem subliminar de um rosto colérico ou assustado, aumentava muito a probabilidade de que os participantes dissessem que o rosto surpreso que estavam vendo era negativo, exprimindo medo ou fúria; quando a imagem do mesmo rosto surpreso era precedida por um rosto subliminar feliz, era mais provável que os participantes opinassem que o mesmo rosto surpreso estava expressando alegria. Como se expressou um dos pesquisadores, "sinais de ameaça percebidos inconscientemente [...] borbulham e afetam de forma involuntária os juízos sociais".[30]

Qual seria a função desse equipamento de percepção social tão bem ajustado? Por que o cérebro faz julgamentos dos quais não temos noção consciente?

De acordo com uma teoria, esse "juízo social rápido" melhorou historicamente nossas chances de sobrevivência. Num bando de babuínos ou numa tribo de caçadores e coletores, você não quer causar impressões sociais que provoquem ataques por parte de seus pares ou que façam você ser banido. Para um babuíno, ser chutado do grupo equivale muitas vezes à morte: é muito provável que, descoberto por outro grupo, um macaco isolado seja agredido e morto. Um troglodita banido da tribo não tinha acesso aos suprimentos alimentares comunitários e ficava vulnerável a predadores. Assim, um pouco de sensibilidade social é bom — uma sintonia fina com as normas do grupo, uma percepção de ameaças sociais, uma noção de como demonstrar a deferência que evitará que você seja espancado por um membro de maior hierarquia, ou banido de sua tribo. (É aí que o enrubescimento pode ser útil como sinal automático de deferência para com os outros.) Saber como seu comportamento social — seu "desempenho" — está sendo percebido pelos demais pode ajudar você a permanecer vivo. Chamar a atenção para você e ser julgado de maneira negativa é sempre arriscado: você corre o perigo de ter seu status desafiado, ou de ser expulso da tribo por dar uma má impressão.*

---

* Algumas fobias sociais fazem até que a atenção positiva seja aversiva. Pense na menina que cai no choro quando os convidados cantam "Parabéns pra você" na festinha de aniversário... ou em Elfried Jelinek com medo de receber seu prêmio Nobel. A atenção social — mesmo a atenção positiva, aprovadora — ativa os neurocircuitos do medo. Isso faz sentido de uma perspectiva evolutiva. Chamar atenção para você pode incitar ciúmes e gerar novas rivalidades.

O psiquiatra Murray Stein, da Universidade da Califórnia em San Diego, observou que a subordinação entre os babuínos e outros primatas tem pronunciados paralelos com a fobia social entre os seres humanos.[31] O estresse que os sociofóbicos sofrem ao imaginar interações humanas normais, sobretudo em relação a apresentações públicas, diz Stein, produz o mesmo hipercortisolismo — a elevação nos níveis de hormônios de estresse e a ativação do eixo hipotalâmico-hipofisário-adrenal — que a condição de subordinação causa entre os babuínos. O hipercortisolismo, por sua vez, atiça as amígdalas, o que provoca o efeito de intensificar a ansiedade no momento e de associar mais profundamente as interações sociais a uma resposta de estresse no futuro.*

A pesquisa de Stein se baseia no trabalho de Robert Sapolsky, neurobiólogo de Stanford responsável por um estudo muito interessante que mostra a correlação direta entre a posição de um babuíno no bando e a quantidade de hormônio de estresse em seu sangue. As populações de babuínos têm uma hierarquia masculina ordenada com rigor: o macho alfa, em geral o maior e mais forte, dispõe de maior acesso a alimentos e a fêmeas e é tratado com deferência por todos os demais machos; a seguir vem o macaco que ocupa o segundo lugar na hierarquia e tem a deferência de todos os outros macacos machos, exceto o macho alfa, e assim por diante, até o macho de mais baixa hierarquia na base da escala social. Se ocorre uma luta entre dois

---

* A resposta fóbica se consolida profundamente nos neurônios das amígdalas e do hipocampo, motivo pelo qual é tão difícil eliminar as fobias. Com isso, a ansiedade se reforça dolorosamente: o estresse ativa as amígdalas, o que aumenta a ansiedade; a maior ansiedade estimula o eixo hipotalâmico-hipofisário-adrenal, o que agita ainda mais as amígdalas, e toda essa atividade neural aprofunda a associação da ansiedade com o estímulo fóbico, seja ele uma interação social ou um avião em área de turbulência. Em suma, ser ansioso condiciona a pessoa para ser mais ansiosa no futuro.

babuínos, e o de maior hierarquia vence, a ordem social é preservada; se a luta é ganha pelo animal de menor hierarquia, dá-se uma reclassificação, com o babuíno vitorioso subindo na escala social. Mediante uma cuidadosa observação, a equipe de Sapolsky conseguiu determinar a hierarquia social de algumas populações de babuínos.[32] Examinando o sangue desses primatas, Sapolsky determinou que os níveis de testosterona estão em relação direta com a posição social: quanto maior a hierarquia do babuíno, mais testosterona ele apresenta. Mais: quando um babuíno sobe na hierarquia social, aumenta o volume de testosterona que ele produz; quando a posição de um babuíno baixa, seu nível de testosterona cai. (A causa parece atuar em ambas as direções: testosterona produz domínio, e domínio produz testosterona.)

Contudo, do mesmo modo como a hierarquia mais alta se associa à testosterona, a hierarquia mais baixa está associada a hormônios de estresse como a hidrocortisona: quanto mais baixa a posição de um babuíno na hierarquia, maior é a concentração de hormônios de estresse em seu sangue. Um macho subalterno não só tem de se esforçar mais para conseguir alimento e acesso a fêmeas, como também tem de se portar com cuidado, para não ser surrado por um animal dominante. Não está claro se altos níveis de hidrocortisona fazem com que um babuíno se torne submisso, ou se o estresse de ocupar uma posição baixa na hierarquia faz com que os níveis de hidrocortisona se elevem. O mais provável é que ocorram as duas coisas — que as pressões físicas e psicológicas de ser um babuíno subordinado levem a níveis elevados de hormônios de estresse, que produzem mais ansiedade, que produz mais hormônios de estresse, que produz mais submissão e má saúde em geral.

Embora as conclusões advindas de estudos com animais só possam ser aplicadas de modo indireto a nossa compreensão da natureza humana (podemos raciocinar de formas que outros primatas não podem), a resposta ansiosa de Ned a suas relações profissionais com pacientes de "maior hierarquia" bem pode ter raízes em preocupações primitivas sobre ultrapassar limites na hierarquia social. Os babuínos e orangotangos de baixa posição que não baixam os olhos — para sinalizar sua submissão — na presença de babuínos de maior hierarquia, arriscam-se a provocar ataques. A posição de um babuíno na pirâmide social — e, além disso, sua habilidade para comportar-se de acordo com sua posição, seja ela qual for — contribui em muito para determinar seu bem-estar físico.*

Tanto babuínos de baixa hierarquia quanto seres humanos com transtorno de ansiedade social recorrem com facilidade ao comportamento submisso. Tal como os animais de baixa hierarquia, as pessoas com o subtipo de transtorno de ansiedade social generalizada tendem a baixar o olhar, evitar contato visual, ruborizar-se e comportar-se de maneiras que anunciam sua submissão, procurando com avidez agradar a seus pares e superiores e portando-se com deferência em relação aos demais, de modo a evitar conflitos. Para os babuínos de baixa posição, tal conduta é uma adaptação protetora. Ela pode ser benéfica também para os seres humanos, mas no caso dos sociofóbicos ela é, no mais das vezes, contraproducente.

Os macacos de baixa posição e os seres humanos sociofóbi-

---

* Curiosamente, segundo estudos recentes, os macacos que parecem mais felizes e menos estressados são aqueles que poderíamos chamar de machos beta, que estão perto do topo da hierarquia e tendem a ser tranquilos e socialmente hábeis.[33] Ser o macho de hierarquia mais alta é muito mais saudável e menos estressante do que ser o macho de posição mais baixa, mas ser um macho de posição elevada, que não o macho alfa, é ainda mais saudável e menos estressante, porque não é preciso se preocupar a cada dia com o golpe palaciano que ameaça derrubar o alfa.

cos também tendem a apresentar notáveis irregularidades no processamento de certos neurotransmissores. Segundo estudos, os macacos com maior função serotonérgica (em essência, maiores níveis de serotonina nas sinapses cerebrais) tendem a ser mais dominantes e mais amistosos, além de terem mais probabilidade de ligar-se a seus pares do que os macacos com níveis normais de serotonina.[34] Em contraste, os macacos com níveis de serotonina anormalmente baixos têm maior probabilidade de mostrar um comportamento esquivo: isolam-se e evitam interações sociais. Estudos recentes com seres humanos encontraram função de serotonina alterada em regiões cerebrais de pacientes com diagnóstico de transtorno de ansiedade social.[35] Essas descobertas ajudam a explicar por que inibidores seletivos da recaptação de serotonina, como Prozac e Paxil, podem ser eficazes no tratamento da ansiedade social.[36] (Outros estudos também revelaram que pessoas sem ansiedade e sem depressão que tomam esses inibidores tornam-se mais amistosas.)[37]

Também a dopamina foi implicada na formação do comportamento social. Quando macacos mantidos sozinhos são tirados das jaulas e postos num mesmo grupo, aqueles que ocupam as posições mais altas na hierarquia de dominação têm mais dopamina no cérebro,[38] o que é interessante à luz de estudos segundo os quais as pessoas com diagnóstico de transtorno de ansiedade social tendem a apresentar níveis de dopamina *inferiores* à média.[39] Alguns estudos apontaram notáveis correlações entre ansiedade social e mal de Parkinson, doença neurológica ligada a um déficit de dopamina no cérebro. Uma pesquisa de 2008 constatou que metade dos pacientes de Parkinson tinha alta pontuação na Escala Liebowitz de Ansiedade Social, recebendo diagnóstico de fobia social.[40] Vários estudos recentes[41] detectaram um "potencial alterado de ligações de dopamina" no cérebro de pacientes com ansiedade social.* Murray Stein, entre outros, levantou a hipótese de que o desajeitamento e o embaraço interpessoal dos sociofóbicos tenham uma ligação direta com o funcionamento da dopamina: os caminhos de "reforço/recompensa" que ajudam a orientar as pessoas saudáveis num correto comportamento social podem estar tortos no cérebro dos sociofóbicos.⁴²

Minha irmã, que há alguns anos sofre de ansiedade social, defende essa opinião. Sem ter noção alguma de neurobiologia, ela há muito tempo afirma que seu cérebro está com as "conexões erradas". "Situações sociais que as pessoas normais tiram de letra, sem pensar, fazem meu cérebro fechar", diz ela. "Nunca sei o que dizer."

Em outros aspectos, o cérebro dela funciona bem (minha irmã, formada em Harvard, é cartunista de sucesso, editora e autora de livros infantis), mas desde o ensino médio ela lutou com o que chama de "problema para conversar". Nem décadas de psicoterapia nem dezenas de combinações de medicamentos ajudaram muito. Ela já foi avaliada para a síndrome de Asperger e outros transtornos do espectro do autismo, mas não lhe falta empatia, como acontece com os pacientes de Asperger.**

A associação da dopamina e da serotonina com a fobia social não prova que déficits de neurotransmissores *causam* a ansiedade social — essas irregularidades poderiam ser os *efeitos* da ansiedade

---

* Todas as substâncias viciantes elevam os níveis de dopamina nos gânglios basais, área cerebral onde o nível de dopamina é baixo nas pessoas com ansiedade social. Um déficit crônico de dopamina talvez ajude a explicar por que os sociofóbicos têm mais probabilidade de envolver-se com a adição.

** Em certos sentidos, os indivíduos com síndrome de Asperger e os sociofóbicos sofrem de um problema semelhante — a dificuldade de lidar com interações sociais —, mas chegam a ele vindo de direções diferentes: enquanto o paciente de Asperger não tem capacidade de imaginar o que se passa na mente de outras pessoas, o sociofóbico é bom *demais* nisso.

social, as "cicatrizes" neuroquímicas que surgem quando um cérebro se estressa em excesso por ter se mantido tão vigilante, examinando o tempo todo o ambiente em busca de ameaças sociais. Mas a pesquisa sugere que a eficiência com que a dopamina e a serotonina são transportadas através das sinapses é geneticamente determinada. Os pesquisadores descobriram que a variante do transportador de serotonina de um indivíduo determina a densidade dos receptores de serotonina em seus neurônios[43] — e que a densidade relativa de seus receptores de serotonina ajuda a determinar o ponto em que ele se situa no espectro entre a timidez e a extroversão.*

A introdução de incerteza social num grupo de babuínos modifica de forma interessante as taxas de ansiedade. Os babuínos de baixa posição social são sempre estressados. Entretanto, Robert Sapolsky comprovou que sempre que um novo macho se junta ao bando, sobem os níveis de glicocorticoides de *todos* os babuínos — e não apenas os dos animais de baixa hierarquia.[44] Com a introdução de novos membros numa hierarquia social, deixam de estar claras as regras de conduta apropriadas (como as que determinam quem deve deferência a quem). Aumentam as brigas e a agitação geral. Assim que o novo babuíno é assimilado à tribo, os níveis de estresse e as concentrações de glicocorticoides declinam, e o comportamento social retorna à normalidade.

Isso também ocorre entre os seres humanos. No fim da década de 1990, o psicobiólogo alemão Dirk Hellhammer codificou 63 recrutas do Exército na área de treinamento de acordo com a posição relativa de cada um na hierarquia social (determinada por observação antropológica) e mediu seus níveis de hidrocortisona a cada semana.[45] Durante os períodos estáveis, os recrutas mais dominantes apresentavam níveis de hidrocortisona salivar mais

---

* Falarei sobre a relação entre os genes e a ansiedade com mais detalhes no capítulo 9.

baixos que os dos subalternos — exatamente como ocorria entre os babuínos. No entanto, durante períodos de estresse psicológico e físico, induzidos de modo experimental, os níveis de hidrocortisona aumentavam em todos os recrutas: de modo acentuado nos recrutas dominantes e pouco nos subordinados. Conquanto sempre seja estressante ser um membro subalterno da tribo, perturbações na ordem social parecem estressar a todos, mesmo os membros de alta hierarquia.*

> *Muitos de nós têm buscado a perfeição a fim de tentar controlar nosso mundo. [...] Existe, de modo geral, uma arraigada sensação de não sermos muito competentes, de sermos deficientes em algum sentido, ou de sermos diferentes dos demais de uma forma que os*

---

* Uma das características da modernidade é uma constante incerteza com relação à posição social. As sociedades de caçadores e coletores tendiam a não apresentar muita estratificação social. Durante a maior parte da história humana, as pessoas viveram em grupamentos bastante igualitários. Isso mudou na Idade Média. A partir do século XII, mais ou menos, e até a Revolução Americana, a sociedade foi altamente estratificada, mas também bastante fixa: as pessoas não transitavam entre as castas feudais. Em contraste, a sociedade moderna é altamente estratificada (em muitos países, a desigualdade de renda é elevada) e muito fluida. A ideia de que qualquer pessoa pode, com sorte e esforço, subir da pobreza para a classe média, ou da classe média para posições de grande riqueza, faz parte de nossa ideia de sucesso. Mas nem toda mobilidade é ascensional. Ao contrário do que ocorre numa sociedade com estratos socioeconômicos mais fixos, há sempre o medo de cair, um medo que se acentua em épocas de crise econômica como a atual. As muitas forças que atuam sobre o trabalhador americano — a destruição criativa do capitalismo de livre mercado, as turbulências na força de trabalho causadas pela tecnologia, as relações mutáveis e incertas entre homens e mulheres e a consequente confusão em relação aos papéis de gênero combinam-se para gerar constante incerteza. É natural que as pessoas se preocupem: *Estarei sendo superado por outras pessoas com qualificações profissionais mais relevantes? Será que perderei meu emprego e deixarei a classe média?* Alguns pesquisadores já afirmaram que essa incerteza crônica está mudando fisicamente os circuitos de nosso cérebro e tornando-o mais ansioso.

outros não aceitarão. Isso cria uma sensação de vergonha e um medo de passar por constrangimento e humilhação se expusermos nosso verdadeiro eu aos outros.

Janet Esposito, *Como atuar e falar em público: Sob os holofotes* (2000)

Há pouco tempo, examinando as anotações de meu tratamento com a dra. M. há quase uma década, encontrei um texto que escrevi a seu pedido. Ela quis que eu descrevesse qual seria para mim o resultado de um episódio catastrófico de falar em público. Num exercício como esse, a pessoa imagina a pior coisa que poderia acontecer (fracasso total, humilhação completa). Depois de ter refletido bastante sobre a questão, a pessoa conclui que, primeiro, é improvável que ocorra o pior cenário possível; e que, em segundo lugar, mesmo que ocorresse, talvez não fosse tão catastrófico. Chegando a essa conclusão, e assimilando-a em termos intelectuais e emocionais, é provável que o paciente reduza os riscos do desempenho e, portanto, que sua ansiedade diminua.

Essa, pelo menos, é a teoria. Mas quando, numa quinta-feira, fui vê-la na hora marcada, durante o almoço, depois de ter lhe enviado por e-mail meu cenário de pior caso possível ligado a uma exposição oral em público (humilhação e colapso físico, seguido de desemprego, divórcio e ostracismo social), a dra. M. parecia abalada.

"Foi seu texto", disse. "É a coisa mais negativa que já li." Contou-me que tinha ficado horrorizada com o que eu escrevera e se sentira obrigada a mostrar meu relato ao supervisor de seu departamento, para ouvir uma pessoa mais experiente. Ela me olhava com piedade, preocupação e, acredito, não pouco alarme, e desconfiei que ela tinha levantado a hipótese de eu estar seriamente deprimido e, talvez, psicótico.

Talvez eu tenha uma imaginação muitíssimo ativa. Talvez

seja demasiado pessimista. Mas hoje sei que negativismo e autoimagem ruim — junto com um desejo desesperado de ocultar essa autoimagem ruim — são parte do perfil psiquiátrico do sociofóbico. Quase todos os livros sobre o assunto, dirigidos a leigos ou a profissionais, frisam que o transtorno de ansiedade social está associado a sentimentos de inferioridade e a uma extrema sensibilidade a toda espécie de crítica ou avaliação negativa.*

"Jesus", disse-me um dia o dr. W., enquanto eu lhe explicava os altos riscos que atribuía a um evento público próximo e como achava importante manter minha fachada de eficácia e esconder a sensação de impostura e debilidade. "Você percebe até que ponto sua sensação de vergonha contribui para a sua ansiedade?"

Tanto a dra. M. quando o dr. W. — para não falar de Epicteto — diriam que a melhor cura para esse tipo de ansiedade social consiste em diminuir a força da vergonha. As constrangedoras exposições a que a dra. M. me submetia destinavam-se a me habituar, até certo ponto, a sensações de vergonha.

"Faça isso, ponha ela lá", diz o dr. W., referindo-se à minha

---

* Nem os psicoterapeutas estão imunes a isso, e talvez eles sejam as principais vítimas. Como percebem que os pacientes e seus pares esperam que eles controlem suas emoções, a pressão que exercem sobre si mesmos para não se mostrar ansiosos ou agitados pode ser intensa — e pode fazer com que se sintam, contraditoriamente, mais ansiosos e descontrolados. Tenho na estante vários livros de terapeutas que, num momento ou outro, se sentiram prejudicados e humilhados por sua própria ansiedade. Marjorie Raskin, autora de *The Anxiety Expert: A Psychiatrist's Story of Panic* [A especialista em ansiedade: a história do pânico de uma psiquiatra], foi atormentada por ataques de pânico causados por situações em que tinha de falar em público. Ela fazia tudo o que era possível para esconder sua ansiedade e, como eu, tomava doses fortes de benzodiazepínicos. Barbara Markway, coautora de *Painfully Shy: How to Overcome Social Anxiety and Reclaim Your Life* [Dolorosamente tímida: como superar a ansiedade social e recuperar sua vida], admite que ela própria, na verdade, nunca "superou sua ansiedade social ou recuperou sua vida".

ansiedade. "Talvez você se surpreenda com a forma como as pessoas reagem."

"Pare de se preocupar tanto com o que os outros possam pensar", diz ele, repetindo o conselho de cem livros de autoajuda. Oxalá fosse tão fácil.

No dia em que não estiver nervoso, paro. Para mim, o nervosismo é ótimo. Significa que você se importa. E eu me importo com o que faço.

Tiger Woods, em entrevista coletiva antes
de um jogo de final de campeonato em 2009

Não dou a mínima para o que você diz. Se estou na quadra e erro lances bestas e as pessoas dizem "Kobe amarelou" ou "Kobe sempre pipoca em situações de tensão", que se danem. Porque eu não jogo para sua opinião de merda. Jogo porque gosto e porque curto o jogo. E para ganhar. É para isso que eu jogo. Quase sempre, quando os caras sentem a pressão, eles se preocupam com o que as pessoas poderão dizer. Eu não tenho esse medo, e isso me ajuda a esquecer as jogadas erradas e a meter bolas na cesta e a fazer meu jogo.

Kobe Bryant, em entrevista depois do terceiro
jogo das semifinais da liga do Oeste em 2012

Um dia, disputando uma partida de tênis com Paul, meu colega de classe na sétima série, fui tomado de ansiedade. Meu estômago inchou e comecei a arrotar de modo incontrolável. Antes do começo do jogo, o mais importante para mim era vencer. Mas agora que, no meio da partida, meu estômago doía e eu tinha medo de vomitar, o mais importante para mim era sair da quadra o mais depressa possível. E a forma mais rápida de fazer isso é perder. E por isso comecei a atirar bolas para fora. Ou as atirava na rede. Cometia duplas faltas. Perdi de 6-1, depois de 6-0, e depois que apertamos as mãos e saí da quadra, a primeira coisa que senti foi alívio. Meu estômago acalmou-se. A ansiedade passou.

E logo em seguida senti outra coisa: raiva de mim. Porque eu tinha perdido para o Paul Gordo, o garoto vaselina, que agora estava se pavoneando, todo cheio de si, contando para quem quisesse ouvir que tinha me dado uma surra. Não era um jogo do outro mundo, só uma partida que valia uma posição baixa na liga do ginásio. Mas para mim ela parecia agora da maior importância. Eu tinha perdido para Paul, que nem era um bom jogador — sua técnica, sua rapidez, sua forma física eram evidentemente inferiores às minhas —, e o resultado estava lá, na súmula do jogo e no quadro de classificação pendurado no vestiário e irradiando do peito estufado de Paul, para que todos vissem: ele venceu, ele é melhor do que eu. Perdi. Portanto, por definição, sou um perdedor.

Isso — perder partidas de maneira deliberada para fugir a uma ansiedade intolerável — aconteceu dezenas de vezes ao longo de minha carreira esportiva escolar. Nem todos os jogos perdidos de propósito constituíram casos tão chocantes como o daquele jogo contra Paul (cujo nome, a propósito, troquei aqui). Muitas vezes perdi partidas com jogadores que talvez tivessem me vencido mesmo que eu não tivesse um problema de ansiedade, mas alguns casos foram semelhantes àquele com Paul. Meus técnicos ficavam perplexos. Como era possível, eles se perguntavam, que eu me mostrasse tão competente nos treinos e raramente ganhasse um jogo importante?

A exceção aconteceu na décima série, quando joguei pela equipe que disputou o torneio intercolegial de squash e cheguei ao fim invicto: 17-0 ou alguma coisa assim. O leitor perguntará: o que explica isso?

Valium.

As partidas de squash, ou mesmo os treinos, estavam me deixando tão infeliz que o psicopediatra que vinha me tratando, o dr. L., receitou uma pequena dose de benzodiazepina. A cada dia, durante a temporada de squash daquele ano, eu ingeria a pílula às escondidas com o sanduíche de manteiga de amendoim no recreio. E não perdi uma só partida. Ainda me sentia infeliz durante a temporada de squash: a agorafobia e a ansiedade de separação faziam com que eu odiasse viajar para disputar as partidas, e minhas ansiedades de competição ainda me faziam detestar disputá-las. Mas o Valium suavizava o efeito físico de meu nervosismo o suficiente para que eu pudesse me concentrar em jogar bem em vez de tentar dar o fora da quadra o mais depressa possível. Eu não me sentia mais compelido a perder jogos de propósito. O medicamento me punha na zona de desempenho em que a ansiedade é benéfica.

Em 1908, dois psicólogos, Robert M. Yerkes e John Dillingham Dodson, publicaram um artigo em *The Journal of Comparative Neurology and Psychology* no qual demonstraram que animais adestrados para executar uma tarefa conseguiam executá-la um pouco melhor se de antemão fossem levados a uma situação de "ansiedade moderada".[46] Isso levou à chamada lei de Yerkes-Dodson, cujos princípios têm sido demonstrados em termos experimentais muitas vezes desde então, em animais e em seres humanos. Trata-se de uma espécie de lei de Cachinhos Dourados: se a ansiedade for insuficiente, o desempenho da pessoa não corresponderá ao máximo que ela pode render, seja numa prova, seja numa partida de squash; se a ansiedade for excessiva, o desempenho dela não será bom; mas com a dose correta de ansiedade — o suficiente para elevar o estímulo fisiológico da pessoa e ela concentrar firmemente a atenção no trabalho, mas não a ponto de que ela se perturbe com o nervosismo —, é provável que seu desempenho seja o ideal. No meu caso, é claro, sair da zona de ansiedade excessiva da curva para a parte de desempenho ótimo requeria uma pequena dose de Valium.*

Eu gostaria de poder dizer que a ansiedade de competição só se fez presente em minha adolescência. Mas há cerca de dez anos vi-me disputando as finais de um torneio de squash contra meu amigo Jay, um jovem médico. Era a partida final no clube de squash, e algumas dezenas de pessoas tinham ido assistir a ela. Éramos apenas dois jogadores de clube, um pouco melhores que a média. A disputa não tinha nada de importante (não estava em jogo um prêmio em dinheiro, mas só um pequeno troféu).

Nesse torneio, as partidas eram jogadas no sistema de melhor de cinco games, e para ganhar um game o jogador precisava de nove pontos. Acumulei, confiante, uma vantagem inicial no primeiro game, mas deixei que ela se fosse. Ganhei o segundo game, e Jay venceu o terceiro. Pressionado, ganhei o quarto, e o jogo de Jay decaía a olhos vistos. Percebi que ele estava cansado, mais do que eu. No quinto e decisivo game, estive sempre na frente e che-

---

* Já houve também atletas profissionais para os quais esse era também o caso. Reno Bertoia, para citar apenas um, era um jovem terceira base do Detroit Tigers que em certo momento parecia ter um futuro brilhante na elite do beisebol americano até que, em 1957, passou a ser vencido de tal modo pela ansiedade que, como observou o treinador da equipe, "não conseguia rebater e às vezes falhava em lances fáceis".[47] Quanto mais nervoso Bertoia ficava, pior era seu desempenho; e quanto mais seu desempenho piorava, mais nervoso ele ficava — um clássico círculo vicioso de ansiedade crescente e desempenho decrescente. Em breve, seu jogo tinha se deteriorado a tal ponto que a direção do Tigers estava na iminência de tirá-lo do time. Desesperado, ele recorreu ao Miltown, um tranquilizante da era pré-Valium. A transformação foi estarrecedora. Bertoia "parou de se segurar", anunciou seu técnico. "Ele é um novo homem no banco, agora conversa e brinca, e muito mais relaxado." E passou a jogar com enorme competência. Sua média com o bastão subiu cerca de cem pontos.

guei aos 7-3, a dois pontos da vitória. Jay parecia derrotado. A vitória seria minha.

Ledo engano.

A perspectiva de vitória iminente fez com que a ansiedade se avolumasse em meu corpo. Minha boca secou. Os braços e as pernas ficaram incrivelmente pesados. E o pior de tudo, meu estômago me traiu. Dominado pela náusea e pelo pânico, dava raquetadas débeis, golpes desanimados. Jay, que momentos antes estava desconsolado e resignado à derrota, ganhou novo alento. Eu lhe dera um raio de esperança. Ele ganhou ímpeto. Minha ansiedade cresceu, e de repente foi como se eu estivesse de volta à sétima série, jogando tênis contra Paul: tudo o que eu queria era sair da quadra. Murchei diante dos olhos de todos. Comecei, de propósito, a perder.

Jay tirou proveito da oportunidade e, como Lázaro ressuscitado, derrotou-me. Depois, procurei ser digno na derrota, mas quando alguém, inevitavelmente, comentava que eu, de maneira inexplicável, dera de mão beijada uma vitória quase consumada, eu atribuía o acontecido a uma dor nas costas. Minhas costas de fato doíam, mas não era por isso que eu tinha perdido. Eu tinha o título do torneio nas mãos, mas o deixara escapar porque estava ansioso demais para competir.

Eu amarelei.

Para um atleta, o pior xingamento — pior, em certos aspectos, que "enganador"— talvez seja dizer que ele "amarelou": ou seja, fraquejou diante da pressão, não deu o melhor de si no momento mais importante. (Uma definição técnica, dada pelo psicólogo cognitivo Sian Beilock, da Universidade de Chicago, que se especializou nessa questão, é "desempenho subótimo — um desempenho abaixo do esperado em vista do que a pessoa é capaz e do que já fez no passado".) A raiz etimológica de "ansioso" — *anx* — vem do latim *angere*, que significa "sufocar". A palavra latina *anxius* provavelmente designava a sensação de aperto no peito experimentada num ataque de pânico. Amarelar, no contexto de uma competição esportiva ou de qualquer outro tipo de desempenho, implica falta de coragem, uma fraqueza de caráter. A explicação mais comum para amarelar numa disputa esportiva baseia-se, na simplificação dos repórteres, em "estado nervoso". Em outras palavras, amarelar é ser vitimado por ansiedade — e no estádio, na quadra, no campo de batalha ou no local de trabalho, a ansiedade é, portanto, um sinal de fraqueza.

Desde meu colapso na final do torneio do clube, aprendi os efeitos benéficos da meditação antes do jogo e melhorei no cálculo da dosagem de medicação ansiolítica prévia. Minha mulher também nos deu dois filhos, o que deveria ter posto em perspectiva a insignificância existencial de um evento esportivo recreativo. No entanto, o problema persiste.

Não faz muito tempo, vi-me de novo nas semifinais de outro torneio de squash.

"Por que você participa desses torneios, se o deixam tão infeliz?", o dr. W. me perguntara certa vez, muitos anos antes. "Se você não consegue aprender a gostar deles, pare de se torturar inscrevendo-se neles!"

Assim, parei durante algum tempo. E quando voltei a participar deles, fiz isso com uma consciente falta de envolvimento emocional. *Só estou fazendo isso pensando no exercício*, digo a mim mesmo. *Posso apreciar a competição sem ficar ansioso e infeliz com o resultado.* E nas primeiras rodadas desse torneio, foi o que fiz. Com certeza, houve momentos de tensão. Às vezes senti pressão, o que me cansa e reduz a qualidade de meu jogo. Mas isso é normal, são as vicissitudes da competição. Isso não me derruba. E continuo vencendo.

Por isso, quando entrei na quadra para as semifinais, disse a mim mesmo: *Ainda não me importo*. Só cinco pessoas estavam

assistindo ao jogo. Perdi o primeiro game por pouco. Mas estava bom. *Não é nada importante. Não ligo. Meu adversário é bom. Devo esperar perder essa partida. Nada de expectativas, nada de pressão.*
Entretanto, ganhei o game seguinte. *Espere um momento,* pensei. *Eu estou neste jogo. E tenho como ganhar.* No instante em que meu impulso competitivo aflorou, o peso habitual caiu sobre mim, e o estômago inchou de ar.
Vamos, Scott, pensei comigo. Divirta-se. Quem vai se interessar pelo vencedor?
Tentei relaxar, mas minha respiração estava ficando ofegante. Passei a suar mais. E à medida que corria a notícia de que a disputa estava dura, mais pessoas se juntaram à beira da quadra para assistir.
Procurei desacelerar tudo — minha respiração, o ritmo de jogo. À medida que crescia minha ansiedade, deteriorava-se a qualidade de meu jogo. Mas pelo menos por ora eu ainda estava focado em tentar jogar bem, em tentar vencer. Para minha surpresa, a estratégia de desaceleração deu certo. Virei o terceiro game e o ganhei. Mais um game, e estaria disputando a final.
Nesse ponto, descobri que estava tão nervoso com a minha ansiedade que não conseguia mais jogar. Meu oponente venceu o game seguinte com rapidez, igualando a disputa em 2-2. Quem ganhasse o quinto game estaria na final.
Usei o intervalo de dois minutos entre games para ir ao banheiro masculino a fim de tentar me controlar. Estava pálido e tremia. E o mais assustador era que sentia náuseas. Ao chegar de volta à quadra, o árbitro me perguntou se eu estava bem. (Meu aspecto, que fique claro, não estava nada bom.) Murmurei que sim. Começou o quinto game, e já não me importava nem um pouco vencer. Tal como em minha partida contra Paul, trinta

anos antes, tudo o que eu queria era deixar a quadra sem vomitar. Mais uma vez, comecei a tentar perder o mais depressa possível. Parei de correr para rebater a bola. Batia na bola com o aro da raquete de propósito. Meu adversário estava perplexo. Deixei de correr para rebater uma deixada, e ele me perguntou se eu estava bem. Mortificado, fiz sinal de que sim.

Mas eu não estava nada bem. Aterrorizava-me pensar que não seria capaz de perder pontos suficientes para perder logo, antes de vomitar e me humilhar. Na sétima série, ao menos, consegui permanecer na quadra até o fim do jogo contra Paul. Dessa vez, com tantos olhos em mim e com um nó na garganta, nem isso poderia fazer. Dois pontos depois, com a partida a muitos pontos do fim, levanto a mão, dando o jogo por perdido.

"Admito", digo a meu adversário. "Estou passando mal." E saio correndo da quadra, derrotado.

Mas não fui apenas derrotado. Eu desisti. Amarelei da pior forma possível. Senti-me envergonhado e ridículo.

Amigos na plateia sussurraram palavras de consolo. "A gente via que você não estava se sentindo bem", disseram. "Alguma coisa estava errada." Com um aceno, dei a entender que não queria falar ("Peixe estragado no almoço", resmungo) e me refugiei no vestiário. Como sempre, assim que me retiro do ambiente competitivo e da vista do público, a ansiedade desapareceu.

Mas eu tinha perdido para outro adversário que eu bem poderia ter derrotado. Na verdade, não me importava mesmo a derrota. O que me chateava era que, mais uma vez, a ansiedade me vencera, reduzindo-me a uma massa impotente de geleia trêmula e expondo-me ao que parece ser um pequeno embaraço público.

Eu sabia: a realidade é que ninguém se importava. O que, por algum motivo, tornou aquilo mais ridículo ainda.

Nunca, em minha carreira, eu tinha passado por alguma coisa parecida com o que aconteceu. Fiquei inteiramente descontrolado. E não conseguia entender.

Greg Norman, para a revista *Golf*, depois de deixar
escapar uma enorme vantagem no Masters de 1996

É longa a lista de atletas de elite que amarelaram de forma impressionante ou desenvolveram uma estranha e terrível ansiedade de desempenho.

O golfista australiano Greg Norman falhou no Masters de 1996, jogando fora, nos últimos buracos, uma vantagem aparentemente insuperável, e acabou soluçando nos braços de Nick Faldo, o homem que o derrotou. Jana Novotna, a estrela tcheca do tênis, estava a cinco pontos de ganhar o torneio de Wimbledon, em 1993, quando a pressão a desestruturou e fez com que ela perdesse uma enorme vantagem sobre Steffi Graf e acabasse soluçando nos braços da duquesa de Kent. Em 25 de novembro de 1980, Roberto Durán, na época campeão mundial dos pesos meio-médios ligeiros, enfrentou Sugar Ray Leonard numa das lutas mais famosas de todos os tempos. Faltando dezesseis segundos para acabar o oitavo round, e com uma bolsa de milhões de dólares em jogo, Durán virou-se para o árbitro, ergueu as mãos, capitulando, e implorou: *"No más, no más"*. Mais tarde, disse que estava com dor de estômago. Até aquele momento, Durán era visto como invencível, o epítome do macho latino. Desde então, só conheceu a ignomínia, sendo considerado um dos maiores covardes na história do esporte.

Todos esses casos foram amareladas clássicas, colapsos mentais e físicos em momentos isolados de alta ansiedade. Mais enigmáticos são os atletas profissionais que, numa dolorosa manifestação pública de ansiedade de desempenho, entram numa espécie de amarelada crônica. Em meados da década de 1990, Nick Anderson era um dos armadores do Orlando Magic. Chegou às finais da NBA em 1995 como um eficiente batedor de lances livres, tendo aproveitado cerca de 70% de seus arremessos de falta durante a carreira. Contudo, na primeira partida da decisão do campeonato daquele ano, contra os Houston Rockets, Anderson teve quatro oportunidades consecutivas de garantir a vitória para o Orlando com um lance livre nos segundos finais do tempo regulamentar do jogo: só precisava acertar *um* arremesso.

Errou os quatro. O Magic perdeu a partida na prorrogação e acabou perdendo a decisão numa série de quatro partidas. Depois disso, a porcentagem de lances livres de Anderson despencou, e, durante o resto da carreira, ele foi um desastre na linha de falta. Isso fez com que jogasse com menos agressividade no ataque, pois temia sofrer uma falta e ter de bater lances livres. Mais tarde, recordaria que os lances livres do campeonato perdido eram "como uma música que ficou grudada em minha cabeça, tocando sem parar".[48] E Anderson foi obrigado a abandonar prematuramente o basquete.

Em 1999, o jogador de beisebol Chuck Knoblauch perdeu a capacidade de arremessar uma bola da segunda para a primeira base. Isso não teria sido problema se ele não fosse, na época, o titular da segunda base do New York Yankees. Knoblauch não tinha nenhuma lesão física que o atrapalhasse, e durante os treinos fazia a jogada normalmente, como sempre. Nos jogos, entretanto, com 40 mil torcedores observando-o no estádio e outros milhões acompanhando-o pela televisão, vezes seguidas atirava a bola além da base (na verdade, ela caía nas arquibancadas).

Duas décadas antes, a apenas um ano de ser indicado como estreante do ano na National League, Steve Sax, o segunda base do Los Angeles Dodgers, passou pela mesma aflição de Knoblauch. No entanto, ele também não tinha problema nenhum nos treinos, e chegava a arremessar bem a bola, mesmo com os olhos vendados, num esforço de superar seus erros nos jogos.

Pior ainda foi o caso de Steve Blass, arremessador do Pittsburgh Pirates. Em junho de 1973, depois de um período em que foi, talvez, o melhor arremessador dos Estados Unidos, de repente ficou incapaz de atirar a bola de modo que ela passasse pela zona de *strike*. Nos treinos, arremessava bem, como sempre, mas durante os jogos não conseguia controlar o trajeto da bola. Depois de passar por psicoterapia, meditação, hipnose e todo tipo de estranhas soluções caseiras (inclusive usar roupa de baixo mais folgada), que não o curaram, ele abandonou o esporte.

Mais bizarros ainda foram os casos de Mike Ivie e Mackey Sasser, receptores do San Diego Padres e do New York Mets, respectivamente. Ambos desenvolveram tal fobia em relação a devolver a bola ao arremessador — o tipo de coisa que qualquer menino americano faz sem nenhuma dificuldade — que acabaram tendo de mudar de posição. (O psiquiatra Allan Lans, que trabalha com esportistas, criou, meio de brincadeira, o termo "disretornofobia" para se referir a essa doença.)[49]

A teoria do monitoramento explícito do amarelamento, derivada de conclusões recentes nas áreas da psicologia cognitiva e da neurociência, afirma que o desempenho falha quando os atletas concentram nele uma atenção excessiva.[50] Na verdade, pensar *demais* no que se está fazendo prejudica o desempenho. Isso parece contrariar os chavões convencionais segundo os quais a qualidade do desempenho está ligada à intensidade do foco sobre ele. Entretanto, ao que parece, o importante é o tipo de foco. Para a pesquisadora Sian Beilock, que estudou a psicologia do amarelamento num laboratório da Universidade de Chicago, preocupar-se ativamente com vômito aumenta a probabilidade de uma pessoa vomitar. Para alcançar um desempenho máximo — o que alguns psicólogos chamam de fluxo —, partes de seu cérebro devem estar no piloto automático, e não pensando ativamente no que você está fazendo (ou "monitorando de maneira explícita"). De acordo com essa lógica, o motivo pelo qual a "disretornofobia" de Ivie e Sasser se tornou tão grave foi eles pensarem de forma excessiva na mecânica de atirar a bola de volta ao arremessador. (*Estou pegando a bola direito? Estou dobrando o braço da forma correta? Minha posição está engraçada? Será que vou fazer isso errado de novo? O que está havendo comigo?*) Beilock verificou que pode melhorar em muito o desempenho dos atletas (ao menos em situações experimentais) fazendo com que se concentrem em outra coisa, e não na mecânica do movimento ou do arremesso.[51] Fazê-los declarar um poema ou cantarolar mentalmente uma música, desviando a atenção *consciente* da tarefa física, pode melhorar com rapidez o desempenho.

Entretanto, os ansiosos, de modo geral, não conseguem parar de pensar em tudo, o tempo todo, de todas as formas erradas. E se isso? E se aquilo? Estou fazendo isso direito? Pareço desajeitado? E se eu bancar o bobo? E se, de novo, jogar a bola na arquibancada? Dá para perceber que estou ficando vermelho? As pessoas podem ver que estou tremendo? Podem ouvir minha voz fraquejando? Vou perder meu emprego ou acabar num time da segunda divisão?

Ao se examinar tomografias do cérebro de atletas antes de um amarelamento ou durante ele, diz o psicólogo Bradley Hatfield, que também trabalha com esportistas, o que se vê é um "congestionamento de tráfego" de preocupação e automonitoramento.[52] Por outro lado, as tomografias cerebrais de atletas que não sofrem desse mal — os Tom Bradys e Peyton Mannings da vida, que transpiram serenidade sob pressão — revelam uma atividade neural "eficiente e racional", pois esses atletas só utilizam as partes do cérebro relevantes para o desempenho eficiente.

Num certo sentido, a ansiedade exibida pelos atletas que

amarelam é uma versão do problema do rubor: o medo que sentem de sofrer constrangimento em público os leva a se envergonhar em público. A ansiedade os impele a fazer exatamente aquilo que mais temem. Quanto mais inibida for a pessoa — mais suscetível à vergonha —, pior será o seu desempenho.

Se você for homem, não vai deixar que sua autoestima admita uma neurose de ansiedade ou demonstre medo.
Letreiros afixados em unidades de artilharia dos Aliados em Malta durante a Segunda Guerra Mundial

Em 1830, o coronel R. Taylor, cônsul britânico em Bagdá, estava explorando uma escavação arqueológica no local de um antigo palácio assírio quando encontrou um prisma hexagonal de argila, coberto de caracteres cuneiformes. O prisma Taylor, hoje conservado no Museu Britânico, narra as campanhas militares do rei Senaqueribe, que governou a Assíria no século VIII a.C. Esse prisma tem sido de enorme utilidade para historiadores e teólogos pelos relatos contemporâneos de fatos mencionados no Velho Testamento. Para mim, porém, a passagem mais interessante no prisma descreve a batalha da Assíria com dois jovens reis de Elam (o sudoeste do Irã, num mapa moderno).

"Para salvar a vida, fugiram pisoteando os corpos de seus soldados", diz o prisma, narrando o que aconteceu quando o exército de Senaqueribe os derrotou. "Como jovens pássaros capturados, perderam a coragem. Sujaram suas carruagens com urina e deixaram cair seus excrementos."

Aqui, num dos documentos escritos mais antigos já descobertos, lê-se a sentença condenatória imposta ao estômago fraco e ao caráter moral do guerreiro ansioso.

Muitas alegorias utilizadas por cronistas esportivos para falar de heroísmo, coragem e "serenidade sob pressão" aplicam-se também à guerra. No entanto, o que está em jogo num desempenho esportivo empalidece ao lado do que se disputa na guerra, quando a diferença entre a vitória e a derrota com frequência significa a diferença entre a vida e a morte.

As sociedades conferem a máxima aprovação aos soldados (e atletas) que mostram dignidade sob pressão — e desdenham de forma cruel daqueles que falham em tal situação. Os ansiosos são perturbados e fracos; os valentes, impassíveis e fortes. Os covardes são governados por seus temores; os heróis não se deixam abalar por eles. Em sua *História*, Heródoto fala de Aristodemo, guerreiro da elite espartana cujo "coração lhe falhou" na batalha das Termópilas, em 480 a.C., na qual ele permaneceu na retaguarda e não participou do combate. Daí em diante, Aristodemo passou a ser chamado de "Tremeliques" e "viu-se cercado de tamanha vergonha que se enforcou".[53]

As Forças Armadas sempre fizeram o máximo possível para habituar seus soldados à ansiedade.[54] Os vikings usavam estimulantes feitos com urina de veado a fim de proporcionar resistência química ao medo. Os comandantes militares britânicos historicamente animavam seus comandados com rum. O Exército russo usava a vodca (e também a valeriana, um tranquilizante suave).[55] O Pentágono já pesquisou meios farmacológicos de eliminar a reação de luta ou fuga, visando a erradicar o medo do combate. Na Universidade Johns Hopkins, pesquisadores criaram há pouco tempo um sistema que permitiria aos comandantes monitorar o nível de estresse de suas tropas em tempo real, medindo o hormônio hidrocortisona; a ideia é que quando os hormônios de estresse de um soldado ultrapassarem determinado nível, ele deve ser afastado do combate.[56]

As Forças Armadas não querem saber de conduta temerosa por uma boa razão: a ansiedade pode ser devastadora para o soldado e para seu exército. A *Crônica anglo-saxônica* narra a batalha entre a Inglaterra e a Dinamarca, no ano 1003, em que o comandante inglês, Ælfric, ficou tão ansioso que começou a vomitar e não pôde mais chefiar seus homens, que terminaram dizimados pelos dinamarqueses.[57]

Como a ansiedade pode espalhar-se por contágio, os exércitos são agressivos na tentativa de detê-la. Durante a Guerra de Secessão americana, o Exército da União tatuava ou marcava a ferro os soldados considerados culpados de covardia. Na Primeira Guerra Mundial, todo soldado britânico que desenvolvia neurose em resultado de trauma de guerra era declarado "na melhor das hipóteses um ser humano de constituição inferior e, na pior, um dissimulado e covarde".[58] Médicos da época falaram de soldados nervosos como "inválidos morais". (Alguns médicos progressistas, entre os quais W. H. R. Rivers, que tratou do poeta Siegfried Sassoon, entre outros, alegaram que a neurose de combate era um estado clínico capaz de afetar até soldados de sólida disposição moral, mas esses médicos estavam em minoria.) Um artigo de 1914 de *The American Review of Reviews* afirmava que o "pânico podia ser controlado se os oficiais atirassem em seus próprios homens".[59] Até a Segunda Guerra Mundial, o Exército britânico punia os desertores com a morte.

A Segunda Guerra Mundial foi o primeiro conflito em que os psiquiatras exerceram papel importante, examinando soldados antes do combate e curando suas lesões psíquicas depois. Mais de 1 milhão de soldados americanos deu entrada em hospitais para tratamento psiquiátrico da fadiga de combate. Entretanto, alguns oficiais superiores preocupavam-se com o que esse tratamento mais humano dos soldados pudesse representar para a eficácia em combate. George Marshall, general americano que viria a ocupar o cargo de secretário de Estado, lamentou que soldados que na linha de frente eram considerados covardes, capazes de se fazer passar por doentes, fossem vistos como pacientes por psiquiatras.

A "atitude profissional super-respeitosa" do psiquiatra, queixou-se Marshall, redundaria num exército de covardes paparicados.⁶⁰ Generais britânicos declararam em revistas médicas de renome que homens que entravam em pânico em combate deveriam ser esterilizados, "pois só essa medida impediria que eles demonstrassem medo e transmitissem a outra geração sua fraqueza mental".⁶¹ Oficiais de alta patente dos dois lados do Atlântico afirmaram que era preciso evitar que soldados com diagnóstico de "neurose de guerra" envenenassem a reserva genética com sua covardia. "Já é hora de nosso país parar de ser leniente", disse um coronel britânico, "e deixar de mimar esses imprestáveis."⁶² Por sua vez, o general americano George Patton negava que existisse a chamada "neurose de guerra". Preferia a expressão "exaustão de combate" e considerava que isso não passava de um simples "problema da vontade". Para evitar que a exaustão de combate se propagasse, Patton propôs a Dwight Eisenhower que ela fosse punida com a morte.⁶³ (Eisenhower rejeitou a sugestão.)

Os exércitos de hoje ainda debatem o que fazer com soldados cujo sistema nervoso foi destruído por combates. Durante a Guerra do Iraque, o *New York Times* publicou matérias sobre um soldado americano que tinha recebido baixa desonrosa por covardia.⁶⁴ O soldado contestou a baixa, argumentando que deveria ter sido honrosa. Não era covarde, objetou, e sim um paciente acometido de uma doença psiquiátrica: o estresse de combate lhe provocara um transtorno de pânico, que lhe causara crises de ansiedade incapacitantes. Tratava-se de um caso de doença, disseram seus advogados, não de covardia. O Exército de início se recusou a reconhecer a diferença; no entanto, oficiais abandonaram mais tarde as acusações de covardia, reduzindo-as à acusação menos grave de não cumprimento do dever.

Ao longo da história, sempre houve soldados ansiosos, homens cujo nervosismo os enganou e cujo corpo os traiu em momentos cruciais. Depois de seu batismo de fogo, em 1862, William Henry, jovem soldado dos Voluntários da Pensilvânia, unidade do Exército da União, passou a sofrer lancinantes dores de estômago e diarreia. Os médicos consideraram que em outros demais aspectos ele gozava de boa saúde, e Henry foi a primeira pessoa a receber um diagnóstico formal de "coração de soldado",[65] síndrome ocasionada pelo estresse de combate.* Estudos de "índices de defecação involuntária"[66] entre soldados americanos durante a Segunda Guerra Mundial determinaram de forma consistente que entre 5% e 6% dos combatentes perdiam o controle do intestino, sendo que o índice entre algumas divisões de combate passavam de 20%. Antes do desembarque em Iwo Jima, em junho de 1945, as tropas americanas apresentaram alto índice de diarreia, sendo que alguns soldados usaram o fato como pretexto para fugir ao combate. Um estudo sobre uma unidade de combate americana na França, em 1944, mostrou que mais da metade dos soldados apresentou suores frios, sentiu vertigens ou perdeu o controle do intestino em batalha.[67] Outro levantamento sobre soldados de infantaria do Exército americano durante a Segunda Guerra Mundial constatou que apenas 7% deles disseram que nunca tinham sentido medo, enquanto 75% admitiram que suas mãos tremiam, 85% afirmaram que tinham a palma das mãos suada, 12% declararam que não controlavam o intestino e 25%, que não controlavam a bexiga.[68] (Ao saber que um quarto dos participantes do

---

* Esse diagnóstico tinha sido aplicado informalmente, desde a Revolução Francesa, a homens que sofriam um colapso em combate, mas só em 1871, quando um médico chamado Jacob Mendes Da Costa publicou um estudo de caso referente a Henry no periódico *The American Journal of the Medical Sciences*, o problema foi formalmente inscrito nos anais científicos como coração de soldado, coração irritado ou síndrome de Da Costa. É frequente que os historiadores da psiquiatria apontem esse artigo como o primeiro a descrever a afecção que hoje chamamos de transtorno de pânico ou transtorno de estresse pós-traumático.

estudo admitia a perda do controle da bexiga em batalha, um coronel do Exército exclamou: "Inferno... Isso só prova que três em quatro deles são tremendos mentirosos!".[69] Dados divulgados há pouco pelo Pentágono revelaram que um número elevado de soldados enviados ao Iraque vomitava de ansiedade antes de sair em patrulha em áreas de combate.

William Manchester, que se tornaria um eminente historiador americano, lutou em Okinawa durante a Segunda Guerra Mundial. "Eu sentia uma contração no maxilar, que ia e vinha como uma luz piscante sinalizando algum problema", escreveu, recordando sua primeira experiência de combate direto, na qual se aproximou de um atirador japonês escondido num barraco.[70] "Várias válvulas se abriam e fechavam em meu estômago. Minha boca estava seca, as pernas tremiam e o olhos ficaram fora de foco." Manchester atirou e matou o japonês — e a seguir vomitou e urinou-se. "É isso que chamam de 'bravura notável'?", ele se perguntava.

Eu diria que a reação fisiológica de ansiedade mostrada por Manchester teve uma qualidade quase moral, uma sensibilidade à gravidade existencial da situação. A ansiedade, como têm notado os observadores desde Santo Agostinho, pode-se aliar com proveito à moralidade; as pessoas que não têm nenhuma reação fisiológica nessas situações são os proverbiais assassinos a sangue-frio. Como se expressou certa vez o escritor Christopher Hitchens, que ninguém pode chamar de covarde,

> ora, aquelas pessoas que não demonstram emoção quando estão sob pressão muitas vezes parecem bons candidatos a oficiais, mas esse mesmo estoicismo também pode esconder — como ocorre no caso de oficiais que não sofrem fadiga de combate ou estresse pós-traumático — uma calma patológica que manda todo o pelotão para uma vala cheia de arame farpado sem derramar uma lágrima.[71]

Não obstante, remonta ao passado longínquo uma conexão culturalmente aceita que liga coragem e virilidade, do mesmo modo que se atribui uma qualidade moral positiva à capacidade de controlar as funções corporais em situações extremas. Segundo a lenda, quando Napoleão precisava de um homem "com nervos de aço" para uma missão perigosa, ordenava que vários voluntários enfrentassem um falso pelotão de fuzilamento e escolhia aquele que "não mostrava tendência alguma a esvaziar os intestinos" diante dos tiros com cartuchos de festim.[72]

Meu colega Jeff, jornalista que já cobriu guerras em todo o mundo e foi sequestrado por organizações terroristas, diz que os correspondentes de guerra neófitos sempre imaginam o que há de acontecer na primeira vez em que se virem imobilizados por fogo inimigo. "Até você estar debaixo de fogo", diz Jeff, "o que você se pergunta é: vou me borrar nas calças? Alguns se borram, outros, não. Eu não me borrei... e a partir daí soube que seria assim. Mas até acontecer, você simplesmente não sabe."

Por felicidade, nunca me vi debaixo de fogo. Mas suspeito que sei em qual categoria seria enquadrado.

> [...] *é que a pele do covarde está sempre a mudar de cor, nem o ânimo lhe assenta imperturbável no espírito, mas fica irrequieto e apoia-se ora num pé, ora no outro, e o coração bate com força dentro do peito ao pressentir a morte e na boca lhe chocalham os dentes; porém a cor do valente não se altera nem sente medo em demasia depois de estar no seu lugar na emboscada de varões* [...].
>
> Homero, *Ilíada* (*c*. século VIII a.C.)

Por que algumas pessoas se portam com bravura sob o fogo, enquanto outras desmoronam tão rápido? Segundo estudos, quase todas — exceção feita aos mais resilientes e aos sociopatas —

têm um ponto de ruptura, um limiar psíquico além do qual não pode mais suportar o estresse de combate sem deterioração ou colapso emocional e físico. Certas pessoas, porém, são capazes de tolerar muito estresse antes de sucumbir, e se recuperam depressa da exaustão de combate; outras sucumbem logo e se recuperam com lentidão e dificuldade — quando se recuperam, o que nem sempre acontece.

Parece haver uma notável invariabilidade, nesse aspecto, entre as populações humanas: uma porcentagem fixa de pessoas desaba sob pressão, e outra porcentagem fixa permanece em grande medida imune a ela. Estudos abrangentes, realizados durante a Segunda Guerra Mundial, determinaram que na unidade de combate típica uma proporção razoavelmente constante dos homens logo entra em colapso emocional, em geral antes mesmo de chegar ao campo de batalha; outra proporção relativamente fixa (que inclui alguns sociopatas) será capaz de suportar doses elevadas de estresse sem efeitos perniciosos; e a maioria se situa num ponto intermediário entre esses extremos.[73]

John Leach, psicólogo britânico que estuda a cognição sob extremo estresse, observou que, em média, 10% a 20% das pessoas mantêm-se calmas e controladas em situações de combate. "Essas pessoas serão capazes de organizar seus pensamentos depressa", escreveu ele em *Survival Psychology* [Psicologia de sobrevivência]. "A percepção da situação estará intacta e sua capacidade de julgamento e de raciocínio não será prejudicada em termos substanciais."[74] No outro extremo, entre 10% e 15% das pessoas reagirão com "choro sem controle, confusão, gritos e ansiedade paralisante".[75] No entanto, diz Leach, em condições letais de elevado estresse, a maioria das pessoas (até 80% delas) se tornam letárgicas e confusas, à espera de ordens. (Isso talvez explique por que tanta gente se submete com tanta prontidão ao autoritarismo em períodos de muito estresse ou perturbação da ordem.)

Por outro lado, durante a Segunda Guerra Mundial, psiquiatras britânicos verificaram que, enquanto bombardeiros alemães despejavam bombas sobre Londres, os níveis gerais de ansiedade de civis com transtornos neuróticos preexistentes *declinavam*.[76] Como escreveu um historiador, "os neuróticos se portavam com uma calma notável em relação ao perigo que vinha do céu", talvez por se sentirem tranquilizados ao descobrir que as pessoas "normais" partilhavam de seu medo durante os ataques aéreos.[77] Um psiquiatra especulou que os neuróticos se sentiam acalmados por ver que as outras pessoas "pareciam tão preocupadas quanto eles tinham se sentido ao longo dos anos".[78] Quando é aceitável mostrar ansiedade, os neuróticos se sentem menos ansiosos.

Um estudo fascinante sobre o estresse em tempo de guerra foi realizado por V. A. Kral, médico que esteve preso no campo de concentração de Theresienstadt, na Segunda Guerra Mundial.[79] Em 1951, Kral publicou um artigo em *The American Journal of Psychiatry* em que sustentava que, embora 33 mil pessoas tivessem morrido em Theresienstadt — e outras 87 mil tivessem sido transferidas para outros campos a fim de serem mortas —, não surgiram ali novos casos de fobia, neurose ou ansiedade patológica. Na verdade, Kral, que trabalhou no hospital do campo, notou que embora a maioria dos prisioneiros apresentasse depressão, poucos mostravam ansiedade patológica. Segundo ele, aqueles que antes da guerra sofriam de "psiconeuroses severas e duradouras, como fobias e neuroses obsessivo-compulsivas" viram seus problemas se reduzir. "As neuroses [dos pacientes] desapareciam por completo em Theresienstadt ou melhoravam a tal ponto que os pacientes trabalhavam e não buscavam assistência médica." Curiosamente, os pacientes que sobreviveram à guerra voltaram depois à antiga conduta neurótica. Foi como se o medo real tivesse expulsado a ansiedade neurótica; quando o medo desapareceu, a ansiedade voltou.

Os psiquiatras militares coletaram grande volume de dados sobre as situações que causam maior ansiedade aos soldados. Muitos estudos determinaram que o nível de controle que um soldado julga exercer determina bastante o grau de ansiedade que ele experimenta. Como Roy Grinker e seus colaboradores mostraram em *Men under Stress* [Homens sob estresse], o estudo clássico de neuroses de combate na Segunda Guerra Mundial, embora os pilotos de caça tivessem muito medo da artilharia antiaérea, ficavam eufóricos em combate com aviões inimigos.*

O trauma de combate é um poderoso destruidor psíquico: muitos soldados sofrem colapsos nervosos na guerra; um número ainda maior enfrenta problemas emocionais depois dela. O Vietnã causou traumas em milhares de soldados, e muitos deles acabaram sem teto e dependentes de drogas. Cerca de 58 mil soldados americanos morreram em combate ativo no Vietnã entre 1965 e 1975, mas um número ainda maior cometeu suicídio desde então. O suicídio também grassa entre os veteranos de nossas guerras recentes no Iraque e Afeganistão. De acordo com números fornecidos pelo serviço médico do Exército americano, a taxa de suicídio entre soldados em serviço ativo aumentou 80% entre 2004 e 2008. Um estudo de 2012, publicado na revista *Injury Prevention*, constatou que o número de suicídios "não tem precedentes em mais de trinta anos de registros do Exército americano".[80] Uma pesquisa publicada em *The Journal of the American Medical Association* concluiu que mais de 10% dos veteranos do Afeganistão

---

* A relação entre a ausência de controle e a ansiedade foi demonstrada muitas vezes, ao longo dos anos, também fora de situações de combate. Pesquisadores provocaram úlceras em camundongos simplesmente privando-os de controle sobre seu ambiente, e diversos estudos comprovaram que pessoas em ocupações sobre as quais não se veem com muito controle são bem mais suscetíveis a desenvolver ansiedade patológica e depressão, assim como problemas de saúde relacionados ao estresse, como úlceras e diabetes.

e quase 20% dos veteranos do Iraque sofrem de ansiedade ou depressão.[81] Outros estudos revelaram taxas elevadas de consumo de antidepressivos e tranquilizantes entre veteranos do Iraque, e o site ABC News informa que um terço dos soldados toma hoje medicamentos psiquiátricos. A taxa de mortalidade entre aqueles que sofrem um colapso nervoso causado por estresse de combate é muito mais alta que a dos que não apresentam esse quadro: um estudo recente publicado em *Annals of Epidemiology* mostrou que os veteranos do Exército com diagnóstico de transtorno de estresse pós-traumático apresentam uma taxa de mortalidade precoce duas vezes maior que a dos veteranos sem esse transtorno.[82] Os índices de suicídio pós-combate tornaram-se tão altos nos últimos anos que as Forças Armadas americanas passaram a dar alta prioridade ao tratamento preventivo para o TEPT. Em 2012, a taxa de suicídio atingiu um recorde em dez anos: nada menos que dezoito militares, na ativa ou veteranos, tiram a própria vida *por dia* nos Estados Unidos, segundo o almirante Mike Mullen, ex-diretor do Estado-Maior Conjunto.[83]

É claro que antes de 1980, quando o *DSM-III* consagrou a criação do diagnóstico de transtorno de estresse pós-traumático, junto com outros transtornos de ansiedade, o TEPT não existia oficialmente.* Tal como no caso do transtorno de ansiedade social, persiste certa controvérsia sobre a existência real do transtorno de estresse pós-traumático na natureza — e, em caso positivo, sobre a amplitude de sua definição. É inevitável que esses debates sejam politizados, devido aos bilhões de dólares envolvidos nos benefícios médicos aos veteranos e nos lucros dos laboratórios farmacêuticos, e também por causa das permanentes discussões a respeito da distinção entre covardia moral e um problema de

---

* O TEPT é o sucessor do coração de soldado, do trauma de guerra, da fadiga de combate e da neurose de guerra, entre outros diagnósticos.

saúde. Por sua parte, as Forças Armadas dos Estados Unidos hoje em dia consideram o TEPT um problema real e grave, e vêm dedicando recursos substanciais para pesquisar suas causas, o tratamento e a prevenção. O Pentágono patrocina muitos estudos sobre os Seals da Marinha, de modo geral os soldados mais resistentes e resilientes das Forças Armadas, a fim de determinar a combinação de genes, neuroquímica e — sobretudo — treinamento que lhes confere tamanha tenacidade mental. As pesquisas constatam, uma após outra, que os Seals pensam com mais clareza e tomam decisões melhores e com mais rapidez que outros soldados em situações caóticas ou estressantes.

Por mais importante que seja a natureza do estresse de combate que um soldado experimenta, estudos recentes na área da neurociência e da genética levam a crer que a natureza do soldado pode ser mais importante para a probabilidade de um colapso nervoso. A maior ou menor probabilidade de um soldado desmoronar devido a estresse de combate brando ou de permanecer firme como uma rocha mesmo sob condições de guerra extremas pode decorrer, em grande parte, das substâncias neuroquímicas que ele leva para o campo de batalha, e essas substâncias são, até certo ponto, produto de sua genética.

O psiquiatra Andy Morgan, da Faculdade de Medicina de Yale, realizou estudos com militares em treinamento para as Forças de Operações Especiais em Forte Bragg, que passam pelo famoso programa SERE (sobrevivência, evasão, resistência e escape). Esses candidatos ao corpo dos Seals e aos boinas-verdes são expostos a três semanas de sofrimento físico e psicológico extremo para determinar se serão capazes de resistir ao estresse de ser um prisioneiro de guerra. Suportam dor, privação de sono, isolamento e interrogatórios — que incluem "técnicas avançadas" como simulação de afogamento. Os candidatos selecionados para o programa já passaram por alguns anos de treinamento em locais como o Centro e Escola de Guerra Especial John F. Kennedy, em Forte Bragg. Os que demonstram pouca resistência física e psicológica são eliminados muito antes de chegarem ao SERE. Entretanto, mesmo para os soldados de elite que participam do programa, ele pode ser estressante a um nível assombroso. Num trabalho de 2001, Morgan e seus colaboradores observaram que as mudanças registradas no nível de hidrocortisona, hormônio do estresse, durante o treinamento no SERE "foram algumas das maiores já documentadas em seres humanos" — maiores ainda do que as associadas a cirurgias cardiovasculares.[84]

Morgan descobriu há pouco tempo que os recrutas que obtinham melhores resultados durante o SERE apresentavam níveis substancialmente mais altos — às vezes um terço a mais — de um neurotransmissor, o neuropeptídeo Y, do que os recrutas com resultados menos expressivos. Descoberto em 1982, o neuropeptídeo Y (ou NPY, como os pesquisadores o chamam) é o peptídeo mais abundante no cérebro e participa da regulação da dieta e do equilíbrio — e da reação ao estresse. Algumas pessoas com níveis elevados de NPY parecem *completamente imunes* a desenvolver transtorno de estresse pós-traumático — nenhuma quantidade de estresse pode derrubá-las.[85] A correlação entre o NPY e a resistência ao estresse é tão forte que Morgan verificou que com um simples exame de sangue pôde prever com notável precisão quem seria aprovado ao final do treinamento para as Forças Especiais e quem não seria. De alguma forma, o NPY confere resistência e resiliência psicológica.*

---

* Os pesquisadores estão investigando se a administração de NPY por meio de um spray nasal pode ajudar a bloquear o surgimento do transtorno de estresse pós-traumático.[86]

É possível que os integrantes das Forças Especiais que mostram desempenho máximo sob pressão tenham *aprendido* a ser resilientes — que seus altos níveis de NPY sejam produto do treinamento, ou da criação. A resiliência é um traço que pode ser ensinado, e o Pentágono tem gasto milhões de dólares na procura de melhores meios de fazer isso. No entanto, estudos indicam que a dotação de NPY de uma pessoa permanece fixa desde o nascimento, sendo, assim, função mais da hereditariedade que do aprendizado. Pesquisas feitas na Universidade de Michigan mostraram correlações não só entre a variante do gene de NPY de um indivíduo e a quantidade do neurotransmissor que ele produz, como também entre a quantidade de NPY que ele produz e a intensidade de sua reação a fatos negativos.[87] Pessoas com níveis baixos de NPY mostraram mais hiper-reatividade nos "circuitos de emoção negativa" do cérebro (como a amígdala direita) do que pessoas com altos níveis de NPY e demoravam muito mais a voltar a estados cerebrais calmos após um fato estressante. Além disso, apresentavam probabilidade muito maior de terem passado por episódios de depressão grave, e isso não tinha nenhuma relação com seus sistemas de serotonina, nos quais se concentrou grande parte das pesquisas da neurociência nas últimas décadas. Por outro lado, dispor de amplas quantidades de NPY parece preparar a pessoa para enfrentar bem o estresse.

Outra pesquisa constatou que os soldados cujo corpo reage mais a hormônios de estresse têm maior probabilidade a sucumbir à pressão. Um estudo de 2010 publicado em *The American Journal of Psychiatry* concluiu que os soldados com mais receptores de glicocorticoide nas células sanguíneas corriam maior risco de apresentar TEPT depois do combate.[88] Estudos como esse tendem a validar a ideia de que a probabilidade de você entrar em colapso sob pressão é em grande parte determinada pela sensibilidade relativa de seu eixo hipotalâmico-hipofisário-adrenal

(HHA): se você tem um eixo HHA hipersensível, é muito mais provável que desenvolva TEPT ou algum outro transtorno de ansiedade depois de uma experiência traumática; se tem um eixo HHA de baixa reatividade, será muito mais resistente, ou praticamente imune, a desenvolver TEPT. E embora se saiba que são muitos os condicionantes da sensibilidade de seu eixo HHA — desde a quantidade de afeto que você recebeu de seus pais até a sua dieta e a natureza do trauma —, seus genes são um determinante de máxima importância. Tudo isso aponta para uma forte correlação entre sua fisiologia, geneticamente dada, e a probabilidade de que venha a sofrer um colapso em situação de estresse.

Contudo, se a bravura sob pressão é, em larga medida, uma função da quantidade de um certo peptídeo no cérebro, ou da sensibilidade do eixo HHA, que espécie de bravura é essa?

> *O herói e o covarde sentem a mesma coisa, mas o herói usa o seu medo, projeta-o no adversário, enquanto o covarde corre. É a mesma coisa, medo, mas o que importa é o que você faz com ele.*
>
> Cus D'Amato, empresário de boxe que treinou Floyd Patterson e Mike Tyson

Estarão as pessoas como nós, com eixo HHA hipersensível e predispostas a tremer como ratinhos em resposta às mais leves perturbações, condenadas a falhar em momento cruciais? Destinadas, como Aristodemo, o Tremeliques, e Roberto Durán, à vergonha e humilhação? Obrigadas a ser sempre vítimas de nosso corpo nervoso e de nossas emoções tumultuadas?

Não necessariamente, pois quando começamos a deslindar as relações entre ansiedade e desempenho, entre fragilidade e coragem, elas se revelam mais complexas do que parecem à primeira vista. Talvez uma pessoa possa ser, ao mesmo tempo, ansiosa e eficaz, covarde e corajosa, aterrorizada e heroica.

Bill Russell é um jogador de basquete que ganhou onze campeonatos (o maior número de títulos de um desportista americano) com o Boston Celtics, foi escolhido doze vezes para a equipe All-Star da NBA e eleito o melhor jogador da liga cinco vezes. Por consenso geral, é considerado o maior defensor e o mais destacado jogador de sua era, se não de todos os tempos. Foi o único atleta na história, em qualquer esporte, a ganhar um campeonato universitário nacional, uma medalha de ouro numa olimpíada e um campeonato profissional. Ninguém questionaria a tenacidade de Russell, suas qualidades como jogador ou sua coragem. Todavia, para meu espanto, esse é o homem que vomitava de ansiedade antes da maior parte dos jogos que disputou. Segundo uma tabulação, Russell vomitou antes de 1128 jogos entre 1956 e 1969, o que quase o insere na mesma categoria de Charles Darwin. "[Russell] vomitava sempre antes de uma partida ou no intervalo", declarou John Havlicek, seu companheiro de equipe, ao escritor George Plimpton em 1968.[89] "E isso é um som bom de escutar, porque significa que ele está pronto para o jogo, e no vestiário a gente ri e diz: 'Cara, vamos jogar um bolão esta noite'."

Como qualquer pessoa com transtorno de ansiedade, Russell tinha de lutar com o nervosismo que fazia miséria com seu estômago. Mas havia uma diferença vital entre Russell e o típico paciente ansioso (além, é claro, de sua incrível destreza atlética): uma correlação positiva entre sua ansiedade e seu desempenho — e, portanto, entre seu estômago em pandarecos e seu desempenho. Uma vez, em 1960, quando o técnico do Celtics notou, preocupado, que Russell ainda *não tinha* vomitado, ordenou que o aquecimento antes do jogo fosse suspenso até que Russell vomitasse.[90] Quando Russell parou de vomitar durante algum tempo, no fim da temporada de 1963, passou por uma das piores baixas de sua carreira. Por sorte, quando as eliminatórias começaram naquele ano, e ele viu a multidão de torcedores que chegava para a partida inicial, sentiu os nervos à flor da pele e voltou a vomitar de nervosismo — e logo entrou em quadra e teve sua melhor atuação na temporada. No caso de Russell, um estômago nervoso se fazia acompanhar de desempenho eficiente, até melhor.*

Tampouco a covardia é sempre, necessariamente, obstáculo para a grandeza. Em 1956, Floyd Patterson tornou-se, aos 21 anos, o mais jovem campeão mundial dos pesos pesados. Depois, numa série de lutas clássicas com Ingemar Johansson entre 1959 e 1961, tornou-se o primeiro boxeador na história a recuperar o título depois de perdê-lo. No ano seguinte, perdeu o título numa luta com Sonny Liston, mas continuou ativo nos ringues por mais uma década, em combates com Liston, Jimmy Ellis e Muhammad Ali.

Patterson era resistente, dedicado e forte, e durante vários anos, na qualidade de campeão dos pesos pesados, esteve entre os

---

* Evidentemente, quando um estômago nervoso prejudica o desempenho, a situação muda radicalmente. Vejamos a diferença entre Bill Russell e Donovan McNabb, *quarterback* do Philadelphia Eagles no Super Bowl de 2005. Tal como Russell, McNabb era um atleta de elite. Seis vezes participante do Pro Bowl e detentor de quase todos os recordes de passes do Eagles, foi um dos mais bem-sucedidos *quarterbacks* universitários e profissionais de sua geração. No entanto, apesar de muitas vitórias em eliminatórias, McNabb, ao contrário de Russell, jamais ganhou um campeonato, e desde que sua equipe perdeu um jogo do Super Bowl, em 2005, ele tem sido atormentado por declarações de vários companheiros, segundo os quais ele teria vomitado durante o jogo (o que McNabb nega) e não conseguiu transmitir instruções à equipe. (O debate sobre se McNabb vomitou ou não durante o jogo continua ainda hoje, oito anos depois da partida, e tem sido classificado como "um dos grandes mistérios na história do esporte".)[91] A implicação disso é que McNabb, apesar de todo o seu talento, foi vencido pela pressão do jogo e sucumbiu ao nervosismo; faltaram-lhe qualidades de liderança e firmeza — a literal fortaleza intestinal — para controlar o estômago e levar o Eagles à vitória. Depois disso, McNabb nunca mais foi o mesmo. (O que só fez aumentar a fama de que ele "amarelava": as estatísticas de McNabb em séries de finais eram marcadamente piores do que as dos jogos ao longo da temporada.)

homens mais resistentes, dedicados e fortes do mundo. Contudo, era também covarde, segundo ele próprio. Depois de sua primeira derrota para Liston, passou a levar disfarces — barbas e bigodes falsos, além de chapéus — para as lutas, preparando-se para a eventualidade de ficar nervoso demais e querer sair escondido do vestiário antes da peleja, ou para se esconder, caso perdesse. Em 1964, o escritor Gay Talese, que preparava uma matéria a seu respeito para a *Esquire*, fez a ele uma pergunta sobre esse hábito de levar disfarces para o vestiário.

"Você deve se perguntar o que leva um homem a fazer esse tipo de coisa", disse Patterson.

> Bem, eu também me pergunto. E a resposta é: não sei... Mas acho que dentro de mim, dentro de cada ser humano, existe uma certa fraqueza. É uma fraqueza que se torna mais evidente quando se está sozinho. E passei a achar que, em certa medida, o que me leva a fazer o que faço, e que me impede de dominar *a mim mesmo*, é... é que... eu sou um covarde.[92]

É claro que a definição de covardia para Patterson era diferente da minha ou da sua. Não tem nada de convencional.* Ainda assim, porém, faz crer que a ansiedade interior pode estar conjugada com a aparência exterior de bravura física, que a fraqueza não é incompatível com a força.

Em casos raros, a ansiedade pode até ser fonte de heroísmo. Na década de 1940, Giuseppe Pardo Roques era o líder da comunidade judaica em Pisa, na Itália. Embora bastante respeitado

---

* "Quando foi que você começou a achar que é um covarde?", perguntou Talese. "Depois da primeira luta contra Ingemar", respondeu Patterson. "É na derrota que um homem se revela. Quando sou derrotado, não consigo encarar as pessoas. Não tenho força para dizer às pessoas: 'Fiz o que pude, desculpem-me etc. e tal.'"

como líder espiritual, era também um homem vitimado por uma ansiedade incapacitante, e sobretudo por uma avassaladora fobia de animais. Tentando vencer essa ansiedade, tentou de tudo: sedativos, "tônicos" (neurofosfatos destinados a fortalecer o sistema nervoso), psicanálise com um dos discípulos de Freud e — num esforço que posso compreender — ler tudo em que pusesse as mãos, de Hipócrates a Freud, sobre a teoria e a ciência das fobias.[93] Nada funcionou. A fobia dominava a sua vida. Ele não podia viajar — mal conseguia sair de casa —, devido ao medo irracional de ser atacado por cães. Quando juntava coragem para sair à rua, agitava uma bengala em torno de si de maneira desordenada, sem parar, para escorraçar os animais que, ele temia, poderiam atacá-lo. Quando uma família vizinha arranjou um cachorro, ele deu um jeito de inventar um motivo para que fossem despejados, pois não suportava a ideia de viver tão perto de um animal. Passava horas, a cada dia, realizando rituais complicados para ter certeza de que não havia animais em sua casa. (Hoje em dia, ele receberia um diagnóstico de transtorno obsessivo-compulsivo.)

Roques reconhecia a irracionalidade de seu medo, mas era impotente para superá-lo. "A intensidade desse medo é tão grande quanto seu absurdo", declarou certa vez.

> Estou perdido. Meu coração bate descompassado. A expressão em meu rosto sem dúvida muda. Não sou mais eu mesmo. O pânico aumenta, e o medo do medo aumenta o medo. Um crescendo de sofrimento toma conta de mim. Acredito que não serei capaz de me controlar. Procuro ajuda, e não sei onde encontrá-la. Tenho vergonha de pedir ajuda, mas tenho medo de que o medo me mate. E eu morro, como um covarde, mil vezes.

O caso fascinava Silvano Arieti, um rapaz da comunidade. Como era possível, ele se perguntava, que um homem brilhante e sensato como Roques tivesse medo de viajar — ele nunca saíra de Pisa em todos os seus sessenta anos —, e havia dias em que sua ansiedade chegava a tal ponto que ele não conseguia nem sair do quarto. Entretanto, e aqui estava o que tanto assombrava Arieti, Roques se mostrava em todos os outros aspectos "um homem absolutamente destemido, disposto a defender com coragem os destituídos, os desvalidos, os necessitados em qualquer sentido. [...] Seu medo quase constante se fazia acompanhar de uma coragem constante". Era capaz de lidar com medos "reais" e, na verdade, ajudava corajosamente outras pessoas ameaçadas por perigos. Mas com relação a suas próprias fobias, "em sua plena intensidade trágica", ele nada podia fazer. Haveria uma ligação, perguntava-se Arieti, entre a força moral de Roques e sua doença mental?

Em 1979, depois que emigrou para os Estados Unidos e se tornou um dos mais destacados especialistas em doença mental em todo o mundo, Arieti publicou um livro, *The Parnas: A Scene from the Holocaust* [Os parnas: uma cena do Holocausto], em que narrou o que aconteceu em Pisa depois que os alemães ocuparam parte da Itália. Em 1943 e 1944, quando primeiro os fascistas italianos e depois os nazistas passaram a aterrorizar a comunidade judaica de Pisa, quase todos os judeus fugiram. No entanto, como sua ansiedade não lhe permitia viajar, Roques permaneceu em Pisa. "A ideia de ir para longe de casa, para outra cidade, ou para o interior, aumenta minha ansiedade e a transforma em pânico", disse a seis amigos que preferiram, por vários motivos, ficar na cidade com ele. "Eu sei que esses medos são absurdos a ponto de ser ridículos, mas é inútil eu dizer isso a mim mesmo. Não posso vencê-los." Se seus seguidores procuravam atribuir sua disposição de enfrentar bombas e nazistas à coragem ou à fortaleza espiritual, ele objetava. Sua doença, dizia, estreitou muito a minha vida, para não falar da boataria e do ridículo que provocou, além de lançar sombras sobre toda a minha existência. Eu vivo, tremendo, com um medo totalmente irracional de animais, sobretudo de cães. Tenho também medo do próprio medo. […] Se eu não sentisse esse medo doentio o tempo todo, não estaria aqui, estaria muito longe. O que vocês chamam de um dom especial é uma doença.

No entanto, o fato de seu medo de cães ser maior do que seu medo de bombas e dos nazistas fazia com que ele parecesse corajoso.

Na manhã de 1º de agosto de 1944, os nazistas chegaram à casa de Roques e exigiram que lhes entregasse os hóspedes que estavam ali. Roques se recusou a fazê-lo.

"Não tem medo de morrer?", perguntaram. "Vamos matá-lo, judeu nojento."

"Não tenho medo", ele respondeu.

E de acordo com o testemunho de sobreviventes mais tarde entrevistados por Arieti, era patente que Roques não estava com medo, muito embora soubesse que os nazistas podiam matá-lo. Com a aproximação do perigo real, ele parecia se libertar do medo.*

---

* Arieti elabora em seu livro uma teoria sobre o porquê desse comportamento. Para ele, a fobia e a repulsa que Roques sentia por animais eram um deslocamento de sua repulsa pelo mal inerente ao homem. Em criança, ele tinha sido feliz e otimista. Entretanto, no ensino médio, já adolescente, tomou conhecimento das Cruzadas, da Inquisição e dos mil outros horrores que o homem tem infligido ao homem ao longo da história. Não suportou isso. Para preservar uma imagem amorosa da humanidade e do mundo como um lugar cordial, teoriza Arieti, Roques projetou nos animais o mal que está no homem, preferindo temer os bichos a renunciar à sua concepção do homem como um ser essencialmente bom. Quando foi inevitavelmente confrontado com o mal, personificado pelos nazistas, sua fobia a animais desapareceu. Isso, opina Arieti, confere à sua ansiedade fóbica uma qualidade quase espiritual, uma vez que ela lhe permitiu

Giuseppe Pardo Roques não foi o único pisano aprisionado por sua ansiedade durante a guerra. Quando as bombas começaram a cair, reduzindo áreas da cidade a escombros, a maior parte da população deixou Pisa. Mas Pietro, um rapaz que morava a pouca distância de Roques, não era capaz de se afastar mais de um quarteirão de sua casa. Sua agorafobia não o permitia. Por isso, deixou-se ficar na cidade. Pietro preferia que uma bomba caísse sobre sua cabeça a enfrentar o terror que o dominava quando caminhava para longe da casa. "O medo causado pela neurose era mais forte que o medo dos perigos da guerra", comenta Arieti.

Pietro sobreviveu à guerra, e acabou condecorado como herói por sua coragem. Depois de cada bombardeio, corria às ruínas (desde que estivessem a não mais que um quarteirão de distância de sua casa) e libertava pessoas presas nos destroços. Com isso, salvou várias vidas. Só porque era oprimido pela fobia, foi capaz de ajudar as vítimas de bombardeios. "Sua doença fez com que se tornasse um herói", diz Arieti.

---

deslocar a repugnância e a ansiedade para criaturas irracionais, o que lhe possibilitou conservar o amor à humanidade.

"Ao chegar a essas constatações desagradáveis [sobre o mal no homem e o perigo e as agruras da existência]", diz Arieti, "o jovem sensível passa a achar difícil enfrentar a vida. Como pode confiar, como pode amar ou manter uma atitude amorosa em relação aos demais seres humanos? Ele poderia então tornar-se desconfiado e paranoide, tornar-se uma pessoa indiferente, incapaz de amar. Mas não é esse o caso do fóbico. O fóbico é uma pessoa que conserva a capacidade de amar. De fato, em minha longa carreira psiquiátrica, nunca vi um fóbico que não fosse uma pessoa carinhosa." Nascemos, ao que parece, num estado de inocência rousseauniano, mas, se atentarmos direito para a vida e para a natureza humana, temos de adotar uma atitude defensiva, hobbesiana, contra os aspectos destrutivos da existência. As fobias sublimam nosso horror hobbesiano, convertendo-o em medos neuróticos e irracionais, argumenta Arieti, o que nos permite preservar uma postura mais cândida e amorosa em relação ao mundo.

Para uma pessoa que sofre de ansiedade, as histórias de Roques e Pietro, assim como as de Bill Russell e Floyd Patterson, são de óbvio interesse. A ansiedade deles não só encerra redenção, como também constitui uma fonte de heroísmo moral e, até, quem sabe, uma estranha forma de coragem.

PARTE III
REMÉDIOS

5. "Uma sacola de enzimas"

> *Desde tempos imemoriais [as drogas] vêm possibilitando algum grau de autotranscendência e um alívio temporário de tensão.*
>
> Aldous Huxley, em apresentação à Academia de Ciências de Nova York (9 de maio de 1957)

> *Bebido com igual quantidade de água, o vinho afasta a ansiedade e o terror.*
>
> Hipócrates, *Aforismos* (século IV a.C.)

Na época do lançamento de meu primeiro livro, em meados de 2004, a editora organizou uma modesta turnê de publicidade que exigia minha presença em programas nacionais de rádio e televisão, bem como sessões de leitura em livrarias e leituras públicas em várias cidades do país. Isso deveria ter sido uma perspectiva prazerosa — uma oportunidade de promover meu livro, viajar com todas as despesas pagas, fazer contato com leitores, conquistar uma espécie de celebridade temporária. Mas quase não tenho palavras para exprimir o terror pavoroso em que essa turnê me lançou.

Tomado de desespero, busquei ajuda em múltiplas fontes. Antes de mais nada, procurei um famoso psicofarmacologista de Harvard, que me fora recomendado por meu principal psiquiatra um ano antes. "O senhor tem um transtorno de ansiedade", disse-me ele depois de fazer a anamnese em nossa primeira consulta. "Por sorte, isso é facilmente tratável. Tudo o que temos de fazer é dar-lhe a medicação correta." Quando lhe apresentei minhas objeções de sempre à medicação (medo de efeitos colaterais, preocupações com a possibilidade de ficar dependente de remédios, receio de tomar comprimidos que afetassem minha mente e mudassem minha personalidade), ele recorreu ao batido (mas persuasivo) argumento do diabetes, que é mais ou menos o seguinte: "Sua ansiedade tem uma base biológica, fisiológica e genética. É uma doença, tal como o diabetes. Se o senhor fosse diabético, não teria essas preocupações por tomar insulina, certo? Nem veria seu diabetes como uma fraqueza moral, certo?". Tive versões dessa conversa muitas vezes, com vários psiquiatras, no correr dos anos. Tentava resistir a qualquer medicamento mais recente, achando que essa resistência era, de um modo ou de outro, nobre ou moral, que depender de fármacos revelava fraqueza de caráter, que minha ansiedade era uma parte integrante e digna de quem sou e que havia redenção no sofrimento — até que, inevitavelmente, minha ansiedade se tornava tão forte que eu me dispunha a tentar qualquer coisa, inclusive tomar o remédio novo. Por isso, como de hábito, capitulei e, à medida que se aproximava o dia em que começaria a turnê, retomei a medicação com benzodiazepínicos (Frontal de dia, Rivotril à noite) e aumentei a dosagem de Citalopram, o antidepressivo ISRS que já estava tomando.

Entretanto, mesmo entupido de remédios, continuei apavorado com a iminente turnê do livro, de modo que procurei também uma psicóloga jovem, mas muitíssimo bem conceituada, formada em Stanford e especializada em terapia cognitivo-comportamental. "A primeira coisa que temos a fazer", disse ela numa de nossas primeiras sessões, "é livrar você desses remédios." Algumas sessões depois, ela sugeriu que eu lhe entregasse o Frontal, que ela trancaria numa gaveta de sua mesa. Abriu a gaveta para me mostrar os frascos ali depositados por outros pacientes, erguendo um deles e agitando-o para impressionar. Os medicamentos, disse, eram muletas que me impediam de vivenciar de fato minha ansiedade e, assim, confrontá-la. Se eu não me expusesse à experiência nua e crua da ansiedade, jamais aprenderia que era capaz de lidar sozinho com ela.

Eu sabia que ela tinha razão. A terapia de exposição baseia-se em sentir a ansiedade de maneira plena, o que é difícil se a pessoa estiver tomando medicamentos ansiolíticos. Mas com a aproximação da turnê, meu medo era de que eu *não* pudesse, de fato, ser capaz de lidar com ela.

Voltei ao psicofarmacologista de Harvard (vamos chamá-lo de dr. Harvard) e lhe expus o rumo de ação proposto pela psicóloga de Stanford (vamos chamá-la de dra. Stanford). Ele disse:

> O senhor decide. Pode tentar deixar de lado a medicação. Mas sua ansiedade tem, claramente, raízes tão profundas em sua biologia que até uma tensão leve a provoca. Só medicamentos conseguem controlar sua reação biológica. E bem pode ocorrer que sua ansiedade seja tão aguda que a única forma de chegar a um ponto em que qualquer modalidade de terapia comportamental possa começar a ser eficaz será abrandando seus sintomas físicos com remédios.

"E se eu ficar dependente de Frontal e tiver de tomar esse remédio a vida toda?", perguntei. Os benzodiazepínicos são conhecidos como causadores de dependência. Deixar de tomá-los de um momento para outro pode produzir horríveis efeitos colaterais.

"E daí?", retrucou ele. "Tenho uma paciente, que virá esta tarde, que toma esse medicamento há vinte anos. Ela não poderia viver sem ele."

Na sessão seguinte com a dra. Stanford, eu lhe contei que estava com medo de parar de tomar o Frontal e relatei o que o dr. Harvard me dissera. Ela se sentiu traída. Por um momento, achei que ela ia chorar. Depois disso, deixei de lhe falar sobre minhas visitas ao dr. Harvard. As consultas que continuei a ter com ele pareciam-me ilícitas.

A dra. Stanford era uma pessoa mais simpática e de conversa mais agradável do que o dr. Harvard. Tentava compreender o que causava minha ansiedade e parecia se interessar por mim como pessoa. Por outro lado, era como se o dr. Harvard me visse como um tipo — um paciente de ansiedade — a ser tratado com uma solução tamanho único: remédios. Certo dia, li no jornal que ele estava tratando de um gorila deprimido no jardim zoológico da cidade. Qual era o tratamento prescrito pelo dr. Harvard para o tal gorila? Citalopram, o mesmo ISRS que ele prescrevia para mim.

Não sei ao certo se o remédio funcionou no caso do gorila. Dizem que sim.[1] Mas seria possível haver uma demonstração mais cabal de que o enfoque terapêutico do dr. Harvard era resolutamente biológico? Para ele, o conteúdo de qualquer transtorno psíquico — e, com certeza, seu significado — importava menos do que o fato do transtorno em si: quer num ser humano, quer em outro primata, esse transtorno era uma disfunção médico-biológica que podia ser reparada com o uso de medicamentos.

Que fazer? O dr. Harvard estava me dizendo que eu, tal como o gorila, tinha um problema de saúde que exigia intervenção farmacológica. A dra. Stanford dizia que meu problema não era basicamente biológico, mas sim cognitivo: bastaria eu corrigir as disfunções na forma como pensava (através de força de vontade, de reeducação cognitiva e de exposição direta a meus maiores temores), para que minha ansiedade diminuísse. Contudo, os remédios que eu estava tomando, dizia a dra. Stanford, impediam que eu enfrentasse essas disfunções de maneira correta.*

Eu continuava tentando abandonar o Rivotril e o Frontal para me submeter a uma correta reeducação cognitiva, e às vezes até tinha sucesso em pequena escala — apenas para ser vencido de novo pela ansiedade e voltar a remexer nos bolsos, desalentado, em busca do Frontal. Por mais que desejasse me curar consertando meu modo de pensar, alcançando a paz espiritual ou simplesmente aprendendo a enfrentar o perigo, parecia acabar sempre como o gorila deprimido, precisando de ajustes artificiais de meus neurotransmissores a fim de arrumar meu cérebro ansioso e estropiado.

> *Atenuando a influência perturbadora da ansiedade sobre a mente, os tranquilizantes abrem caminho para uma utilização melhor e mais coordenada dos dons da pessoa. Com isso, contribuem para a felicidade, para a realização humana e para a dignidade do homem.*
> Frank Berger, "Anxiety and the Discovery of Tranquilizers" [A ansiedade e a descoberta dos tranquilizantes] (1970)

---

* Na verdade, a dra. Stanford também admitia um forte componente biológico na ansiedade; para ela, a biologia pode ser superada mediante reeducação cognitiva. E a pesquisa realmente leva a crer que a reeducação cognitiva, bem como outras formas de terapia pela fala, pode *modificar* a biologia da mesma maneira que a medicação, às vezes de forma mais profunda e duradoura — uma manifestação literal do predomínio da mente sobre a matéria.

> *Em que medida a cultura ocidental se alteraria devido ao uso generalizado de tranquilizantes? Desapareceria a iniciativa ianque? Será nociva a anestesia química da ansiedade?*
>
> Stanley Yolles, diretor do Instituto Nacional de
> Saúde Mental dos Estados Unidos, em exposição à
> Comissão do Senado sobre Pequenos Negócios (maio de 1976)

Sigmund Freud, o pai da psicanálise, fazia uso intenso de drogas para controlar a ansiedade. Seis de seus primeiros trabalhos científicos versaram sobre os benefícios da cocaína, que ele usou com regularidade durante ao menos dez anos, a partir da década de 1880. "Durante minha última depressão grave voltei a usar cocaína", escreveu ele a sua mulher em 1884, "e uma pequena dose ergueu-me às alturas de um modo maravilhoso. Estou no momento reunindo os estudos para tecer um canto de louvor a essa substância mágica."[2] Freud acreditava que suas pesquisas sobre as propriedades medicinais da substância o tornariam famoso. Como considerava que ela não causava mais adição do que o café, ele a prescrevia, a si próprio e a outras pessoas, como tratamento para tudo: para tensão nervosa, melancolia, indigestão e dependência de morfina. Chamava a cocaína de "droga mágica": "Tomo doses pequeníssimas dela, regularmente, contra a depressão e contra a indigestão, e com resultados dos mais brilhantes".[3] Também a tomava para aliviar sua ansiedade social antes dos saraus de que participava na residência parisiense de seu mentor, Jean-Martin Charcot.* Só depois de prescrever cocaína a um grande amigo que acabou morrendo devido à dependência foi que o entusiasmo de Freud pela substância diminuiu. No entanto, a expe-

---

* Segundo ele próprio, Freud também era viciado em nicotina, fumando vinte ou mais charutos por dia, durante a maior parte da vida, hábito que lhe valeu um câncer de boca na casa dos sessenta anos.

riência do próprio Freud com a cocaína fizera solidificar sua convicção de que algumas doenças mentais têm uma base física no cérebro. É uma ironia da história da medicina que embora o trabalho posterior de Freud o tornasse o pai da moderna psicoterapia psicodinâmica, que de modo geral se baseia na ideia de que a doença mental surge de conflitos psicológicos inconscientes, seus trabalhos a respeito da cocaína fazem dele um dos pais da psiquiatria biológica, regida pela ideia de que o transtorno mental tem como causa, em parte, uma disfunção física ou química passível de tratamento medicamentoso.[4]

Grande parte da história da psicofarmacologia moderna tem o mesmo caráter ad hoc das experiências de Freud com a cocaína. Nos últimos sessenta anos, todas as classes de remédios ansiolíticos e antidepressivos mais importantes do ponto de vista comercial foram descobertas por acidente ou foram criadas originalmente com vistas a alguma coisa que nada tinha a ver com ansiedade ou depressão: para tratamento da tuberculose, do choque cirúrgico ou de alergias; para ser usado como inseticida, preservativo da penicilina, corante industrial, desinfetante ou combustível de foguete.

No entanto, malgrado sua aleatoriedade, a história recente da psicofarmacologia plasmou nosso entendimento moderno da doença mental. Cabe lembrar que nem "ansiedade" nem "depressão" — dois termos que são hoje parte do léxico mental e popular — existiam como categorias patológicas há meio século. Antes da década de 1920, ninguém jamais recebera um diagnóstico de depressão; antes da década de 1950, o diagnóstico de ansiedade era quase inexistente.

Então, o que mudou? Uma resposta é que as empresas farmacêuticas na verdade *criaram* essas categorias. Situações que começaram como alvos para campanhas de marketing acabaram reificadas como doenças.

Não quero dizer com isso que antes da década de 1950 as pessoas não ficavam "ansiosas" ou "deprimidas" no sentido em que hoje entendemos esses termos. Algumas, durante parte do tempo, sempre se sentiram infelizes e com medo a um nível patológico. Foi esse o caso, durante milênios, antes que se popularizassem os termos "ansiedade" e "depressão" para descrever estados emocionais ou transtornos patológicos. ("As lágrimas do mundo são uma quantidade constante", escreveu Samuel Beckett.) Mas só em meados do século xx, quando se inventaram novos medicamentos a fim de mitigar esses estados emocionais, eles foram definidos como "doenças", como os consideramos hoje.

Antes de 1906, quando uma nova repartição pública americana, a Food and Drug Administration, começou a exigir que os fabricantes de medicamentos listassem os ingredientes de seus produtos, os consumidores não faziam ideia de que, ao tomar alguns dos remédios contra a ansiedade mais populares na época — como o Neurosine ou o Nervine do dr. Miles (propagandeado como "o remédio científico para os transtornos nervosos"), ou os Vitalizadores de Nervos de Wheeler, ou o Elixir Americanitis de Rexall —, estavam ingerindo álcool, maconha ou ópio.[5]* Em 1897, a Bayer, empresa farmacêutica alemã, começou a comercializar a diacetilmorfina, composto que fora bastante utilizado nos

---

* Alguns médicos receitavam diretamente bebidas alcoólicas. Na década de 1890, Adolphus Bridger, influente médico londrino e autor de obras populares como *The Demon of Dyspepsia* [O demônio de dispepsia] e *Man and His Maladies* [O homem e suas enfermidades], recomendava aos pacientes que sofriam de tensão e melancolia que tomassem vinho do Porto e brandy. Num de seus textos, diz que "uma bebida alcoólica apropriada" — em especial "um borgonha encorpado, um excelente clarete, o vinho do Porto, os melhores vinhos brancos franceses, alemães e italianos, uma cerveja forte ou um bom brandy" — faria "mais no sentido de restaurar a saúde dos nervos" que qualquer outro medicamento.[6]

campos de batalha da Guerra de Secessão e da Guerra Franco-
-Prussiana, como analgésico e antitussígeno. Esse novo medicamento — vendido sob o nome comercial de Heroin [heroína] —
podia ser comprado nas farmácias americanas, sem receita
médica, até 1914.* A edição de 1899 do *Manual Merck*, na época,
tal como hoje, um respeitado compêndio das mais atualizadas
informações médicas, recomendava o ópio como medicação padrão para a ansiedade.[7]

A tranquila segurança com que o *Manual Merck* — bem como os médicos e farmacêuticos dessa época — aconselhava o uso
de remédios que, hoje sabemos, causam dependência, fazem mal
à saúde ou são inócuos nos leva a perguntar se devemos depositar
muita confiança na segurança igualmente tranquila dos médicos
e dos manuais de medicamentos atuais. Sim, hoje em dia os pesquisadores e clínicos estão respaldados por dados fornecidos por
estudos controlados e por conclusões de trabalhos com imagens
neurais e exames de sangue, e são apoiados — ou contidos, de
acordo com a perspectiva dos usuários — por uma FDA mais cau-
telosa que exige anos de testes com animais e estudos clínicos
antes que um medicamento seja aprovado para venda ao público.
Mas daqui a cem anos, os historiadores da medicina poderão estar, também eles, espantados com as substâncias viciantes, tóxicas
ou inúteis que consumimos hoje em grande quantidade.

Na primeira metade do século XX, os barbituratos eram a medicação mais comum para nervos tensos. Sintetizado em 1864 por

---

* Dois anos depois, a Bayer lançou outro analgésico, o ácido acetilsalicílico, com
a marca registrada Aspirina. Com o tempo e a popularização da heroína e da
aspirina, os dois nomes deixaram de ser marcas registradas e se tornaram subs-
tantivos comuns. Na virada do século XIX para o XX, médicos americanos e ingleses não conheciam muito bem esses medicamentos, e muitas vezes prescreviam heroína para dor física (o que, a bem da verdade, fazia certo sentido) e
ministravam aspirina para "nervosismo" (o que não fazia sentido algum).

um químico alemão que combinou ureia condensada (obtida em resíduos animais) com dietilmalonato (derivado do ácido encontrado em maçãs), o ácido barbitúrico, de início, não parecia ter nenhuma utilidade prática. Em 1903, porém, quando pesquisadores da Bayer ministraram o ácido barbitúrico a cães, os animais adormeceram. Daí a meses, a Bayer lançava o barbital, o primeiro barbiturato vendido em farmácias. (A Bayer chamou o remédio de Veronal, porque um de seus cientistas achava Verona, na Itália, a cidade mais pacífica do mundo.) Em 1911, o laboratório lançou o fenobarbital, um barbiturato de efeito mais prolongado, com o nome comercial de Luminal, que viria a se tornar o medicamento mais popular em sua categoria. Na década de 1930, os barbitúricos tinham substituído quase por completo seus predecessores do século XIX — o hidrato de cloral e os brometos, bem como o ópio — no tratamento preferencial dos "problemas de nervos".*

Já em 1906 eram tantos os americanos que usavam o Veronal, às vezes com exagero, que o *New York Times* publicou um editorial contra a facilidade com que se prescreviam essas "panaceias de ação rápida", mas que pouco efeito tinham.[8] Na década

---

* O brometo de potássio, composto apresentado numa conferência médica britânica em 1857, foi usado, de início, como medicação anticonvulsiva, e, entre o fim do século XIX e o começo do século XX, passou a ser empregado como sedativo. Por fim, a toxicidade e os efeitos colaterais dos brometos, que iam de um ressaibo amargo na boca e acne até tontura, náusea forte e vômitos, fizeram com que fossem abandonados (hoje em dia, são usados quase unicamente na medicina veterinária, em casos de epilepsia em cães e gatos). O hidrato de cloral, um sonífero sintetizado em 1832, passou a ser utilizado como psicotrópico em 1869, depois que Otto Liebrich, professor de farmacologia em Berlim, receitou a substância para pacientes melancólicos e notou que ela aliviava a insônia de que sofriam. Cem anos depois, prescreveram o hidrato de cloral a meu bisavô, que sofria de tensão e insônia. (O hidrato de cloral foi também um dos ingredientes ativos, junto com o álcool, do Mickey Finn, bebida adulterada servida em espeluncas dos Estados Unidos, no começo do século XX.)

de 1930, o *Manual Merck* ainda recomendava o Veronal no tratamento de "nervosismo extremo, neurastenia, hipocondria, melancolia" e outros "estados de ansiedade".[9] O Veronal e o Luminal, anunciados como "aspirina para a mente", dominaram durante décadas o que hoje seria chamado de mercado de medicação da ansiedade. Em 1947, eram vendidos nos Estados Unidos trinta diferentes barbituratos, com diferentes nomes comerciais. Os mais populares eram o Amytal (amobarbital), o Nembutal (pentobarbital) e o Seconal (secobarbital). Como a "ansiedade" e a "depressão" ainda não existiam oficialmente, em geral os barbituratos eram receitados para "nervos" (ou "estados nervosos"), "tensão" e insônia.

Contudo, os barbituratos tinham dois grandes inconvenientes: causavam alta dependência e a superdosagem era comum e, com frequência, letal. Em 1950, pelo menos mil americanos morreram em decorrência de doses excessivas de barbitúricos. (Foi o que aconteceu, na década de 1960, com minha bisavó e Marilyn Monroe, entre muitas outras pessoas.) Em 1951, o *New York Times* referiu-se aos barbitúricos como "uma ameaça para a sociedade, maior que a heroína ou a morfina", afirmando que

> a dona de casa que considera a ingestão de uma pílula cor-de-rosa na hora de dormir um hábito da mesma ordem que escovar os dentes, o empresário tenso que engole uma cápsula branca para aliviar o nervosismo antes de uma reunião importante, o universitário que ingere uma "bolinha" amarela antes de enfrentar uma prova e o ator que lança mão de um "rebite" para aumentar sua autoconfiança estão cientes de que o uso excessivo de barbitúricos "não é bom para a saúde", mas ignoram a extensão do perigo.[10]

Seria de imaginar que esse alto consumo de barbituratos induzisse os laboratórios farmacêuticos a criar novas e melhores panaceias. No entanto, quando Frank Berger, cientista pesquisador dos Wallace Laboratories, subsidiários da Carter Products, tentou fazer com que a companhia se interessasse por um novo medicamento ansiolítico que ele sintetizara no fim da década de 1940, os executivos da empresa não demonstraram nenhuma curiosidade pela descoberta.[11] Para começar, argumentaram, a terapia da ansiedade estava pretensamente focada em questões psicológicas ou em problemas pessoais não resolvidos, e não na biologia ou na química — uma distinção que, do ponto de vista da moderna psiquiatria biológica, parece estranha. Além disso, as substâncias psicoativas não se enquadravam no campo comercial da Carter, que produzia produtos como laxativos (Carter's Little Liver Pills), desodorante (Arrid) e creme depilatório (Nair).

Berger tropeçara nas propriedades ansiolíticas dessa nova substância por puro e simples acidente. Nascido no que hoje é a República Tcheca, em 1913, ele, depois de formar-se em medicina pela Universidade de Praga, realizou pesquisas imunológicas que o tornaram um cientista promissor. Entretanto, quando Hitler anexou a Áustria e se dispunha a pôr as garras na Tchecoslováquia, Berger, que era judeu, fugiu para Londres.

Como não conseguiram trabalho ali, Berger e sua mulher passaram a dormir em bancos de praças públicas e alimentar-se de sopas em dispensários. Por fim, ele arranjou emprego como médico num campo de refugiados, onde aprendeu inglês, e depois passou a trabalhar em pesquisas de antibióticos no Laboratório de Saúde Pública, perto de Leeds.

Em 1941, a penicilina se mostrara eficaz no tratamento de infecções bacterianas. Todavia, era difícil fabricá-la e preservá-la em quantidade suficiente para combater as infecções dos soldados aliados. "O fungo é temperamental como um cantor de ópera", lamentou um diretor de empresa farmacêutica.[12] Assim, Berger, junto com centenas de outros cientistas, pôs mãos à obra, em busca de melhores técnicas de extração e purificação do antibiótico revolucionário. Não tardou para que ele criasse um método que preservasse o fungo por tempo suficiente para que ele tivesse uma distribuição mais ampla. Depois que sua pesquisa foi publicada em revistas científicas de prestígio, uma empresa farmacêutica britânica ofereceu um alto cargo ao químico que havia pouco tempo não tinha onde morar.

Um dos conservantes de penicilina estudados por Berger era um composto chamado mefenesina, que ele sintetizara ao modificar um desinfetante comercial. Ao injetar a mefenesina em camundongos para testar sua toxicidade, Berger notou um fato que nunca vira antes: "O composto teve um efeito sedativo na conduta dos animais".[13]

Graças a um acidente fortuito, Berger tinha descoberto o primeiro representante de uma nova classe revolucionária de remédios. Quando se viu que a mefenesina tinha efeito sedativo semelhante em seres humanos, a Squibb, percebendo uma oportunidade comercial, começou a distribuir o medicamento para induzir o relaxamento antes de cirurgias. Vendida com o nome comercial de Tolserol, a mefenesina se tornara, em 1949, uma das substâncias mais receitadas da empresa.

No entanto, a mefenesina não era muito potente em forma de comprimido, e seus efeitos duravam pouco. Berger resolveu criar uma versão mais poderosa desse fármaco. No verão de 1949, ele assumiu o cargo de presidente e diretor médico da Wallace Labs, subsidiária da Carter, em New Brunswick, Nova Jersey. Ali, ele e sua equipe passaram a trabalhar na síntese e nos testes de compostos que fossem mais potentes que a mefenesina. Por fim, identificaram uma dúzia de compostos (entre cerca de quinhentos que sintetizaram) que pareciam promissores. Depois de experimentá-los em animais, reduziram a lista a quatro, e depois para apenas um, que chamaram de meprobamato, patenteado em julho de 1950. A equipe de Berger constatou que o meprobamato sedava camundongos. O efeito em macacos era ainda mais pronunciado. "Tínhamos cerca de vinte macacos Rhesus e Java", contaria Berger, mais tarde, a Andrea Tone, historiadora da medicina.[14] "Esses animais são perigosos, e para lidar com eles é preciso usar luvas grossas e um protetor de rosto." Mas depois de receberem uma injeção de meprobamato, tornavam-se "macacos bem bonzinhos... Amistosos e brincalhões". Novos testes revelaram que o meprobamato tinha efeito mais duradouro e menos tóxico que os barbituratos.

Entrementes, dois novos artigos em revistas médicas muito conceituadas divulgavam os primeiros relatos sobre os efeitos terapêuticos da mefenesina, que, como vimos, era menos potente que o meprobamato. Um desses estudos, realizado por médicos da Universidade de Oregon, concluiu que a administração de mefenesina a 124 pacientes que tinham procurado seus médicos com queixas de "estados de tensão de ansiedade" produzira uma redução significativa da ansiedade em mais da metade deles, a ponto de parecerem, nas palavras de um dos pesquisadores, "pessoas serenas e prazerosamente à vontade".[15] Outros informes, provenientes de hospitais de doenças mentais, mostravam resultados semelhantes. Logo, os primeiros estudos em pequena escala do meprobamato revelavam o mesmo resultado: a substância reduzia de modo acentuado o que os médicos da época chamavam de "tensão".

Esses estudos foram os primeiros a medir, de forma sistemática, os efeitos de um fármaco sobre o estado mental de seres humanos. Hoje, resultados de pesquisas controladas e aleatórias da eficácia de vários psicotrópicos são publicados às dezenas, todos os meses, em jornais e revistas de medicina, e esses estudos são vistos como rotineiros. No entanto, em meados do século XX, era nova a ideia de que medicamentos psiquiátricos pudessem ser prescritos para grande número de pessoas e com segurança — e, sobretudo, que seus resultados pudessem ser medidos cientificamente.

Tão nova, na verdade, que os executivos da Carter não acreditaram que houvesse mercado para tal remédio. Contrataram uma empresa de pesquisas de opinião para perguntar a duzentos médicos de atenção primária se estariam dispostos a receitar um comprimido que ajudasse os pacientes a lidar com as tensões da vida diária, e a grande maioria respondeu que não. Frustrado, Berger persistiu sozinho, fornecendo pílulas de meprobamato para testes a dois psiquiatras que ele conhecia, um em Nova Jersey e outro na Flórida. O psiquiatra de Nova Jersey informou que o meprobamato havia ajudado 78% de seus pacientes que sofriam do que hoje chamamos de transtorno de ansiedade — tornaram-se mais sociáveis, passaram a dormir melhor e, em certos casos, voltaram a trabalhar, o que antes não podiam fazer, pois não saíam de casa.[16] O psiquiatra da Flórida deu o meprobamato a 187 pacientes e constatou que 95% dos que sofriam de "tensão" melhoraram ou se recuperaram.[17]

"Quando vim aqui pela primeira vez, não conseguia nem ouvir rádio. Achei que estava ficando louca", relatou uma paciente do psiquiatra da Flórida, depois de alguns meses tomando meprobamato. "Agora vou a jogos de futebol, a shows e até vejo televisão. Meu marido não consegue entender como fiquei tão tranquila."

Berger mostrou esses resultados — que *The Journal of the American Medical Association* publicou em abril de 1955 — a Henry Hoyt, presidente da Carter Products, que enfim permitiu que o meprobamato fosse submetido à FDA para aprovação. Era costume da Carter dar a seus compostos nomes de cidades, e por isso o meprobamato era chamado internamente de Milltown, nome de um vilarejo a cerca de cinco quilômetros do laboratório de Berger, que um guia turístico chamava de "a pequena e tranquila

Milltown". Como nomes geográficos não podem ser transformados em marcas registradas, Hoyt eliminou um *l*, e quando foi lançado no mercado, em maio de 1955, o meprobamato chamava-se Miltown.

Em 1955, os barbituratos ainda eram os ansiolíticos mais comuns e, vendidos como sedativos, dominavam as prateleiras das farmácias havia muitas décadas. Como tinham um bom histórico de vendas, Berger queria que o Miltown fosse lançado como um sedativo também. Mas numa noite em que jantavam em Manhattan, seu amigo Nathan Kline, diretor de pesquisas do Hospital Estadual Rockland, aconselhou-o a não fazer isso. "Você está maluco", disse Kline. "O mundo não precisa de novos sedativos. O que o mundo necessita de fato é de um tranquilizante. O mundo precisa de tranquilidade. Por que não chama esse medicamento de tranquilizante? Você vai vender dez vezes mais."[18] São essas contingências — um inesperado efeito colateral de um conservante de penicilina, um comentário solto num jantar — que fazem a história da psicofarmacologia.

O Miltown foi lançado no mercado, sem alarde, em 9 de maio de 1955. Com o novo remédio, a Carter Products faturou apenas 7500 dólares em cada um dos primeiros dois meses.[19] Mas as vendas do composto, que a publicidade dizia ser eficaz para "ansiedade, tensão e estresse mental", logo se aceleraram. Em dezembro, os americanos compraram 500 mil dólares em Miltown, e não tardou para que estivessem gastando dezenas de milhões de dólares por ano com o medicamento.[20]

Em 1956, o remédio tornou-se um fenômeno cultural. Estrelas do cinema e outras celebridades entoavam louvores ao novo tranquilizante. "Se há uma coisa de que o mundo do cinema precisa é de tranquilidade", declarou o colunista de um jornal de Los Angeles.

Assim que você tem idade suficiente para ser "alguém" em Hollywood, já está mergulhado até o pescoço em tensão e estresse mental e emocional. A ansiedade causada pelo esforço de alcançar o máximo de sucesso é substituída pela ansiedade de se perguntar se você vai conseguir manter-se lá. Por isso, grandes nomes do cinema e novatos, todos estão enchendo suas indispensáveis caixinhas de remédios com esse comprimido novo e maravilhoso.[21]

A assistente de Lucille Ball mantinha um suprimento de Miltown no set de *I Love Lucy* para ajudar a atriz se acalmar depois das brigas com o marido, Desi Arnaz.[22] Tennessee Williams declarou a uma revista que precisava de "Miltown, de bebida [e] da natação" para conseguir superar o estresse de escrever e produzir *A noite do iguana*.[23] A atriz Tallulah Bankhead gracejou, dizendo que devia pagar impostos em Nova Jersey, onde ficava a Wallace Labs, porque estava consumindo uma quantidade enorme de Miltown.[24] Jimmy Durante e Jerry Lewis elogiaram publicamente o remédio em entregas de prêmios transmitidas pela televisão. O comediante Milton Berle passou a começar os monólogos em seu programa na TV, nas terças-feiras à noite, dizendo: "Olá, sou Miltown Berle".[25]

Com tantos propagandistas famosos, a popularidade do Miltown espalhou-se por todo o país. As revistas publicavam reportagens sobre as "pílulas da felicidade", os "remédios da paz de espírito" e a "felicidade sob receita". Gala Dalí, mulher do pintor surrealista Salvador Dalí, era tão fã de Miltown que convenceu a Carter Products a encomendar a seu marido uma instalação sobre o Miltown no valor de 100 mil dólares.*[26] Aldous Huxley — de

---

* *Crisálida*, um túnel ondulante, de duas toneladas e meia, que pretendia simbolizar a passagem, ajudada pelo Miltown, para o estado que o pintor chamou de "o nirvana da alma humana", foi exibida no salão de exposições na reunião anual

quem, com base na distopia drogada que ele imaginou em *Admirável mundo novo*, se poderia esperar que fosse uma severa Cassandra com relação a essas coisas — apregoou que a síntese do meprobamato era "mais importante, mais genuinamente revolucionária, que as recentes descobertas no campo da física nuclear".

Um ano e meio depois de seu lançamento, o Miltown se tornara o remédio mais receitado e, com a possível exceção da aspirina, o mais consumido da história. Pelo menos 5% dos americanos o usavam. "Pela primeira vez na história", comentaria mais tarde o neurologista Richard Restak, "o tratamento da ansiedade em massa na comunidade como um todo parecia possível."[27]

O Miltown contribuiu para uma transformação em grande escala na forma como encaramos a ansiedade. Antes de 1955, não existiam tranquilizantes — não existiam medicamentos destinados a tratar a ansiedade em si. (A primeira utilização da palavra "tranquilizante" em inglês foi feita por Benjamin Rush, médico e signatário da Declaração de Independência, que usou o termo para designar uma cadeira que ele tinha inventado para imobilizar pacientes psicóticos.) Entretanto, dali a poucos anos, as farmácias americanas estavam cheias de dezenas de diferentes tranquilizantes, e as empresas farmacêuticas gastavam centenas de milhões de dólares para criar outros.

A confiança dos psiquiatras nos novos fármacos não tinha limites. Numa exposição ao Congresso em 1957, Nathan Kline, o amigo de Frank Berger, afirmou, entusiasmado, que o advento dos remédios psiquiátricos poderia

> revestir-se de maior importância na história da humanidade que a bomba atômica, já que, se essas substâncias trouxerem a tão espe-

---

da Associação Médica Americana em 1958 — com certeza, uma das obras de arte mais vanguardistas que já abrilhantaram uma convenção médica.

rada chave que desvendará os mistérios da relação da constituição química do homem com seu comportamento psicológico e proporcionarem meios eficazes de corrigir necessidades patológicas, talvez não seja preciso de maneira alguma dirigir a energia termonuclear para finalidades destrutivas.[28]

Kline declarou a um jornalista da revista *BusinessWeek* que o meprobamato favorecia tanto a produtividade econômica (porque restaurava a "plena eficiência dos homens de negócios") quanto a criatividade artística (porque ajudava escritores e artistas plásticos a livrar-se de suas neuroses e a superar bloqueios mentais).[29] Essa visão utópica de uma vida melhor por meio da química pode ter sido exagerada, mas teve amplo curso. Em 1960, cerca de 75% de todos os médicos nos Estados Unidos receitavam Miltown.[30] O tratamento da ansiedade começara a migrar do divã do psicanalista para o consultório do médico de família. Em breve, as tentativas de resolver os conflitos entre o Id e o Super-eu estavam sendo substituídas por esforços para calibrar melhor a neuroquímica do cérebro.

> *As falhas de nossa descrição [da mente] provavelmente desapareceriam se já pudéssemos empregar os termos fisiológicos ou químicos, em vez dos psicológicos.*
> Sigmund Freud, *Além do princípio do prazer* (1920)

> *A insulina dos nervosos.*
> Definição do psiquiatra francês Jean Sigwald para
> a recém-descoberta clorpromazina (Amplictil), 1953

Nesse ínterim, uma série de inesperadas descobertas farmacológicas na França teria consequências médicas e culturais talvez ainda mais amplas que as do Miltown.

Em 1952, o cirurgião parisiense Henri Laborit decidiu experimentar em alguns de seus pacientes um composto chamado clorpromazina, que, como tantas outras substâncias integrantes do moderno arsenal psicotrópico, teve origem no rápido crescimento da indústria têxtil alemã no fim do século XIX — em termos mais concretos, nos pigmentos industriais criados por empresas químicas a partir da década de 1880.* A clorpromazina surgiu em 1950, sintetizada a partir da fenotiazina por pesquisadores franceses que pretendiam criar um anti-histamínico mais poderoso. Contudo, a clorpromazina não se mostrou melhor que os anti-histamínicos já existentes, de maneira que logo foi posta de lado. Quando Laborit solicitou à empresa farmacêutica Rhône-Poulenc certa quantidade de clorpromazina, esperava que as anunciadas propriedades anti-histamínicas da substância ajudassem a atenuar o choque cirúrgico, reduzindo a inflamação e eliminando a resposta autoimune do corpo ao trauma da cirurgia. Foi o que de fato aconteceu, mas, para grande surpresa de Laborit, o fármaco também sedou seus pacientes, relaxando alguns a um ponto em que, como ele disse, se mostravam "indiferentes" aos procedimentos cirúrgicos pelos quais em breve passariam.

"Veja só isso", teria dito Laborit a um psiquiatra do Exército no hospital militar de Val-de-Grâce, comentando que "pacientes tensos, ansiosos, mediterrâneos" exibiam uma calma absoluta, mesmo diante de graves ameaças à sua saúde.[31]

Seus comentários circularam pelo hospital, e um cirurgião que trabalhava com Laborit logo narrou ao cunhado, o psiquiatra

---

* A fenotiazina, composto que deu origem à clorpromazina, foi sintetizada como um corante azul na década de 1880. Ao longo do tempo, descobriu-se que tinha um inesperado conjunto de propriedades medicinais: atuava como antisséptico (reduzindo o risco de infecção), anti-helmíntico (expelindo do corpo vermes parasitas), antimalárico (combatendo a malária) e anti-histamínico (evitando reações alérgicas). Tirando partido de seus poderes inseticidas, em 1935 a DuPont começou a vender a fenotiazina a agricultores.

Pierre Deniker, os efeitos desse novo composto. Curioso, Deniker, ministrou a substância a alguns de seus pacientes psicóticos mais graves de um hospital psiquiátrico de Paris. Os resultados foram espantosos: pacientes agitados e violentos acalmaram-se; os loucos ficaram sãos. Um colega de Deniker aplicou o fármaco a um paciente que não respondia aos tratamentos havia anos. O homem saiu do estupor e quis deixar o hospital e voltar a seu trabalho como barbeiro. O médico pediu-lhe que o barbeasse, e, como o paciente mostrasse cuidado e habilidade, recebeu alta. Nem todos os casos foram tão impressionantes, mas os efeitos calmantes da substância eram poderosos. Os vizinhos informaram que a barulheira que vinha do hospício tinha diminuído sensivelmente. Outras experiências limitadas com a clorpromazina tiveram resultados similares. Em 1953, o psiquiatra parisiense Jean Sigwald a usou com oito pacientes que sofriam de "melancolia e ansiedade", e cinco melhoraram. Como ele disse, a clorpromazina era "a insulina dos nervosos".[32]

A clorpromazina chegou à América do Norte quando, numa noite de domingo, na primavera de 1953, Heinz Edgar Lehmann, psiquiatra da Universidade McGill, em Montreal, leu um artigo enquanto se revigorava no banho. O artigo, deixado em seu consultório pelo representante comercial de um laboratório farmacêutico, relatava os efeitos da clorpromazina em psicóticos franceses. ("Esse produto é tão bom que o estudo bastará para convencê-lo", dissera o representante à atendente de Lehmann.)[33] Ao sair do banho, Lehmann encomendou um lote do composto, que usou para fazer o primeiro teste da clorpromazina na América do Norte, usando-a em setenta pacientes mentais do Hospital Protestante Verdun, do qual era diretor clínico. Os resultados o assombraram: daí a semanas, pacientes que sofriam de esquizofrenia, depressão grave e do que hoje chamamos de transtorno bipolar, entre outros problemas psiquiátricos, pareciam de fato curados. Muitos deixaram de apresentar quaisquer sintomas. Alguns que, segundo os médicos, passariam o resto da vida confinados em asilos, deixaram o hospital. Como diria Lehmann mais tarde, aquilo era "o mais radical avanço na farmacologia desde o advento da anestesia, mais de um século antes".[34]

O laboratório farmacêutico americano Smith, Kline & French obteve licença de fabricação da clorpromazina e, em 1954, lançou-a no mercado com o nome comercial de Thorazine [no Brasil, Amplictil]. Seu advento transformou o quadro da assistência de saúde mental. Em 1955, pela primeira vez em uma geração, diminuiu nos Estados Unidos o número de doentes mentais hospitalizados.*

Juntos, o Amplictil e o Miltown fortaleceram uma ideia nova que ganhava espaço: a doença mental era causada não por erros dos pais na criação dos filhos ou por complexos de Édipo não resolvidos, e sim por desequilíbrios biológicos, perturbações orgânicas no cérebro que poderiam ser corrigidas com intervenções químicas.

Para mim, os cuidados daquela longa noite transcorreram em horrível vigília, mais penosa por causa do medo, aquele medo que só as crianças podem sentir.

Charlotte Brontë, *Jane Eyre* (1847)

---

* Isso revolucionou a psiquiatria. Antes de 1955, os psicóticos agudos e os moderadamente neuróticos eram tratados sobretudo com psicanálise ou algo parecido; a resolução de questões psicológicas ou de traumas de infância mediante a terapia pela palavra era o caminho convencional para a saúde mental. "Nenhum psiquiatra, em sã consciência, trabalhava com remédios", diria mais tarde Heinz Lehmann a respeito da prática psiquiátrica antes da década de 1950.[35] "Usava-se choque ou várias psicoterapias."

Minha experiência pessoal de décadas com as intervenções químicas teria início, cerca de 25 anos depois, com o Amplictil. Quando eu estava para terminar o ensino fundamental, meu grande e crescente conjunto de tiques e fobias fez meus pais me levarem ao hospital psiquiátrico, para uma avaliação que determinou que eu necessitava de psicoterapia intensiva. Na sétima série, passei para uma nova escola. Na manhã de uma segunda-feira de outubro, recusei-me a ir. A perspectiva de afastamento de meus pais e de exposição a micróbios era demasiado horripilante para mim. Mas depois de ligarem para o dr. L. (o psiquiatra que realizara o teste de Rorschach durante minha avaliação no Hospital McLean e com quem eu estava tendo sessões semanais de psicoterapia) e para a sra. P. (a assistente social que supostamente estava ajudando minha mãe e meu pai a causarem menos ansiedade nos filhos), meus pais se recusaram a aceitar que eu não fosse à escola. Isso levou a um impasse melodramático que se repetiria na maior parte das manhãs do resto do ano letivo.

Eu acordava chorando e me agarrando às cobertas, dizendo que estava com medo demais para ir à escola. Não conseguindo me convencer a me levantar, meus pais arrancavam as cobertas da cama, e começava a competição física: meu pai me segurava enquanto minha mãe me vestia à força, ao mesmo tempo que eu tentava impedi-la. Depois me arrastavam para o carro, enquanto eu tentava me libertar. Durante o percurso de sete minutos até a escola, eu soluçava e implorava a eles que não me obrigassem a ir.

Ao entrarmos no estacionamento da escola, chegava o meu momento de decisão: meus pais teriam de tirar-me à força de dentro do carro, humilhando-me diante de meus colegas? A escola era aterrorizante, mas a ameaça de humilhação talvez fosse ainda mais assustadora. Enxugando as lágrimas, eu saía do carro e caminhava em direção ao prédio. Minha ansiedade não era racional. Na verdade, nada havia a recear. No entanto, qualquer pessoa que tenha sofrido os tormentos da ansiedade patológica aguda sabe que não estou exagerando quando digo que não teria me sentido muito pior se estivesse caminhando para a guilhotina.

Tomado de desespero, reprimindo as lágrimas, fazendo força para controlar o intestino, eu me sentava em silêncio em meu lugar, tentando não piorar as coisas caindo no choro.*

Em janeiro, minhas fobias e a ansiedade de separação eram tão atrozes que eu tinha me afastado de meus amigos, e eles, de mim. Não me dava mais praticamente com nenhum deles. Participar das conversas e brincadeiras com meus colegas era tão estressante que na hora do almoço eu preferia ficar quieto, na companhia de algum professor. Isso fez com que, no primeiro dia de aula, depois das festas de fim de ano, eu entreouvisse a professora de espanhol contar à professora de francês uma história muito chocante: ela passara os feriados com amigas em Manhattan, onde todas tinham sido atacadas por uma virose gástrica que lhes provocara fortes crises de vômito.**

Isso foi mais do que pude suportar no primeiro dia de volta às aulas depois das festas. Saí da escola, fui para casa e quase perdi a razão.

Lembro-me de algumas cenas daquele fim de tarde: eu ati-

---

* Meu primeiro vislumbre da depressão patológica ocorreu naquele ano, na sala de aula, numa sexta-feira de tarde. Eu sentia o alívio habitual ante a perspectiva de estar chegando o fim de semana, quando pensei: *Mas na noite de domingo tudo isso vai começar de novo.* Gelei ao me confrontar com a infinitude de meu suplício, com a ideia de que as noites de domingo — e as manhãs de segunda-feira — retornam perpetuamente e que só a morte daria fim a elas, e que, portanto, eu não podia contar com nenhuma esperança que me ajudasse a transcender meu terror pelas coisas ruins que me aguardavam.

** Um sinal da intensidade de minhas preocupações fóbicas é que ainda hoje, cerca de trinta anos depois, ainda me lembro da conversa quase palavra por palavra.

rando coisas pela casa, quebrando tudo em que punha as mãos, enquanto meu pai tentava me imobilizar; eu no chão, esmurrando o assoalho e gritando tanto que de minha boca saía uma baba espumante, gritando que estava com muito medo, não suportava mais e queria morrer; meu pai no telefone com o dr. L., querendo saber se eu devia ser internado (houve menções a camisas de força e ambulâncias); meu pai indo à Corbett's, a farmácia do bairro, e voltando com doses emergenciais de Valium (um tranquilizante leve da classe dos benzodiazepínicos, sobre o qual falarei mais adiante) e Amplictil líquido (na época visto como um tranquilizante eficiente e hoje classificado como antipsicótico).

O Amplictil tinha um gosto horrível. Mas como eu desejava com desespero sair daquela crise, tomei-o misturado com suco de laranja. A partir daí, durante um ano e meio, fiz uso permanente de Amplictil. E mais para o fim daquela semana, comecei também a usar imipramina, medicamento tricíclico que era o antidepressivo mais recomendado antes do surgimento do Prozac, no fim da década de 1980.*

Todos os dias, durante os dois anos seguintes, minha mãe punha um grande comprimido laranja de Amplictil e vários comprimidos menores de imipramina, verdes e azuis, na beira do meu prato, no café da manhã e no jantar. A medicação reduzia minha ansiedade o suficiente para me manter fora do hospital. Mas tinha um preço: o Amplictil me deixava com a cabeça enevoada e me desidratava, fazendo com que eu me arrastasse pela casa com a boca seca, emoções vazias e formigamento nos dedos, resultado de um efeito colateral bastante comum do remédio, chamado discinesia tardia. Um ano antes, quando ainda não tomava Amplic-

---

* A imipramina contribuiu mais do que qualquer outra substância para definir a concepção moderna da ansiedade de pânico. (Falarei mais sobre ela no capítulo seguinte.)

til e imipramina, eu tinha sido selecionado para um time de futebol de elite. No outono seguinte, quando me apresentei aos treinadores em estado de estupor causado pelo Amplictil, eles ficaram perplexos. O que tinha acontecido ao garoto baixinho que deixara jogadores mais velhos embaraçados por driblá-los em círculos? O que tinham diante dos olhos agora era um garoto, ainda baixo, que se movia devagar, se cansava logo, se desidratava com rapidez, com uma crosta de muco branco e viscoso nos lábios.

Mesmo depois de fortemente medicado, minha ansiedade persistia. Eu conseguia ir à escola, mas chegando lá era vencido pelo medo, saía da sala de aula e terminava no serviço médico com a enfermeira da escola, pedindo a ela que me deixasse voltar para casa. Quando os limites da enfermaria se tornavam demasiado claustrofóbicos para conter minha agitação de um lado para outro, ela, amável, caminhava comigo ao redor da escola, enquanto eu tentava me acalmar.*

---

* Para complicar as coisas, mais ou menos nessa época minha fobia de vômito passara a incluir o pavor de sufocação. Comecei a ter problemas para engolir. (A dificuldade de engolir é um sintoma de ansiedade conhecido pelo menos desde o fim do século XIX, e denomina-se disfagia.) Passei a ter medo de comer. Minha compleição franzina de adolescente emaciou-se ainda mais, agravada pela agitação nervosa. Parei de almoçar na escola. Quanto mais aumentava a dificuldade de engolir, mais essa dificuldade me obcecava, e o problema só piorava. Não tardou para que eu tivesse dificuldade até para engolir a saliva. Durante a aula de história, com a boca cheia de saliva, aterrorizava-me a possibilidade de ser chamado para falar. Se isso ocorresse, ou eu me sufocaria com a saliva ou ela cairia sobre minha carteira — ou ambas as coisas. Passei a levar maços de lenços de papel aonde quer que fosse, babando discretamente neles para não ter de engolir a saliva. Na hora do almoço, todos os dias, meus bolsos estavam cheios de lenços empapados, que molhavam minhas calças, fazendo com que fedessem a saliva. Ao longo do dia, os lenços se desmanchavam, de modo que à noite pedaços de lenços saíam de meus bolsos.

É de admirar que eu só tenha saído uma vez com uma garota até o fim do ensino médio?

Vendo-me andar pelo lado de fora da escola com a enfermeira quando deveria estar na sala de aula, meus colegas, é claro, começavam a se perguntar o que havia de errado comigo. A mãe de um ex-amigo, ao se encontrar com minha mãe, perguntou-lhe se eu estava doente. Dizendo uma meia verdade, minha mãe disse que eu estava bem.

Mas eu não estava bem. Estava péssimo. Em fotografias daquela época, apareço encurvado, tímido e doente, como se estivesse encolhendo para dentro de mim mesmo. Estava vivendo de antipsicóticos, antidepressivos e tranquilizantes, e fazia caminhadas diárias com a enfermeira em vez de assistir às aulas.

Sem o Amplictil, a imipramina e o Valium, não sei se teria sobrevivido à sétima série. Mas sobrevivi, e ao fim da oitava série tinha melhorado um pouco de meus problemas de ansiedade. O dr. L. tirou-me o Amplictil. Desde aquele inverno, porém, há mais ou menos trinta anos, tenho tomado uma medicação psiquiátrica ou outra, e às vezes duas, três ou até quatro ao mesmo tempo — de modo mais ou menos contínuo, o que fez de mim um repositório vivo das tendências farmacológicas no tratamento da ansiedade do último meio século.

> *As descobertas de medicamentos tiveram uma importância sensacional na compreensão da doença psiquiátrica e da natureza básica da condição humana: nossa personalidade, nosso intelecto e nossa própria cultura poderiam se reduzir, presumivelmente, a uma sacola de enzimas.*
>
> Edward Shorter, *Before Prozac* [Antes do Prozac] (2009)

Durante um breve período, na década de 1980, tomei fenelzina, um inibidor da monoamina oxidase, ou IMAO, cujo nome comercial é Nardil. Minha experiência com os IMAOs não foi lá muito bem-sucedida. Não senti nenhuma redução da ansiedade, mas me preocupei muitíssimo com a possibilidade de morrer devido aos complicados efeitos colaterais do remédio. Os IMAOS podem ter efeitos secundários perigosos, até letais, em especial se combinados com os elementos errados. Quando os pacientes que tomam IMAOS ingerem substâncias — como o vinho e outras bebidas alcoólicas fermentadas, queijos maduros, alimentos em conserva, algumas espécies de feijão e muitos fármacos vendidos sem receita — que contêm teores elevados de um derivado de aminoácido chamado tiramina, os efeitos sobre a saúde podem ser intensos: fortes dores de cabeça, icterícia, um aumento súbito da pressão sanguínea e, em alguns casos, hemorragia interna severa. Isso significa que os IMAOS podem não ser indicados para pessoas como eu, que, mesmo nas melhores circunstâncias, se inclinam para a hipocondria e para a ansiedade em matéria de saúde.

Por essa razão, entre outras, embora haja pacientes deprimidos e ansiosos para os quais os IMAOS ainda são o tratamento farmacológico mais eficaz, senão o único, faz muitos anos que não são considerados um tratamento de primeira linha para transtornos do humor.* Embora os IMAOS tenham tido um papel bem secundário em minha própria história psiquiátrica, são importantes na história científica e cultural da ansiedade, porque foram alguns dos primeiros medicamentos específicos associados a uma teoria então incipiente da doença mental. Em meados do século XX, o advento dos IMAOS, junto com o surgimento da imipramina e dos demais tricíclicos (sobre os quais falarei em breve), ajudou

---

* Depois de tentar muitos tratamentos alternativos, inclusive a terapia eletroconvulsiva, o romancista David Foster Wallace descobriu que o Nardil era a medicação mais eficaz para sua ansiedade e depressão. O fato de ter abandonado o remédio, depois de passar pelo que parece ter sido um efeito colateral induzido pela tiramina, pode ter precipitado as crises que acabaram levando Wallace ao suicídio, em 2008.[36]

a criar a moderna compreensão científica da depressão e da ansiedade.

Os IMAOs surgiram nos últimos anos da Segunda Guerra Mundial, quando a Luftwaffe alemã, bombardeando cidades inglesas com foguetes V-2, enfrentou uma escassez de combustível convencional e teve de recorrer à hidrazina, um combustível venenoso e explosivo, mas que os cientistas tinham conseguido modificar para ser usado na medicina. Terminada a guerra, laboratórios farmacêuticos compraram os estoques restantes de hidrazina a preço baixíssimo. O investimento compensou. Em 1951, pesquisadores que trabalhavam no laboratório Hoffmann-La Roche, em Nutley, Nova Jersey, descobriram que dois compostos modificados de hidrazina, a isoniazida e a iproniazida, inibiam o desenvolvimento da tuberculose. Seguiram-se testes clínicos. Em 1952, a isoniazida e a iproniazida foram lançadas no mercado para tratar a tuberculose.

No entanto, esses antibióticos tinham um efeito colateral imprevisto. Depois de serem tratados com eles, alguns pacientes se tornavam, como disseram os jornais, "levemente eufóricos" e saíam dançando pelos corredores dos hospitais. Diante desses relatos, os psiquiatras começaram a imaginar que o efeito euforizante talvez permitisse que a isoniazida e a iproniazida pudessem ser usadas como medicamentos psiquiátricos. Num estudo de 1956, realizado no Hospital Estadual Rockland, em Nova York, pacientes com vários transtornos psiquiátricos foram tratados com iproniazida durante cinco semanas, e ao fim desse período os pacientes deprimidos apresentavam sensíveis melhoras. Nathan Kline, diretor de pesquisas do hospital, observou o que chamou de efeito de "energização psíquica", e passou a receitar a iproniazida a seus próprios clientes particulares que sofriam de melancolia. Alguns, como ele depois relatou, experimentaram "uma completa remissão de todos os sintomas". Mais tarde, Kline afirmaria que a iproniazida "foi o primeiro fármaco em toda a história da psiquiatria a atuar de tal maneira".[37] Em abril de 1957, o Hoffmann-La Roche começou a comercializar a iproniazida com o nome comercial Marsilid, e seu lançamento mereceu uma matéria de primeira página do *New York Times*. O Marsilid foi o primeiro dos IMAOs e um dos primeiros medicamentos a ser rotulado como antidepressivo.

Em meados do século XX, a história da neurociência, se história havia, ainda era curta. O conhecimento dos mecanismos cerebrais era rudimentar. Os debates recorriam a conceitos como "centelhas" e "sopas", e se travavam entre cientistas que acreditavam que a transmissão de impulsos entre os neurônios era elétrica e os que imaginavam que fosse química.[38] "Quando estudei em Cambridge", escreveu Leslie Iversen, professor de farmacologia em Oxford, recordando seu tempo de estudante, na década de 1950, "ensinavam-nos [...] que não havia transmissão química no cérebro — ele era apenas uma máquina elétrica".[39]

Fisiologistas ingleses tinham feito pesquisas primitivas sobre a química do cérebro no fim do século XIX. Entretanto, só na década de 1920 foi que Otto Loewi, professor de farmacologia na Universidade de Graz, na Áustria, isolou o primeiro neurotransmissor, afirmando, num trabalho de 1926, que uma substância química chamada acetilcolina mediava a transmissão de impulsos entre um terminal nervoso e outro.*

---

* Ficou famosa a declaração de Loewi de que concebera o experimento, que envolvia aumentar e diminuir artificialmente a frequência cardíaca de sapos, num sonho que teve no domingo de Páscoa de 1923. Emocionado, anotou o experimento num pedaço de papel em seu criado-mudo, mas ao despertar de manhã não conseguia lembrar o sonho nem decifrar sua caligrafia. Por sorte, voltou a sonhar com o mesmo experimento na noite seguinte. Dessa vez lembrou-se dele, realizou-o e demonstrou pela primeira vez a base química da transmissão neuronal, trabalho que mais tarde lhe valeu o prêmio Nobel.

Mesmo na época em que as vendas do Amplictil e do Miltown decolavam, não estava firmemente estabelecido o conceito de neurotransmissor — uma substância química que transmitia impulsos entre as células cerebrais.* (De modo geral, os psiquiatras que prescreviam esses remédios e até os bioquímicos que os criavam não faziam ideia de como eles exerciam seus efeitos.) Entretanto, as descobertas de dois pesquisadores na Escócia fizeram com que a balança pendesse bastante para o lado das "sopas". Em 1954, Marthe Vogt, neurocientista alemã da Universidade de Edimburgo, detectou a primeira evidência convincente de um neurotransmissor, a norepinefrina. Naquele mesmo ano, John Henry Gaddum, colega de Vogt, descobriu, através de uma série de experimentos nada ortodoxos, que a serotonina, vista até então como um composto do sistema digestório, era também um neurotransmissor.** Gaddum usava LSD — que, dizia, deixava-o se sentindo como louco durante 48 horas, e que, segundo estudos laboratoriais, diminuía o nível de metabólitos de serotonina no líquido cefalorraquidiano.[40] Sua conclusão genérica: a serotonina

---

* Otto Loewi e outros tinham achado indícios consideráveis de neurotransmissores como a norepinefrina na corrente sanguínea, mas ninguém tinha isolado algum deles no cérebro.
** Uma breve história das primeiras pesquisas sobre a serotonina: em 1933, o pesquisador italiano Vittorio Erspamer isolou um composto químico encontrado no estômago a que deu o nome de enteramina, porque ele parecia promover a contração estomacal envolvida na digestão dos alimentos. Em 1947, dois fisiologistas americanos que estudavam a hipertensão na Cleveland Clinic localizaram a enteramina nas plaquetas sanguíneas. Notando que a enteramina fazia os vasos sanguíneos se contraírem, rebatizaram o composto com o nome de serotonina (*sero* por "sangue", do latim *serum*, e *tonina* por tônus muscular, do grego *tonikos*, "tônico"). Em 1953, quando pela primeira vez pesquisadores encontraram traços de serotonina no cérebro, ainda supuseram que ela fosse o resíduo do composto estomacal levado ao cérebro pela corrente sanguínea. Só nos anos seguintes ficou evidente o papel da serotonina como neurotransmissor.

ajuda a pessoa a se sentir mentalmente saudável — portanto, uma deficiência de serotonina pode causar doença mental. Assim nasceu a teoria da saúde mental baseada em neurotransmissores, que transformaria a concepção científica e cultural de ansiedade e de depressão.

> *Não pode [...]*
> *Apagar males escritos no cérebro*
> *E, com um doce antídoto, limpar*
> *Do peito opresso a carga perigosa*
> *Que pesa o coração?*
>
> William Shakespeare, *Macbeth* (c. 1606)

Bernard "Steve" Brodie granjeara renome como bioquímico que produzia fármacos antimaláricos durante a Segunda Guerra Mundial. Quando o Amplictil e o Miltown chegaram ao mercado, na década de 1950, ele estava dirigindo um laboratório no Instituto Nacional do Coração dos Estados Unidos, ligado ao Instituto Nacional de Saúde em Bethesda, Maryland. No decorrer da década seguinte, aquele laboratório causaria uma revolução na psiquiatria.

Os estudos que criariam essa revolução tinham como objeto a reserpina, extrato da planta *Rauwolfia serpentina* (suas raízes lembram uma cobra), usado havia mais de mil anos na Índia, onde era receitado para tudo, desde hipertensão arterial e insônia até envenenamento por picada de cobra e cólicas de recém-nascidos. Entretanto, o extrato também tinha sido usado, é evidente que com algum sucesso, segundo textos indianos, para tratar a "insanidade". A reserpina nunca atraíra muita atenção no Ocidente, mas quando o Amplictil produziu aqueles resultados impressionantes, a direção da Squibb imaginou que talvez ela pudesse competir com ele. Proporcionaram verbas a Nathan Kline, que testou o composto num grupo de pacientes no Hospital Estadual Rockland: vários deles apresentaram melhoras espetaculares, e outros, cujos prontuários diziam que estavam "incapacitados" pela ansiedade, serenaram o suficiente para deixar o hospital e retomar a vida normal.

Isso levou a um estudo bem maior. Em 1955, Paul Hoch, comissário de higiene mental do estado de Nova York, conseguiu com o governador W. Averell Harriman um financiamento de 1,5 bilhão de dólares para tratar com reserpina *todos* os 94 mil pacientes nos hospitais psiquiátricos do estado.[41] (Hoje em dia, os regulamentos da FDA nunca permitiriam a realização de um estudo como esse.) Resultados: a reserpina deu certo no caso de alguns pacientes, mas não tão bem como o Amplictil, e teve efeitos colaterais graves, às vezes letais. Os médicos, de modo geral, deixaram-na de lado como medicamento psiquiátrico.

Mas não antes que Steve Brodie e seus colegas do Instituto Nacional de Saúde tivessem usado a reserpina para estabelecer um vínculo claro entre a bioquímica e o comportamento. Com base no que John Gaddum descobrira a respeito da relação entre o LSD e a serotonina, Brodie ministrou reserpina a coelhos, a fim de verificar seu efeito sobre os níveis de serotonina desses animais, e constatou dois fatos interessantes: a reserpina reduzia o nível de serotonina no cérebro dos coelhos, e esse decréscimo parecia torná-los "letárgicos" e "apáticos", imitando o comportamento de pessoas que hoje entendemos como deprimidas.[42] Brodie e seus colaboradores perceberam também que podiam induzir e diminuir o comportamento "deprimido" nos coelhos mediante a manipulação de seus níveis de serotonina. O trabalho que Brodie publicou na revista *Science*, em 1955, dando conta dessas descobertas, foi o primeiro a relacionar níveis de um neurotransmissor específico a mudanças comportamentais em animais.[43] Como um historiador de medicina diria mais tarde, Brodie havia lançado uma ponte entre a neuroquímica e o comportamento.[44]

A pesquisa de Brodie sobre a reserpina apresentou pontos de contato fascinantes com fatos que os psiquiatras estavam descobrindo a respeito dos IMAOs. Simplificando bastante a exposição, os cientistas que estudavam o cérebro começavam a compreender, na década de 1950, que os neurônios que seguiam "corrente acima" descarregavam neurotransmissores nas sinapses — os minúsculos espaços entre as células nervosas — a fim de acionar os neurônios que iam "corrente abaixo". Cada neurotransmissor avança com rapidez de um neurônio para o seguinte, ligando-se a um receptor — sua imagem molecular especular — localizado na membrana do neurônio. A cada vez que um desses neurotransmissores se liga a seu receptor no neurônio pós-sináptico (a serotonina se prende a receptores de serotonina, a norepinefrina a receptores de norepinefrina), esse neurônio muda de forma: sua membrana torna-se porosa, permitindo que átomos externos se precipitem para dentro dele, o que causa uma mudança súbita na tensão elétrica do neurônio. Em seguida, esses neurotransmissores se ligam a receptores de outros neurônios. Essa cascata de atividade — o acionamento de neurônios, que libera neurotransmissores, o que aciona outros neurônios — em todos os 100 bilhões de neurônios e nos trilhões de sinapses de nosso cérebro é o que dá origem a nossas emoções, percepções e ideias. Os neurônios e os neurotransmissores são, de uma forma que os cientistas ainda lutam para entender, o componente físico da emoção e do pensamento.

As primeiras pesquisas sobre a iproniazida revelaram que o antibiótico desativava uma enzima chamada monoamina oxidase (MAO), que tem a função de decompor e descartar a serotonina e a norepinefrina que se acumularam nas sinapses. Normalmente, depois que um neurotransmissor é esguichado na sinapse, é logo removido dali pela MAO, o que permite a transmissão seguinte. Entretanto, a "inibição" da monoamina oxidase pela iproniazida fazia com que os neurotransmissores permanecessem por mais tempo nos terminais nervosos. O acúmulo anômalo desses neurotransmissores nas sinapses, segundo a teoria dos pesquisadores de Brodie, explicava os efeitos antidepressivos da iproniazida. De fato, quando a iproniazida era ministrada aos coelhos antes da reserpina, esses animais não se mostravam tão letárgicos quanto os outros, que só recebiam a reserpina. Elevando os níveis de norepinefrina e serotonina em suas sinapses, concluíram Brodie e seus colaboradores, a iproniazida impedia que os coelhos ficassem "deprimidos".

Foi nesse momento que a indústria farmacêutica se deu conta de que podia vender medicamentos psiquiátricos se os comercializasse como corretoras de "desequilíbrios químicos" ou de deficiências de certos neurotransmissores. Em um de seus primeiros anúncios da iproniazida, em 1957, a Hoffmann-La Roche promoveu a substância como um "inibidor de amina oxidase que afeta o metabolismo da serotonina, da epinefrina, da norepinefrina e de outras aminas".[45]

A pesquisa em torno de outro fármaco novo corroborou essa ideia. Em 1954, o Geigy, laboratório farmacêutico suíço, ajustou a estrutura química do Amplictil a fim de criar o composto G22355, denominado imipramina, o primeiro tricíclico. (As substâncias dessa categoria têm três anéis em sua estrutura química.) Roland Kuhn, psiquiatra suíço que procurava criar um sonífero mais eficiente, tentara dar imipramina a alguns de seus pacientes. Como o Amplictil e a imipramina eram semelhantes do ponto de vista químico (só diferiam em dois átomos), Kuhn presumiu que a imipramina, tal como o Amplictil, teria efeito sedativo. Isso não aconteceu: em vez de fazer os pacientes dormirem, a imipramina os excitou e melhorou seu humor. Em 1957, depois de tratar mais de quinhentos pacientes com a imipramina, Kuhn apresentou um trabalho no Congresso Internacional de Psiquiatria, em Zurique, relatando que até pacientes com depressão profunda tinham apresentado melhoras pronunciadas após algumas semanas de uso da substância. Mostravam-se com melhor humor, mais animados, sem "delírios hipocondríacos" e livres de sua "inibição geral". "Não é raro que a cura seja completa, com os pacientes e seus parentes confirmando que fazia muito tempo que não os viam tão bem", declarou Kuhn.[46] O Geigy tirou a imipramina da gaveta e lançou-a no mercado europeu em 1958, com o nome comercial de Tofranil.*

Em 6 de setembro de 1959, dia em que a imipramina foi liberada nos Estados Unidos, o *New York Times* publicou um artigo intitulado "Drugs and Depression" [Remédios e depressão], sobre o Marsilid (iproniazida, o primeiro IMAO) e o Tofranil (imi-

---

* A imipramina poderia não ter chegado nunca às farmácias — e a história da psiquiatria biológica talvez fosse bem diferente — se não fosse outro acidente da história.[47] A exposição de Kuhn no Congresso Internacional de Psiquiatria foi recebida, como ele disse, "com alta dose de ceticismo", em virtude "da atitude quase inteiramente negativa da psiquiatria em relação ao tratamento da depressão com remédios". De fato, o desinteresse da psiquiatria pelos medicamentos era tal que apenas doze pessoas assistiram à exposição de Kuhn em Zurique. (Desde então, sua apresentação passou a ser considerada o Discurso de Gettysburg da farmacologia: chamou pouca atenção na época, mas estava destinada a tornar-se um clássico.) Tampouco o Geigy se impressionou. O laboratório duvidava da eficácia de um fármaco capaz de tratar um transtorno emocional e não tinha nenhuma intenção de comercializar a imipramina. Um dia, porém, numa conferência realizada em Roma, Kuhn encontrou-se com Robert Bohringer, poderoso acionista do Geigy, que lhe falou de um parente em Genebra que sofria de melancolia profunda. Kuhn deu-lhe um vidro de imipramina. Depois de tomar o medicamento durante alguns dias, o parente de Bohringer se recuperou. "Kuhn tem razão", declarou Bohringer a diretores da empresa. "A imipramina é *mesmo* um antidepressivo." A diretoria do Geigy cedeu e lançou o remédio no mercado.

pramina, o primeiro tricíclico). O jornal chamou esses fármacos de "antidepressivos", pelo visto a primeira ocorrência do termo na imprensa ou na cultura popular.

Hoje em dia, segundo algumas estimativas, o número de americanos que tomam medicamentos antidepressivos passa de 40 milhões, mas quando Roland Kuhn apresentou sua pesquisa no Congresso Internacional de Psiquiatria, em 1957, não havia o que hoje chamamos de antidepressivo. O conceito simplesmente não existia. Os IMAOs e os tricíclicos criaram uma nova categoria de remédio.

Nos primeiros anos da década de 1960, Julius Axelrod, bioquímico do Instituto Nacional de Saúde e veterano do laboratório de Steve Brodie, começou a identificar os efeitos da imipramina sobre várias substâncias químicas no cérebro. Descobriu que a imipramina bloqueava a reabsorção da norepinefrina nas sinapses. (Anos depois, ele determinaria que a imipramina também bloqueava a reabsorção da serotonina.) Axelrod imaginou que era o efeito dos antidepressivos na reabsorção da norepinefrina que causava a melhora do humor e o alívio da depressão. A ideia não poderia ser mais fecunda: se a imipramina bloqueava a reabsorção da norepinefrina e deixava os pacientes menos ansiosos e deprimidos, devia haver uma correlação entre a norepinefrina e a saúde mental. Parecia que o Marsilid e o Tofranil (e, aliás, também a cocaína, que tem efeito semelhante) curavam a ansiedade e a depressão ao elevar os níveis de norepinefrina nas sinapses, retardando sua reabsorção e o transporte para os neurônios.

Joseph Schildkraut, psiquiatra que trabalhava no Centro de Saúde Mental de Massachusetts, acreditava que a ansiedade e a psiconeurose fossem causadas por trauma infantil ou conflitos psíquicos não resolvidos, e que, portanto, deviam ser tratadas pela psicoterapia freudiana. Foi então que ministrou a imipramina a alguns pacientes. "Essas substâncias me pareceram ter efeitos mágicos", diria mais tarde.[48] "Percebi que havia todo um mundo novo ali, um mundo em que a psiquiatria era ajudada pela farmacologia." Em 1965, Schildkraut publicou em *The American Journal of Psychiatry* o artigo "The Catecholamine Hypothesis of Affrective Disorders: A Review of the Supporting Evidence" [A hipótese dos transtornos afetivos fundada nas catecolaminas: uma revisão das evidências comprobatórias].[49] Partindo dos trabalhos de Steve Brodie e Julius Axelrod, ele argumentava que a depressão era causada por níveis altos de catecolaminas, os hormônios de luta ou fuga (como a norepinefrina) liberados pela glândulas suprarrenais em situações de estresse. O artigo de Schildkraut tornou-se um dos textos de revista mais citados na história da psiquiatria, levando à aceitação generalizada da teoria da ansiedade e da depressão com base num desequilíbrio químico.

Estava erguido o primeiro pilar da psiquiatria biológica. A psiquiatria freudiana tentara tratar a ansiedade e a depressão mediante a resolução de conflitos psíquicos. Com o advento dos antidepressivos, a doença mental e os transtornos emocionais passaram a ser atribuídos, cada vez mais, a disfunções de sistemas de neurotransmissores específicos: supunha-se que a esquizofrenia e a drogadicção fossem causadas por problemas no sistema da dopamina; a depressão era consequência de hormônios de estresse liberados pelas glândulas suprarrenais; a ansiedade resultava de defeitos no sistema da serotonina.

No entanto, o efeito mais transformador da farmacologia na história da ansiedade ainda estava por vir, começando com estudos sobre a imipramina que reformulariam o entendimento da ansiedade por parte da comunidade psiquiátrica.

6. Uma breve história do pânico (ou Como medicamentos criaram um novo transtorno)

Um ataque de angústia pode consistir apenas no sentimento de angústia, sem nenhuma representação associada, ou pode ser acompanhado da interpretação que estiver mais à mão, tais como representações de extinção da vida, ou de um acesso, ou de uma ameaça de loucura; ou então [...] o sentimento de angústia pode estar ligado ao distúrbio de uma ou mais funções corporais — tais como a respiração, a atividade cardíaca, a inervação vasomotora ou a atividade glandular. Dessa combinação, o paciente seleciona ora um fator particular, ora outro. Queixa--se de "espasmos do coração", "dificuldade de respirar", "inundações de suor" [...] e coisas semelhantes.
Sigmund Freud, "Sobre os fundamentos para destacar da neurastenia uma síndrome específica denominada neurose de angústia" (1895)

As bases da doença mental são mudanças químicas no cérebro [...]. Não há mais qualquer justificativa para a distinção [...] entre corpo e mente ou entre doença física e mental. As doenças mentais são doenças físicas.
David Satcher, U. S. Surgeon General (1999)

Certo dia, eu estava em minha sala, checando e-mails, quando vagamente, nas bordas da consciência, notei que estava me sentindo um pouco quente.

Está fazendo calor aqui? De repente, os mecanismos de meu corpo ocuparam o centro de minha consciência.

Estarei com febre? Ficando doente? Vou desmaiar? Será que vou vomitar? Estarei, de algum modo, incapacitado antes de poder sair daqui ou chamar alguém?

Estou escrevendo um livro sobre a ansiedade. Estou repleto de informações sobre o fenômeno do pânico. Conheço tanto quanto qualquer leigo a neuromecânica de um ataque. Já tive milhares deles. Caberia imaginar que esse conhecimento e essa experiência ajudassem. E às vezes, de fato, ajudam. Por reconhecer de imediato os sintomas de um ataque de pânico, às vezes consigo eliminá-lo ou, ao menos, restringi-lo ao que se chama um ataque de pânico com sintomas limitados. Contudo, muitas vezes meu diálogo interno transcorre mais ou menos assim:

Você só está tendo um ataque de pânico. Está bem. Relaxe.

E se não for um ataque de pânico? E se dessa vez eu estiver mesmo doente? E se eu estiver tendo um ataque do coração ou um derrame?

É sempre um ataque de pânico. Faça seus exercícios respiratórios. Fique calmo. Você está bem.

Mas, e se eu não estiver bem?

Você está bem. Em cada uma das últimas 782 vezes em que você estava tendo um ataque de pânico e pensou que talvez pudesse não ser um ataque de pânico, era um ataque de pânico.

O.k. Estou relaxando. Inspirando e expirando. Repassando os pensamentos tranquilizantes que as fitas de meditação me ensinaram. Mas só porque os últimos 782 casos foram ataques de pânico, isso não quer dizer que o 783º também seja. Certo? Estou com dor de estômago.

Você tem razão. Vamos sair daqui.

Sentado em minha sala, enquanto algo como essa sequência de pensamentos passa por minha cabeça, deixo de me sentir um pouco quente para agora me sentir abrasar. Começo a suar. O lado esquerdo de meu rosto começa a formigar, e logo se entorpece. (*Viu?*, penso com meus botões, *talvez eu esteja tendo um derrame!*) Agora sinto uma pressão no peito. Percebo, de repente, que as lâmpadas fluorescentes em minha sala acendem e apagam de modo intermitente, piscam tanto que me deixam tonto. Sinto uma terrível sensação de vertigem, como se os móveis estivessem rodopiando, como se eu estivesse na iminência de cair para a frente. Estou prestes a me estatelar de cara no chão. Agarro-me à cadeira para não cair. Enquanto a tontura aumenta e tudo na sala gira em torno de mim, meu ambiente físico já não parece muito real. É como se uma cortina diáfana se interpusesse entre mim e o mundo.

Meus pensamentos disparam, porém os mais intensos são: *Vou vomitar. Vou morrer. Tenho de sair daqui.*

Cambaleando, ergo-me da cadeira, agora suando em bicas. Toda a minha atenção se volta para a fuga: preciso sair de minha sala, do edifício, daquela situação. Se vou ter um derrame, vomitar ou morrer, que seja fora do edifício. Vou tentar sair correndo.

Esperando desesperadamente não ser detido em meu caminho rumo às escadas, abro a porta e saio, apressado, para o vestíbulo do elevador. Saio pela porta de incêndio para as escadas e, com uma certa sensação de alívio por ter chegado até esse ponto, começo a descer os sete andares. Ao chegar ao terceiro, minhas pernas tremem. Se eu estivesse pensando de modo racional — se pudesse acalmar as amígdalas e usar melhor meu neocórtex —, concluiria, sem erro, que esse tremor é o resultado natural de uma resposta autônoma do tipo lutar ou fugir (que provoca tremores nos músculos esqueléticos) combinada com os efeitos do esforço físico. Mas já muito avançado na lógica catastrofista do pânico para ter acesso a meu cérebro racional, concluo que o tremor de minhas pernas é um sintoma de exaustão física total e que, de fato, vou morrer. Ao descer os dois lanços finais, estou imaginando se conseguirei falar com minha mulher pelo celular para lhe dizer que a amo e pedir-lhe que providencie um socorro antes que eu perca a consciência e, talvez, morra.

A porta das escadas para o exterior está trancada. Detectores de movimento deveriam perceber que alguém está vindo do interior e abri-la automaticamente. Por alguma razão, talvez porque eu esteja descendo depressa demais, eles não foram ativados. Choco-me com a porta e caio de costas.

Bati na porta com força suficiente para deslocar a moldura de plástico em torno do sinal luminoso, vermelho, de saída. A moldura bate em minha cabeça com um baque surdo e cai com estrépito no chão.

No saguão, o segurança escuta a barulheira, mete a cabeça no poço da escada e dá comigo sentado no chão, atordoado, com a moldura do letreiro de saída a meu lado. "O que está havendo?", pergunta.

"Estou doente", respondo, e quem diria que não estou?

Os gregos antigos acreditavam que Pã, o deus da natureza, tinha poderes sobre os pastores e seus rebanhos. Pã não era um deus nobre: baixo e feioso, movia-se com pernas caprinas, curtas e grossas, e era dado a tirar cochilos em cavernas, moitas ou na beira das estradas. Quando despertado por transeuntes, emitia um grito arrepiante que eriçava os pelos de todos os que o escutavam. O grito de Pã, dizia-se, fazia com que os viajantes caíssem mortos de susto. Pã aterrorizava até os outros deuses. Quando os Titãs atacaram o monte Olimpo (segundo narra o mito), Pã semeou o medo e a confusão entre suas fileiras e com isso garantiu que seriam derrotados. Os gregos creditavam a Pã também a vitória que obtiveram na batalha de Maratona, em 490 a.C., pois dizia-se que ele instilara a ansiedade no espírito dos inimigos persas. O terror súbito, em especial em lugares apinhados, passou a ser chamado de pânico (do grego *panikos*, literalmente "de Pã").

Quem já sofreu os tormentos de um ataque de pânico conhece a convulsão, tanto fisiológica quanto emocional, que ele pode desencadear. As palpitações. A sudorese. O tremor. A respiração ofegante. A sensação de sufocação e de compressão no peito. A náusea e o mal-estar gástrico geral. A tontura e a visão desfocada. As sensações de formigamento nos membros (o termo clínico é "parestesia"). Os calafrios e os fogachos. As sensações de ruína e de espantoso horror existencial.*

David Sheehan, psiquiatra que estudou e tratou a ansiedade ao longo de quarenta anos, narra uma história que capta o quanto a experiência do pânico pode ser medonha. Na década de 1980, um veterano da Segunda Guerra Mundial, um dos primeiros soldados de infantaria a desembarcar na Normandia no dia D, consultou Sheehan em busca de terapia para ataques de pânico. A experiência de desembarcar numa praia da Normandia, perguntou-lhe Sheehan, onde balas, sangue e corpos voavam e caíam por todos os lados à sua volta — uma situação que tornava bastante real, até provável, a perspectiva de ele se ferir ou morrer —, não era mais assustadora e horrível do que suportar um ataque de pânico numa mesa de jantar, por mais devastado que ele pudesse

---

* Listei somente dez dos treze critérios mencionados no *DSM* para caracterizar um ataque de pânico. Os outros três são: sensações de despersonalização ou irrealidade; medo de perder o controle ou de enlouquecer; e medo de morrer. Segundo o *DSM*, pelo menos quatro desses treze sintomas devem estar presentes para que uma situação emocional seja considerada um ataque de pânico.

se sentir devido aos circuitos neuróticos de sua própria mente? De forma alguma, respondeu o homem. A ansiedade que ele sentira ao desembarcar naquele ponto da costa francesa tinha sido branda em comparação com o absoluto terror de um de seus graves ataques de pânico.[1] "Se tivesse de escolher entre as duas situações, ele alegremente se apresentaria como voluntário para lutar na Normandia."

Hoje em dia, os ataques de pânico estão bem presentes na psiquiatria e na cultura popular. Nada menos que 11 milhões de americanos em algum momento da vida receberão, como eu, um diagnóstico formal de transtorno de pânico. No entanto, até há pouco tempo, em 1979, nem os ataques de pânico nem o transtorno de pânico existiam oficialmente. De onde vieram esses conceitos?

Da imipramina.

Em 1958, Donald Klein era um jovem psiquiatra no Hospital Hillside, em Nova York. Ao ser lançada a imipramina, ele e um colega começaram a ministrá-la à maior parte dos duzentos pacientes psiquiátricos sob seus cuidados no Hillside, quisessem eles ou não. "Imaginamos que ela seria uma espécie de supercocaína, arrancando os pacientes, à força, de seu padrão de comportamento", lembrou-se Klein.[2] "O notável foi que, depois de várias semanas, aqueles pacientes apáticos, anoréxicos e insones começaram a dormir melhor, comer melhor […] e a dizer que 'o véu tinha sumido'."

O que mais espantou Klein foi que catorze desses pacientes — que antes sofriam episódios agudos e intermitentes de ansiedade, caracterizados por "respiração ofegante, palpitações, astenia e uma sensação de morte iminente" (sintomas do que era então chamado, na tradição freudiana, de neurose de angústia)* — mostraram uma remissão significativa ou completa de sua ansiedade.³ Um paciente, em particular, chamou a atenção de Klein. Tomado de pânico, ele corria ao posto de enfermagem, dizendo que achava que estava para morrer. Uma enfermeira segurava sua mão, dizia-lhe palavras serenas, e daí a minutos o ataque passava. Isso se repetia em intervalos de poucas horas. O Amplictil não dera resultado com ele. Mas depois que esse paciente foi tratado com imipramina durante algumas semanas, as enfermeiras notaram que suas visitas regulares ao posto, em pânico, tinham cessado. Ele ainda mostrava um nível de ansiedade *crônica* modo geral elevado, mas não paroxismos *agudos*.

Isso fez Klein pensar. O fato de a imipramina bloquear a ansiedade paroxística sem interromper a ansiedade geral ou a preocupação crônica levava a crer que havia algo de errado com a teoria vigente da ansiedade.

Quando Freud afixou a placa de "médico de nervos" em seu consultório, no fim da década 1880, o diagnóstico mais comum entre os pacientes tratados por ele e seus colegas era de neurastenia, termo popularizado pelo médico americano George Miller Beard para se referir a uma mistura de temor, preocupação e fadiga que, segundo se acreditava, decorriam do estresse gerado pela Revolução Industrial. Julgava-se que a principal causa da neurastenia fossem nervos por demais sobrecarregados pelas pressões da vida moderna. Os remédios prescritos para esses "nervos cansados" eram "revitalizadores nervosos" — panaceias como estimuladores que lançavam mão de choques elétricos leves ou elixires com pitadas de ópio, cocaína ou álcool. No entanto, Freud convenceu-se de que as sensações de temor e preocupação que ele

---

* Ou neurose de ansiedade. Os dois termos são usados praticamente como sinônimos na tradução dos textos freudianos. (N. T.)

via em seus pacientes neurastênicos não provinham de nervos fatigados, mas sim de problemas da psique, que poderiam ser resolvidos pela psicanálise.

Em 1895, Freud produziu um texto sobre a neurose de angústia, distúrbio que ele procurou distinguir da neurastenia e cujos sintomas, tal como os descreveu, coincidem de perto com a lista do *DSM-V*: batimentos cardíacos rápidos ou irregulares, hiperventilação e perturbações da respiração, sudorese noturna, tremores e calafrios, vertigem, distúrbios gastrintestinais e uma sensação de catástrofe iminente, que ele chamou de "expectativas ansiosas".

Nada disso contradizia necessariamente qualquer coisa que Donald Klein pudesse ver mais tarde em seus experimentos com a imipramina. Mas isso ocorria porque, em 1895, Freud ainda considerava a neurose de angústia não o produto de uma "ideia reprimida" (que, como ele acreditava, estava por trás da maior parte da psicopatologia), e sim de uma força biológica. A neurose de angústia, teorizou Freud em seus primeiros escritos, resultava ou de predisposição genética (uma teoria ratificada pela moderna genética molecular) ou de alguma pressão fisiológica reprimida — em especial, no seu entender, a pressão do desejo sexual frustrado.

No entanto, em muitos textos posteriores (começando com *Estudos sobre a histeria*, mais ou menos da mesma época), Freud afirmou que as crises de ansiedade — mesmo aquelas que se manifestavam em sintomas físicos agudos — provinham de conflitos psíquicos interiores não resolvidos, e com frequência inconscientes. Durante quase trinta anos, Freud de fato deixou de lado o argumento de que as crises de ansiedade eram um problema biológico. Ele e seus seguidores substituíram a neurose de angústia pela simples neurose — problema que tinha origem na divergência psíquica, e não em genes ou na biologia. Em meados do século XX, o consenso psiquiátrico era que a ansiedade resultava de um conflito entre os desejos do Id e as repressões do Super-eu — e que, além disso, a ansiedade era o fundamento de quase todas as afecções mentais, da esquizofrenia à depressão psiconeurótica. Uma das principais finalidades da psicanálise — e da maioria das formas de terapia pela fala — consistia em ajudar o paciente a perceber e enfrentar a ansiedade subjacente contra a qual todas as suas deficientes "defesas do Eu" tinham sido mobilizadas. "Segundo a teoria psiquiátrica preponderante nos Estados Unidos, toda psicopatologia derivava da ansiedade", escreveu Klein mais tarde, "a qual, por sua vez, era causada por conflito intrapsíquico."[4]

Não obstante, isso não batia com o que Klein encontrava em seus estudos com a imipramina. Se a ansiedade era a força motriz por trás de toda a psicopatologia, por que então a imipramina — que parecia eliminar o pânico que atormentava os pacientes com neurose de ansiedade — não ajudava a psicose dos esquizofrênicos? Talvez, imaginou Klein, nem todas as patologias mentais decorressem do espectro da ansiedade, como julgavam os freudianos.

A teoria do espectro da ansiedade sustentava que a gravidade de uma patologia mental era determinada pela intensidade da ansiedade subjacente: a ansiedade branda levava à psiconeurose e a vários comportamentos neuróticos; já a ansiedade grave gerava esquizofrenia ou depressão maníaca. Para muitos freudianos tradicionais, os ambientes que mais geravam ataques agudos de ansiedade — por exemplo, pontes, elevadores ou aviões — tinham significado simbólico, muitas vezes de caráter sexual, para a ansiedade que causavam.

Lenga-lenga, disse Klein. O que causava pânico não eram traumas infantis ou repressão sexual, e sim uma disfunção biológica.

Klein concluiu que esses ataques de ansiedade paroxística — que ele viria a chamar de ataques de pânico — tinham origem num defeito biológico que produzia uma resposta de alarme de asfixia, termo que ele usou para se referir à cascata de atividades fisiológicas que leva, entre outras coisas, a algo que parece um ataque espontâneo de pavor esmagador. A qualquer momento em que uma pessoa começa a se sentir asfixiada, monitores fisiológicos internos detectam o problema e enviam mensagens ao cérebro, causando um estímulo intenso, respiração ofegante e necessidade urgente de fugir — um mecanismo adaptativo de sobrevivência. No entanto, algumas pessoas, segundo a teoria da falsa asfixia de Klein, possuem monitores defeituosos que de vez em quando disparam, mesmo quando a pessoa dispõe de oxigênio suficiente. Isso faz com que ela apresente os sintomas físicos que caracterizam um ataque de pânico. A fonte do pânico não é um conflito psíquico, e sim ligações fisiológicas enoveladas — ligações que a imipramina, de uma forma ou de outra, desembaraçavam. Os dados de Klein levavam a crer que a imipramina eliminava ataques de ansiedade espontâneos na maioria dos pacientes.

O primeiro informe sobre a imipramina, publicado por Klein em 1962 em *The American Journal of Psychiatry*,[5] foi considerado, segundo ele se recordava, "como uma canoa furada".[6] Artigos posteriores, ao longo de vários anos, nos quais ele procurou demonstrar que a ansiedade de pânico era uma afecção diferente da ansiedade crônica, não mereceram mais atenção.[7] Klein passou a ser atacado por todos os lados, acusado de apostasia. Contudo, como a imipramina parecia curar a ansiedade de pânico sem afetar as sensações de apreensão em geral e as neuroses, ele continuou convencido de que a ansiedade de pânico tinha sintomas e causas fisiológicas diferentes em espécie, e não apenas em grau, de outras formas de ansiedade.

Embora não tivesse sido essa a sua intenção, Klein tinha realizado o que se conhece como a primeira dissecção farmacológica: trabalhando num sentido regressivo, a partir dos efeitos do tratamento com uma substância, ele definira uma nova categoria patológica, isolando a ansiedade de pânico do tipo de ansiedade inespecífica, mais geral, que teoricamente era o fundamento das neuroses freudianas. A dissecção farmacológica da ansiedade feita por Klein enfrentou enorme hostilidade por parte dos demais psiquiatras. Numa conferência em 1980, no momento mesmo em que a publicação do *DSM-III* assinalava o surgimento do transtorno de pânico, logo depois da exposição de Klein sobre a forma como a resposta de alarme de asfixia provocava a ansiedade de pânico, John Nemiah, editor de longa data do prestigiado periódico *The American Journal of Psychiatry*, fez uma palestra em que contradizia Klein. Nemiah afirmou que a ansiedade de pânico nada tinha a ver com uma resposta de alarme de asfixia ou com problemas em circuitos biológicos, mas era "a reação do Eu [...] à ameaçadora conscientização de impulsos, sensações e pensamentos desagradáveis, proibidos, indesejados e assustadores".[8]

Embora a teoria de Klein tenha sido, em certa medida, adotada oficialmente pela psiquiatria americana a partir de 1980, ainda hoje ela suscita polêmica. Meu atual terapeuta, o dr. W., médico e psicólogo cuja formação remonta à década de 1960, lamenta que o trabalho de Klein tenha levado a uma alteração crucial na maneira como encaramos a doença mental, pois passamos do modelo dimensional que prevaleceu durante toda a era do *DSM-II* para o modelo categórico que teve início com a publicação do *DSM-III*, em 1980. De acordo com o modelo dimensional, a depressão, a neurose, a psiconeurose, a ansiedade de pânico, a ansiedade generalizada, a ansiedade social, o transtorno obsessivo-compulsivo etc. existem ao longo de um espectro que emana das mesmas raízes do que Freud chamou de conflitos intrapsíquicos (ou, como diz o dr. W., "autolesões"). Já segundo o modelo categórico, exposto no *DSM* desde sua terceira edição, a depressão, a ansiedade de pânico, a ansiedade generalizada, a ansiedade social, o transtorno obsessivo-compulsivo etc. são isolados e transformados em categorias distintas com base em conjuntos de sintomas característicos que seriam causados por mecanismos biofisiológicos diferentes.

Entre 1962, quando Klein publicou seu primeiro estudo sobre a imipramina, e 1980, quando foi lançado o *DSM-III*, a maneira de a psiquiatria (e a cultura em geral) encarar a ansiedade passou por uma transformação radical. "É difícil lembrar que há quinze ou vinte anos não existia esse conceito [a ansiedade de pânico]", diz com incredulidade Peter Kramer, psiquiatra e professor da Universidade Brown, num livro de 1993, *Ouvindo o Prozac*.[9] "Nem na faculdade de medicina nem na residência de psiquiatria, ambas na década de 1970, vi um paciente com 'ansiedade de pânico'." Entretanto, hoje o transtorno de pânico é uma doença diagnosticada com frequência (estima-se que ela atormente 18% dos americanos) e a expressão "ataque de pânico" deixou de estar presente apenas nas clínicas psiquiátricas para se tornar parte da linguagem de nossa cultura.

O transtorno de pânico foi a primeira doença psiquiátrica cuja criação teve como fator determinante a reação a um fármaco: a imipramina cura o pânico; por conseguinte, o transtorno de pânico tem de existir. Não obstante, esse fenômeno — o fato de a criação de uma substância medicamentosa definir de maneira efetiva a síndrome para a qual foi prescrita — em breve voltaria a se repetir.

> *O DSM atribui a cada fatia da insanidade um nome e um número. O transtorno do pânico, por exemplo, é a doença número 300.21, um código de diagnóstico* [...]. *Mas, só por ter um nome, será ele de fato uma doença?*
>
> Daniel Carlat, *Unhinged: The Trouble with Psychiatry*
> [Desequilíbrios: o problema da psiquiatria] (2010)

Em outubro de 1956, o anúncio de uma palestra pública de Frank Berger, criador do Miltown, afirmava que os tranquilizantes eram eficazes no tratamento da hipertensão arterial, da preocupação, do nervosismo, do "estômago de executivo", da "irritabilidade de chefe" e da "irritabilidade da dona de casa".[10] Na época, tal como hoje, nenhum desses incômodos figurava como patologia no *Manual Diagnóstico e Estatístico* da Associação Americana de Psiquiatria, o que suscita uma indagação: as receitas de Miltown destinavam-se menos a tratar transtornos psiquiátricos reais do que a tratar a própria época — a mitigar os efeitos do que Berger chamou, em sua palestra, de "a pressão da vida atual"?

Toda vez que surgem novas terapias farmacológicas, elas levantam a questão de onde deve ser traçada a linha divisória entre a ansiedade como transtorno psiquiátrico e a ansiedade como um problema normal da vida. Vimos isso acontecer repetidas vezes na história da farmacologia: ao surgimento dos tranquilizantes seguiu-se um aumento nos diagnósticos de transtornos de ansiedade; com o advento dos antidepressivos ocorreu um aumento no índice de depressão.

Quando a APA publicou a primeira edição do *DSM*, em 1952, a infraestrutura da psiquiatria ainda era freudiana: a primeira edição reuniu todos os transtornos num espectro de ansiedade. "A principal característica de todos os transtornos [neuróticos] é a 'ansiedade'", declarava o manual, "que pode ser sentida e manifestada de maneira direta ou controlada de forma inconsciente e automática mediante vários mecanismos de defesa." A segunda edição do *DSM*, publicada em 1968, foi mais explicitamente psicanalítica ainda. Na década de 1970, quando a APA decidiu que estava na hora de lançar uma terceira edição, os freudianos (que haviam dominado a força-tarefa que preparou as duas primeiras edições) e os psiquiatras biológicos (incentivados por novas conclusões da pesquisa farmacológica) prepararam-se para uma batalha renhida.

Havia muita coisa em jogo. Médicos e terapeutas de diferentes escolas veriam sua carreira profissional florescer ou fenecer, se as definições das doenças em que se especializavam se estreitassem ou se expandissem. Os lucros dos laboratórios farmacêuticos dispararimm se as categorias clínicas criadas passassem a ser tratadas pelos medicamentos que eles fabricavam (e se pudessem ajudar a obter a aprovação da FDA).

A publicação do *DSM-III*, em 1980, constituiu um repúdio pelo menos parcial dos conceitos freudianos e uma vitória da psiquiatria biológica. (Para um historiador da medicina, o *DSM-III* tinha dado à psicanálise um "empurrão para a morte".) Saíam de cena as neuroses, substituídas pelos transtornos de ansiedade: o transtorno de ansiedade social, o transtorno de ansiedade generalizada, o transtorno de estresse pós-traumático, o transtorno obsessivo-compulsivo e os transtornos de pânico — tanto a variedade acompanhada de agorafobia quanto o transtorno de pânico sem agorafobia. Prevalecera a dissecção farmacológica do pânico de Donald Klein.*

---

* Pode-se também caracterizar isso como uma vitória dos neokraepelinianos sobre os freudianos. Muitos estudiosos consideram que Emil Kraepelin, e não Sigmund Freud, foi a figura crucial na história da psiquiatria. A psicanálise, dizem, foi apenas um pontinho no radar da história; o sistema de classificação de doenças de Kraepelin era anterior ao freudianismo e durou mais que ele.

Em 1890, quando Freud estava abrindo seu consultório em Viena, Kraepelin, um médico de 34 anos, assumiu o cargo de professor de psiquiatria na Universidade de Heidelberg. Ali, interessou-se pelos sintomas de várias doenças mentais. Para cada paciente internado em sua clínica em Heidelberg, ele e seus residentes preparavam uma ficha em que registravam sintomas e um diagnóstico preliminar. Cada ficha era então posta na "caixa de diagnósticos". Sempre que surgia um novo sintoma, ou que um diagnóstico era revisado, a ficha do paciente era retirada da caixa e atualizada. Quando o paciente recebia alta, registravam na ficha

Entretanto, ao afastar a doença mental do freudianismo e

seu estado e o diagnóstico final. Com o passar dos anos, Kraepelin acumulou centenas dessas fichas, que estudava durante as férias. "Com isso, passamos a dispor de um panorama geral e vimos quais diagnósticos tinham sido incorretos e os motivos que nos haviam levado a esse equívoco", escreveu ele.[11]

Esse registro sistemático dos sintomas e diagnósticos dos pacientes pode não parecer novidade hoje, mas ninguém tentara usar tanto rigor na observação e classificação de doenças mentais antes de Kraepelin. (Na verdade, uma exceção aqui eram os astrólogos.[12] Ao longo do Iluminismo, eles mantinham prontuários médicos meticulosos, de modo a poder cotejar sintomas com alinhamentos astrológicos, em busca de correlações que talvez lhes fossem úteis em diagnósticos e tratamentos futuros. É possível que esses arquivos tenham possibilitado aos astrólogos prognosticar o curso das doenças melhor do que os médicos, que se baseavam mais na intuição do que na observação sistemática. Em outras palavras, os astrólogos talvez tivessem mais probabilidade de praticar uma medicina baseada em evidências do que os médicos.) Os diagnósticos, aleatórios, eram feitos a olho. O objetivo de Kraepelin ao reunir todos esses dados era tentar desmembrar a natureza por suas articulações — identificar o conjunto de sintomas que caracterizavam cada doença mental e projetar seu desenvolvimento ao longo da vida. Ao contrário de Freud (que se mostrou ambíguo quanto a ser a doença mental um distúrbio clínico ou um problema psicossocial de "ajuste"), Kraepelin veio a acreditar firmemente que a psiquiatria era um subcampo da medicina. Os transtornos emocionais eram entidades biológicas que podiam ser identificadas e diferenciadas, como o sarampo e a tuberculose.

Kraepelin usou os dados sobre sintomas que havia acumulado em suas fichas como base do tratado de psiquiatria que publicou em 1883. Revisto com frequência ao longo dos anos, o *Compendium der Psychiatrie* veio a ser o mais influente manual de psiquiatria já publicado. Por ocasião de sua sexta edição, em 1899, ela se tornara o texto fundamental de classificação psiquiátrica.

Mesmo em meados do século XX, quando a psicanálise empurrou a psiquiatria biológica de Kraepelin para a periferia, coexistiram os dois sistemas de classificação de doenças, o kraepeliniano e o freudiano. Quando de sua primeira edição, em 1952, o *Manual Diagnóstico e Estatístico de Transtornos Mentais* dividia as doenças em diferentes categorias com base em conjuntos de sintomas, de maneira muito semelhante às categorizações de Kraepelin no século XIX. Entretanto, a terminologia usada na descrição da maioria dessas doenças era psicanalítica, de modo que quase tudo nas duas primeiras edições do *DSM* fundia-se numa sopa de nomenclatura médica e psicanalítica.

inseri-la no campo do diagnóstico clínico, o novo *DSM* converteu em "transtornados" ou "doentes" muitas pessoas que antes teriam sido julgadas apenas "neuróticas". Isso veio a calhar para os laboratórios farmacêuticos, que agora tinham um número muito maior de "doentes" para os quais criar e vender medicamentos. Mas por acaso os pacientes eram beneficiados?

Essa é uma pergunta complicada. Por um lado, a medicalização da depressão e da ansiedade contribuiu para afastar o estigma de doenças antes vistas como fraquezas de caráter vergonhosas, e permitiu que as pessoas encontrassem alívio (muitas vezes por via farmacológica) para seu sofrimento. O número de indivíduos que passaram a ver os transtornos de depressão ou de ansiedade como um problema de saúde — em contraposição a seu entendimento como fraqueza pessoal — cresceu de modo espetacular entre 1980 e 2000, quando o Prozac e outros ISRS proporcionaram subsídios adicionais para que a depressão fosse vista como um problema de desequilíbrio químico.* Por outro lado, a expansão das categorias clínicas de doença mental teve o efeito de arrastar um número incontável de pessoas saudáveis para as redes dos laboratórios farmacêuticos. Antes do advento dos IMAOs e dos tricíclicos, no fim da década de 1950, a depressão (e seus predecessores) era um diagnóstico raro, dado a apenas 1% da população americana. Hoje, segundo algumas estimativas oficiais, trata-se de um diagnóstico aplicado a até 15% da população dos Estados Unidos. Será que estamos mesmo tão mais deprimidos hoje do que estávamos em 1960? Ou o que fizemos foi definir os transtornos de depressão e ansiedade de forma demasiado ampla, possibilitando que os laboratórios farmacêuticos nos obriguem (e também a nossas segura-

---

* Falarei mais sobre o assunto no capítulo 7.

doras) a pagar por comprimidos que tratam de doenças que não sabíamos ter, doenças que não existiam antes de 1980?

A publicação de cada edição sucessiva do *DSM* pretendeu transmitir a impressão de avanços da ciência. E, a rigor, o *DSM-III*, o *DSM-IV* (lançado em 1994) e o *DSM-V* (lançado em 2013) tiveram fundamentos mais empíricos do que as duas primeiras edições. Atribuíram importância bem menor à etiologia — ou seja, às causas presumidas de diferentes doenças — e muito mais à enumeração de sintomas simples.* No entanto, continuaram a ser documentos tão políticos quanto científicos, já que representam as pretensões de uma escola de psiquiatria e não as de outra — e os interesses profissionais dos psiquiatras acima de tudo o mais. "Compete à APA" — e, portanto, ao *DSM* — "proteger o poder aquisitivo dos psiquiatras", declarou Paul Fink, vice-presidente da Associação Americana de Psiquiatria, em 1986.[13] Para Stuart Kirk e Herb Kutchins, assistentes sociais e autores de dois livros sobre a história do manual, a chamada bíblia da APA é "um livro de acordos montados de maneira hesitante" que levou à "transformação de comportamentos corriqueiros em patologias".[14]

Quando se sonda com mais profundidade o processo que produziu o *DSM-III*, suas pretensões de rigor científico começam a parecer um tanto forçadas. Para começar, algumas de suas novas distinções entre categorias mostram-se extremamente arbitrárias. (Por que o diagnóstico do transtorno de pânico exige a presença de quatro sintomas, e não três ou cinco, da lista de treze? Por que os sintomas têm de persistir durante seis meses, e não cinco ou sete, para um diagnóstico de transtorno de ansiedade social?) O

---

* A distinção entre, digamos, o transtorno de ansiedade generalizada e o transtorno de pânico não está na forma como o paciente adquiriu a doença — se através de genes, trauma infantil ou libido recalcada —, mas no fato de a pessoa apresentar um certo número mínimo de sintomas constantes de uma lista.

diretor da força-tarefa do *DSM-III*, Robert Spitzer, admitiu anos depois que muitas das decisões do manual foram tomadas a esmo. Se um grupo fizesse bastante lobby em favor de uma doença, em geral ela acabava incorporada — o que ajuda a explicar o motivo pelo qual, da segunda para a terceira edição, o *DSM* cresceu de cem para 494 páginas e de 182 para 265 diagnósticos.

David Sheehan participou da força-tarefa do *DSM-III*. Lembra-se que numa noite, em meados da década de 1970, uma parte dessa força-tarefa reuniu-se para um jantar em Manhattan. "Enquanto o vinho corria", diz Sheehan, a conversa entre os membros do comitê girou em torno da pesquisa de Donald Klein, segundo a qual a isopramina bloqueava as crises de ansiedade.[15] Isso parecia ser evidência farmacológica de um transtorno de pânico diferente de outros tipos. Nas palavras de Sheehan:

> O transtorno de pânico tinha nascido. O vinho correu mais um pouco, e os psiquiatras em torno da mesa começaram a falar de um colega que não sofria de ataques de pânico, mas se preocupava o tempo todo. Como o classificaríamos? Ele mostra apenas uma ansiedade *de caráter geral*. Ei, que tal "transtorno de ansiedade generalizada"? Com a garrafa seguinte, fizeram um brinde ao batismo da doença. E durante os trinta anos seguintes, o mundo coletou dados sobre ela.

Os psiquiatras veem Sheehan, um irlandês alto que hoje dirige um centro psiquiátrico na Flórida, mais ou menos como um apóstata. Ele admite, de maneira jovial, que procura "sabotar a ideia" de que o transtorno de pânico seja de fato uma entidade diferente do transtorno de ansiedade generalizada. Portanto, sua versão implicante de como nasceu o transtorno de ansiedade generalizada talvez deva ser vista com algum ceticismo. No entanto, Sheehan, que vem estudando e tratando a ansiedade há décadas, faz uma observação importante: assim que se cria uma nova doença, ela começa a ganhar vida própria. Pesquisas levam a estudos a seu respeito, ela é diagnosticada em pacientes e a cultura psiquiátrica e a popular se impregnam do conceito. O transtorno de ansiedade generalizada, uma doença concebida durante um jantar regado a vinhaça e inserido no *DSM* com um conjunto bastante arbitrário de critérios, é hoje coonestado por milhares de estudos e tem aprovados pela FDA inúmeros fármacos para seu tratamento. Mas e se, como sustenta Sheehan, *não existir* isso que se chama de transtorno de ansiedade generalizada — pelo menos não como uma doença diferente do transtorno de pânico ou de uma depressão grave?* Se Sheehan tiver razão, uma enorme estrutura de diagnósticos, prescrições e estudos acadêmicos foi construída em torno de uma entidade mórbida — o transtorno de ansiedade generalizada — que, de maneira errônea, se presumiu existir na natureza.

> [Com os índices correntes do uso de Valium], a chegada do milênio coincidiria com a tranquilização total dos Estados Unidos.
> "Benzodiazepines: Use, Overuse, Misuse, Abuse"
> [Benzodiazepínicos: uso, uso excessivo, mau uso e abuso],
> editorial de The Lancet (19 de maio de 1973)

No fim da década de 1950, mesmo enquanto o Amplictil esvaziava os hospitais psiquiátricos e as prescrições de antidepressivos cresciam de modo exponencial, nada se assemelhava ao desenfreado sucesso comercial do Miltown. Daí a instrução dada a Leo Sternbach, químico do laboratório Hoffmann-La Roche:

---

* Vimos no capítulo 2 que algumas pesquisas genéticas levam a crer que na verdade não existe diferença significativa entre a depressão e o transtorno de ansiedade generalizada.

"Invente um novo tranquilizante", disseram-lhe seus chefes.[16] Diante disso, Sternbach retomou pesquisas que tinha feito com relação a corantes baseados na heptodiazina quando fazia seu pós-doutorado na Polônia, na década de 1930. O que aconteceria se introduzisse neles pequenas mudanças químicas? Sternbach testou em animais mais de quarenta variantes — mas nenhuma parecia ter efeito tranquilizante. O Hoffmann-La Roche abandonou o projeto, e Sternbach voltou a trabalhar em antibióticos.

Entretanto, num certo dia de abril de 1957, um assistente dele que estava organizando o laboratório encontrou um pó (nome oficial: R0-5-090) que fora sintetizado um ano antes, mas nunca testado. Mesmo sem esperança, como disse Sternbach mais tarde, ele enviou o pó para testes com cobaias em 7 de maio, dia em que fazia 49 anos.

> Achamos que o esperado resultado negativo pusesse ponto final em nosso trabalho com essa série de compostos e rendesse ao menos algum resultado que pudesse ser publicado.[17] Nem de longe poderíamos imaginar que aquilo seria o começo de um programa que nos manteria ocupados durante muitos anos.

Feliz aniversário. Praticamente por acidente e quase sem perceber, Sternbach tinha inventado o primeiro benzodiazepínico: o clordiazepóxido, que seria batizado como Librium (derivado de "*equilibrium*") e foi o precursor do Valium, do Lorax, do Rivotril e do Frontal, os ansiolíticos mais conhecidos em nossa época. Devido a um engano de Sternbach no processo químico do composto, o R0-5-090 tinha uma estrutura molecular diferente da dos demais quarenta compostos que ele tinha sintetizado. (Apresentava um anel benzênico de seis átomos de carbono ligado a um anel diazepínico de cinco átomos de carbono e dois de nitrogênio — por isso "benzodiazepina".) O diretor de pesquisa farmacológica no Hoffmann-La Roche testou a nova substância em gatos e camundongos e descobriu, surpreso, que embora dez vezes mais potente que o Miltown, ela não prejudicava as funções motoras dos animais. A revista *Time* noticiou que os tratadores do jardim zoológico de San Diego tinham amansado um lince selvagem com o Librium.[18] Uma manchete de jornal trombeteou: "O remédio que amansa tigres: o que fará com mulheres nervosas?".[19]

Para avaliar a toxicidade do clordiazepóxido em seres humanos, Sternbach realizou o primeiro teste em si mesmo. Declarou ter ficado "com os joelhos meio bambos" e um tanto sonolento durante algumas horas, mas afora isso não sentiu efeitos adversos.[20] Quando a FDA aprovou o fármaco, em 24 de fevereiro de 1960, o Librium já tinha sido administrado a cerca de 20 mil pessoas. As primeiras matérias em revistas médicas fizeram alarde de sua eficácia. Pacientes cuja ansiedade, antes disso, só podia ser controlada com eletrochoques declaravam que o Librium era tão eficaz quanto eles, ou mais ainda. Em janeiro de 1960, *The Journal of the American Medical Association* publicou os resultados de uma pesquisa com 212 pacientes de ambulatório com diversos problemas psiquiátricos, aos quais foi ministrado o Librium: 88% dos que apresentavam "ansiedade generalizada" mostraram algum grau de melhora.[21] Os pesquisadores concluíram também que o medicamento era eficaz no tratamento de "reações fóbicas", "compulsões" (o que chamamos hoje de transtorno obsessivo--compulsivo) e "tensão". O pesquisador-chefe de outro estudo proclamou que a criação do Librium era "o avanço mais importante até agora no tratamento psicofarmacêutico dos estados de ansiedade".[22]

O remédio foi distribuído às farmácias americanas em março de 1960. A primeira peça publicitária do Hoffmann-La Roche para o Librium dizia que ele se destinava ao "tratamento de ansiedades comuns e de tensão".[23] Em três meses, as vendas do Librium ultrapassavam as do Miltown, e no fim da década tinham sido dadas mais receitas de Librium que de qualquer outro medicamento no mundo. Os médicos o receitavam para tudo, desde ressaca, problemas gástricos e espasmos musculares até todas as variedades de "tensão", "nervosismo", "neurose" e "ansiedade". (Um médico observou que o Librium tinha a mesma faixa de indicações que o gim.)[24]

O Librium se manteve como o remédio mais receitado nos Estados Unidos até 1969, quando foi suplantado por outro composto sintetizado por Leo Sternbach, este com o delicado nome de 7-cloro-1,3-dihidro-1-metil-5-fenil-2H-1,4-benzodiazepina-2--um. A nova substância estava livre do gosto residual amargo do Librium e, segundo estudos, era duas vezes e meia mais potente. O departamento de marketing do Hoffmann-La Roche batizou-a com o nome de Valium (do latim *valere*, "passar bem" ou "ser saudável"), e o Valium, por sua vez, tornou-se o medicamento mais comum no país até 1982.* Em 1973, o Valium tornou-se o primeiro remédio a superar a marca de 230 milhões de dólares em vendas nos Estados Unidos (mais de 1 bilhão em dólares de hoje), ainda que seu predecessor, o Librium, continuasse entre os cinco medicamentos mais prescritos no país.[25] Em 1975, estimava-se que uma entre cinco mulheres e um entre treze homens nos Estados Unidos já tinham usado Librium, Valium ou outro benzodiazepínico.[26] Segundo um estudo, 18% de todos os *médicos* americanos tomavam tranquilizantes com regularidade na década de 1970.[27] Anúncios dos remédios figuravam com frequência nas revistas médicas. Um típico anúncio de Librium dizia na época:[28]

---

* Sternbach também criou o flurazepam (vendido com o nome de Dalmane [no Brasil, Dalmadorm]) e o clonazepam (vendido como Klonopin [no Brasil, Rivotril]). O Klonopin, tal como o Valium, ainda é receitado frequentemente como benzodiazepínico de efeito prolongado.

Faz dez anos que surgiu o Librium. Dez anos ansiosos de irritação e manifestações, de Cuba e do Vietnã, de assassinatos e de desvalorização do dólar, de Biafra e da Tchecoslováquia. Dez anos turbulentos em que o clima mundial de ansiedade e agressão deu ao Librium — com sua ação calmante específica e sua notável margem de segurança — um papel ímpar e ainda crescente para ajudar a humanidade a enfrentar o desafio de um mundo em transformação.

No fim da década, o Librium e o Valium tinham feito do Hoffmann-La Roche — "a casa construída por Leo" — o maior laboratório farmacêutico do mundo. Os benzodiazepínicos tinham se tornado o maior êxito comercial na história dos medicamentos vendidos com receita médica.

No entanto, nas décadas de 1960 e 1970, à medida que cresciam as vendas de benzodiazepínicos, crescia também a reação contra eles. Alguns médicos advertiram que esses remédios estavam sendo receitados em excesso. Em 1973, Leo Hallister, psiquiatra de Stanford, conjecturava:

> Não se pode afirmar com segurança se o aumento [no uso de ansiolíticos] é resultado dos períodos de turbulência que ocorreram na última década, da introdução de novos fármacos e da ampla promoção de que foram objeto ou de hábitos prescritivos negligentes por parte dos médicos.[29]

(Se 18% dos próprios médicos estavam tomando Valium, talvez isso explicasse em parte a negligência.)

Em meados da década de 1970, a FDA havia reunido numerosos relatos de dependência de benzodiazepínicos. Muitos pacientes tratados com altas dosagens de Valium ou Librium durante longos períodos experimentavam torturantes sintomas físicos e psicológicos quando interrompiam a medicação: ansiedade, insônia, dores de cabeça, visão borrada, zunido nos ouvidos, sensação de que insetos rastejavam sobre eles e depressão extrema — e, em alguns casos, ataques epilépticos, convulsões, alucinações e delírios paranoides. Em 1979, por ocasião das audiências do Senado lideradas por Ted Kennedy sobre os perigos dos benzodiazepínicos, seus críticos dispunham de um vasto conjunto de histórias de horror a que recorrer. A morte de Judy Garland, entre outras, foi atribuída a uma combinação tóxica de benzodiazepínicos e álcool. O medo dessas substâncias aumentou com o depoimento de Barbara Gordon, famosa redatora da CBS, quase levada à morte depois de se tornar dependente de Valium. A dependência de Barbara dos benzodiazepínicos, narrada em seu livro *I'm Dancing as Fast as I Can* [Estou dançando o mais depressa que posso], teve ampla repercussão. O livro tornou-se um dos best-sellers da lista do *New York Times* em 1979 e foi levado à tela num filme estrelado por Jill Clayburgh em 1982. Foi nesse ano que a organização Public Citizen, liderada por Ralph Nader, defensor dos consumidores, publicou o livro *Stopping Valium* [Parar o Valium], que afirmava que os benzodiazepínicos vinham criando dependência em grande número de pessoas.

Os críticos sociais temiam que a prescrição descontrolada de Valium estivesse escondendo os aspectos negativos da sociedade, impedindo a exteriorização do radicalismo, da dissensão e da criatividade. "Cumpre considerar as implicações mais amplas de uma cultura em que dezenas de milhões de cidadãos adultos passaram a usar substâncias psicoativas a fim de alterar praticamente todos os ângulos de seu comportamento em vigília (e durante o sono)", advertiu um médico numa conferência acadêmica, em 1971, sobre a utilização de medicamentos.[30] "O que isso informa a respeito do impacto da tecnologia moderna sobre nosso estilo de vida? Quais mudanças podem estar em curso em nosso sistema de valores?"* Intelectuais marxistas como Herbert Marcuse atribuíam o uso generalizado de comprimidos à alienação capitalista. Os apreciadores de teorias conspiratórias invocaram o distópico *Admirável mundo novo*, de Aldous Huxley, alegando que o governo estava exercendo controle social mediante a tranquilização das massas (o que era contraditório, porque o próprio Huxley era um ardente promotor dos tranquilizantes). Em 1973, um editorial na prestigiada revista médica britânica *The Lancet* expressava o temor de que, com os níveis correntes do uso de Valium, que até aquele ponto estivera crescendo a um ritmo de 7 milhões de receitas por ano, "a chegada do milênio coincidiria com a tranquilização total dos Estados Unidos".[32]**

A iminente expiração da patente do Valium, em 1985, contribuiu para incentivar o surgimento de um novo benzodiazepínico, o alprazolam, que a Upjohn Company lançou em 1981 com o nome comercial de Xanax [no Brasil, Frontal]. Entrando no mercado logo depois que o *DSM-III* transformou os transtornos de ansiedade numa nova categoria patológica, suas vendas foram enormemente favorecidas pelo fato de ser o primeiro remédio

---

* As feministas tinham preocupações análogas. Uma série de anúncios da Roche, no começo da década de 1970, pretendia oferecer tratamento para solteironas: "Trinta e cinco anos, solteira e psiconeurótica", começa um típico anúncio de página inteira, contando a triste história de Jan.[31] "É provável que você veja muitas [...] Jans entre suas clientes", prosseguia o texto. "As solteiras com baixa autoestima. Jan nunca encontrou um homem que pudesse ser comparado ao pai dela. Agora ela se dá conta de que está numa situação de derrota... e que poderá *nunca* se casar." A cura? Valium. ("Você acorda de manhã, e tem a sensação de que não faz sentido viver outro dia como esse", escrevera Betty Friedan em *Mística feminina*, em 1963. "Por isso você toma um tranquilizante, porque ele faz você não se importar tanto com essa falta de sentido."
** O pico das vendas de Valium ocorreu em 1973.

aprovado especificamente pela FDA para o tratamento do recém-criado transtorno de pânico.*

Muitos pacientes — e não tardou para que eu fosse um deles — constataram que o Frontal reduzia os ataques de pânico e diminuía sintomas físicos como tontura, palpitações e problemas gastrintestinais, bem como psicológicos, como timidez excessiva e sensações de medo. (A poeta Marie Howe certa vez disse a um amigo meu que estava com medo de viajar de avião depois do Onze de Setembro: "Conhece aquela portinhola no cérebro com um letreiro que diz Medo? O Frontal a fecha".) Em 1986, o Frontal havia superado o Miltown, o Librium e o Valium, tornando-se o remédio de maior sucesso comercial na história. E desde então passou a dominar o mercado de tranquilizantes.**

> *A ansiedade e a tensão parecem abundar na cultura moderna, e a tendência no momento consiste em fugir ao desprazer do impacto dessas sensações. Contudo, quando foi que a vida esteve isenta de estresse? É desejável, a longo prazo, que a população esteja sempre livre de tensão? Deve haver uma pílula para todo estado de ânimo e toda ocasião?*
>
> De um relatório da Academia de Medicina de Nova York (1956)

---

* Essa aprovação não se fez sem controvérsia. Os primeiros estudos favoráveis a respeito do efeito do Frontal sobre o pânico foram publicados nos *Archives of General Psychiatry*, cujo editor na época, Daniel Freedman, como se veio a saber, constava da folha de pagamento da Upjohn como integrante de sua Divisão de Assuntos Médicos. Segundo afirmaram os críticos, isso o influenciara indevidamente e os estudos não deveriam ter sido publicados, pois tinham sido mal estruturados e, portanto, não demonstravam cabalmente que o medicamento era eficaz.

** Em 2010, o Frontal passou a ocupar o 12º lugar entre os remédios mais receitados nos Estados Unidos e tornou-se o psicotrópico receitado com maior frequência — mais do que o Prozac ou qualquer outro fármaco.

Há mais de meio século, os benzodiazepínicos têm sido amplamente utilizados no tratamento farmacêutico da ansiedade. Entretanto, só no fim da década de 1970 o neurocientista italiano Erminio Costa — outro veterano do laboratório de Steve Brodie no Instituto Nacional de Saúde dos Estados Unidos — fechou afinal o cerco do mecanismo químico dessas substâncias: o efeito delas sobre um neurotransmissor chamado ácido gama-aminobutírico, ou GABA, que inibe o ritmo com que os neurônios "disparam".

Um pouco de neurociência, em poucas palavras, e tudo supersimplificado: o glutamato, um neurotransmissor, excita os neurônios, fazendo com que disparem mais rápido; o GABA, por outro lado, inibe os neurônios, retardando seus disparos e acalmando a atividade cerebral. (Se o glutamato é o acelerador do cérebro, o GABA é o freio.) Erminio Costa descobriu que os benzodiazepínicos ligam-se a receptores de GABA, presentes em todos os neurônios, amplificando os efeitos inibidores do GABA e suprimindo a atividade do sistema nervoso central. Ao se ligarem a receptores de GABA, os benzodiazepínicos modificam a estrutura molecular dos receptores de uma forma que faz o sinal do GABA durar mais tempo, o que, por sua vez, faz com que o neurônio continue a disparar num ritmo mais lento, acalmando a atividade cerebral.

Entender mesmo esse fragmento superficial de neurociência proporcionou-me uma metáfora útil para compreender como meu cérebro produz ansiedade e como o Frontal a reduz. Se minha ansiedade cresce, meu sistema nervoso autônomo é posto no modo de luta ou fuga, meus pensamentos passam a correr e começo a imaginar toda sorte de catástrofes; meu corpo se sente descontrolado. Imagino que minhas sinapses disparem cada vez mais depressa, como um motor superaquecido. Tomo um Frontal e daí a mais ou menos trinta minutos, com sorte, sou praticamente capaz de sentir o sistema do GABA a premir os freios no momento em que os benzodiazepínicos se ligam a seus receptores e inibem os disparos neuronais. Tudo... se retarda... fica lento.

Isso, claro, é uma metáfora meio reducionista. Por acaso minha ansiedade pode mesmo resumir-se à eficácia com que meus canais de íons cloretos funcionam ou à velocidade dos disparos neuronais em minha amígdala? Bem, sim, num certo nível, pode. Os índices de disparos neuronais na amígdala correlacionam-se de forma bastante direta com a sensação de ansiedade. Entretanto, dizer que minha ansiedade seja redutível aos íons em minha amígdala é tão limitador quanto dizer que minha personalidade ou minha alma é redutível às moléculas que constituem meu cérebro ou aos genes que levaram a elas.

De qualquer forma, tenho uma preocupação de ordem mais prática: o que essa dependência dos benzodiazepínicos está fazendo a longo prazo com meu cérebro? A essa altura, faz mais de trinta anos que tomo benzodiazepínicos (Valium, Rivotril, Lorax, Frontal). Durante muitos anos, nesse período, tomei tranquilizantes várias vezes por dia ao longo de meses.

"O Valium, o Librium e outros fármacos dessa classe danificam o cérebro.[33] Vi danos ao córtex cerebral que acredito decorrerem do uso desses medicamentos, e começo a me perguntar se esses danos não serão permanentes", advertia já em 1976 David Knott, médico ligado à Universidade do Tennessee. Nas três décadas passadas desde então, dezenas de artigos em revistas científicas têm tratado do dano cognitivo observado em usuários de longo prazo dos benzodiazepínicos. Um estudo realizado por Malcolm Lader em 1984 constatou que o cérebro de pessoas que tomavam tranquilizantes durante muito tempo encolhia.[34] (Estudos posteriores mostraram que diferentes benzodiazepínicos parecem concentrar o encolhimento em diferentes áreas do cérebro.) Será que essa é a razão pela qual, aos 44 anos, depois de décadas de consumo intermitente, mas contínuo, de tranquilizantes, acho que estou menos inteligente que antes?

7. A medicação e o significado da ansiedade

> *Quando surgiu o Valium, tanto os pacientes quanto seus médicos queriam definir seus problemas em termos de ansiedade [...]. Quando o Prozac, um remédio para depressão, entrou em cena, a ênfase recaiu na depressão como a marca do tormento.*
>
> Edward Shorter, A History of Psychiatry (1997)

Na primavera de 1997, depois de um ano difícil — o divórcio de meus pais, um problema desagradável no trabalho, um romance que não deu certo — e de alguns meses de medicação psiquiátrica, comecei, por recomendação de meu terapeuta, a tomar Paxil, um ISRS cujo nome genérico é paroxetina.

Depois de mais ou menos uma semana de tratamento com o Paxil, passei por um surto de energia que beirava a mania: dormia cada vez menos horas, mas sem que me sentisse cansado de dia; conseguia, pela primeira vez na vida, acordar de manhã sentindo-me animado. A fase de mania mais leve passou, mas seguiu-se uma lenta melhoria de meu humor. Terminei, enfim, depois de várias tentativas malsucedidas, meu relacionamento codependente e disfuncional com uma namorada de quase dois anos. Fui promovido na pequena revista em que trabalhava. Comecei a namorar.

Em algum momento do outono, dei-me conta de que não tinha experimentado um verdadeiro ataque de pânico desde quando começara a usar o Paxil, em abril — de longe, o mais longo desses períodos desde o ginásio. Estava experimentando menos ansiedade, sentindo-me mais produtivo e envolvido em meu trabalho, além de levar uma vida social mais ativa. Meu estômago ia bem. O Paxil era um santo remédio.

Ou não? Porque o que era causa e o que era efeito? A promoção no trabalho aconteceu porque alguém saiu e fui promovido para ocupar aquele cargo. Era provável que isso tivesse acontecido mesmo que eu não tivesse passado a usar o Paxil. Talvez aquele pequeno impulso em meu status profissional, junto com as responsabilidades diárias mais interessantes no emprego, que me conferiam mais autoridade, aumentasse minha autoestima, o que, por sua vez, me dava confiança para começar a distribuir tarefas para colaboradores externos, o que, por sua vez, fazia com que eu me sentisse mais envolvido com o trabalho. E embora eu tivesse a sensação de que o Paxil, de uma forma ou de outra, me dera forças para por fim romper aquele obstinado cordão de codependência neurótica que me prendia à minha namorada, talvez de qualquer modo eu tivesse feito aquilo — e não havia como duvidar que, com ou sem o Paxil, livrar-me daquele relacionamento era uma glória. (Para ela também, tenho certeza; nunca mais nos falamos.) Por isso, talvez tenha sido a constelação especial de fatos que se juntaram naquela primavera — a promoção, o rompimento de uma relação disfuncional, o fim de um sombrio inverno bostoniano e a chegada da primavera — que pôs fim à minha ansiedade e à minha depressão. Talvez o Paxil não tivesse nada a ver com isso.

Mas acho que teve. Começando com aquele breve período de euforia, minha experiência vivida parecia afetada pelo remédio — e agora eu sei que minha trajetória clínica (mania branda, melhora do humor, mudanças positivas) é bastante comum. Outra possibilidade, claro, é que o que eu vivi naquela primavera e verão tenha sido o efeito placebo — o Paxil me ajudava porque eu *acreditava* que ele me ajudaria. (Existindo o efeito placebo, o mecanismo eficaz é o poder da convicção, e não o conteúdo químico de um medicamento.)

Entretanto, o Paxil não era uma pílula mágica — ou, se era, sua magia se esgotou. Digo isso porque, depois de saracotear, feliz, numa alegria medicamentosa durante dez meses, minha efêmera sensação de invulnerabilidade murchou em dez minutos.

Naqueles primeiros meses do Paxil, eu tinha conseguido, pela primeira vez em vinte anos, viver com uma ansiedade apenas moderada. Por isso, numa manhã de fevereiro, saí dirigindo tranquilamente debaixo de uma daquelas ferozes tempestades da Nova Inglaterra para o aeroporto (como era bom não estar tomado de uma agonia nervosa antes de qualquer viagem de avião!), embarquei e me acomodei com o jornal para um voo de uma hora até Washington, DC. Não posso dizer que algum dia, mesmo naqueles meses gloriosos com o Paxil, estive livre de ansiedade dentro de um avião. Mas era uma sensação mais tranquila, que se manifestava como uma leve inquietação, um suor na palma das mãos, apenas um toque de apreensão — o que imagino que muitas pessoas sintam no momento da decolagem. Ali estava eu, com 28 anos, sentindo-me relativamente competente e adulto (*Aqui estou*, eu pensava, enquanto taxiávamos e decolávamos, *editor executivo de uma revista, viajando para Washington a trabalho, lendo meu* New York Times), isolado em segurança do terror por minha dose matinal de vinte miligramas de Paxil, aquela pilulinha cor-de-rosa que me mantivera livre de ataques de pânico durante alguns meses afortunados.

Foi então que, atravessando a camada de nuvens escuras que produziam a tempestade lá embaixo, entramos numa área de turbulência.

Aquilo não durou mais que dez minutos. No máximo, quinze. Mas durante esse tempo, estive convencido de que íamos cair — pior, que eu ia enjoar e vomitar. Com mãos trêmulas, engoli dois comprimidos de Dramamine. O serviço de bordo tinha sido interrompido — da cabine de comando viera um pedido para que as comissárias se mantivessem sentadas, o que me apavorou. Entretanto, olhando em torno, eu não via nenhum sinal de perturbação nos demais passageiros. À minha esquerda, um homem tentava ler o jornal, embora o avião chacoalhasse de um lado para outro e para cima e para baixo; à direita, do outro lado do corredor, uma mulher parecia cochilar. Já eu, só queria gritar. Desejava com desespero que a turbulência chegasse ao fim (*Por favor, Deus, por favor, faça isso acabar agora e eu vou acreditar em você e ser bom e religioso para sempre*), que o Dramamine fizesse efeito, e ansiava, acima de tudo, ficar inconsciente, para acabar com meu sofrimento.

É evidente que meu medo de uma queda não podia ser tão intenso, porque, mesmo naquele momento, eu tinha uma preocupação adicional: seria meu pânico tão óbvio que os outros passageiros o notariam? Pela lógica, uma ansiedade deveria ter cancelado a outra: se todos nós íamos morrer, eu não devia me preocupar com um momento efêmero de constrangimento terreno antes de mergulharmos no oblívio eterno, certo? Por outro lado, se eu ia ficar envergonhado depois do voo, isso significava que não íamos morrer, certo? E naquele momento, estar em segurança no chão, e não morto — por maior que fosse o meu embaraço —, era tudo que eu podia desejar. Mas em meu cérebro, controlado pela amígdala, com meu sistema nervoso simpático em alerta pleno, não havia nenhum espaço para essa clareza lógica. Eu só conseguia pensar numa coisa: *Vou vomitar e vou me sentir envergonhado e vou morrer e estou aterrorizado e tudo o que quero é estar fora dessa situação e nunca mais entrar num avião de novo.*

Nesse momento, saímos da camada de nuvens. Do lado de fora da janelinha havia sol, o céu estava claro e o voo tornou-se absolutamente sereno. O aviso de atar o cinto de segurança apagou-se. O serviço de bordo foi retomado. Meu sistema nervoso parassimpático entrou em ação, desacelerando o ritmo de disparo dos neurônios hiperativos na amígdala turbinada, e afundei numa exaustão aliviada e realçada pelos comprimidos de Dramamine. Daí a mais ou menos meia hora, pousamos sem problemas em Washington.

Mas o Paxil tinha parado de funcionar.

Não de todo, e pelo menos não de imediato. Entretanto, a ilusão de que eu me achava protegido por um inexpugnável campo de força antiansiedade, criado pelo Paxil, se dissipara. Isso, hoje eu sei, não é raro. Certos medicamentos do tipo ISRS são capazes de reduzir a ansiedade e abrandar os ataques de pânico — mas de acordo com o modelo do pânico de predisposição ao estresse, estímulos fortes (como voos em áreas de turbulência) podem desorganizar até a química cerebral ajustada por medicação e gerar intensa ansiedade. E em virtude do efeito da desorganização sobre o pensamento (ou as "cognições") da pessoa, isso pode ser visto como a quebra de um encanto mágico. (Em outras ocasiões, certos fármacos simplesmente param de exercer seu efeito sem episódios estressantes; o fenômeno tem sido chamado de "esgotamento do Prozac").

Depois desse dia, meu nível de ansiedade geral voltou a aumentar aos poucos. Os ataques de pânico começaram a se repetir — leves e raros no começo, e depois mais fortes e em maior número. Minha fobia de aviões voltou — eu precisava de uma dose alta de Frontal, Rivotril ou Lorax antes de qualquer voo, e às vezes nem isso bastava. Em minha primeira viagem de avião com Susanna, com quem eu viria a me casar, minha ansiedade chegou a tal ponto, logo depois da decolagem, que comecei a tremer e arquejar sem parar, e a seguir, diante do olhar espantado dela, tive cólicas e não consegui controlar o intestino. Eu planejara a viagem de três dias a Londres como um passeio romântico, para impressioná-la. Mas aquele não foi um bom começo. Nem o resto da viagem foi muito melhor: muitas horas das breves férias eu passei sedado por doses maciças de Frontal; em várias outras, eu só fazia tremer, com um medo mortal do que seria a viagem de volta.

Mesmo depois que o Paxil perdeu seu poder mágico de prevenir o pânico, ainda o tomei por vários anos, devido a uma combinação de inércia e de medo do que poderia acontecer se eu parasse. Na primavera de 2003, quando o uso do Paxil durava seis anos, minha ansiedade já me martirizava do mesmo jeito de antes. Havia chegado a hora de procurar outro medicamento.

Foi o que me levou a procurar o dr. Harvard, o psicofarmacologista. Durante a primeira consulta, ele estava fazendo minha anamnese quando, como que para lhe dar uma amostra de meu transtorno, tive um belo ataque de pânico que me deixou sem fôlego e lacrimoso, incapaz de continuar. "Não se apresse", disse ele. "Continue quando estiver pronto." Não sei se foi por causa dos pormenores de meu caso ou do exemplo que eu de forma involuntária lhe dera, mas o fato é que o dr. Harvard se mostrou surpreso ao saber que durante períodos de minha vida eu ficara inteiramente sem medicação. Ele se mostrou atônito. Na sua opinião, meu caso era grave, e eu não estava equipado para funcionar com um ser humano normal sem ajuda de fármacos.

Discutimos as opções farmacológicas, e por fim escolhemos o Efexor, nome comercial da venlaxafina, um inibidor seletivo da recaptação de serotonina-norepinefrina (ISRN), que impede a absorção da serotonina e da norepinefrina no cérebro — e, portanto, eleva os níveis intrassinápticos dessas substâncias. Conversamos sobre como diminuir de forma gradual o uso do Paxil, o que fiz, seguindo à risca suas instruções, diminuindo a dosagem pouco a pouco ao longo de várias semanas.

Ao longo dos anos, eu pensara de vez em quando na possibilidade de tentar me livrar por completo da medicação psiquiátrica. *Afinal de contas*, pensava, *eu me sinto bastante ansioso em relação à medicação, mas em que medida posso piorar se não for medicado?* Por isso, assim que estava prestes a eliminar de todo o Paxil, pensei: *Por que não? Vamos tentar voar solo durante algum tempo... Chega de remédios.* Abandonei o Paxil e não comecei a tomar o Efexor.

O que não se vê nos anúncios de psicotrópicos na TV e em revistas, ou até, com um mínimo de honestidade, nos estudos científicos, é o inferno provocado pelo abandono desses fármacos. Nunca usei heroína, de modo que não posso dizer se isso é verdade (suspeito que não é), mas muita gente afirma que deixar de consumir o Paxil é tão doloroso quanto largar a heroína. As dores de cabeça. A exaustão. A náusea e as cólicas gástricas. A vertigem que faz dobrar os joelhos. A sensação de *zapping* elétrico no cérebro — um sintoma esquisito mas comum. E, é claro, o surto de ansiedade: acordar, toda madrugada, com o coração batendo forte e a terrível sensação de medo; múltiplos ataques de pânico a cada dia.

Apesar do meu desejo de "ser eu mesmo" e de funcionar sem ajuda farmacêutica pela primeira vez em seis anos, não aguentei mais e numa certa manhã, depois de apenas uma semana sem o Paxil, tomei minha primeira dose de Efexor. Daí a minutos, literalmente, eu me sentia bem melhor: os sintomas físicos desapareceram, e meu estado de ânimo melhorou.

Na realidade, isso não pode ter sido causado pela ação terapêutica do Efexor, já que em geral os ISRSs e os ISRNs precisam se acumular durante várias semanas nas sinapses para começar a fazer efeito. O mais provável é que alguma coisa no Efexor aliviou os efeitos da abstinência química do Paxil. No entanto, o que é causa e o que é efeito? A ansiedade emocional e o sofrimento físico que senti depois de abandonar o Paxil eram de fato efeito da abstinência química? Ou era apenas a sensação de não estar sob o efeito de nenhum remédio? Afinal, eu estivera submetido a medicação psiquiátrica durante tanto tempo que talvez tivesse esquecido como era viver com meu cérebro careta.

Ou minha aflição naquela primavera resultava menos de experimentos infelizes com uma troca de remédios que do estresse em minha vida? Duas datas me aguardavam no fim do verão. A primeira era o prazo para a entrega dos originais de meu primeiro livro, que àquela altura já estava em gestação havia seis anos (mais ou menos o mesmo tempo de uso do Paxil) e que passara por uma jornada desgastante — a troca de um preparador para outro, de uma editora para outra, depois o mergulho no mal de Alzheimer que atingiu meu biografado e o envolvimento cada vez mais invasivo de sua família poderosa — para chegar a esse ponto. A outra data era aquela em que minha mulher deveria dar à luz nosso primeiro filho.* Entre as dificuldades que suportei naquele verão, é difícil determinar com precisão qual era uma res-

---

* O nascimento de um filho ocupa um dos pontos mais altos da famosa Escala de Estresse Holmes e Rahe, que procura quantificar os efeitos de vários tipos de estresse existencial sobre a saúde mental e física.

posta a fatores estressantes externos e quais tinham a ver com medicamentos. E, entre esses problemas ligados a medicamentos, é difícil saber quais eram efeitos da abstinência das substâncias que eu estava *abandonando* e quais eram efeitos colaterais de substâncias que eu estava *passando* a usar.

É grande o contraste entre aquilo que apregoam os materiais promocionais da indústria farmacêutica e os relatórios de pesquisas clínicas (muitas delas subsidiadas pela indústria farmacêutica), por um lado, e o que dizem as irritadas comunidades de pacientes reais nas redes sociais. Acredito que, de modo geral, os dois lados são, até certo ponto, honestos e precisos (os remédios podem causar benefícios terapêuticos mensuráveis; os efeitos colaterais e os sintomas de abstinência podem ser bem ruins), mas nenhum dos dois é inteiramente digno de confiança. Os laboratórios farmacêuticos e os médicos por eles subvencionados têm interesse econômico em promover o uso de medicamentos; já os usuários desses medicamentos são, quase por definição, sujeitos infelizes e instáveis, como eu, propensos a ser facilmente debilitados por sintomas físicos. Estudos já demonstraram que pessoas que alcançam altas pontuações em escalas de sensibilidade à ansiedade costumam apresentar efeitos colaterais mais severos de medicamentos. (É provável que pessoas não ansiosas tratadas com ISRSS se incomodem muito menos com efeitos colaterais e por isso talvez não se queixariam deles em fóruns na internet.) Assim, a gritaria antimedicamentos por parte das comunidades de usuários de remédios não pode ser aceita sem questionamento, do mesmo modo que a avaliação dos efeitos colaterais e dos sintomas de abstinência que aparece na literatura médica, muitas vezes não isenta.

O Efexor aliviou o que pode ter sido a sintomatologia física da retirada do Paxil, mas minha ansiedade e meu pânico persistiram — e depois aumentaram. Quando falei a respeito disso ao dr. Harvard, sua reação (em geral também é a dos psiquiatras e psicofarmacologistas) foi: "Precisamos aumentar sua dosagem". A dose que eu vinha tomando, ele disse, não era suficiente para corrigir o "desequilíbrio químico" em meus sistemas serotonérgico e noradrenérgico. Por isso, minha dosagem passou de 37,5 miligramas de Efexor para 75 miligramas três vezes ao dia.

Nesse ponto, meus níveis de ansiedade subiam a níveis vertiginosos. À noite, eu acordava nas garras de um violento ataque de pânico. Durante o dia, passava por vários ataques, e mesmo quando não era presa de um deles, tinha a impressão de que estava para tê-lo. Eu nunca tinha sentido aquela agitação crônica e persistente. Não conseguia parar de me mexer e me contorcer, não aguentava a sensação de estar em minha própria pele. (O termo clínico para isso é "acatisia".) Ideias vagas de suicídio começaram a piscar nas bordas de minha consciência.

Liguei para o dr. Harvard. "Não posso tomar esse medicamento", disse a ele. "Acho que devo parar com o Efexor. Tenho a sensação de que vou enlouquecer." "Você tem de dar mais tempo para a medicação", disse ele. E me deu uma receita de Frontal, dizendo que ele abrandaria minha ansiedade, dando mais tempo para o Efexor surtir efeito.

Prescrever um benzodiazepínico, como o Frontal, para eliminar a ansiedade gerada quando um paciente começa a tomar um ISRS ou um ISRN (como o Efexor), tem sido a prática convencional desde o fim da década de 1990. E no meu caso isso funcionou — em certa medida, durante algum tempo. Minha ansiedade cedeu um pouco, e o pânico diminuiu, mas só se eu tomasse fielmente o Frontal várias vezes ao dia.

Para trabalhar em meu livro, eu tinha alugado um escritório decrépito no terceiro andar de um prédio degradado na zona norte de Boston, e para acelerar meu avanço, contratei uma assistente de pesquisa, Kathy, que dividia o espaço comigo. Kathy era uma excelente pesquisadora e, quando eu não estava em pânico, uma ótima companhia. Mas eu me sentia embaraçado com minha ansiedade e achava que devia escondê-la, o que significava sair do escritório quando sentia o pânico se aproximar. Por isso, vivia inventando coisas a fazer fora do escritório.*

Mais uma vez liguei para o dr. Harvard. E mais uma vez ele disse: "Você não está ainda num nível terapêutico do Efexor. Vamos aumentar a dosagem". Por isso passei a tomar mais Efexor, e dias depois minha visão ficou borrada e eu não conseguia urinar. Liguei para o dr. Harvard, e dessa vez ele me pareceu alarmado. "Talvez seja melhor desistirmos do Efexor", disse. Entretanto, eu tinha ficado traumatizado com os sintomas de abstinência que sofrera ao

---

* Muitas vezes, sair do escritório não bastava para estancar a maré de pânico, e por isso passei a caminhar vários quarteirões até a Old North Church, onde as famosas lanternas de Paul Revere, que anunciariam o ataque inglês ("uma se por terra e duas se por mar"), teriam sido penduradas em 1775. Eu me sentava num austero banco no fundo da igreja e fitava a pintura a óleo de Jesus que pende atrás do altar. Nessa pintura, o Cristo tem uma expressão gentil e um olhar solidário. Não sou ateu de carteirinha, mas tampouco sou crente — sou um agnóstico do tipo "quem sabe a explicação de tudo isso?", um cético que devido à sua habitual cautela se recusa a ter a ousadia de negar que Deus existe por medo de perder a aposta de Pascal e descobrir, tarde demais, que ele existe. No entanto, naquelas semanas desesperadas no verão de 2003, sentado num banco da Old North Church, eu rezava direto para aquela imagem de Jesus. Pedia-lhe que me desse paz de espírito, ou um sinal de que Deus existia, alguma coisa a que eu pudesse me agarrar para resistir aos meus ataques de nervos. Em minha busca de socorro, comecei a ler a Bíblia e uma história do cristianismo primitivo, tentando ver se conseguia chegar, pela razão, à fé e à serenidade psíquica e existencial que, no meu entender, elas poderiam proporcionar.

Não consegui. E embora eu descobrisse que alguma coisa na simplicidade desataviada e puritana da igreja tinha um efeito calmante, minhas visitas ao templo em nada me ajudaram, sobretudo durante o nadir de minha experiência com o Efexor. Eu tentava me tranquilizar com exercícios de respiração, mas logo era dominado pela claustrofobia e pelo pânico, e tinha de sair correndo da igreja. Com frequência acabava tremendo num banco de jardim, provavelmente parecendo aos turistas um sem-teto acometido de *delirium tremens*.

parar de tomar o Paxil, e lhe disse isso. (A síndrome de abstinência é hoje um reconhecido fenômeno associado ao Paxil.) "Vou lhe dar uma receita de outro ISRS, o Celexa [no Brasil, Citalopram]", ele disse. "Comece a tomá-lo já, e continue com o Frontal."

Foi o que fiz, e no dia seguinte minha visão estava clara, e a urina voltou a fluir, fatos que parecem indicar que esses problemas tinham sido efeitos colaterais do remédio. Mas poderiam não ser: a tendência dos ansiosos a "somatizar" — transformar suas neuroses em sintomas físicos — faz com que seja possível que minha visão borrada e a bexiga recalcitrante fossem simplesmente representações físicas de minha ansiedade.

A transição do Efexor para o Citalopram foi mais serena do que a transição do Paxil para o Efexor, talvez porque eu não tenha interrompido o primeiro antes de passar para o outro. Mas desde então, apesar da grave e intermitente ansiedade crônica, não passei um dia sem tomar um antidepressivo do tipo ISRS, e não ajustei muito a dosagem, pelo temor de repetir a experiência Paxil--para-Efexor. Às vezes eu recordo, saudoso, meus primeiros dias com o Paxil, quando conheci um nível módico de alívio, e fico imaginando se eu não deveria voltar atrás e tentar recuperar aquele nirvana isento de pânico. No entanto, a pesquisa clínica está cheia de exemplos de pessoas que retornam a medicamentos que tomaram antes só para descobrir que já não fazem mais efeito.

E, seja como for, o abandono do Paxil não foi uma experiência que eu queira repetir.

Medicação, medicação, medicação! O que tenho a mostrar em troca dela?

Tony Soprano, personagem da série de TV
Família Soprano, à dra. Melfi, depois de um ano
tomando Prozac para seus ataques de pânico

Impondo-se à consciência americana com a edição da *Newsweek* de 26 de março de 1990, que trazia na capa uma cápsula verde e branca com as palavras "Um remédio revolucionário para a depressão", a fluoxetina, comercializada sob o nome Prozac, se tornaria o antidepressivo emblemático do fim do século XX — e um enorme sucesso de vendas para seu fabricante, o laboratório Eli Lilly. Primeiro inibidor seletivo da recaptação de serotonina (ISRS) lançado nos Estados Unidos, o Prozac não demorou para ultrapassar o Frontal como o psicotrópico mais vendido na história, embora outros ISRSS (entre eles Zoloft, Paxil, Citalopram e Lexapro) logo fossem lançados para concorrer com ele.

Com a possível exceção dos antibióticos, os ISRSS formam a classe de medicamentos vendidos com receita médica mais bem-sucedida, do ponto de vista comercial, na história. Em 2002, de acordo com uma estimativa, cerca de 25 milhões de americanos — mais de 5% de todos os homens e 11% de todas as mulheres — tomavam um antidepressivo ISRS.[1] Desde então, os números só fizeram crescer e, segundo uma estimativa de 2007, o número de usuários de ISRSS nos Estados Unidos ascendia a 33 milhões.[2] Esses fármacos dominam não só a psiquiatria hospitalar e as farmacinhas domésticas como também nossa cultura e nosso ambiente natural. Livros como *Prozac Nation* [O país do Prozac], *Prozac Diary* [Diário do Prozac] e *Ouvindo o Prozac* (e, é claro, *Talking Back to Prozac* [Questionando o Prozac]) estiveram nas listas de mais vendidos durante toda a década de 1990, e as piadas sobre o Prozac e o Lexapro aparecem com frequência em filmes e em cartuns da revista *New Yorker*. Já se descobriram resíduos de Prozac, Paxil, Zoloft e Citalopram nos ecossistemas em que vivem sapos americanos (causando neles anomalias e retardos de desenvolvimento), no cérebro e no fígado de peixes no norte do Texas e no lago Mead, o maior reservatório dos Estados Unidos, que fornece água potável a Las Vegas, Los Angeles, San Diego e Phoenix.[3]

Diante da forma como os ISRSs saturaram nossa cultura e nosso meio ambiente, talvez o leitor se surpreenda ao saber que o Eli Lilly, que controlava a patente americana da fluoxetina, interrompeu o desenvolvimento do fármaco *sete vezes* devido a seus resultados insatisfatórios nos testes. Depois de examinar as conclusões inconvincentes dos testes, os reguladores alemães declararam, em 1984: "Levando em consideração o benefício e o risco, julgamos essa preparação totalmente inadequada para o tratamento da depressão".[4] Os primeiros testes clínicos de outro ISRS, o Paxil, também foram vistos como fracassos.*

Como foi que os ISRSs deixaram de ser considerados ineficazes e se transformaram nas substâncias de maior sucesso comercial na história? A resposta a essa pergunta demonstra o quanto nossos conhecimentos sobre a ansiedade e a depressão mudaram no decorrer de um breve período.

Mais uma vez, a história começa no laboratório de Steve Brodie, no Instituto Nacional de Saúde. Depois de trocar o laboratório de Brodie pela Universidade de Gotemburgo, em 1959, Arvid Carlsson ministrou antidepressivos tricíclicos a camundongos cujos níveis de serotonina tinham sido reduzidos de maneira artificial. Os antidepressivos elevariam os níveis de serotonina? Sim. A imipramina fazia efeito de inibição da recaptação de serotonina. Na década de 1960, Carlsson tentou experimentos semelhantes usando anti-histamínicos. Por acaso, eles também inibiriam a re-

---

* Uma série de estudos na década de 1980 considerou que a imipramina, o antidepressivo tricíclico, era mais eficaz que o Prozac no tratamento de depressão ou transtorno de pânico. A imipramina também superou o Paxil em dois estudos com pessoas deprimidas, no começo da década de 1980. Em 1989, o Paxil não conseguiu derrotar o placebo em mais de metade de seus testes. No entanto, quatro anos depois, a FDA aprovou o Paxil, que em 2000 tinha se tornado o antidepressivo de maior êxito comercial nos Estados Unidos, superando o Prozac e o Zoloft.[5]

captação de serotonina. A resposta também foi positiva. Carlsson constatou que um anti-histamínico, a clorfeniramina, tinha um efeito mais poderoso e preciso sobre os receptores de serotonina do cérebro que a imipramina ou a amitriptilina, ou tricíclicos mais receitados. Em seguida, ele passou a usar essa descoberta na busca de um antidepressivo mais poderoso. "Isso assinalou o momento inicial da criação dos ISRSS", escreveu Edward Shorter.[6]*

Em sua experiência seguinte, Carlsson utilizou um outro anti-histamínico, a bromfeniramina (o princípio ativo do antitus-

---

* Carlsson queria verificar a eficácia da clorfeniramina em testes clínicos com pacientes ansiosos e deprimidos, mas não o fez. Suas próprias pesquisas, assim como observações posteriores, mostraram que a clorfeniramina, sem nenhuma modificação, pode ser tão eficaz quando qualquer ISRS existente, o que é curioso, pois desde 1950 a substância é vendida sem receita médica como antialérgico, com o nome comercial de Chlor-Trimeton [no Brasil, Cheracap]. Em 2006, o pesquisador sueco Einar Hellbom publicou um estudo segundo o qual pacientes com diagnóstico de transtorno de pânico tratados com clorfeniramina, indicada para rinite alérgica, experimentavam remissão dos sintomas de pânico; quando deixavam de usar o Chlor-Trimeton, no caso de muitos deles os sintomas voltavam, mesmo que passassem a usar outro anti-histamínico. Hellborn aventou a hipótese de que um poderoso antidepressivo do tipo ISRS estava na prateleira dos antialérgicos de qualquer farmácia e era vendido sem receita — embora a maioria dos médicos e, com certeza, nenhum paciente estivessem cientes de seu potencial. "Se a clorfeniramina tivesse sido testada para depressão na década de 1970", escreveu Hellborn, "é provável que um ISRS seguro e barato pudesse ter sido usado cerca de quinze anos antes [do Prozac] [...]. A clorfeniramina poderia ter sido o primeiro antidepressivo seguro, não cardiotóxico e bem tolerado. Bilhões de dólares teriam sido poupados em pesquisas e marketing, para não falar do alívio de milhões de pacientes."[7]

Isso me surpreende porque usei o Chlor-Trimeton em todas as primaveras da infância. Sempre tinha atribuído minha melhora na depressão e na ansiedade, em abril e maio, à maior duração dos dias e à aproximação do fim do ano letivo. Mas o artigo de Hellborn me leva a pensar se a melhora em meu humor e a redução da tensão na primavera não foi resultado do uso do Chlor-Trimeton, um ISRS acidental.

sígeno Dimetapp). Também ela bloqueou a recaptação de serotonina e de norepinefrina com mais potência que a imipramina. Carlsson modificou o anti-histamínico para criar o composto H102-09, que bloqueou apenas a recaptação de serotonina. Trabalhando com uma equipe de pesquisadores no Astra, um laboratório farmacêutico sueco, em 28 de abril de 1971 Carlsson solicitou a patente do H102-09, já então rebatizado com o nome de zimelidina. Os primeiros testes clínicos indicaram que a substância era eficaz para reduzir a depressão, e em 1982 o Astra começou a vendê-la como antidepressivo na Europa, com o nome comercial de Zelmid, e cedeu à Merck a licença para comercializá-la nos Estados Unidos. Sobreveio então a tragédia: alguns pacientes tratados com o Zelmid sofreram paralisia, e houve casos fatais. O Zelmid foi retirado das farmácias na Europa e nunca chegou as ser vendido nos Estados Unidos.

A diretoria do Eli Lilly acompanhou tudo isso com interesse. Cerca de dez anos antes, nos laboratórios da empresa no estado americano de Indiana, bioquímicos tinham estudado derivados químicos de outro anti-histamínico, a difenidramina (o ingrediente ativo do antialérgico Benadryl), criando o composto LY-82816, que exercia um efeito potente sobre a serotonina, mas fraco sobre os níveis de norepinefrina. Isso tornou o LY-82816 o mais "limpo" ou "seletivo" dos vários compostos testados pelos pesquisadores.* David Wong, bioquímico do Eli Lilly, reformulou o LY-82816, produzindo o LY-110140, e em 1974 relatou suas conclusões na revista *Life Sciences*.[8] "Nessa altura", recordaria Wong mais tarde, "o trabalho [no LY-110140] era um exercício acadê-

---

* Em contraste, os tricíclicos e os IMAOs eram "sujos" ou "não seletivos", pois afetavam não só a serotonina como também a norepinefrina, a dopamina e outros neurotransmissores, fato a que se atribuiu o grande número de efeitos colaterais desagradáveis.

mico." Ninguém saberia dizer se haveria mercado ainda que fosse para um único fármaco psiquiátrico capaz de afetar a serotonina — e como o Zelmid já tinha passado por testes clínicos e fora lançado havia anos, o Eli Lilly arquivou o LY-110140, hoje chamado fluoxetina.

Entretanto, quando o Zelmid começou a causar paralisia em seus usuários, os executivos do Eli Lilly se deram conta de que a fluoxetina agora tinha a chance de ser o primeiro ISRS no mercado americano, de modo que voltaram a acionar os mecanismos de pesquisa. Embora os primeiros testes clínicos não tenham tido muito êxito, o remédio foi aprovado e lançado na Bélgica em 1986. Em janeiro de 1988, a fluoxetina foi lançada nos Estados Unidos, anunciada como "o primeiro bloqueador da recaptação de serotonina de alta especificidade e alta potência". O Eli Lilly chamou-o de Prozac, nome dado por uma agência de publicidade.[9]

Dois anos depois, o comprimido apareceu na capa da *Newsweek*. E três anos depois disso, o psiquiatra Peter Kramer publicou *Ouvindo o Prozac*.

Quando esse livro foi lançado, em meados de 1993, eu estava com 23 anos e no terceiro antidepressivo tricíclico — o Norpramin (desipramina). Eu o li fascinado, maravilhado com os efeitos que o Prozac tivera nos pacientes de Kramer. Muitos deles passaram a se sentir, como disse o autor, "mais do que bem": "O Prozac parecia dar coragem social a pessoas habitualmente tímidas, tornar os medrosos ousados, conferir aos introvertidos as aptidões de um vendedor". *Hum, isso parece ótimo*, pensei. Fazia meses que o dr. L., meu psiquiatra de longa data, vinha me recomendando o Prozac. Mas lendo o livro de Kramer, receei a troca faustiana que estava sendo feita ali — o que se perdia, em individualidade ou nos componentes mais idiossincráticos da personalidade, quando o Prozac acabava com o nervosismo ou a melancolia. Kramer concluía, de forma convincente, que para os pacientes com ansiedade ou depressão grave a troca valia a pena. Mas também se preocupava com o que chamava de "psicofarmacologia cosmética" — o uso de substâncias psiquiátricas por pessoas "normais" ou "saudáveis" para se tornarem mais felizes, mais sociáveis ou mais capazes do ponto de vista profissional.

Não demorou para que eu me juntasse aos milhões de americanos que estavam tomando ISRSs — e tenho tomado um ou outro deles quase sem pausa há cerca de vinte anos. Não obstante, não posso afirmar com absoluta convicção que essas substâncias tenham funcionado — ou que tenham valido a pena em termos de custo monetário, efeitos colaterais, traumas de troca de medicação e sabe-se lá que efeitos a longo prazo sobre meu cérebro.

Passada a onda inicial de entusiasmo pelos ISRSs, alguns temores que haviam cercado os tranquilizantes na década de 1970 começaram a rondar os antidepressivos. "Fica agora claro", escreveu David Healy, historiador da psicofarmacologia, "que a quantidade de problemas de abstinência relatados com referência [ao Paxil] excede os problemas de abstinência já relatados com relação a qualquer outro psicotrópico."[10]*

"O Paxil de fato causa dependência", afirmou Frank Berger, o criador do Miltown, não muito antes de sua morte, em 2008.[11] "Se alguém está tomando Paxil, não será fácil suspender essa medicação [...]. Não é esse o caso do Librium, do Valium e do Miltown." Há alguns anos, minha médica de atenção primária me

---

* Ironicamente, o imediato sucesso comercial dos ISRSs deveu-se bastante à ira pública contra o efeito viciante do Valium, no começo da década de 1970, que levou à desaprovação dos benzodiazepínicos. Com a aprovação, pela FDA, dos ISRSs para o tratamento da depressão, os diagnósticos da doença cresceram vertiginosamente, enquanto os diagnósticos de ansiedade caíam. Mas quando, mais tarde, a FDA aprovou os ISRSs para o tratamento da ansiedade, o número de diagnósticos de ansiedade voltou a crescer.

disse que tinha deixado de prescrever o Paxil porque muitos pacientes seus haviam relatado terríveis efeitos de abstinência.

Mesmo deixando-se de lado os efeitos de abstinência, existe hoje um acúmulo de evidências que indicam — de acordo com os primeiros estudos da ineficácia do Prozac e do Paxil — que os ISRSS talvez não sejam tão maravilhosos como se anunciou. Em janeiro de 2010, quase vinte anos depois de apresentar os americanos aos ISRSS, a *Newsweek* publicou uma reportagem de capa a respeito de estudos que levavam a crer que esses fármacos eram praticamente tão eficazes no tratamento da ansiedade e da depressão quanto pílulas de açúcar. Dois amplos estudos realizados em 2006 mostraram que a maior parte dos pacientes não melhora por tomar antidepressivos. Só um terço dos pacientes que participaram desses estudos apresentou melhoras pronunciadas depois de uma primeira experiência. Depois de revisar dezenas de estudos sobre a eficácia de ISRSS, o *British Medical Journal* concluiu que o Prozac, o Zoloft, o Paxil e outros fármacos da classe dos ISRSS "não apresentam vantagem significativa do ponto de vista clínico" em relação ao placebo.[12*]

Como assim? Dezenas de milhões de americanos — inclusive eu e muitas pessoas que conheço — consomem, juntos, bilhões de dólares em ISRSS a cada ano. Isso não indica que tais fármacos são eficazes?

Não necessariamente. No mínimo, esse enorme volume de consumo de ISRSS não fez com que os índices de ansiedade e depressão relatados diminuíssem — e na realidade todo esse consumo de comprimidos parece vir acompanhado de índices substancialmente mais elevados de ansiedade e depressão.

"Se você nasceu por volta da Primeira Guerra Mundial, a

---

* Essas conclusões são controversas e continuam a ser debatidas com furor nos blogs de psiquiatria e psicologia.

ocorrência de depressão em sua vida é da ordem de 1%", diz o psicólogo Martin Seligman, professor da Universidade da Pensilvânia. "Se nasceu por volta da Segunda Guerra Mundial, a ocorrência de depressão em sua vida parecia ser da ordem de 5%. Se você nasceu a partir da década de 1960, a ocorrência de depressão parecia estar entre 10% e 15%, e isso no caso de vidas incompletas" — o que significa que no fim os índices reais serão maiores. Isso significa um aumento de pelo menos dez vezes no número de diagnósticos de depressão em apenas duas gerações.[13]

A tendência é a mesma em outros países. Na Islândia, a incidência de depressão quase duplicou entre 1976 (antes do surgimento dos ISRSs) e 2000.[14] Em 1984, quatro anos antes do advento do Prozac, a Grã-Bretanha informou a perda de 38 milhões de dias de trabalho decorrente de transtornos de depressão e ansiedade;[15] em 1999, depois de uma década de uso generalizado de ISRSs, a Grã-Bretanha atribuiu aos mesmos transtornos uma perda de 117 milhões de dias de trabalho — um aumento de 300%. Levantamentos de saúde nos Estados Unidos mostram que a porcentagem de americanos em idade de trabalho que informaram estar incapacitados devido à depressão triplicou na década de 1990.[16] O dado estatístico mais impressionante que encontrei foi o seguinte: antes do surgimento dos antidepressivos, julgava-se que entre cinquenta e cem pessoas por milhão sofressem de depressão; hoje esse número subiu para entre *100 mil e 200 mil* por milhão. Numa época em que, mais do que nunca, dispomos de tratamentos bioquímicos sofisticados para combater a depressão, houve um *aumento de 1000%* na incidência do problema.[17]

Em seu livro *Anatomy of an Epidemic*, publicado em 2010, o jornalista Robert Whitaker reuniu indícios de que os ISRSs na verdade *causam* ansiedade e depressão — de que o seu consumo ao longo dos últimos vinte anos causou mudanças orgânicas no cérebro de dezenas de milhões de usuários de fármacos, tornando-

-os mais propensos a se sentir nervosos e infelizes. (Estatísticas divulgadas pela Organização Mundial de Saúde, segundo as quais o índice de suicídios nos últimos 45 anos aumentou 60% em todo o mundo, parecem conferir veracidade à ideia de que o cociente de infelicidade no mundo acompanhou no mesmo passo o consumo de ISRSS.)[18] A afirmação de Whitaker, de que as substâncias causam doenças mentais, é polêmica — a maioria dos especialistas a contestaria, e decerto ela não foi comprovada. O que está claro, porém, é que a explosão de prescrições de ISRSS causou uma expansão drástica nas *definições* do transtorno de depressão e ansiedade (bem como uma maior aceitação da alegação de ansiedade e depressão como razão para falta ao trabalho), o que, por sua vez, levou ao aumento do número de pessoas que recebem esse diagnóstico.

Poderemos, daqui a 150 anos, olhar para trás e ver os antidepressivos como um experimento perigoso e sinistro.

Joseph Glenmullen, *Prozac Backlash*
[O retrocesso do Prozac] (2001)

Nos Estados Unidos, a questão da conveniência e da melhor oportunidade de se prescrever medicamentos para afecções neuróticas rotineiras está ligada a duas tradições intelectuais antagônicas: nossas raízes históricas no espírito de sacrifício e no ascetismo de nossos ancestrais puritanos e a convicção pós-*baby boom* de que todos têm direito à "busca da felicidade" glorificada em nosso documento de fundação. Na psiquiatria moderna, a tensão entre essas duas tradições é representada pela batalha entre a psicofarmacologia cosmética de Peter Kramer e o chamado calvinismo psicofarmacológico.

Os críticos da psicofarmacologia cosmética (entre os quais, de certa forma, o próprio Peter Kramer) preocupam-se com o que acontece quando milhões de pacientes levemente neuróticos procuram medicação para ficarem "mais do que bem" e quando a concorrência para se destacar no trabalho cria uma corrida armamentista farmacêutica. A expressão "calvinismo psicofarmacológico" foi cunhada em 1971 por Gerald Klerman, que se declara um "psiquiatra zangado" que saiu em campo para combater o incipiente consenso de que se um fármaco faz com que você se sinta bem, deve fazer mal.[19] Já que a vida é dura, e o sofrimento, real, argumentavam Klerman e seus aliados, por que permitir que o puritanismo sem fundamento interfira na busca de paz de espírito por parte de americanos nervosos ou infelizes?

Os calvinistas farmacológicos creem que fugir da dor psíquica sem pesquisa ou luta equivale a diminuir o ego ou a alma, é obter alguma coisa a troco de nada, uma barganha faustiana em desacordo com a ética de trabalho protestante. "Do ponto de vista psicoterapêutico", escreveu Klerman, sardônico, "o mundo se divide em cidadãos de primeira classe, os santos que conseguem se curar ou se salvar graças a força de vontade, insight, psicanálise ou ajuste da conduta, e o resto das pessoas, de fibra moral fraca e que precisam de uma muleta."[20] Klerman rejeitou furiosamente tais preocupações, perguntando por que, devido a algum senso de propriedade moral equivocado, haveríamos de negar a americanos nervosos ou deprimidos o alívio de seu sofrimento e a oportunidade de buscar metas superiores e mais significativas. Por que permanecer atolados no ensimesmamento debilitante de suas neuroses se um comprimido pode libertar sua mente?

Os americanos mostram-se ambivalentes em relação a tudo isso. Engolimos tranquilizantes e antidepressivos aos bilhões, mas ao mesmo tempo, historicamente, temos julgado o recurso à medicação psiquiátrica um sinal de fraqueza ou falha moral.* Um estudo realizado por pesquisadores no Instituto Nacional de Saúde Mental dos Estados Unidos, no começo da década de 1970, concluiu que "os americanos acreditam na eficácia dos tranquilizantes, mas nutrem sérias dúvidas acerca da moralidade de usá-los".[21]

Isso parece uma atitude meio ilógica e contraditória — mas é a minha própria posição. Com relutância, tomo tranquilizantes e antidepressivos, e creio que sejam eficazes, pelo menos um pouco, pelo menos às vezes. E reconheço que, como muitos psiquiatras e psicofarmacologistas já me disseram, posso ter uma "anormalidade clínica" que causa meus sintomas e que, de alguma forma, "justifica" o uso desses fármacos. No entanto, ao mesmo tempo acredito também (e acredito que a sociedade acredita) que meus problemas são, de uma forma ou de outra, uma questão de caráter ou uma falha moral. Creio que meus nervos fracos fazem de mim um poltrão e um frouxo, com todos os julgamentos negativos que essas palavras implicam — e é por isso que sempre tento escondê-los e também por que receio que recorrer a fármacos para atenuar esses problemas tanto comprova quanto intensifica minha fraqueza moral.

"Pare de se julgar!", censura-me o dr. W. "Você só agrava sua ansiedade com isso!"

Ele tem razão. Todavia, não posso deixar de anuir com os 40% dos entrevistados do levantamento do Instituto Nacional de Saúde Mental que disseram concordar com a seguinte declaração: "A fraqueza moral causa doença mental e tomar tranquilizantes para melhorar ou corrigir esse problema é mais uma evidência dessa fraqueza".

---

* Muito mais do que, digamos, na França, onde o consumo de tranquilizantes é maior, mas talvez ainda menos do que no Japão, onde os índices de consumo de ISRSs são bem mais baixos.

É claro que, à medida que aprendemos mais sobre a forma como os genes codificam certos traços e disposições mentais em nossa personalidade, mais difícil se torna defender da mesma forma o argumento de fraqueza moral. Se meus genes codificaram em mim uma fisiologia ansiosa, como posso ser julgado responsável por tremer diante de situações assustadoras ou mostrar-me propenso a desmoronar sob estresse? À medida que se acumulam evidências de uma robusta base genética para os transtornos psiquiátricos, pesquisas mais recentes sobre as atitudes dos americanos em relação à medicação psiquiátrica revelam uma radical mudança de opinião. Em 1996, só 38% dos americanos viam a depressão como um problema de saúde — contra 46% que consideravam a depressão sinal de fraqueza pessoal. Uma década depois, esses números estavam mais do que invertidos: 72% julgavam a depressão um problema de saúde, e só 28% a viam como indício de fraqueza pessoal.[22]

A teoria da depressão com base na serotonina é comparável à teoria segundo a qual a insanidade decorre da masturbação.
David Healy, em discurso no Instituto de Psiquiatria em Londres (2002)

Quanto mais nos aprofundamos nas histórias entrelaçadas da ansiedade e da psicofarmacologia, mais claro fica que a ansiedade tem uma base biológica cristalina e relativamente óbvia. Como todos os estados mentais, a ansiedade vive nos interstícios de nossos neurônios, na sopa de neurotransmissores que banha nossas sinapses. O alívio da ansiedade resulta da regulagem de nossos termostatos nervosos, mediante o reparo da composição daquela sopa. Talvez, como propôs Peter Kramer em *Ouvindo o Prozac*, o mal que perturbava o estrangeiro de Camus — sua anedonia, sua anomia — não passava de um transtorno de serotonina.

Mas quando nos aprofundamos um pouquinho mais nessas histórias, nada disso é mais tão claro.

Ao mesmo tempo que os avanços na neurociência e na genética molecular nos permitiram uma precisão cada vez maior no desenho das conexões entre uma proteína e determinado receptor cerebral, ou entre um neurotransmissor e determinada emoção, alguns dos fundamentos originais da psiquiatria biológica vêm sendo deslindados.

A exaltação do Prozac há um quarto de século criou um culto da serotonina como o "neurotransmissor da felicidade". No entanto, desde o começo, muitos estudos não conseguiam apontar, em termos estatísticos, uma diferença significativa entre os níveis de serotonina das pessoas deprimidas e das não deprimidas. Um dos primeiros estudos de um grupo de pacientes deprimidos, publicado na revista *Science* em 1976, constatou que só metade deles tinha níveis atípicos de serotonina, e, destes, apenas metade tinha níveis de serotonina mais baixos do que a média, indicando que só um quarto dos pacientes deprimidos podiam ser tidos como deficientes em serotonina.[23] Na verdade, um número igualmente grande tinha níveis de serotonina *mais altos* que a média. Vários estudos posteriores geraram resultados que complicam a ideia de uma relação consistente entre deficiência de serotonina e doença mental.

Evidentemente, a correlação entre serotonina e ansiedade ou depressão é menos direta do que se pensava antes. Ninguém menos do que o pai da hipótese que vincula a depressão à serotonina, Arvid Carlsson, anunciou que a psiquiatria deve abandoná-la.[24] Em 2002, numa conferência em Montreal, ele declarou que devemos "renunciar à hipótese simplista" segundo a qual uma emoção desordenada resulta "de uma função anormalmente alta ou anormalmente baixa de um dado neurotransmissor". Não faz muito tempo, George Ashcroft, psiquiatra da Escócia que na década de

1960 foi um dos cientistas responsáveis pela formulação da teoria do desequilíbrio químico da doença mental, abandonou essa teoria quando novas pesquisas foram incapazes de sustentá-la.[25] Em 1998, o neurocientista Elliot Valenstein, da Universidade de Michigan, dedicou todo um livro, *Blaming the Brain* [Culpando o cérebro], ao argumento de que "as evidências não respaldam nenhuma das teorias bioquímicas da doença mental".[26]

"Temos procurado explicações neuroquímicas simples para os transtornos psicológicos", admitiu em 2005 Kenneth Kendler, redator-chefe da revista *Psychological Medicine* e professor de psiquiatria na Universidade da Virgínia, "mas não as encontramos."[27]

E se o motivo pelo qual não podemos determinar com exatidão como funcionam o Prozac e o Citalopram for que, na verdade, eles não funcionam? "Os medicamentos psiquiátricos causam mais mal do que bem", afirma Peter Breggin, psiquiatra formado em Harvard que atua com frequência como testemunha em processos contra laboratórios farmacêuticos. Ele é apoiado pelos estudos que mostram que apenas cerca de um terço dos pacientes melhoram com antidepressivos.

De modo geral, porém, os estudos não determinaram que os índices de resposta a outras formas de tratamento sejam muito melhores. Nem tampouco que todos os psiquiatras e psicofarmacologistas que, nas linhas de frente, declaram de modo reiterado que têm visto essas substâncias agir com eficácia podem ter sido ludibriados fatalmente pelas campanhas de marketing dos laboratórios farmacêuticos. Às vezes a realidade estatística dos estudos duplo-cego randomizados e controlados diz uma coisa, enquanto a realidade clínica (o que os psiquiatras e os médicos de atenção primária observam em seus pacientes e escutam deles) diz outra. O que depreender disso?

Quero crer que, ao menos na maior parte dos casos, os dois lados nesses debates atuam de boa fé. Os defensores da medicação — os Herald Klermans, Frank Bergers, Peter Kramers e drs. Harvards da vida — têm um compassivo desejo hipocrático de reduzir com fármacos os tormentos de seus pacientes ansiosos, e são sinceros no desejo de tirar o estigma dos transtornos de ansiedade e da depressão patológica, classificando-os como problemas clínicos. Os cruzados da antimedicação — os Peter Breggins e as dras. Stanfords da vida — são sinceros no desejo de proteger os pacientes e os aspirantes a consumidores contra o que julgam ser a cobiça interesseira dos laboratórios farmacêuticos e na tentativa de ajudar os pacientes a se recuperar da ansiedade graças a seus próprios recursos internos e não usando medicamentos possivelmente criadores de dependência.

Simpatizo com os críticos mais racionais da indústria farmacêutica. Posso dizer, com base não só nos milhares de estudos que li com toda a atenção, mas também em minha própria experiência pessoal, que em alguns aspectos os críticos claramente têm razão: com relação aos efeitos colaterais debilitantes, com relação aos problemas de dependência e abstinência, ao expressar ceticismo quanto a esses remédios funcionarem tão bem como afirmam suas peças publicitárias, ao se preocupar com quais serão os efeitos a longo prazo de uma sociedade fortemente medicada. No entanto, em outros aspectos creio que estão errados. Os medicamentos, como muitos outros estudos indicam, *podem* funcionar — em parte do tempo, com algumas pessoas, às vezes com horríveis efeitos colaterais, sintomas de abstinência terríveis e problemas de dependência. E na verdade não sabemos que danos a longo prazo estão causando a nosso cérebro. E, de fato, as empresas farmacêuticas e as seguradoras ampliaram ou distorceram de maneira artificial as categorias de diagnóstico. Mas posso garantir, com minha autoridade pessoal, conquistada a duras penas, que há aqui sofrimento emocional legítimo, que pode ser muito incapacitante, suscetível de alívio proporcionado por esses fármacos, às vezes só um pouco, às vezes de maneira profunda.

Quando falo sobre isso com o dr. W., ele observa que sua própria experiência clínica coincide com o que venho descobrindo em minha pesquisa: há uma enorme variabilidade na forma como diferentes pacientes respondem a diferentes remédios. Certa vez, ele tratou uma paciente cujos pais eram sobreviventes do Holocausto. Essa mulher sofria de depressão profunda. Estava claro para o dr. W. que ela tinha internalizado a culpa dos sobreviventes, um fenômeno comum. Ele trabalhou com ela durante meses para fazê-la reconhecer isso, num esforço de acabar com sua infelicidade. Nada funcionou, e sua depressão devastadora persistia semana após semana. Em dado momento, ela experimentou o Prozac. Depois de algumas semanas de medicação, um dia ela chegou para a consulta dizendo: "Estou ótima!". Semanas depois, considerou-se curada e encerrou o tratamento. Ponto para os ISRSS.

Entretanto, mais ou menos na mesma época, o dr. W. teve outro paciente, um homem que sofria de transtorno obsessivo-compulsivo e de depressão em baixo grau. Também esse paciente passou a tomar Prozac — e dentro de 48 horas estava internado no hospital com intensas ideias de suicídio. Ponto contra os ISRSS.*

---

* Um colega do dr. W. — vamos chamá-lo de dr. G. — era um psiquiatra com formação psicanalítica que numa fase tardia da carreira sucumbiu a uma grave depressão. O dr. G. internou-se no Chestnut Lodge, hospital psiquiátrico de orientação psicanalítica em Rockville, Maryland. Durante anos, ele combatera a psiquiatria biológica, afirmando que a terapia freudiana pela fala era a melhor forma de tratar ansiedade e a depressão. Entretanto, sessões diárias de psicoterapia analítica não proporcionavam melhora alguma para os sofrimentos do dr. G. Somente quando ele concordou em tomar antidepressivos seu estado melhorou. A depressão do dr. G. acabou, mas ele se viu então diante de uma crise

O dr. W. tem um colega psicofarmacologista com quem colaborou durante muitos anos. Juntos, trataram com sucesso muitos pacientes com transtornos de ansiedade. Sempre que um de seus pacientes se recupera, o dr. W. diz ao psicofarmacologista: "É claro que o êxito se deve a seus medicamentos". E ele responde ao dr. W.: "Não, o sucesso se deve à sua psicoterapia". E eles riem e se parabenizam por mais um caso bem-sucedido. No entanto, o fato é que, como o dr. W. admite, eles na verdade não sabem o que fez com que um dado paciente melhorasse.

É muito mais barato tranquilizar donas de casa perturbadas que moram, isoladas, em torres de apartamentos, sem lugar nenhum para os filhos brincarem, do que demolir essas torres e reconstruí-las numa escala humana ou mesmo proporcionar grupos de brincadeira. A indústria farmacêutica, o governo, o farmacêutico, o contribuinte e o médico, todos têm interesses pessoais em "medicalizar" respostas ao estresse que são socialmente determinadas.

Malcolm Lader, "Benzodiazepines: The Opium of the Masses?"
[Benzodiazepínicos: o ópio das massas?] (1978)

Só porque posso explicar sua depressão usando expressões como "inibição da recaptação de serotonina" não quer dizer que você não tenha um problema com sua mãe.

Carl Elliot, *The Last Physician: Walker Percy and
the Moral Life of Medicine* [O último médico:
Walker Percy e a vida moral da medicina] (1999)

Antes dos experimentos de Donald Klein com a imipramina, interpretar o conteúdo da ansiedade de uma pessoa revestia-se

---

profissional: seria a psicoterapia psicanalítica, a base sobre a qual ele construíra sua carreira, uma quimera? Não muito tempo depois, ele morreu.

da maior importância: o que *significa* a fobia de altura, de ratos ou de trens que uma pessoa experimenta? O que ela está tentando lhe comunicar? A imipramina drenou grande parte do sentido filosófico da ansiedade. Os progressos na farmacologia mostravam que a ansiedade era apenas um sintoma biológico, um fenômeno fisiológico, um processo mecânico cujo conteúdo não importava.

Entretanto, para filósofos como Kierkegaard e Sartre, a ansiedade decididamente *tem* um significado. Para eles, assim como para psicoterapeutas que resistem a reduzir os estados cerebrais à biologia, a ansiedade não é um estado a ser evitado ou medicado, mas sim o caminho mais verdadeiro para a autodescoberta (na versão dessa ideia com sabor dos anos 1960), a via para a autorrealização. O dr. W. acredita nisso.

"Vá para o âmago do perigo", ele gosta de dizer, citando um provérbio chinês, "pois lá você estará em segurança."

Para os biólogos evolucionistas, a ansiedade é um estado mental e fisiológico que surgiu para nos manter em segurança e vivos. A ansiedade fortalece nossa vigilância, nos prepara para lutar ou fugir. Estar ansioso pode ajudar a nos sintonizar com os perigos físicos do mundo. Freud acreditava que a ansiedade nos sintoniza não só com os perigos do mundo, como também com os perigos que vêm de dentro de nós. Nessa concepção, a ansiedade é um sinal de que nosso psiquismo está tentando nos dizer alguma coisa. Medicar essa ansiedade e fazê-la desaparecer, em vez de tentar ouvir o que ela nos quer dizer — ouvir o Prozac, por assim dizer, em lugar de ouvir nossa ansiedade —, talvez não seja o meio mais conveniente de alcançar o que temos de melhor. A ansiedade pode ser um sinal de que alguma coisa precisa mudar — que precisamos mudar nossa vida. A medicação apresenta o risco de bloquear esse sinal.*

Em *Ouvindo o Prozac*, Peter Kramer cita romances do escritor Walker Percy, que trabalha com temas como o sofrimento emocional e anseios espirituais na era da psiquiatria biológica. O que se perde, pergunta Percy em seus contos e ensaios, quando a medicação faz sumir a ansiedade e a anomia?

Percy tinha boas condições para tratar dessas questões. A melancolia — a "nódoa hereditária", como a chamou Freud — estava muito presente no sangue de sua família sulista. Seu avô, o pai e talvez sua mãe (que caiu de carro de uma ponte) se suicidaram e dois tios sofreram colapso nervoso. Seu pai, LeRoy, advogado, medicava a depressão com álcool e procurou tratar-se com especialistas, viajando a Baltimore, em 1925, para consultar os famosos psiquiatras da Universidade Johns Hopkins. Entretanto, não existia ainda a moderna psicofarmacologia, e em 1929 LeRoy teve êxito em sua segunda tentativa de suicídio, disparando um tiro na cabeça com uma espingarda calibre 20.

A reação de Walker foi dedicar-se ao estudo das ciências. Acreditando que com o tempo a ciência explicaria todo o cosmos, inclusive a natureza da melancolia que matava tantos membros de sua família, ele decidiu estudar medicina, e seus estudos fortaleceram nele o materialismo científico. "Se o homem pode ser reduzido à soma de suas propriedades químicas e biológicas", como um de seus biógrafos caracterizou o pensamento de Percy

---

* Edward Drummond, psiquiatra na Nova Inglaterra, prescrevia regularmente tranquilizantes à base de benzodiazepínicos a fim de reduzir a ansiedade de seus pacientes. Hoje ele acredita piamente que os tranquilizantes podem ser uma *causa* importante da ansiedade crônica. O uso de Frontal ou de Lorax pode aliviar temporariamente a ansiedade aguda, diz Drummond, mas ao custo de impedir que enfrentemos as questões que estão causando essa ansiedade.

na juventude, "por que preocupar-se com ideais ou com sua ausência?"²⁸

Em 1942, porém, Percy contraiu tuberculose e teve de deixar o curso de medicina, internando-se num sanatório em Saranac Lake, no estado de Nova York. A estreptomicina e — atenção — a isoniazida e a iproniazida só surgiriam para tratar a tuberculose daí a alguns anos, e o tratamento prescrito era o repouso. Durante sua estada no sanatório, ele caiu em depressão e leu intensamente — muito Dostoiévski e Thomas Mann, bem como Kierkegaard e Santo Tomás de Aquino. Sentindo-se mal física e emocionalmente, passou por uma crise espiritual em que concluiu que a ciência não seria capaz, afinal, de solucionar o problema da infelicidade humana. Por fim, influenciado sobretudo pelas obras de Kierkegaard, Percy decidiu-se a dar um salto de fé e abraçar o catolicismo.* Até que ponto a vida e a filosofia de Percy teriam sido diferentes se ele tivesse se tratado com iproniazida e não com uma pilha de romances europeus e de filosofia existencialista? A iproniazida, hoje sabemos, em breve se tornaria o antidepressivo Marsilid — um remédio que talvez o tivesse curado rápido da tuberculose e acabado com sua melancolia. Ele poderia ter voltado para a faculdade de medicina e nunca ter escrito romances. Sua opinião sobre a psiquiatria biológica talvez se tornasse bem mais positiva.³⁰**

Percy nunca perdeu o respeito pelo método científico, mas deixou de confiar na concepção reducionista segundo a qual a ciência era a base filosófica da ética e de todo o conhecimento humano. Na verdade, passou a crer que os altos índices de depres-

---

* A conversão de Percy levou seu melhor amigo, Shelby Foote, romancista e historiador da Guerra de Secessão, a lhe dizer: "Sua mente está em pleno recuo intelectual".²⁹
** Peter Kramer faz observações nessa linha em *Ouvindo o Prozac*.

são e de suicídio na sociedade moderna deviam-se, em parte, ao triunfo cultural da cosmovisão científica, que reduzia o homem a um conjunto de células e enzimas, sem oferecer um repositório alternativo de significado.

Em 1957, Percy escreveu um artigo em duas partes para *America*, um semanário jesuíta. Ao focar na biologia, argumentava, a psiquiatria torna-se "incapaz de explicar o impasse do homem moderno".[31] Culpa, inibição, tristeza, vergonha, ansiedade — essas sensações eram sinais importantes provenientes do mundo e de nossa alma. Medicá-las e fazê-las desaparecer, considerando-as sintomas de doença orgânica, envolvia o perigo de nos alienar ainda mais de nós mesmos. "Num quadro de referência", escreveu Percy, "a depressão é um sintoma de que temos de nos livrar; em outro, pode ser um chamado a uma existência autêntica, a ser atendido a qualquer custo."*

---

* Ansiedade, transtornos nervosos e medo existencial são temas presentes em muitas das obras de Percy. No romance *A segunda vinda*, Will Barrett, advogado aposentado, tem de enfrentar um estranho distúrbio que toma conta dele depois da morte da mulher, uma sensação de depressão acompanhada de perturbação de seu giroscópio interno, de dificuldade em suas tacadas no golfe e de um problema que seus médicos creem ser ataques epilépticos. Will suspeita que seu transtorno neurótico seja causado pelo fato de o mundo ser "farsesco". Entretanto, um médico desconfia de "uma pequena hemorragia ou espasmo arterial perto do sistema límbico do cérebro". A infelicidade de Will é um problema de significado? Ou uma singularidade da biologia?

O mal-estar de Will se aprofunda. Os episódios de perda de consciência tornam-se mais frequentes e ele é tomado de fervor religioso. Por fim, a família o interna no hospital, onde um médico faz um diagnóstico de síndrome de Hausmann, doença (inventada por Percy) cujos sintomas incluem, além de convulsões, "depressão, ausências, certos delírios, disfunção sexual com alternância de impotência e satiríase, hipertensão e aquilo que [o dr. Hausmann] chamou de *wahnsinnige Sehnsucht* — "nostalgia inespecífica". Essa doença é causada, explicam os médicos de Will, por um simples desequilíbrio de pH e tratada pelo mais simples dos medicamentos — um íon hidrogênio, um núcleo formado por ape-

Com muita frequência, Percy alude à ideia de Kierkegaard

nas um próton. Will é internado numa clínica, onde seu nível de pH é verificado a intervalos de poucas horas. "Não é notável, o senhor não acha", comenta seu médico, "que alguns prótons, um pouco mais, um pouco menos, possam causar esses estados de ânimo tão complicados? O lítio, o metal mais simples, controla a depressão. O hidrogênio, o átomo mais simples, controla a *wahnsinnige Sehnsucht*." Ostensivamente curado e levando sua vida limitada na clínica, Will se espanta: "Como é estranho ser resgatado, salvo, convertido pelo íon hidrogênio! Um próton simples como uma bola de bilhar! Então, afinal tudo se resume à química? Porventura ele... esmurrou a areia num ataque de fúria... porque seu pH era de 7,6?".

Escrevendo nos últimos anos da década de 1970, quando ganhavam força a "hipótese do déficit ou excesso de catecolaminas como causa dos transtornos afetivos" e a "teoria da relação entre a norepinefrina e a depressão", Percy zombava das pretensões do reducionismo biológico. Reduzindo a condição humana de Will — não só suas depressões, como também suas ideias e seus anseios — a suas moléculas de hidrogênio, Percy está ensaiando uma crítica da psicofarmacologia moderna, que a seu ver patologiza a alienação.

Sete anos depois, às vésperas do lançamento do Prozac nos Estados Unidos, Percy publicou uma crítica ainda mais contundente do materialismo biológico. *The Thanatos Syndrome* [A síndrome de Tânato] tinha como protagonista um psiquiatra chamado Thomas More, que já aparecera num romance anterior, *Amor nas ruínas*. Em *The Thanatos Syndrome*, o dr. More, que havia pouco saíra da cadeia, onde cumprira pena por vender ilegalmente o benzodiazepínico Dalmane [no Brasil, Dalmadorm] em paradas de caminhoneiros, volta para sua cidade, Feliciana, na Louisiana, onde todos agem de forma estranha. As mulheres da cidade mostram-se propensas a praticar o coito por trás. Sua própria mulher, além de exibir essa predileção, adquiriu uma aptidão computacional para jogar bridge, que agora lhe vale vitórias em torneios nacionais. More observa que as mulheres ansiosas de repente perderam peso e inibições, ao mesmo tempo que ganharam ousadia, voracidade sexual e insensibilidade emocional. Perderam "os antigos terrores, as preocupações e as fúrias [...] como a pele de cobra do ano anterior, e no lugar deles há uma leve vacuidade carinhosa, uma espécie de generalizada vivacidade animal". Vem-se a saber que alguns líderes cívicos presunçosos — entre eles o diretor da Divisão de Qualidade de Vida, órgão federal que supervisiona programas de eutanásia — tomaram a iniciativa de acrescentar uma substância química chamada sódio pesado ao abastecimento de água, como o flúor, a fim de "melhorar" o bem-estar social. O sódio pesado torna as

segundo a qual pior do que se desesperar é estar desesperado sem saber — sofrer de ansiedade, mas construir a vida de modo a não senti-la. "Todos sabemos perfeitamente que o homem que leva a vida como consumidor", diz ele no ensaio "The Coming Crisis in Psychiatry" [A crise iminente na psiquiatria], "como parceiro sexual, como executivo que se pauta por valores externos, que evita o tédio e a ansiedade consumindo toneladas de jornais, quilômetros de filmes e anos de TV, que esse homem de alguma forma traiu seu destino como ser humano."[32]

Se a medicação ansiolítica silencia nossa ansiedade, nos ensurdece para ela — nos permite estar desesperados sem perceber —, isso de alguma forma mata nossa alma? Percy parece acreditar que sim.

Eu acredito piamente nisso. Endosso as posições filosóficas de Walker Percy e Søren Kierkegaard. No entanto, qual é a minha credibilidade? Afinal de contas, faz trinta anos que tomo medica-

---

pessoas mais plácidas, menos tímidas e mais satisfeitas. Isso não é necessariamente bom: livrando-se da ansiedade e das inibições, os cidadãos de Feliciana estão se tornando menos humanos. Com a ingestão de sódio pesado, as mulheres de Feliciana já "não sofrem, não repisam as mesmas mágoas de sempre, mas lhes falta alguma coisa, não somente os velhos medos, mas a sensação, em cada uma, de sua... Sua o quê? Sua personalidade?". O dr. More se mostra cético, mas os defensores do sódio pesado tentam convencê-lo a aceitar seu modo de pensar. "Tom, nós podemos ver a coisa!", diz-lhe um deles. "Num tomógrafo PET! Podemos acompanhar o metabolismo da glicose no sistema límbico fazendo toda espécie de diabrura e sendo desligado pelo córtex como que por um interruptor. Podemos ver o *locus cœruleus* e o hipotálamo entrando em operação, a libido crescendo... Uma libido heterossexual saudável... E a depressão diminuindo... Podemos ver essas coisas!" Ao zombar da arrogância da psiquiatria biológica, Percy pretende advertir que medicar a culpa, a ansiedade, a inibição e a melancolia, fazendo-as desaparecer, equivale a acabar com a alma.

mentos psiquiátricos, com princípios ativos como citalopram e alprazolam, e talvez ainda com um pouco do clonazepam da noite passada fluindo por minha corrente sanguínea enquanto escrevo — com meus sistemas serotonérgico e GABAnérgico estimulados, meu glutamato inibido —, concordando com Peter Breggin que os remédios são tóxicos e com Walker Percy que eles sufocam a alma. Não sou uma pessoa pessimamente indicada para fazer esse discurso?

O mesmo se poderia dizer a respeito de Percy, que tomava soníferos por causa de sua insônia crônica. (E com boas razões: a brutal insônia de seu pai teve papel importante em levá-lo ao suicídio.) Os fármacos psiquiátricos funcionam — para algumas pessoas, em certas situações, às vezes. Seria cruel negar aos esquizofrênicos a remissão química de delírios psicóticos, ou ao paciente bipolar o alívio farmacológico de suas manias perigosas ou de suas depressões avassaladoras — ou impedir que a pessoa destruída pelo pânico e aprisionada em sua casa busque alguma proteção médica contra a ansiedade. Creio que se pode ser cético quanto às alegações da indústria farmacêutica, preocupado com as implicações sociológicas de uma população tão medicamentada e sintonizado com os custos existenciais envolvidos no uso de fármacos psiquiátricos, mas não se opor ideologicamente ao uso judicioso dessas substâncias.

Por outro lado, sei que faria bem em escutar Percy e também críticos dos laboratórios farmacêuticos, como Edward Drummond e Peter Breggin, porque é óbvia a ironia do que tive de ingerir a fim de escrever este capítulo sobre remédios. Aumentei minha dosagem de Citalopram, tornei-me dependente de Frontal e Rivotril e consumi quantidades industriais de álcool para controlar minha ansiedade. Depois de quarenta anos sem nunca fumar um único cigarro (porque depois de fazer minha avó parar de fumar quando ela estava na casa dos sessenta, prometi nunca contrair eu mesmo esse hábito), fumei o primeiro aos 41. Depois de ter sentido tanto medo de narcóticos recreacionais (talvez um exemplo da capacidade de adaptação evolutiva de minha cautela inata) que nunca, em quarenta anos, sequer experimentei um baseado ou qualquer outra droga não receitada por um médico, recorri, em desespero (depois de ler os ensaios entusiásticos de Freud sobre ela), à cocaína, e também a anfetaminas. Muitas vezes comecei a noite estimulado por cafeína e nicotina, de que precisava para sair do torpor e da desesperança, só para passar de meus limites e cair numa depressão trêmula e agitada. Com a cabeça a mil e as mãos tremendo, eu acabava a noite tomando um Rivotril e, depois, talvez, um Frontal e um uísque (e logo outro e mais outro) para sossegar. Isso não é saudável.

De forma mais construtiva, tentei buscar forças e consolo em Kierkegaard e Percy, e experimentei também ioga, acupuntura e meditação. Gostaria muitíssimo de destrancar minha "farmácia interior" — aquele repositório de neurotransmissores e hormônios, saudáveis e naturais, que podem ser ativados, afirmam os curandeiros antimedicamentos da New Age, com meditação e biofeedback, e também com mais "equilíbrio interior" —, mas apesar de meus melhores esforços, estou me atrapalhando com as chaves.

PARTE IV
CRIAÇÃO VERSUS NATUREZA

8. Ansiedade de separação

> *A grande fonte de terror na infância é a solidão.*
> William James, *The Principles of Psychology* (1890)

Quando começou minha ansiedade?

Terá sido quando eu, aprendendo a andar, tinha acessos de raiva épicos, abrindo o berreiro e batendo a cabeça no chão?

As perguntas que meus pais faziam eram as seguintes: seria meu comportamento apenas uma manifestação um pouco extremada, mas ainda assim típica, da terrível idade de dois anos, ou estaria fora da faixa da normalidade? Qual a diferença entre a ansiedade infantil como um estágio normal do desenvolvimento e a ansiedade de separação como um estado patológico ou pré-patológico? Onde fica a linha entre a inibição como traço normal do temperamento e a inibição como sintoma de patologia — um sinal de, digamos, um incipiente transtorno de ansiedade social?

Com relação a meus acessos de raiva, o livro do dr. Benjamin Spock nada dizia de concreto, de modo que minha mãe me levou ao pediatra e relatou meu comportamento. "Normal", concluiu ele, e sua recomendação, consistente com a atitude de *laissez--faire* do começo da década de 1970, foi deixar que eu "me esgoelasse". Por isso meus pais passaram a apenas me observar, deitado no chão, berrando, me contorcendo e batendo a cabeça, às vezes por horas a fio.

Depois, como entender minha extrema timidez aos três anos? Em meu primeiro dia na creche, minha mãe não pôde ou não quis ir embora (a ansiedade de separação afeta tanto os filhos quanto os pais), porque eu me agarrava à sua perna e choramingava. Entretanto, numa criança de três anos, a ansiedade de separação está dentro do espectro de um desenvolvimento normal, e por fim consegui ficar na creche, sozinho, três manhãs por semana. E embora eu demonstrasse sinais claros de "temperamento inibido" — timidez, introversão, fuga de situações desconhecidas (e num exame de laboratório é provável que eu mostrasse imediata reação de alarme e níveis elevados de hidrocortisona no sangue) — nada disso apontava necessariamente para uma psicopatologia incipiente.

Hoje, não é difícil perceber que minha inibição comportamental prenunciava a neurose na vida adulta, mas isso só em retrospecto, acompanhando os desdobramentos de minha ansiedade.

Aos seis anos, quando estava na primeira série, surgiram dois novos problemas. O primeiro foi um retorno intensificado de minha ansiedade de separação (sobre a qual falarei daqui a pouco). O segundo foi o surgimento da emetofobia, ou pavor ao vômito, minha fobia específica original, a mais aguda e mais persistente.

De acordo com dados compilados pela Faculdade de Medicina de Harvard, o primeiro sintoma exibido por 85% dos adultos com transtornos de ansiedade é uma fobia específica adquirida na infância. Os mesmos dados, coletados em entrevistas com 250 mil pessoas em todo o mundo, também revelaram que experiências de ansiedade na infância tendem a se ampliar e a gerar fobias secundárias. Uma criança que adquire uma fobia específica — medo de cães, por exemplo — aos seis anos tem cinco vezes mais probabilidades de desenvolver fobia social na adolescência; a mesma criança tem 2,2 vezes mais probabilidades do que uma criança sem esse medo de cães de sofrer de depressão grave quando adulto.

"Os transtornos de medo", diz Ron Kessler, que conduziu o estudo em Harvard, "apresentam forte padrão de comorbidade ao longo do tempo: o surgimento do primeiro transtorno prediz o surgimento do segundo, que prediz o terceiro, e assim por diante."[1] (O termo médico "comorbidade" designa a presença simultânea de duas doenças crônicas num paciente; é, muitas vezes, o caso da ansiedade e da depressão, com a presença de uma predizendo a presença da outra.) "O medo de cães entre os seis e os dez anos é importante não porque o medo de cães prejudique a qualidade da vida de uma pessoa", diz Kassler. "O medo de cães é importante porque *multiplica por quatro a probabilidade* de que essa mesma pessoa, aos 25 anos, seja uma mãe solteira deprimida, que abandonou o colégio na adolescência e é dependente de drogas."*

---

* A forte associação preditiva entre o medo de cães na infância e a disfunção na vida adulta pode levar a crer que a fobia de cães de alguma forma *causa*, mais tarde, a fobia social posterior, a depressão ou a drogadicção. Ou pode indicar que o medo de cães na infância e a depressão do adulto são produzidos pelos mesmos tipos de circunstâncias ambientais — por exemplo, uma infância passada num bairro degradado, onde *pitbulls* perigosos sejam uma ameaça real e onde traumas infantis ou privações possam preparar o terreno neuronal para a posterior depressão. Ou pode indicar que o medo de cães e a depressão ou a drogadicção na vida adulta são diferentes marcadores comportamentais de uma base genética comum — que a mesma codificação genética que predispõe a pessoa para ter medo de cães pode também predispô-la à depressão. Ou, por fim, que talvez o medo de cães na infância na verdade *seja a mesma coisa* que o

A natureza do vínculo entre uma fobia infantil e a psicopatologia do adulto não está clara, mas nem por isso esse vínculo deixa de existir — motivo pelo qual Kessler insiste na importância do diagnóstico e do tratamento precoce. "Se for comprovado que a fobia infantil causa, de uma forma ou de outra, a psicopatologia do adulto, nesse caso o tratamento precoce bem-sucedido de crianças fóbicas poderia reduzir de 30% a 50% a incidência posterior da depressão. Mesmo que seja apenas 15%, já é significativo."

Os números do estudo de Kessler parecem conferir uma certeza estatística à progressão de minha ansiedade: de fobia específica aos seis anos para fobia social a partir dos onze e daí para o transtorno de pânico no fim da adolescência e para a agorafobia e a depressão no começo da vida adulta. Eu fui, em minha patogênese — no desenvolvimento de minha patologia —, um caso clássico.

A falta da pessoa amada (ansiada) [é] o caminho para o entendimento da angústia.

Sigmund Freud, *Inibição, sintoma e angústia* (1926)

Quando eu tinha seis anos, minha mãe começou a fazer o curso de direito à noite. Meu pai diz que ele a instigou a isso, pois vira como a mãe de minha mãe, uma dona de casa suburbana sem aspirações profissionais, tinha ficado deprimida e começado a

---

transtorno de pânico ou a depressão na vida adulta. Ou seja, é possível que a fobia infantil e a depressão do adulto sejam a mesma doença, apresentando-se no ciclo da vida através de diferentes estágios de desenvolvimento, cada estágio com sintomas diferentes. Como observei, as fobias específicas tendem a surgir cedo — metade das pessoas que apresentarão uma fobia em algum momento da vida a adquirem entre os seis e os dezesseis anos —, de modo que talvez uma fobia de cães seja simplesmente o primeiro sintoma de um transtorno mais amplo, da mesma forma que uma dor de garganta pode prognosticar um resfriado.

beber demais. Já minha mãe diz que começou a estudar direito passando por cima das objeções de meu pai. Acrescenta que sua mãe não era nem deprimida nem alcoólatra. (Minha mãe é, presume-se, mais digna de crédito com relação a esse ponto, mas uma coisa eu digo: minha avó, a quem eu amava muito, com frequência exalava um cheiro sedutor de gim.)

O forte recrudescimento de minha ansiedade de separação coincidiu com o começo do primeiro ano de minha mãe na faculdade de direito. A cada dia, durante a primeira série, eu era levado da escola para casa por um grupo de transporte solidário, sendo recebido por uma série de babás da vizinhança. Todas eram muito boazinhas, mas, ainda assim, quase todas as noites acabavam do mesmo modo: eu ficava andando de um lado para o outro no quarto, esperando, desesperado, que meu pai chegasse do trabalho. Isso porque quase todas as noites, ao longo de cerca de quatro anos — e, durante cerca de dez anos, intermitentemente, depois disso —, convenci-me de que meus pais não voltariam para casa, que tinham morrido ou me abandonado e que eu tinha ficado órfão, uma perspectiva apavorante e insuportável.

Cada noite trazia a prova de que meus pais sempre vinham para casa, mas isso nunca me tranquilizava. *Dessa vez*, eu estava sempre convicto, *eles não vão mesmo voltar*. Por isso eu andava e andava em meu quarto, sentava-me no radiador olhando com esperança pela janela, esperando escutar o ronco do Volkswagen de meu pai. Ele era esperado em casa no máximo até as 6h30, de modo que quando o relógio chegava às 6h10 e 6h15, eu começava a sofrer meus paroxismos noturnos de ansiedade e desespero.

Sentado no radiador, com o nariz colado na vidraça, eu procurava usar minha vontade para fazer com que ele viesse para casa, visualizando mentalmente sua volta — imaginando o Volkswagen virando na Common Street e entrando na Clark, subindo a ladeira e virando à esquerda na Clover, depois à direita em nossa rua, a Blake... e aí eu olhava para a rua, esperando ouvir o barulho do carro. E... nada. Olhava para o relógio do quarto, com minha agitação crescendo enquanto os segundos passavam. Imaginem alguém lhes comunicando que um ente querido morreu numa batida de carro. A cada noite se repetiam os mesmos quinze a trinta minutos em que eu de fato acreditava ter recebido essa notícia — meia hora de intenso tormento, durante o qual eu ficava absolutamente convencido de que meus pais tinham morrido ou me abandonado — mesmo enquanto a babá jogava jogos de tabuleiro com minha irmã lá embaixo. E aí, por fim, em geral às seis e meia e quase sempre às sete, o Volkswagen vinha pela rua, virava na entrada da garagem, e uma onda de euforia, trazida pela sensação de alívio, caía em mim como uma cachoeira: *Ele está em casa, está vivo, eu não fui abandonado!*

E na noite seguinte eu passava por toda essa agonia de novo.

Nos fins de semana em que meus pais saíam juntos, a angústia era ainda pior. Meus medos de ser abandonado não eram racionais. Durante a maior parte do tempo, eu me convencia de que meus pais tinham morrido num desastre de carro. Em outras ocasiões eu tinha certeza de que eles haviam simplesmente decidido ir embora — ou porque não me amavam mais ou porque na verdade não eram mesmo meus pais. (Às vezes eu pensava que eles eram alienígenas; às vezes, que eram robôs; às vezes eu me persuadia que minha irmã era uma anã adulta, treinada para representar o papel de uma menina de cinco anos, enquanto seus comparsas, meus pais, se dedicavam a sabe-se lá quais experimentos que estavam realizando antes de me abandonarem.)

Minha mãe, mais atenta a minha ansiedade do que meu pai, percebeu que eu começava a me preocupar bem antes da hora em que tinham prometido estar em casa. Por isso, quando estavam de saída e eu perguntava, como num ritual: "A que hora, no máximo, vocês estarão de volta?", minha mãe acrescentava quinze ou vinte minutos à hora em que de fato calculava que estariam de volta. Mas logo percebi esse jogo e passei a descontar esse tempo extra, começando a caminhar de um lado para outro, tenso, 45 minutos ou uma hora antes da hora dada por minha mãe. E ela, percebendo *isso*, passou a me dar um horário ainda mais tardio, mas eu me dei conta *disso*, e passamos a travar uma espécie de corrida armamentista de horas de volta anunciadas e presumidas que por fim tornou sem sentido para mim qualquer hora que ela dissesse, de modo que minha ansiedade começava a partir do momento em que eles saíam.

Essa preocupação nos fins de semana durou, odeio dizer, muito tempo. No começo da adolescência, eu telefonava (ou obrigava minha irmã a telefonar) para festas a que meus pais tinham ido a fim de ter certeza de que ainda estavam vivos. Em várias ocasiões, acordei vizinhos (e certa vez o pastor da Igreja episcopal) batendo na porta deles tarde da noite para lhes dizer que meus pais não estavam em casa, que eu achava que podiam estar mortos e que, por favor, ligassem para a polícia. Quando eu tinha seis anos isso era embaraçoso para meus pais; quando tinha treze, era mortificante.

Aos doze anos, simplesmente ficar sozinho em meu quarto à noite — no mesmo corredor do quarto de meus pais, a cerca de quatro metros do meu — tinha se tornado uma provação. "*Promete* que tudo vai estar bem?", eu perguntava à minha mãe quando ela me ajeitava de noite. Com o agravamento de minha emetofobia, fiquei com medo de acordar vomitando. Isso me deixava ansioso e trêmulo na hora de dormir. Sentindo-me assim certa noite, eu disse à minha mãe: "Não estou me sentindo bem. Por favor, pode prestar uma atenção especial a mim esta noite?". Ela disse que faria isso. Mas daí a algumas noites, eu devia estar me sentindo ainda mais nervoso do que de costume, porque pedi a ela: "Por favor, você pode prestar atenção especial, especial, *mas especial mesmo*, em mim esta noite?". Lembro das palavras exatas porque passei a fazer esse pedido todas as noites. Por fim, isso se transformou num ritual, com uma sequência precisa e estranha, que persistiu até eu chegar à faculdade.

"Você *promete* que tudo vai estar bem?"

"Prometo."

"E você vai prestar atenção especial, especial, especial, especial, *mas especial mesmo*, trezentos e cinquenta e sete vezes e um quarto especial?"

"Vou."

Como um salmo, com a ênfase sempre no quinto *especial*, toda noite, durante anos.

A ansiedade de separação afetou quase todos os aspectos de minha vida. Como pré-adolescente, fui um atleta razoavelmente coordenado, mas eis como terminou meu primeiro treino de beisebol, aos seis anos: eu chorando no banco, ao lado de um técnico amável, mas surpreso. (Nunca mais voltei.)

Eis como terminou minha primeira aula de natação, aos sete anos: eu me recusando, com medo e em lágrimas, a entrar na piscina com as outras crianças.

Eis como terminou meu primeiro treino de futebol, aos oito anos: eu chorando na lateral, com a babá que tinha me levado, resistindo aos chamados para ir fazer os exercícios com os outros meninos.

Eis como passei minha primeira manhã no acampamento de um dia, aos cinco anos: soluçando em meu cantinho, chorando porque sentia falta de mamãe e queria voltar para casa.

Eis como passei as duas primeiras horas em meu primeiro (e único) pernoite no acampamento, aos sete anos: soluçando num canto com um grupo de cuidadores perplexos, que tentavam, um de cada vez e sem sucesso, me consolar.

Eis como fiz o percurso para a faculdade com meus pais: soluçando no banco traseiro, consumido de ansiedade e saudade de casa por antecipação, temendo que meus pais não gostassem mais de mim quando eu estivesse longe, na faculdade — sendo "longe", nesse caso, não mais do que cinco quilômetros de nossa casa.

Por que eu nunca me sentia seguro quanto ao amor e à proteção de meus pais? Por que atividades comuns de crianças eram tão difíceis? Que segurança existencial eu buscava em meu responsório, toda noite, com minha mãe?

A primeira ansiedade é a perda do objeto na forma de cuidado materno; depois da infância e ao longo do resto da vida, a perda do amor [...] torna-se um perigo novo e muito mais duradouro, além de ocasião de ansiedade.

Sigmund Freud, *Inibição, sintoma e angústia* (1926)

Em 1905, Sigmund Freud escreveu: "No caso de crianças, a ansiedade não é mais que uma expressão do fato de estarem sentindo a perda da pessoa que amam",[2] e a chamada ansiedade de separação tem sido desde então um foco da atenção de pesquisadores e clínicos. Décadas de estudos por parte de psicólogos, primatólogos, antropólogos, endocrinologistas, etologistas e outros mostraram, vezes sem conta, de milhares maneiras, o significado supremo do vínculo entre mãe e filho na determinação do bem-estar da criança durante toda a vida. A natureza dessa relação mãe-filho começa a ser estabelecida no momento em que a criança chega ao mundo — com "o trauma do nascimento", como se expressou Otto Rank, um dos primeiros psicanalistas freudianos —, se não até antes disso. As experiências no útero e durante a primeira infância podem exercer efeitos profundos na sensação de bem-estar de uma criança, que duram décadas — e que podem até, de acordo com pesquisas recentes, persistir em gerações subsequentes.

Contudo, malgrado toda a sua perspicácia com relação ao papel das experiências da primeira infância na saúde emocional de uma pessoa durante toda a vida, Freud mostrou-se, na maior parte da carreira, estranhamente cego às formas como as primeiras relações entre pais e filhos afetam a psique humana. Isso parece ter sido verdadeiro em especial no caso de sua própria psique.

Durante muitos anos, Freud suportou uma fobia incapacitante a viagens de trem. Essa fobia se manifestou pela primeira vez, segundo relato do próprio Freud, em 1859, quando ele tinha três anos. O comércio de lãs de seu pai falira, obrigando a família a se mudar de Freiberg, pequena cidade austro-húngara (hoje Příbor, na República Tcheca), para Viena. Quando a família chegou à estação ferroviária de Freiberg, o pequeno Sigmund encheu-se de medo: as lâmpadas de gás que iluminavam a estação fizeram-no pensar em "almas queimando no inferno".[3] Ele temeu que o trem partisse sem ele, levando os pais e deixando-o para trás. Durante anos, depois disso, viagens de trem lhe causavam crises de ansiedade.

Sua vida tornou-se limitada pela fobia de viagens. Durante muito tempo, ele teve desejos de conhecer Roma, mas era impedido de fazer a viagem por aquilo que passou a chamar de "neurose de Roma". Quando obrigado a viajar de trem a algum lugar, com a família, ele adquiria um compartimento separado para si porque tinha vergonha de que a mulher e as crianças presenciassem suas crises de ansiedade. Insistia de maneira compulsiva em chegar às estações horas antes da partida, porque manteve para sempre o intenso medo de ser deixado para trás que sentira aos três anos.

Um terapeuta moderno poderia, é natural, atribuir a fobia de viagens de Freud a seus medos de abandono quando criança. Entretanto, o próprio Freud não fez isso. Como escreveu ao amigo Wilhelm Fliess, em 1897, ele acreditava que a causa de sua ansiedade fora ver a mãe nua no compartimento que ocupavam no trem, na viagem de Freiberg para Viena. Essa visão, numa época em que sua "libido em relação à mãe havia despertado", deve tê-lo excitado sexualmente, conjecturava Freud, e mesmo com três anos de idade ele conhecia o tabu desse desejo incestuoso e quis, portanto, reprimi-lo.[4] Esse ato de repressão, teorizou, gerou uma ansiedade que, de modo neurótico, ele transformou numa fobia a trens. "Você mesmo já viu, em sua plenitude, minha ansiedade em relação a viagens", disse a Fliess.[5]

É revelador que Freud não se lembrasse de fato de ter visto a mãe nua no trem. Apenas achava que devia tê-la visto, e que havia então recalcado a imagem para o inconsciente. A partir dessa suposição (forçada), ele generalizou e passou a acreditar que todas as fobias de trens derivam de desejo sexual reprimido e que aqueles que estão "sujeitos a ataques de ansiedade durante a viagem" na verdade estão se protegendo "contra uma repetição da experiência dolorosa mediante um medo da viagem de trem".[6]

Com base nessa experiência (quase com certeza imaginária), Freud elaborou, com o passar dos anos, seu complexo de Édipo e concluiu que isso era "uma ocorrência universal na primeira infância".[7] Por fim, ele transformou o complexo de Édipo no ponto central de sua teoria psicanalítica da neurose.*

Deveriam minha ansiedade de separação, quando criança, e

---

* Segundo a teoria freudiana do complexo de Édipo, a maior ansiedade de um menino tem origem no medo que o pai o castre como punição por desejar sexualmente a mãe, e a maior ansiedade de uma menina é gerada pela inveja do pênis. Isso derivou em grande parte da lembrança, do próprio Freud, de "estar apaixonado por minha mãe e com ciúme de meu pai", como ele escreveu a Fliess.

minha contínua ansiedade e problemas de dependência na vida adulta ser atribuídos a desejos sexuais reprimidos por minha mãe? Nunca me pareceu que sim. É claro que Freud diria que eu *não* sentiria isso: toda a sua doutrina sustentava que tais sentimentos são reprimidos no inconsciente e transformados em ansiedade em relação a outras coisas — trens, alturas, cobras, seja o que for. E em apoio a Freud, confesso um fato: minha primeira paixão, na quinta série, foi por Anne; o nome de minha primeira namorada, depois da faculdade, com quem fiquei três anos, era Ann; a moça que namorei logo depois de Ann, durante quase dois anos, chamava-se Anna; a moça por quem troquei Anna era Anne; e o nome de minha mulher é Sus*anna*. O nome de minha mãe? Anne, é claro. Eu dizia de brincadeira que namorar todas essas Anns, Annes e Annas reduzia a probabilidade de que eu chamasse uma delas pelo nome errado, pois mesmo o nome errado soaria quase igual ao certo. Contudo, Freud diria que o perigo real que eu corria era de chamá-las de mãe — que eu estava procurando nessas Anns, Annes e Annas. E um fato confere ainda mais determinismo edipiano a meus relacionamentos românticos: minha avó paterna também se chamava Anne — ou seja, meu pai casou-se com uma mulher que tinha o mesmo nome de sua mãe.

Entretanto, há, é claro, uma explicação menos sexual para a forma como as experiências de Freud na primeira infância podem ter gerado sua ansiedade e sua fobia de trens, que duraram toda a vida.

Os primeiros anos de Freud foram marcados por perdas e pela atenção instável de sua mãe, Amalia. Logo após seu nascimento, em 1856, ela engravidou de novo, dando à luz outro menino, Julius. Menos de um ano depois, Julius morreu devido a uma infecção intestinal. Na época, a família de Freud morava num apartamento de um quarto, e é provável que Sigmund, bem pequeno, tenha acompanhado de perto a morte do irmão e a reação dos pais.

Alguns biógrafos de Freud deram a entender que a morte de Julius fez Amalia cair numa depressão que a teria afastado de Sigmund. (A depressão em mães de crianças pequenas é um indicador bastante seguro de ansiedade e depressão nesses filhos quando adultos.) Com a mãe emocionalmente distante, Freud voltou-se para uma figura materna alternativa — sua babá, uma tcheca católica que cuidou dele nos primeiros anos de vida. Entretanto, quando Freud ainda era pequeno, a mulher foi flagrada roubando e recebeu uma pena de reclusão. Ele nunca mais voltou a vê-la.

A conclusão lógica aqui seria que a fobia de trens de Freud era uma resposta ao medo de abandono criado por essa série de perdas — a morte do irmão, o alheamento emocional da mãe e a repentina desaparição de sua babá. No entanto, Freud continuou aferrado à tentativa de provar a correção de suas explicações sexuais da ansiedade e do complexo de Édipo. Expulsava de seu redil quem quer que ousasse questionar a centralidade dessas teorias (inclusive Alfred Adler, Carl Jung e Otto Rank).

Toda ansiedade remonta à ansiedade do nascimento.
Otto Rank, *O trauma do nascimento* (1924)

Mais tarde em sua carreira, na época em que Freud punha de lado a teoria da libido reprimida como causa da ansiedade e expunha sua teoria intrapsíquica dos conflitos, passou a dar mais atenção à maneira como as relações entre pais e filhos — as "relações de objeto", no jargão psicanalítico — se relacionavam com a ansiedade.

As mudanças finais na teoria de Freud sobre a ansiedade foram motivadas por sua desaprovação a um livro escrito por um de seus seguidores mais devotados. Otto Rank, secretário da Sociedade Psicanalítica de Viena, criada por Freud, pretendera que o livro *O trauma do nascimento*, publicado em 1924, fosse uma homenagem a seu mentor. (O livro é dedicado a Freud, "o explorador do inconsciente, o criador da psicanálise".) O argumento básico de Rank, exposto em minúcia, era que o nascimento — tanto o ato físico da passagem do feto pelo canal vaginal quanto o fato psicológico da separação da mãe — é tão traumático que a experiência torna-se o modelo para todas as experiências futuras de ansiedade. Ao fazer essa afirmação, Rank baseava-se em ideias do próprio Freud. "O ato do nascimento é a primeira experiência de ansiedade, e, assim, a fonte e o protótipo do afeto de ansiedade", escrevera Freud numa nota de rodapé à segunda edição de *A interpretação dos sonhos*, em 1908, e reiterou essa ideia num discurso que fez na Sociedade Psicanalítica de Viena no ano seguinte.*

Contudo, *O trauma do nascimento* era uma obra de tais arroubos interpretativos que Freud, conquanto não fosse ele próprio alheio a saltos interpretativos extravagantes, julgou o livro hostil e desconcertante e dedicou um capítulo inteiro de *Inibição, sintoma e angústia* a repudiá-lo.** Os argumentos de Rank obrigaram Freud a enfrentar, mais uma vez, o modo como as primeiras experiências da vida são relevantes para a ansiedade. Isso o levou a revisar sua própria teoria da ansiedade.

---

* James Strachey, psicanalista britânico e tradutor de obras de Freud, acreditava que a ligação entre o nascimento e a ansiedade, proposta pelo criador da psicanálise, datava do começo da década de 1880, quando, trabalhando como médico, ele ouviu falar de uma parteira que declarara haver uma conexão, que durava toda a vida, entre o nascimento e o susto.

** Rank considerava que o trauma do nascimento explicava tudo: conquistas territoriais como as de Alexandre Magno (motivadas por uma "tentativa de tornar-se o único dono da mãe", roubando-a ao pai), revoluções como a Francesa (uma tentativa de derrubar a "dominação masculina" e retornar à mãe), a fobia de animais ("uma racionalização […] da vontade de retornar ao ventre da mãe — mediante o desejo de ser devorado) e a dedicação dos apóstolos a Jesus ("podiam ver nele uma pessoa que superara o trauma do nascimento"). Alguns discípulos tardios de Freud denunciaram Rank, não sem razão, como louco.

No último capítulo de *Inibição, sintoma e angústia*, Freud dedicou alguma atenção ao que chamou de "fator biológico", com o que se referia à "longa fase de desamparo e a dependência do bebê humano".[8]

Segundo Freud, "o bebê humano é trazido ao mundo 'menos pronto' do que eles [os filhotes de outras espécies]",[9] ou seja, os seres humanos nascem muito mais dependentes da mãe para sobreviver do que os outros animais.* O bebê parece nascer sabendo, instintivamente, que a mãe pode lhe proporcionar sustento e ajuda, e aprende logo que se a presença da mãe equivale a segurança e conforto, sua ausência significa perigo e desconforto. Observando isso, Freud concluiu que a primeira ansiedade do homem, e, portanto, até certo ponto, a fonte de todas as ansiedades posteriores, é uma reação à "perda do objeto" — sendo o "objeto" a mãe. "Portanto, o fator biológico dá origem às primeiras situações de perigo e cria a necessidade de ser amado, que jamais abandona o ser humano" A primeira ansiedade vem da perda dos cuidados da mãe. Durante o resto da vida, "a perda de amor [...] torna-se um perigo novo e muito mais duradouro, além de ocasião de ansiedade".[10]

Nas últimas páginas de *Inibição, sintoma e angústia*, Freud desenvolve de forma breve a ideia de que a ansiedade fóbica em adultos é resíduo de adaptações evolutivas humanas: fobias de coisas como trovoadas, animais, pessoas estranhas, escuridão e solidão representam "resíduos atrofiados de um preparo congênito" contra perigos reais que existiam no estado de natureza.[11] Para o homem e a mulher primitivos, estar sozinho ou no escuro, ser picado por uma cobra ou mordido por um leão — e, é claro, o fato de um bebê separar-se da mãe — eram legítimas ameaças mortais. Em tudo

---

* Em geral, os animais saem do útero ou do ovo dependendo, até certo ponto, da ajuda dos pais para sobreviver, porém em geral são relativamente menos dependentes do que os seres humanos por ocasião do nascimento.

isso, Freud estava antecipando o trabalho dos biólogos e neurocientistas que estudariam as fobias décadas depois.*

Em outras palavras, na casa dos setenta anos, Freud estava, num adendo a uma de suas obras finais, aproximando-se daquilo que se tornaria a ideia científica moderna de ansiedade. Nessa altura, porém, já era tarde. Seus seguidores já pregavam os "conflitos edipianos", a "inveja do pênis" e a "ansiedade de castração", como também o "complexo de inferioridade" (Adler), o "inconsciente coletivo" (Jung), o "instinto de morte" (Melanie Klein), as "fixações orais e anais" (Karl Abraham) e as chamadas "fantasias" em relação ao "seio bom e o seio mau" (Klein de novo). Enquanto a psicanálise se desenvolvia, antes e depois da Segunda Guerra Mundial, a concepção dominante durante toda uma geração foi que a ansiedade era causada por pulsões sexuais represadas.

> *Considera-se que os pais desempenham um papel importante em fazer a criança adquirir uma intensa susceptibilidade ao medo, mas o comportamento deles não é visto em termos de condenação moral, pois julga-se que tenha sido determinado por suas próprias experiências na infância.*
>
> John Bowlby, *Separação: Angústia e raiva* (1973)

Quem mais contribuiu para a decifração dos mistérios da ansiedade de separação e para a instalação desse conceito pratica-

---

* Freud preservou para a psicanálise certo arrojo interpretativo ao postular que as fobias da infância só se tornam superseveras ou persistem na vida adulta quando se transformam nos medos externos (de ratos, de altura, da escuridão, de trovoadas ou de espaços abertos — ou de maionese, uma fobia famosa na literatura) em que se projetam conflitos psíquicos internos. De acordo com essa concepção, as fobias são representações simbólicas, externalizadas, das ameaças que o Id (com seus impulsos descontrolados, que têm de ser reprimidos) e o Super-eu (com suas exigências rigorosas de consciência e moralidade) impõem ao Eu.

mente no centro da psiquiatria moderna foi o psicanalista britânico John Bowlby, que muito fez para resgatar a psicanálise de seus cipoais teóricos mais intransponíveis. Formado na década de 1930 por Melanie Klein, discípula de Freud, Bowlby criou a chamada teoria do apego — a ideia de que o nível de ansiedade de uma pessoa provém, em grande parte, da natureza de sua relação com as primeiras figuras a que ela se apega, em geral a mãe.

Bowlby nasceu em 1907, filho de um cirurgião aristocrata que tratava do rei da Inglaterra, e mais tarde diria que seus "antecedentes eram muito estáveis".[12] Mas não é difícil perceber que os interesses clínicos e de pesquisa de Bowlby, como os de Freud, eram ditados por suas próprias experiências infantis. Segundo o psicólogo Robert Karen, a mãe de Bowlby era "uma mulher seca, dura e autocentrada que nunca elogiava os filhos e parecia alheia a suas necessidades emocionais".[13] O pai, em geral ausente, era "mais ou menos um tirano enfatuado". Os filhos faziam as refeições separados dos pais até os doze anos, idade em que tinham permissão de se reunir a eles para a sobremesa. Quando Bowlby completou doze anos, já estava afastado da família, num internato, havia quatro. Em público, ele sempre declarou que os pais o tinham mandado para lá porque queriam protegê-lo das bombas que os temidos zepelins alemães lançariam sobre Londres durante a Primeira Guerra Mundial; em particular, porém, confessava que tinha odiado o internato e que não afastaria de si nem um cachorro tão pequeno.*

Antes de Bowlby, os psicanalistas em geral não se interessavam pela relação cotidiana entre pais e filhos. Seus poucos interesses centravam-se na amamentação, no treinamento para

---

* Robert Karen diz que quase tudo que Bowlby escreveu durante sua longa carreira sobre as necessidades de crianças pequenas "podia ser visto como uma denúncia do tipo de criação a que fora submetido".[14]

uso do banheiro e, sobretudo, em casos em que uma criança flagrava cenas de sexo entre os pais. Alguém que desse ênfase indevida às experiências reais de uma criança — em contraposição a suas fantasias internas — "era considerado de uma ingenuidade lamentável", comentou Bowlby certa vez. Ainda estudante de medicina, um dia ele assistiu, horrorizado, à apresentação de uma série de estudos de caso na Sociedade Psicanalítica Britânica em que os transtornos emocionais dos pacientes eram relacionados a fantasias de infância. Por fim, não aguentando mais aquilo, exclamou: "Mas existem *de fato* mães *más!*".[15] Esse tipo de reação com certeza não lhe valia o apreço da comunidade psicanalítica.

Em 1938, quando ainda estava em bons termos com os mandarins da psicanálise, foi-lhe atribuída, como supervisora, uma eminência da corrente dominante freudiana, Melanie Klein.*

Em breve, Bowlby viu-se em desacordo com muitas concepções de Klein — como aquela segundo a qual os bebês eram miasmas efervescentes de ódio, libido, inveja, sadismo, instintos de morte e fúria contra o Super-eu restritivo, e também a ideia de que as neuroses surgiam em decorrência de conflitos entre o "seio bom" e o "seio mau". Klein, segundo muitos relatos, era uma pessoa desagradável; mais tarde Bowlby a descreveria como "uma

---

* Nascida em Viena, Melanie Klein preparou-se para ser professora de crianças pequenas, mas depois de um casamento infeliz procurou ajuda psicanalítica de dois discípulos de Freud, Sándor Ferenczi e Karl Abraham, vindo a tornar-se uma das mais importantes seguidoras e intérpretes do criador da psicanálise. Em 1926, com 44 anos, mudou-se para Londres, onde foi exaltada por Ernest Jones, diretor da Sociedade Psicanalítica Britânica e ardente protetor do legado de Freud. A chegada de Klein a Londres e suas discórdias com a filha de Freud, Anna, sobre a análise e o tratamento de crianças provocaram uma cisão na entidade entre os kleinianos e os (Anna) freudianos, que persistiu até depois da Segunda Guerra Mundial.

velha assustadoramente vaidosa que manipulava as pessoas".[16] No entanto, o que mais o chocava era o desinteresse de Klein pela relação real entre mãe e filho. O primeiro caso que ele tratou sob a supervisão dela foi o de um menino hiperativo e ansioso. Bowlby notou de imediato que a mãe do garoto era "uma mulher extremamente ansiosa e angustiada, que não parava de torcer as mãos, num estado de muita tensão e infelicidade".[17] Para ele, parecia mais que evidente que os problemas emocionais da mãe estavam contribuindo para os do filho, e que um plano de tratamento sensato incluiria aconselhamento para a mãe. Entretanto, Klein proibiu Bowlby de conversar com a mulher. Quando por fim ela foi internada num hospital psiquiátrico depois de um colapso nervoso, a reação de Klein foi de exasperação por ter de encontrar um novo paciente, já que não havia mais ninguém que pudesse trazer o menino às consultas. "O fato de essa pobre mulher ter sofrido um colapso nervoso não tinha [para Klein] nenhum interesse clínico", disse Bowlby mais tarde. "Para ser franco, isso me horrorizou. E a partir daí, minha missão na vida foi mostrar que as experiências da vida real têm um efeito importantíssimo no desenvolvimento."[18]

Em 1950, o diretor da seção de saúde mental da Organização Mundial de Saúde, Ronald Hargreaves, solicitou a Bowlby um relatório sobre os problemas psicológicos de milhares de crianças europeias sem teto devido à Segunda Guerra Mundial. O trabalho de Bowlby, *Maternal Care and Mental Health* [Assistência materna e saúde mental], instava os governos a reconhecer que o amor materno era tão importante para a saúde mental "como vitaminas e proteínas para a saúde física". Por mais estranho que isso possa parecer hoje, em 1950 não havia muito reconhecimento dos efeitos dos cuidados dos pais sobre o desenvolvimento psicológico —

sobretudo na psiquiatria, onde o tratamento muitas vezes ainda se concentrava no processamento de fantasias interiores.*

As primeiras pesquisas de Bowlby concentraram-se no que acontecia quando crianças, devido a guerra ou doença, eram separadas das mães. A teoria psicanalítica e a behaviorista afirmavam que a separação da mãe na verdade não importava desde que as necessidades básicas da criança (alimentação e abrigo) fossem atendidas. Bowlby considerava que isso não era verdade: crianças pequenas separadas da mãe durante um período significativo tendiam a exibir angústias profundas. Ele se perguntava se os efeitos de separação prolongada de crianças pequenas poderiam levar mais tarde a doença mental. As crianças que se tornavam "grudentas" depois de reencontrar a mãe, suspeitava Bowlby, eram aquelas que, na idade adulta, se revelariam carentes e neuróticas; as que se tornavam hostis seriam adultos que evitam intimidade e têm dificuldade para estabelecer relacionamentos profundos.

Nas décadas de 1940 e 1950, quando foi diretor do departamento infantil de uma clínica de Londres, Bowlby começou a explorar o modo como o relacionamento cotidiano entre mãe e filho na primeira infância — o que ele viria a chamar de estilo de apego — afetava o bem-estar psicológico da criança. Constatou várias vezes os mesmos padrões. Se as mães tinham relações de "apego seguro" com os filhos até os três anos — se eram calmas e presentes, mas não asfixiantes ou superprotetoras —, as crianças se mos-

---

* Em seu trabalho inicial sobre a histeria, no começo dos anos 1890, Freud sustentou que as neuroses adultas eram produto de traumas *reais* da primeira infância, em geral de natureza sexual. Contudo, em 1897 ele revisou essa teoria de modo a respaldar sua incipiente noção do complexo de Édipo, afirmando agora que as neuroses adultas eram resultado de *fantasias* sobre relações sexuais com o genitor do sexo oposto e o assassinato do genitor do mesmo sexo. Adultos sem neuroses eram aqueles que tinham trabalhado com êxito o complexo de Édipo, ao contrário dos adultos neuróticos.

travam mais calmas, mais ousadas e mais felizes. Criavam um equilíbrio saudável entre a proximidade da mãe e a exploração do ambiente.

As crianças com apego seguro conseguiam criar o que Bowlby chamou de "modelo operacional interno" do amor das mães, um modelo que podiam levar consigo para o mundo durante toda a vida — uma sensação introjetada de segurança psicológica, a percepção de serem amadas e de estarem em segurança no mundo. Mas quando as mães tinham relações de apego "inseguras" ou "ambivalentes" com os filhos — se eram ansiosas, superprotetoras ou emocionalmente frias e distantes —, as crianças eram mais ansiosas e menos ousadas; agarravam-se às mães e se mostravam muito agitadas em resposta a qualquer separação.

Ao longo das quatro décadas seguintes, Bowlby e seus colegas criaram uma tipologia de estilos de apego. Um apego seguro na infância predizia baixos níveis de ansiedade e um grau saudável de intimidade nos relacionamentos adultos. O apego ambivalente — aquele das crianças que se agarravam às mães com mais ansiedade, que mostravam altos níveis de estimulação fisiológica em situações novas e se preocupavam muito mais em monitorar o que a mãe estava fazendo e não em explorar o mundo — predizia níveis elevados de ansiedade na vida adulta.* Em crianças, o apego esquivo, termo aplicado àquelas que tendiam a se distanciar da mãe depois de separações, pressagiava aversão à intimidade na vida adulta.**

---

* Os relacionamentos românticos adultos entre pessoas com estilo de apego ambivalente em geral se caracterizam por comportamentos grudentos e medo de abandono.
** Adultos esquivos tendem a fugir de relacionamentos íntimos e com frequência são *workaholics*; da mesma forma que preferiam os brinquedos à mãe quando crianças, preferem o trabalho à família quando adultos. (Embora aqueles com estilo de apego esquivo pareçam ser menos ansiosos do que os com estilo de

Quem mais ajudou Bowlby a criar essa taxonomia dos estilos de apego foi a psicóloga Mary Ainsworth. Em 1929, ela era caloura na Universidade de Toronto e se afligia com sensações de carência. Naquele ano, fez um curso de psicologia anormal com William Blatz, psicólogo cuja teoria da segurança sustentava que a sensação de bem-estar infantil deriva da proximidade dos pais e que a capacidade da criança para crescer e se desenvolver depende da constância da acessibilidade dos pais. Atraída para Blatz por sua própria sensação permanente de insegurança, Ainsworth veio a fazer cursos de extensão de psicologia, tornando-se por fim, em 1939, lente do departamento de psicologia da Universidade de Toronto. Mas quando o marido resolveu fazer pós-graduação na Inglaterra, ela teve de procurar trabalho em Londres. Um amigo mostrou-lhe um anúncio no jornal *The Times,* posto por um psicanalista que procurava um colaborador para um projeto de pesquisa sobre os efeitos que a separação da mãe teria sobre o desenvolvimento de crianças pequenas. Desejosa de compreender sua relação com a própria mãe, que fora distante e autocentrada, Ainsworth se candidatou. John Bowlby a contratou — e com isso começou uma parceria que seria central no desenvolvimento da teoria do apego.

Ainsworth deu duas contribuições fundamentais para o projeto. A primeira foi em meados dos anos 1950, quando acompanhou o marido a Kampala, em Uganda. Ali, identificou 28 bebês ainda lactentes de aldeias locais e passou a acompanhá-los em suas

---

apego ambivalente, Bowlby veio a crer que não era esse o caso; uma série de estudos, a partir dos anos 1970, mostrou que durante a separação as crianças esquivas exibiam maiores níveis de estímulo fisiológico — batimentos cardíacos acelerados, maior liberação de hormônios de estresse na corrente sanguínea etc. — do tipo associado à ansiedade. A criança parece estar sentindo uma angústia que se manifesta fisicamente, mas é capaz, de forma adaptativa ou não, de reprimir a expressão visível da emoção.)

casas, estudando o comportamento de apego num ambiente natural. Fazia registros meticulosos, anotando amamentação, treinamento para uso do vaso sanitário, banhos, sucção de polegar, acomodações para dormir, expressões de zanga e ansiedade, demonstrações de alegria ou tristeza. E observava como as mães interagiam com as crianças. Foi a mais extensa observação naturalista dessa natureza já realizada.

Quando Mary Ainsworth chegou a Uganda, concordava com os freudianos e os behavioristas, para os quais o apego emocional que os bebês investiam na mãe era uma associação secundária criada pela amamentação: as mães ofereciam o leite, que proporcionava bem-estar, de modo que os bebês passavam a associar à mãe essa sensação de bem-estar; nada havia de inerente no relacionamento materno em si, separado da oferta de alimento, que fosse psicologicamente significativo.[19] No entanto, à medida que Ainsworth tabulava suas observações meticulosas, começou a mudar de opinião. Os freudianos e os behavioristas estavam enganados, concluiu, e Bowlby tinha razão. Quando os bebês começavam a engatinhar e a explorar o mundo que os rodeava, voltavam-se repetidas vezes para as mães — quer fisicamente, quer trocando com elas um olhar e um sorriso tranquilizador — e pareciam sempre conscientes do lugar exato onde elas estavam. Falando do que observou quando os bebês começaram a engatinhar, Ainsworth escreveu que as mães pareciam proporcionar a "base segura" a partir da qual essas excursões podiam ser feitas sem ansiedade. A base segura viria a se tornar um componente essencial da teoria do apego de Bowlby.

Ainsworth notou que enquanto alguns bebês se agarravam ferozmente às mães quase o tempo todo e choravam, inconsoláveis, quando separados delas, outros pareciam indiferentes, suportando separações sem sofrimento visível. Por acaso isso indicava que estes últimos amavam a mãe menos que os primeiros e eram menos ligados a ela? Ou, como Ainsworth veio a crer, isso significava que os bebês chorões eram, na verdade, os que tinham um *apego* menos seguro?

Por fim, Ainsworth considerou que sete dos 28 bebês ugandenses tinham "apego inseguro" com a mãe, e estudou-os com cuidado. O que os tornava tão ansiosos e agarrados à mãe? Em geral, esses bebês inseguros pareciam receber o mesmo cuidado materno que os outros e não tinham sofrido separações exageradas ou traumáticas que explicassem sua ansiedade. Contudo, prestando mais atenção, a psicóloga passou a notar certos fatos relacionados às mães desses bebês inseguros: eram "altamente ansiosas" e sua atenção se desviava para suas próprias preocupações — muitas vezes tinham sido abandonadas pelos maridos, ou sua vida familiar era difícil. Mesmo assim, ela não conseguia apontar de forma conclusiva comportamentos específicos que gerassem ansiedade de separação ou apego inseguro.

Em 1956, Ainsworth mudou-se para os Estados Unidos e começou a lecionar na Johns Hopkins. Decidida a descobrir se os comportamentos de apego eram universais, planejou um experimento capaz de pôr isso à prova.

Com isso nasceu o que ela chamou de procedimento de situação estranha, que passou a ser bastante utilizado em pesquisas de desenvolvimento infantil. O experimento era simples. Uma mãe e o filho eram postos num ambiente não familiar — um cômodo com muitos brinquedos — que a criança podia explorar à vontade. Com a mãe ainda presente, uma pessoa estranha entrava no cômodo. Como reagia o bebê? A seguir, a mãe saía do cômodo, deixando a criança com o estranho. Passado algum tempo, a mãe voltava. Como a criança reagia ao reencontro? O processo podia ser repetido sem o estranho — a mãe deixava a criança sozinha e voltava daí a pouco. Toda a movimentação era observada por pesquisadores atrás de um espelho falso. Ao longo de décadas, milhares de procedimentos análogos produziram montanhas de dados.

Os testes geraram dados interessantes. Na primeira fase do procedimento, as crianças exploravam o cômodo e examinavam os brinquedos, ao mesmo tempo que confirmavam com frequência a presença da mãe — indicando que a necessidade psicológica que têm os bebês de uma "base segura" está de fato presente em todas as culturas. No entanto, variava bastante a reação das crianças quando separadas da mãe: cerca de metade deles chorava quando a mãe deixava a sala, sendo que alguns ficavam muito aflitos e demoravam a se recuperar. Quando a mãe voltava, esses bebês aflitos se agarravam a ela e a agrediam, demonstrando, ao mesmo tempo, ansiedade e raiva. Ainsworth chamou o apego dessas crianças inseguras de "ambivalente". Ainda mais fascinantes do que os bebês ambivalentes foram os que ela qualificou como "esquivos" em seu estilo de apego: pareciam inteiramente indiferentes à saída da mãe e com pouca frequência se perturbavam. Na superfície, pareciam saudáveis e bem ajustados, mas Ainsworth veio a acreditar — e muitas pesquisas posteriores confirmaram a ideia — que a independência e a equanimidade mostradas por esses bebês esquivos eram, na verdade, produto de um mecanismo de defesa, um entorpecimento emocional destinado a lidar com a rejeição materna.

O fato mais revelador surgido das pesquisas de Ainsworth foi a forte correlação entre o modo de agir da mãe e o nível geral de ansiedade da criança. As mães das crianças que os pesquisadores classificaram como sendo de apego seguro respondiam mais depressa aos sinais de sofrimento dos filhos, tendiam a pô-los no colo e acariciá-los por mais tempo, e extraíam disso um prazer mais visível do que as mães das crianças ambivalentes e esquivas. (As mães das crianças com apego seguro não interagiam necessariamente *mais* com elas, mas interagiam *melhor*, mostrando-se mais afetuosas e receptivas.) As mães das crianças esquivas tinham um comportamento mais marcado por rejeição, e as mães das crianças ambivalentes demonstraram mais ansiedade e também foram as mais imprevisíveis em suas reações às crianças — às vezes eram carinhosas, às vezes as rejeitavam, às vezes se mostravam desatentas. Mais tarde, Ainsworth diria que a previsibilidade da reação da mãe determinava a confiança e a autoestima da criança; as mães que, de modo previsível, respondiam depressa e com afeto a sinais de aflição tinham bebês mais calmos e felizes, que se tornavam crianças mais confiantes e independentes.

Nas décadas seguintes, a conexão entre o estilo de apego e a saúde psicológica foi confirmada repetidas vezes por inúmeras medidas diferentes.* Uma série de estudos longitudinais iniciados por pesquisadores da Universidade de Minnesota nos anos 1970 constatou que crianças com apego seguro são mais felizes e mais entusiasmadas, além de mais persistentes e focadas ao executarem tarefas experimentais, do que as crianças com apego ansioso. Além disso, controlam melhor seus impulsos. Em quase todos os testes imaginados pelos pesquisadores, as crianças com apego seguro se saíram melhor do que aquelas com apego ambivalente: tinham mais autoestima, maior "resiliência do Eu" e menos ansiedade, além de serem mais independentes; eram até mais apreciadas pelos professores. Além disso, mostravam maior empatia com as pessoas — talvez porque as crianças com apego inseguro se preocupassem demais consigo mesmas para dar muita atenção aos outros. As crianças com apego seguro pareciam desfrutar melhor da vida: nenhuma das crianças com apego ambivalente sorria, ria ou manifestava prazer na mesma medida que as crianças

---

* Como resultado das pesquisas de Bowlby e Ainsworth, na década de 1980 era forte a influência de suas teorias nos departamentos de psicologia das universidades americanas.

com apego seguro.[20] Muitas crianças com apego ambivalente tendiam a se desestruturar até em situações pouco estressantes.

Esses efeitos persistiam durante anos, até décadas. Os adolescentes com apego seguro em criança faziam amigos com facilidade, mas os com apego ambivalente eram esmagados pela ansiedade causada pela interação com grupos sociais e com frequência acabavam sem amigos e marginalizados. Estudos constataram que adultos cujas mães tinham estilo de apego ambivalente tendiam a procrastinar mais, ter maior dificuldade para fixar a atenção, desconcentrar-se com mais facilidade por preocupações com suas relações interpessoais e — talvez como resultado de tudo isso — ter renda média inferior à de pessoas cujas mães tinham estilo de apego seguro ou esquivo. Muitos estudos feitos nos últimos trinta anos levam a crer que o apego inseguro na primeira infância aponta para dificuldades emocionais na vida adulta. Uma menina de dois anos com apego ambivalente à mãe tem, em geral, muito mais probabilidade de se tornar uma adulta cujos relacionamentos românticos são atormentados por ciúmes, dúvidas e ansiedade; estará sempre em busca, talvez sem sucesso, do relacionamento seguro e estável que não teve com a mãe. É provável que a filha de uma mãe ansiosa e grudenta se torne também uma mãe ansiosa e grudenta.

> *Uma mãe que, devido a experiências adversas na infância, vem a ter um apego ansioso, é propensa a buscar atenção junto aos próprios filhos e com isso levá-los a se tornarem ansiosos, culpados e, talvez, fóbicos.*
>
> John Bowlby, *A Secure Base* [Uma base segura] (1988)

Depois da Segunda Guerra Mundial, pesquisas neuroquímicas mostraram que se um bebê ou um adulto se estressa, uma catadupa de reações químicas no cérebro produz ansiedade e sofrimento emocional. O retorno a uma base segura (a mãe ou o cônjuge) libera opiatos endógenos que fazem com que as pessoas relaxem e se sintam seguras. Por que isso?

Na década de 1940, John Bowlby, já então concentrado em seus estudos do vínculo entre mãe e filho, descobriu o trabalho dos primeiros etólogos. A etologia, estudo científico do comportamento animal, fazia crer que muitos estilos de apego que Bowlby vinha observando em seres humanos eram também encontrados em todos os mamíferos, e proporcionavam a explicação evolutiva para esses comportamentos.

É fácil entender o benefício adaptativo, do ponto de vista evolutivo, dos comportamentos de apego na primeira infância: manter os filhos perto de si ajuda a mãe a protegê-los até estarem em condições de cuidar de si mesmos. Com isso era possível, Bowlby percebeu, explicar a ansiedade de separação em termos de seleção natural: há um valor adaptativo nos mecanismos psicológicos que encorajam mães e filhos de todas as espécies a se manterem próximos, graças à produção de desconforto quando se separam; os filhos mais predispostos a se agarrar às mães em momentos de angústia podem obter uma vantagem darwiniana sobre seus pares.

Ao tirar as fontes da ansiedade do domínio da fantasia e trazê-las para o mundo da etologia, Bowlby foi marginalizado por seus colegas psicanalistas.* Ao mostrar as primeiras conclusões de suas pesquisas, no começo da década de 1950, recebeu críticas

---

* Apesar do que Freud escreveu no fim da vida sobre as raízes evolutivas da ansiedade fóbica, sua conversão a essa linha de pensamento se deu tarde demais para influenciar seus seguidores, que já então espalhavam pelo mundo o evangelho da psicanálise. Até o fim da Segunda Guerra Mundial pelo menos, os teóricos da psicanálise ainda viam o temor de castração, o Super-eu repressivo e o instinto de morte sublimados como as "pedras angulares" — o termo é de Bowlby — da ansiedade. (Bowlby acreditava que se Freud tivesse um melhor conhe-

dos dois lados — dos psicanalistas e dos behavioristas. Para aqueles, o vínculo mãe-filho não tinha importância em si; sua relevância para a ansiedade de separação derivava dos "ganhos secundários" — a oferta de alimentos, a presença tranquilizante do seio — que a criança associava à presença da mãe. Para os behavioristas, o apego nem sequer existiria fora das necessidades específicas, sobretudo de alimento, que a mãe atendia. Bowlby discordava. O comportamento de apego e a ansiedade de separação estavam incrustados biologicamente nos animais, inclusive no homem, independente da associação entre alimento e mãe. Em defesa desse argumento, Bowlby citou o influente artigo "The Companion in the Bird's World" [O companheiro como fator no ambiente da ave],[21] de 1935, em que Konrad Lorenz revelou que gansinhos podiam criar apego a gansos, e às vezes até a objetos, que *não* os alimentavam.*

Para os freudianos, a confiança depositada por Bowlby em modelos animais de comportamento o levava a dar pouquíssima atenção aos processos intrapsíquicos — como a batalha entre o Id e o Super-eu — que distinguiam a mente humana da dos outros animais. Certa ocasião, depois de Bowlby ter apresentado um de seus primeiros trabalhos à Sociedade Psicanalítica Britânica, a entidade dedicou diversas sessões a exposições de todos os mem-

---

cimento da obra de Darwin, a psicanálise teria incorporado princípios biológicos, de forma mais convincente, a seu corpus.)

* No fim da década de 1950, ao apresentar a série "A natureza do vínculo da criança com a mãe", na Sociedade Psicanalítica Britânica, Bowlby procurou colocar a si mesmo e seu trabalho dentro da tradição freudiana. As reações contra ele foram duras. "De que adianta psicanalisar um ganso?", perguntou depois a psicanalista Hanna Segal (citando Ogden Nash), zombando do recurso de Bowlby à etologia.[22] "Um bebê não pode seguir a mãe, ele não é um gansinho", comentou outro analista, com desdém.

bros que desejassem criticá-lo. Mais de um membro recomendou que ele fosse "excomungado" por sua apostasia.²³

Em 1958, enquanto cresciam os ataques dos psicanalistas a Bowlby, ele recebeu um apoio encorajador por parte do mundo da pesquisa sobre animais quando Harry Harlow, presidente da Associação Americana de Psicologia e professor de psicologia na Universidade de Wisconsin, publicou na revista *American Psychologist* o artigo "The Nature of Love" [A natureza do amor]. Nele, Harlow descrevia a série de experimentos que hoje fazem parte de todos os cursos básicos de psicologia.²⁴

Os experimentos surgiram por acaso. Muitos dos macacos Rhesus do laboratório de Harlow vinham contraindo doenças fatais, e por isso ele tirou sessenta macaquinhos das mães poucas horas depois de nascerem, para serem criados num ambiente livre de micróbios. Deu certo: os macacos separados não adoeceram e seu desenvolvimento físico parecia normal, embora eles permanecessem distantes das mães. Todavia, Harlow notou alguns fatos estranhos no comportamento deles. Para começar, agarravam-se de maneira desesperada às fraldas de pano usadas para cobrir a base das jaulas. Os macacos postos em gaiolas de tela de arame e sem fraldas pareciam lutar fisicamente para sobreviver e se mostravam mais calmos quando lhes era dado um cone de tela envolvido em tecido felpudo.

Isso deu a Harlow a ideia de pôr à prova uma hipótese da qual ele, tal como Bowlby, sempre desconfiara: a noção, defendida por psicanalistas e behavioristas, de que um bebê só se apega à mãe porque ela o alimenta. Mesmo admitindo que a associação da mãe com o alimento possa oferecer um "agente reforçador secundário" (na terminologia behaviorista), Harlow não acreditava que aqueles primeiros aleitamentos bastassem para explicar o vínculo materno — o amor e o afeto — que persistia por décadas. Poderiam os macacos separados, pensou Harlow, ser usados para pesquisar as origens do amor das crianças pela mãe? Ele resolveu tentar.

Harlow separou oito macaquinhos ao nascer e pôs cada um numa jaula, junto com dois objetos que ele chamou de mães substitutas. Uma das duas "mães" postas em cada jaula era feita de tela de arame; a outra era de madeira, mas revestida de tecido felpudo. Em quatro jaulas, um bico de borracha que proporcionava leite estava preso à "mãe" de tela; nas outras quatro jaulas, o bico, sem leite, estava preso à "mãe" coberta de tecido. Se o pressuposto dos behavioristas estivesse correto e o apego era um mero subproduto da associação com a alimentação, nesse caso o bebê seria sempre atraído pela mãe com o bico aleitador.

Não foi o que aconteceu. Todos os oito macaquinhos se apegaram à mãe de tecido — e passavam entre dezesseis e dezoito horas por dia agarrados a ela —, *embora o bico aleitador estivesse na mãe de tela de arame*. Isso foi um golpe devastador para a teoria behaviorista da ansiedade de separação. Se os macaquinhos se apegavam a um objeto fofinho e aconchegante que *não* os amamentava, em preferência a um objeto de arame que *continha leite*, o alívio da fome não podia ser a associação operacional no processo de vinculação, como supunham os behavioristas.*

Por coincidência, Bowlby estava presente à reunião da Associação Americana de Psicologia, em Monterey, na Califórnia, em que Harlow apresentou seu texto "The Nature of Love". Bowlby percebeu de imediato a relevância do trabalho de Harlow para sua

---

* Havia outros paralelos entre o comportamento dos macaquinhos e o que Bowlby tinha observado em bebês humanos. Quando Harlow introduzia um novo objeto nas jaulas, os macaquinhos corriam, agitados, para a mãe de tecido e se esfregavam nela até se tranquilizarem; depois de acalmados, começavam a investigar e a brincar com o objeto, usando a mãe de tecido como — para invocar o termo que Bowlby e Ainsworth logo passariam a usar — "uma base segura".

própria investigação, e os dois uniram esforços. Daí em diante, outros estudos corroboraram as conclusões iniciais de Harlow. Para Bowlby, isso foi um desagravo, um escudo contra os ataques dos freudianos e dos behavioristas. "A partir daí", escreveu, "nada mais se ouviu a respeito da implausibilidade intrínseca de nossas hipóteses, e as críticas se tornaram mais construtivas."[25]

O estudo de Harlow se mostraria ainda mais relevante para as ideias de Bowlby sobre os relacionamentos de apego do que ambos supunham na época. Depois disso, os macacos usados no estudo inicial de Harlow sofreram efeitos duradouros decorrentes do experimento de separação. Por mais intenso que fosse o vínculo que os macaquinhos tenham estabelecido com as mães inanimadas de tecido, esse vínculo não era, claramente, um sucedâneo da relação real entre mãe e filho: durante o resto da vida, esses macacos tiveram problemas para se relacionar com outros macacos e exibiam um comportamento social e sexual aberrante. Tornaram-se pais agressivos, e até assassinos. Diante de novidades ou de uma situação estressante, tornavam-se mais ansiosos, inibidos e agitados — exatamente o que Bowlby notara em seus estudos com pessoas que haviam passado por separação da mãe ou por relações difíceis com ela. Tudo isso confirmou os efeitos a longo prazo de experiências precoces de separação e apego.[26]*

Mais tarde, centenas de outros experimentos com animais corroboraram tais conclusões. Robert Hinle, etólogo da Universidade de Cambridge, mostrou que macacos bebês separados das mães por apenas alguns dias mostraram-se mais tímidos do que os macacos de controle postos diante de uma situação nova cinco meses depois. Um artigo subsequente de Harry Harlow observou

---

* Como tantas vezes acontece na história da psicologia, Harlow não conseguiu aplicar na vida pessoal o que aprendera na pesquisa sobre as relações entre genitores e filhos: morreu alcoólatra e deprimido, afastado dos filhos.[27]

que certos estilos maternais essenciais — como "aceitação quase total de seu bebê (o bebê não faz nada de errado)" e supervisão rigorosa das "incursões iniciais [do bebê] além do alcance de seu braço" — previam macacos adultos bem-ajustados.[28] Estudos recentes sobre macacos Rhesus revelaram que a "iniciação de contato ventral" (ou abraço, em linguagem clara) reduz a excitação do sistema nervoso simpático; os macacos que recebiam menos abraços da mãe tinham menos probabilidade de explorar seu ambiente — e mais probabilidade de mostrar comportamento ansioso ou depressivo quando adultos.[29] Em outras palavras, quando as mães afagavam ou protegiam os bebês, eles cresciam saudáveis e felizes — exatamente o que Mary Ainsworth notou em suas meticulosas e detalhadas observações da interação entre mães humanas e seus bebês.

Quando você for tentada a mimar seu filho, lembre-se de que o amor materno é um instrumento perigoso.
John Watson, *Psychological Care of Infant and Child*
[Assistência psicológica do bebê e da criança] (1928)

Os experimentos de Harlow, Hinde e seus contemporâneos eram muito toscos, impunham separações severas e criavam situações que não reproduziam as da vida real. Contudo, em 1984, pesquisadores da Universidade Columbia imaginaram um meio de chegar mais perto da faixa de comportamentos de separação e apego que ocorrem na natureza.

A ideia por trás do paradigma de demanda de forrageamento inconstante (DFI), como os pesquisadores o chamaram, era que a alteração da disponibilidade da oferta de alimento pela mãe poderia produzir mudanças na maneira como ela interagia com a prole.[30] (Os primatólogos já sabiam disso graças a observações sistemáticas na natureza.) Nos experimentos de DFI, os pesquisadores manipulam a facilidade ou a dificuldade com que as mães macacas conseguem alimento: durante os períodos de baixa demanda de forrageamento, o alimento é deixado exposto livremente em recipientes espalhados pelo cercado dos primatas; nos períodos de alta demanda de forrageamento, torna-se mais difícil obter o alimento, coberto por gravetos ou escondido debaixo de pó de serra. Num experimento de DFI típico, a um período de duas semanas em que é fácil obter alimento segue-se um período de duas semanas em que obtê-lo se torna difícil.

Como é de esperar, as mães se mostram mais estressadas e menos disponíveis para cuidar da prole durante os períodos de alta demanda de forrageamento. Os macacos-coroados da Índia (*Macaca radiata*) cujas mães são submetidas a longos períodos de alta demanda de forrageamento têm, em média, mais problemas sociais e físicos ao crescerem. Mas os episódios de demanda de forrageamento *inconstante* mostram-se ainda mais estressantes do que os longos períodos de alta demanda de forrageamento — ou seja, as mães ficam mais estressadas quando a disponibilidade de alimento é imprevisível do que quando ele é difícil de obter o tempo todo.

Jeremy Coplan, diretor de neuropsicofarmacologia no Centro Médico da State University of New York, realiza experimentos de DFI há quinze anos. Para ele, esses experimentos indicam a existência de uma "separação emocional funcional" entre a mãe e o bebê. A mãe estressada torna-se "psicologicamente indisponível" para seu bebê, da mesma maneira que uma mãe humana estressada (como Amalia Freud) se concentra em outras coisas e descuida dos filhos.

As alterações de comportamento talvez sejam sutis — as mães estressadas ainda cuidam dos bebês, apenas passam a fazer isso mais devagar e com menos eficácia do que as mães não estressadas —, porém seus efeitos podem ser intensos. Numa série de experimentos, Coplan e colaboradores descobriram que os filhos de mães submetidas a condições de DFI tinham maiores taxas de hormônios de estresse no sangue do que os filhos de mães não DFI — um indício de que a ansiedade da mãe estava sendo transmitida ao filho. Fato digno de nota foi a duração da correlação entre a ansiedade da mãe e os hormônios de estresse dos filhos: quando Coplan examinou esses filhos, dez anos depois do primeiro experimento, verificou que suas taxas de hormônios de estresse ainda eram mais elevadas do que as de um grupo de controle. Ao receberem injeções de substâncias indutoras de ansiedade, suas reações foram hiperativas em comparação com as de outros macacos. Ficou evidente que esses macacos cujas mães haviam passado pelo estresse da DFI tinham se tornado permanentemente mais ansiosos: eram mais introvertidos, menos sociáveis e mais propensos a um comportamento subordinado. Ou seja, apresentou-se uma forte evidência fisiológica do que Bowlby afirmara meio século antes: as experiências de uma criança na infância — não só as obviamente traumatizantes, mas também as mais sutis — têm efeitos fisiológicos e físicos sobre seu bem-estar que persistem até a vida adulta. A equipe de Coplan concluiu que mesmo breves interrupções na relação entre mãe e filho podem alterar o desenvolvimento de sistemas neuronais "essenciais para a manifestação de transtornos de ansiedade na vida adulta".*

---

* Pesquisas com roedores constatam o mesmo: a quantidade de lambidas e de cuidados que a mãe dispensa às crias tem um poderoso efeito sobre a tolerância destas ao estresse durante toda a vida — quanto mais lambidas e cuidados um rato recebe quando filhote, mais resistirá a situações estressantes na fase adulta.[31] Os ratos mais lambidos pela mãe mostram menor atividade do sistema nervoso autônomo — uma atividade reduzida no eixo hipotalâmico-hipofisário-adrenal — e maior resistência ao estresse. Esses ratos têm o que os pesquisadores chamam de "melhor interruptor de off" para a reação de estresse; depois de apenas quatro dias de lambidas adicionais, mostram redução da atividade nas amíg-

Outras versões desse experimento, repetidas muitas vezes nos últimos vinte anos, levaram sempre a resultados similares: períodos breves de estresse na infância e até tensões brandas na relação entre mãe e filho podem redundar em consequências permanentes na neuroquímica dos primatas.[32]* Há até alguns indícios de que os *netos* das mães submetidas a DFI terão níveis elevados e congênitos de hidrocortisona, pois os efeitos dessas breves semanas de estresse brando são passados de uma geração a outra.[33]

Pesquisas apontaram evidências análogas em descendentes de vítimas de trauma: filhos e até netos de sobreviventes do Holocausto apresentam mais indicadores psicofisiológicos de estresse e de ansiedade (como taxas elevadas de hormônios de estresse) do que os filhos e netos, etnicamente semelhantes, de coortes não vitimados por aquele massacre.[34] Diante de imagens estressantes

---

dalas cerebelares. Em comparação, os ratos que receberam pouca atenção materna exibem uma reação exagerada ao estresse.

Esses efeitos podem ser adaptativos mesmo quando seria de esperar que fossem negativos. Ratos que quando filhotes receberam menos cuidados e lambidas são mais medrosos e aprendem mais depressa a evitar ambientes ameaçadores — uma adaptação benéfica a ambientes perigosos. Na verdade, esse ambiente perigoso pode ter sido, no estado de natureza, o que determinou a deficiência quanto a cuidados e lambidas, já que as mães estavam concentradas em obter alimento ou evitar ameaças externas, e não em dispensar afeto aos filhotes. Os ratos que recebem mais afeto materno são menos medrosos, mais ousados e aprendem mais devagar a evitar ameaças — adaptações úteis num ambiente estável, porém desvantajosas num meio perigoso.

* As pesquisas começaram a encontrar indicações dos mecanismos específicos pelos quais o estresse na infância gera psicopatologias mais tarde. Em essência, taxas elevadas de hormônios de estresse na infância correspondem a efeitos adversos dos sistemas de serotonina e de dopamina no cérebro, muito envolvidos na ansiedade e na depressão patológicas. Tomografias do cérebro também mostram que estresse prolongado na infância provoca as chamadas consequências neuropatológicas: por exemplo, o encolhimento do hipocampo, estrutura crucial para a criação de novas memórias.

que não têm ligação direta com o Holocausto — por exemplo, cenas de violência na Somália —, esses netos têm reações mais intensas, tanto comportamentais quanto fisiológicas, do que seus pares. Como me disse John Livingstone, psiquiatra especializado no tratamento de vítimas de trauma: "É como se as experiências traumáticas fossem engessadas nos tecidos corporais e passadas à geração seguinte".

Dezenas de estudos reforçam a ideia de que a quantidade e a qualidade do carinho que a mãe dispensa aos filhos exercem forte efeito no nível de ansiedade que essas crianças experimentarão na vida adulta. Um estudo recente, publicado no *Journal of Epidemiology and Community Health*, acompanhou 462 bebês desde o nascimento, no começo da década de 1960, em Providence, Rhode Island, até mais ou menos os 35 anos.[35] Quando essas pessoas eram lactentes, os pesquisadores observaram a interação deles com as mães e classificaram o afeto materno numa escala que variava de "negativo" a "profuso". (A maioria das mães, 85%, foi classificada como "afetuosa" ou normal.) Ao entrevistarem essas pessoas 34 anos depois, os psicólogos verificaram que aquelas cujas mães lhes dispensavam um afeto tido como "profuso" ou "carinhoso" (o segundo grau em ordem decrescente) tinham menos propensão a ser ansiosas ou a experimentar sintomas psicossomáticos do que seus pares.

Isso indica, ao que parece, que John Bowlby estava certo — se você quer criar uma criança bem ajustada e sem ansiedade, o melhor caminho a seguir *não* é o prescrito pelo behaviorista John Watson, que um dia escreveu: "Quando você for tentada a mimar seu filho, lembre-se de que o amor materno é um instrumento perigoso". Em seu famoso livro sobre educação infantil, de 1928, Watson advertiu que o afeto materno poderia vir a ter efeitos perigosos sobre a personalidade em desenvolvimento da criança. "Nunca as abrace ou beije, nunca as deixe sentar em seu colo", escreveu. "No máximo, dê-lhes um beijo na testa ao lhes desejar boa-noite. Aperte as mãos delas de manhã. Dê-lhes um tapinha na cabeça se realizaram muitíssimo bem uma tarefa difícil." Em outras palavras, trate as crianças "como se fossem jovens adultos". Bowlby, ele próprio tratado assim quando menino, pensava mais ou menos o oposto: se você pretende incutir na criança uma base segura e resistência à ansiedade e depressão, não aja com parcimônia ao dispensar amor e carinho.

Em 1973, quando publicou seu livro *Separação: Angústia e raiva*, Bowlby estava convicto de que quase todas as formas de ansiedade patológica em adultos provinham de experiências difíceis na primeira infância com a figura primária de apego, quase sempre a mãe.* Pesquisas recentes continuam a aumentar a pilha, já enorme, de dados que confirmam essa ideia. Em 2006, novos resultados do Estudo de Minnesota de Risco e Adaptação do Nascimento à Idade Adulta, uma pesquisa longitudinal de quarenta anos, comprovaram que bebês com apegos inseguros tinham probabilidade significativamente maior de desenvolver transtornos de ansiedade na adolescência. O apego inseguro na infância leva a temores de abandono na segunda infância e na vida adulta, e dá ensejo a uma estratégia de luta baseada na "vigilância crônica" — os bebês que vasculham, ansiosos, o ambiente para monitorar a presença da mãe cuja disponibilidade é errática costumam se tornar adultos que vasculham com frequência o ambiente, ansiosos, em busca de possíveis ameaças.[36]

A teoria do apego de Bowlby é de uma simplicidade sóbria e tem uma base evolutiva plausível e de fácil compreensão. Se seus

---

* A exceção eram fobias de animais específicas, que Bowlby, acompanhando Freud, acreditava serem provenientes de adaptações evolutivas distorcidas.

pais proporcionaram uma base segura quando você era bebê e se você pôde internalizá-la, é mais provável que passe a vida com uma sensação de segurança e tranquilidade psicológica. Se seus pais não lhe deram essa base, ou se ela foi perturbada por trauma ou separação, é mais provável que você leve uma vida de ansiedade e insatisfação.

> *Eles ferram com você, a mamãe e o papai.*
> *Podem até não querer, mas ferram.*
> Philip Larkin, "This Be the Verse"
> [Sejam estes os versos] (1971)

Achei há pouco tempo um diário que escrevi no verão de 1981, quando tinha onze anos. Meses antes, eu tinha começado o tratamento com um psiquiatra de crianças, o dr. L., freudiano, que me acompanhou durante 25 anos. Por recomendação dele, eu estava usando o diário para fazer associações livres que me ajudassem a localizar a causa de meus problemas emocionais. Devo dizer que foi meio desalentador para mim, no começo da meia-idade, descobrir que aos onze anos eu já era tão angustiado e autocentrado, investigando nas páginas do diário qual fonte era mais responsável por minha angústia e insatisfação permanentes: seria o tirânico orientador do acampamento de verão que, quando eu tinha seis anos, gritou comigo e me mandou — só eu entre os alegres meninos da tribo Sachem no Acampamento Belmont — para a piscina das criancinhas porque eu estava tremendo e chorando, com medo de entrar sozinho na piscina grande? Ou foi a vizinha que, quando eu tinha quatro anos, me deu um tapa no rosto diante de todos os meus colegas do jardim de infância quando comecei a chorar, desesperado, na festinha de aniversário do filho dela, Gilbert, porque estava com medo e queria minha mãe?

Evidentemente, meu narcisismo e minha busca de autoconhecimento são recorrentes: escavo o passado aos 43 anos, buscando as origens de minha ansiedade, e descubro... a mim mesmo, aos onze anos, escavando o passado, buscando as origens de minha ansiedade.

Tínhamos acabado de voltar das férias, e grande parte do diário é uma enumeração dos medos e das injustiças de que eu tinha sido vítima na viagem.

1. Medo de enjoar no avião.
2. Saudade de minha casa na primeira noite, não conseguia dormir.
3. Não gosto da comida.
4. Restaurante: mamãe ficou zangada e não falou mais comigo porque me queixei, dizendo que queria voltar para casa.
5. Medo de falta de higiene.
6. Medo de ficar doente com o ar rarefeito nas montanhas.
7. Papai me obrigando a comer. Ficando bravo quando como e não me deixando comer quando me queixo...
8. Papai não presta atenção em mim e me bate quando insisto em fazer perguntas.
9. Fiquei com muito medo e chateado ao ver o que podia ser vômito no tapete do andar de baixo. Me senti mal e tive medo.
10. No avião de volta uma pessoa vomitou. Fiquei aterrorizado. Me senti triste, deprimido e com medo.

O diário da viagem terminava assim: "Só tenho vontade de esconder a cabeça e ser abraçado e acariciado por mamãe e papai, mas eles não entendem nada de meu medo".

Não faz muito tempo, mandei para minha mãe, por e-mail, uma transcrição do diário, e depois telefonei para perguntar se ela achava que tinha expressado mais ou menos afeto por minha irmã e por mim do que as mães que ela conhecia tinham expressado pelos filhos.

"Mais ou menos igual", ela respondeu. Em seguida pensou um momento. "Na verdade", disse, "eu evitava conscientemente gestos de carinho."

Surpreso, perguntei-lhe por quê.

A mãe dela, minha avó Elaine Hanford, tinha expressado muito afeto por minha mãe e sua irmã, e sempre estivera à disposição delas, fisicamente ou de outras formas. Elaine construiu a vida em torno das necessidades das filhas. Todos os dias, quando minha mãe chegava da escola para almoçar, Elaine estava ali para cuidar dela. Minha mãe se sentia amada e cuidada... e acarinhada. Por isso, no começo da vida adulta, quando começou a lutar contra ataques de pânico, agorafobia, emetofobia e outras fobias, ficou a imaginar se sua ansiedade não seria tão intensa devido ao fato de ter se sentindo amada *demais* e segura com os cuidados profusos da mãe. Por isso, num esforço de poupar minha irmã e a mim da ansiedade que ela sentira, negou-nos as expressões exteriores de amor incondicional que recebera.

John Watson teria aprovado.

No entanto, embora minha mãe nos negasse expressões de afeto, não nos negava superproteção. Eis uma combinação perniciosa: superproteção e afeto reprimido. Pode levar você a se sentir não só carente de afeto (porque não o recebe) como também incompetente e impotente (porque alguém está fazendo todas as coisas por você e presumindo que você não é capaz de fazê-las).

Minha mãe me vestiu até eu ter nove ou dez anos; depois disso, passou a separar as roupas para mim toda noite, até eu fazer quinze. Preparou meus banhos até que eu chegasse ao ensino médio. Nessa época, muitos amigos meus usavam o transporte público para ir se divertir no centro de Boston, ficavam em casa sozinhos durante as férias escolares, enquanto os pais estavam no trabalho, e pesquisavam preços de motocicletas (que compravam e usavam). Mesmo que eu me sentisse inclinado a pegar o metrô para Boston ou a andar de motocicleta — e, podem acreditar, eu não queria nada disso —, não teria permissão para fazê-lo. Eu não tinha permissão para me afastar mais do que algumas ruas de nossa casa no subúrbio, pois havia ruas que minha mãe considerava muito movimentadas para eu atravessar, além de áreas que ela julgava demasiado perigosas. (Isso num subúrbio pacato onde ocorria um crime violento a cada década.) A qualquer momento em que minha irmã e eu estivéssemos em casa enquanto nossos pais estavam no trabalho, tínhamos a companhia de uma babá. No começo da adolescência, isso estava ficando meio esquisito — como me dei conta um dia, ao descobrir, para nosso mútuo embaraço, que a babá tinha a minha idade (treze anos).

Minha mãe fazia tudo isso levada por preocupações verdadeiras e ansiosas. E eu gostava desse excesso de solicitude, que me mantinha envolto numa dependência reconfortante. Por mais constrangedor que fosse minha mãe me dizer, diante de meus amigos, que eu não podia ir ao centro da cidade com eles, a menos que ela fosse conosco, eu não queria que ela abdicasse de seu abraço protetor. O duo mãe-filho implica o comportamento de ambos: eu desejava superproteção; ela a oferecia. Nossa relação, porém, me privava de autonomia ou de uma sensação de autoeficácia, e assim fui um aluno de escola primária grudento e dependente, depois um adolescente grudento e dependente e mais tarde me tornei, como minha mulher lhe dirá, um adulto dependente e ansioso.

"Adultos agorafóbicos tendem a declarar que seus pais foram pouco afetuosos e superprotetores." (Este é um trecho de um estudo de 2008, "Attachment and Psychopathology in Adulthood" [Apego e psicopatologia na vida adulta].)[37] "Adultos com agorafobia relatam mais ansiedade de separação na infância do que um grupo de controle." (Estudo de 1985, publicado em *The American Journal of Psychiatry*.)[38] "Bebês com apego inseguro [têm] muito mais probabilidade do que bebês com apego seguro de receber um diagnóstico de transtorno de ansiedade." (Estudo de 1997, publicado em *Journal of the American Academy of Child and Adolescent Psychiatry*.)[39] "Seus pais — a mãe, ansiosa e superprotetora; o pai, com problemas de bebida e emocionalmente ausente — formavam uma combinação clássica para geração de ansiedade." (Estas são palavras de meu primeiro psiquiatra, o dr. L., que localizei e entrevistei há pouco tempo, trinta anos depois de minhas primeiras consultas com ele.) E, para terminar, eis a evidência neurobiológica de tudo isso:

> Adultos que relataram relações de qualidade extremamente baixa com seus pais evidenciaram uma liberação bastante maior de dopamina no estriado ventral [porção de material subcortical no interior do prosencéfalo] e um aumento substancial de hidrocortisona salivar [hormônio de estresse] durante um episódio de estresse do que pessoas que relataram relações com os pais de qualidade extremamente alta. Esse efeito leva a crer que os cuidados na primeira infância podem afetar de modo semelhante o desenvolvimento de sistemas que embasam a reatividade ao estresse.

(Estudo de 2006, publicado na revista *Psychological Science*.)[40] Tenho em meu escritório uma pilha, com mais de meio metro de altura, de artigos que confirmam essas conclusões e também outras, correlatas. Que provam que minha ansiedade decorre, em larga medida, da relação com minha mãe na infância.

É claro, no entanto, que não provam nada disso.

9. Atormentados e guerreiros: a genética da ansiedade

> *O tipo e as condições da mente são transmitidos aos filhos por meio do sêmen.*
> Hipócrates (século IV a.C.)

> *Tal qual o temperamento do pai é o do filho, e procure saber que doença tinha o pai quando o gerou, pois o filho também a terá. Não tenho, portanto, por que pôr em dúvida a melancolia, e sim afirmar que é uma doença hereditária.*
> Robert Burton, *A anatomia da melancolia* (1621)

> *Papai, estou nervosa.*
> Minha filha, aos oito anos

Eu poderia atribuir minha ansiedade ao comportamento de meus pais — o fato de meu pai beber demais, a superproteção e as fobias de minha mãe, o casamento infeliz deles, que acabou em divórcio — se não fosse, entre outras razões, o seguinte fato inconveniente: meus filhos, agora com nove e seis anos, desenvolveram há pouco uma ansiedade que, lamentavelmente, assemelha-se à minha.

Minha filha, Maren, sempre teve, como eu, um temperamento inibido — tímida e reservada em situações pouco familiares, avessa ao risco em sua atitude diante do mundo e muitíssimo reativa ao estresse ou a qualquer tipo de novidade. O impressionante é que quando ela estava na primeira série, adquiriu uma fobia obsessiva de vômito. Um dia, uma colega vomitou durante a aula de matemática, e ela não conseguia tirar aquela imagem da cabeça. "Não consigo parar de pensar em coisas ruins", disse ela. Fiquei de coração partido.

A despeito de décadas de terapia, de meu conhecimento pessoal e especializado da ansiedade — conquistado a duras penas, diga-se de passagem —, dos esforços meus e de minha mulher para vacinar nossos filhos contra ela, terei legado a Maren meu transtorno, como minha mãe o legou a mim?

Ao contrário de minha mãe, nunca revelei minha emetofobia a Maren, antes que ela própria a contraísse. Tentei não trair evidências de minha ansiedade, sabendo que fazê-lo poderia lhe transmitir o transtorno, através do que os psicólogos chamam de modelagem de comportamento. Minha mulher não é uma pessoa ansiosa; não tem nenhuma das tendências nervosas superprotetoras que, manifestadas durante tantos anos por minha mãe, reduziram minha irmã e a mim, segundo penso, a um estado de dependência neurótica. E nós dois, minha mulher e eu, somos carinhosos e protetores, e procuramos estar emocionalmente presentes de formas que meus pais às vezes não estiveram.

Ou assim gostamos de pensar.

No entanto, minha filha está apresentando sintomas muito semelhantes aos meus, surgidos quase na mesma idade. De alguma forma, apesar de nossos melhores esforços de profilaxia emocional, Maren parece ter herdado meu temperamento nervoso e, em especial, *a mesmíssima preocupação fóbica*. Que é uma preocupação que eu e minha mãe temos em comum.

Minha mulher indaga: uma fobia tão específica pode ser transmitida por genes?

Seria de imaginar que não. Entretanto, temos aí a evidência de três gerações, pelo lado de minha mãe, com a mesma fobia. E a menos que Maren tenha captado pistas sutis e inconscientes (o que, admito, é possível), ela não pode ter "aprendido" a fobia de mim, através de algum tipo de condicionamento comportamental, como eu pensei que aprendera com minha mãe.

Embora se saiba, desde Hipócrates, que temperamentos podem ser herdados, e ainda que a disciplina moderna da genética behaviorista esteja revelando com precisão cada vez maior — até cada nucleotídeo — a relação entre as moléculas que herdamos e as emoções a que estamos predispostos, ninguém nunca identificou um gene, ou mesmo um conjunto de genes, associado à emetofobia. Aliás, tampouco alguém reduziu a ansiedade — ou qualquer traço comportamental — a pura genética. Nos últimos anos, entretanto, milhares de estudos vêm apontando as bases genéticas da ansiedade patológica em diferentes formas.

Algumas das primeiras pesquisas sobre a genética da ansiedade foram feitas com gêmeos. Nos estudos mais básicos, comparou-se a incidência de transtorno de ansiedade entre gêmeos idênticos e fraternos. Se o transtorno de pânico fosse totalmente genético, isso faria com que, numa dupla de gêmeos idênticos — cópias genéticas —, nunca só um deles apresentasse a doença. Mas não é esse o caso. Se um dos gêmeos tem o transtorno, o outro tem uma probabilidade muito maior de também tê-lo do que uma pessoa escolhida ao acaso na população. Mas não há *garantia* disso, o que leva a crer que embora o transtorno de pânico — como a altura ou a cor dos olhos — tenha um forte componente genético, a doença não seja completamente genética.

Em 2001, o psiquiatra Kenneth Kendler, da Universidade da Virgínia, comparou as taxas de transtornos fóbicos entre 1200 duplas de gêmeos idênticos e fraternos, determinando que os genes respondem por cerca de 30% das diferenças individuais em vulnerabilidade a transtornos de ansiedade. Estudos subsequentes confirmaram as conclusões de Kendler.[1] Metanálises de estudos genéticos levam à conclusão de que se uma pessoa não tem parentes próximos com transtorno de ansiedade generalizada, as chances de ela ter esse transtorno é de menos de uma em 25; mas se ela tem um único parente próximo com o transtorno, essa chance aumenta para uma em cinco.[2]

Pode-se objetar que isso não prova que a ansiedade tenha uma base genética. Não seria possível que a alta probabilidade de uma mesma doença mental vitimar membros da mesma família decorra de partilharem o chamado ambiente patogênico, um ambiente que predispõe à ansiedade ou à depressão? Se dois gêmeos têm a mesma criação traumática, isso não causará em ambos maior suscetibilidade à doença mental?

É claro que sim. Os genes podem predispor uma pessoa à esquizofrenia, ao alcoolismo ou à ansiedade, mas quase sempre há uma contribuição ambiental para a doença. Todavia, já há dezenas de milhares de estudos sobre a hereditariedade da ansiedade, e a conclusão esmagadora de quase todos eles é que a suscetibilidade de uma pessoa à ansiedade — como tendência de temperamento ou como transtorno patológico — é fortemente determinada por sua carga genética.

Isso não surpreenderia Hipócrates, Robert Burton, Charles Darwin e muitos outros observadores anteriores à era da genética molecular. Assim que identificamos uma ou duas pessoas com transtorno de ansiedade ou depressão numa mesma árvore genealógica, torna-se bastante provável que o resto da árvore seja pontilhado de ansiedade e depressão. Os pesquisadores chamam esse fenômeno de "agregação familiar devido a risco genético".*

Será que a "agregação familiar" significa que minha filha, como minha mãe e eu, está biologicamente predestinada a ser ansiosa, talvez geneticamente fadada a desenvolver doença nervosa? Só pelo lado materno da família, além de minha mãe, minha filha e eu, temos meu filho Nathaniel, agora com seis anos, que apresenta uma ansiedade de separação que ameaça se tornar tão grave como a minha sempre foi; minha irmã, que luta desde os doze anos contra a ansiedade e tentou tantos tratamentos com fármacos como eu; outro parente de sangue que durante toda a vida travou uma batalha com a ansiedade, a depressão e um estômago nervoso (de modo intermitente, ele toma remédios há décadas); o irmão mais velho desse parente, em quem foi diagnosticada depressão patológica no começo da década de 1980, com apenas oito anos, e que vomitava de ansiedade antes de ir para a escola quase todos os dias durante um ano; e o pai de minha mãe, de 92 anos, que toma vários medicamentos ansiolíticos e antidepressivos. Investigando mais a fundo meus antepassados, vim a saber que o avô desse meu avô era tristemente reservado e odiava lidar com pessoas, tendo abandonado os estudos em Cornell para começar uma "vida tranquila", cultivando pomares ("A vida ao ar livre o salvou", diria sua nora mais tarde), e que a tia de meu avô

---

* Em 2011, o psiquiatra brasileiro Giovanni Salum divulgou os resultados de um dos maiores estudos já realizados sobre a hereditariedade dos transtornos de ansiedade. Analisando dados sobre 10 mil pessoas, Salum concluiu que uma criança que não tem parentes com esse transtorno apresenta apenas uma chance em dez de contraí-lo. Se essa mesma criança tem um parente com a doença, suas chances de vir a sofrê-la aumenta para três em dez. E se uma grande maioria dos membros da família apresenta o transtorno, as chances da criança sobem para *oito* em dez.[3]

sofria de ansiedade severa, depressão e síndrome do intestino irritável.

E temos ainda o caso de meu bisavô Chester Hanford, que a ansiedade e a depressão levaram à hospitalização muitas vezes, deixando-o incapacitado com frequência durante seus últimos trinta anos de vida.

> *Suspeito que a maior parte do grande número de temperamentos humanos, mas nem todos, resulte de fatores genéticos que contribuem para os perfis de densidades de moléculas e de receptores que afetam a função cerebral.*
> Jerome Kagan, *What Is Emotion?*
> [O que é a emoção?] (2007)

> *Ocorre com frequência que a histeria da mãe gere histeria no filho.*
> Jean-Martin Charcot, *Palestras sobre doenças do sistema nervoso*, v. 3 (1885)

O psicólogo Jerome Kagan, de Harvard, passou sessenta anos estudando o efeito da hereditariedade na personalidade humana. Em estudos longitudinais que duraram décadas, ele constatou de maneira sistemática que de 10% a 20% dos bebês, a partir de poucas semanas de vida, se mostram visivelmente mais tímidos do que a maioria. Esses bebês são mais agitados, não dormem tão bem e apresentam batimentos cardíacos mais acelerados, maior tensão muscular e taxas mais elevadas de hidrocortisona no sangue e de norepinefrina na urina. Apresentam reflexos de alarme mais rápidos (ou seja, em resposta a um ruído súbito, contraem-se nanossegundos mais depressa e mostram maior aumento na dilatação da pupila) que os demais. Em imagens por ressonância magnética funcional, seus circuitos cerebrais ligados ao medo — as amígdalas e o cingulado anterior — mostram uma atividade neuronal superior à normal. Essas mensurações fisiológicas se mantêm sistematicamente mais elevadas nessas pessoas do que nas demais durante toda a vida. Com seis semanas, sete anos, catorze anos, 21 anos ou mais, continuam a apresentar frequências cardíacas mais aceleradas, reflexos de alarme mais rápidos e mais hormônios de estresse do que seus pares de baixa reatividade.

Kagan classificou como inibido o temperamento dessas crianças de fisiologia altamente reativa. "Acreditamos que a maioria das crianças que chamamos de 'inibidas' pertence a uma categoria qualitativamente diferente de bebês que nasceram com um limiar mais baixo de reação a mudanças inesperadas no ambiente ou a eventos novos", diz ele. "No caso delas, a reação à novidade, característica de todas as crianças, é exagerada."[4]

Há alguns anos, Kagan e seus colaboradores fizeram tomografias cerebrais de um grupo de pessoas de 21 anos que vinham sendo estudadas havia dezenove. Em 1984, quando Kagan observou pela primeira vez esses pacientes, então com dois anos, classificou treze deles como inibidos e os demais como desinibidos. Duas décadas depois, quando mostrou fotografias de pessoas desconhecidas a todos os 22 pacientes do teste, agora jovens adultos, os treze que tinham sido classificados como inibidos apresentaram muito mais reações das amígdalas que os nove considerados desinibidos. Kagan acredita que os genes de uma pessoa determinam a reatividade de suas amígdalas — e sabemos por outras pesquisas que a reatividade das amígdalas, por sua vez, ajuda a determinar como essa pessoa reagirá ao estresse.[5]

É mais provável que bebês identificados como inibidos se tornem adolescentes tímidos e nervosos — e, depois, adultos tímidos e nervosos — do que seus pares menos reativos do ponto de vista fisiológico. É muito mais provável também que apresentem ansiedade ou depressão patológicas quando adolescentes ou adultos. Mesmo os bebês muito reativos que ao crescerem não recebem um diagnóstico oficial de transtorno de ansiedade tendem a ser mais nervosos, em média, do que seus pares.

Por acreditar que o temperamento é inato, Kagan enquadra-se claramente na tradição intelectual que remonta a Hipócrates, que, no século IV a.C., sustentava que a personalidade e a saúde mental derivavam do equilíbrio relativo dos quatro humores do corpo: sangue, fleuma, bile negra e bile amarela. Para Hipócrates, como observamos no capítulo 1, o equilíbrio humoral relativo de uma pessoa explicava seu temperamento: enquanto uma pessoa com predomínio de sangue podia ter um temperamento ativo ou "sanguíneo" e ser dada a explosões de fúria, outra com mais bile negra podia ter um temperamento melancólico. A teoria do equilíbrio humoral de Hipócrates antecipa de forma direta, ao menos metaforicamente, a hipótese dos níveis inadequados de serotonina como causa da depressão e outras teorias modernas sobre a relação entre desequilíbrios químicos no cérebro e saúde mental. Por exemplo, Hipócrates atribuía aquilo que em meados do século XX chamaríamos de depressão neurótica — e que hoje chamamos de transtorno de ansiedade generalizada (código 300.02 do *DSM*) — a um excesso de bile negra (*melain chole*). Na descrição do médico grego, essa doença caracterizava-se por sintomas físicos ("dores abdominais, dispneia [...] arrotos frequentes") e emocionais ("ansiedade, inquietude, angústia [...] medo, tristeza, nervosismo", muitas vezes acompanhada e em geral causada por "meditações e preocupações exageradas na fantasia").

Hipócrates pode ter usado a metáfora errada à guisa de explicação, mas a ciência moderna vem provando que de modo geral ele estava certo em relação à fixidez e à base biológica do temperamento. Hoje octogenário, Kagan está semiaposentado, mas quatro importantes estudos longitudinais iniciados por ele ou por um colaborador seu, Nathan Fox, na Universidade de Maryland, ainda estão em andamento. Todos eles vêm chegando a conclusões que respaldam a teoria de Kagan, segundo a qual o temperamento ansioso é um fenômeno inato e geneticamente determinado que se verifica num percentual praticamente fixo da população.* As pesquisas de Kagan têm mostrado repetidamente que aqueles 15% a 20% de bebês que reagem com intensidade à imagem de estranhos ou a situações novas têm muito mais probabilidades de desenvolver transtornos de ansiedade na vida adulta do que seus pares fisiologicamente menos reativos. Se uma pessoa nasceu muito reativa e inibida, de modo geral continuará assim pelo resto da vida. Em décadas de estudos longitudinais, muito poucas vezes Kagan viu alguém passar de uma categoria de temperamento para outra.

Tudo isso parece complicar, se não invalidar, o que eu disse sobre a teoria do apego no capítulo anterior. De fato, Kagan julga que John Bowlby, Mary Ainsworth e seus colegas estavam basicamente errados com relação à forma como a ansiedade é transmitida de uma geração a outra. No entender de Kagan, o estilo de apego inseguro, por si só, não produz uma criança ansiosa. Em vez disso — e estou simplificando bastante a questão —, genes produzem uma mãe com temperamento ansioso; por sua vez, tal temperamento a leva a manifestar um padrão de apego que os psicólogos classificam como inseguro. A mãe então transmite essa ansiedade aos filhos — não sobretudo, como pretendem Bowlby e Ainsworth, através de seu estilo parental (ainda que, com certeza, esse estilo possa intensificar a transmissão), e sim pelo legado de genes de ansiedade. Se isso for verdade, fica mais difícil quebrar a transmissão da ansiedade, de geração a geração, por meio de mudanças no comportamento dos pais; e se explica por

---

* Isso coincide com os resultados de estudos segundo os quais uma porcentagem até certo ponto fixa de soldados tem propensão para sofrer colapso nervoso decorrente de estresse de combate.

que, apesar de nossos melhores esforços, minha mulher e eu não fomos capazes de evitar que nossos filhos apresentassem sinais de transtornos de ansiedade incipientes.

John Bowlby recorreu a estudos com animais em apoio à sua teoria do apego. No entanto, Jerome Kagan também pode citar estudos etológicos para refutar Bowlby e ratificar sua própria teoria do temperamento. Na década de 1960, pesquisadores do Hospital Maudsley, em Londres, criaram a chamada cepa Maudsley de ratos reativos, que reagiam ao estresse com um pronunciado comportamento ansioso. Essas pesquisas foram realizadas sem a ajuda da moderna genômica. Os pesquisadores apenas observaram o comportamento de ratos, identificaram os "emocionalmente reativos" (basicamente medindo seus índices de defecação quando postos em espaços abertos) e fizeram com que cruzassem entre si — criando essa cepa ansiosíssima. (Usando a mesma técnica de criação, também produziram uma cepa de ratos não reativos, que reagiam com *menos* medo que a média a espaços abertos e outros fatores estressantes.) Isso parecia evidenciar um potente componente hereditário em populações de ratos.

As modernas técnicas experimentais foram além da reprodução seletiva. Hoje em dia, os cientistas são capazes de ligar e desligar quimicamente diferentes genes, o que lhes permite observar como os genes afetam o comportamento. Desativando certos genes, os pesquisadores criaram ratos que, por exemplo, são incapazes de sentir ansiedade e, na verdade, não conseguem reconhecer perigos reais, pois suas amígdalas deixaram de funcionar. Em centenas de estudos desse tipo feitos a cada ano, já foram identificados ao menos dezessete genes que parecem afetar várias partes dos neurocircuitos do medo.

Por exemplo, Eric Kandel, neurocientista de Columbia e detentor do Nobel, descobriu um gene (conhecido como *Grp*) que, ao que tudo indica, codifica a capacidade de um camundongo de adquirir novas fobias através de condicionamento do medo, e outro gene (estatmina) que regula os níveis inatos da ansiedade fisiológica. Os camundongos cujo gene *Grp* foi desligado não aprendem a associar um som neutro a um choque elétrico, como os camundongos normais.[6] Aqueles cujo gene estatmina foi desligado tornam-se temerários: em vez de se encolherem instintivamente na borda de espaços abertos, como camundongos normais, aventuram-se com ousadia em áreas expostas.[7]

Como a evolução preservou muitos genes, muitos deles estão presentes em seres humanos e em roedores. Por exemplo, o *RGS2* é um gene que, tanto no homem como no camundongo, parece regular a expressão de uma proteína que modula receptores de serotonina e de norepinefrina no cérebro. Depois que se observou que camundongos sem o gene *RGS2* mostravam um comportamento bastante ansioso e um "tônus simpático elevado" (ou seja, estavam em constante alerta de luta ou fuga de baixa intensidade), uma série de estudos com seres humanos, realizados por Jordam Smoller e sua equipe na Faculdade de Medicina de Harvard detectou uma relação entre certas variações do gene *RGS2* e a timidez humana. Num estudo com crianças de 119 famílias, as que exibiam características de temperamento de "inibição comportamental" tinham em geral a mesma variação do gene *RGS2*.[8] Outro estudo, com 744 estudantes universitários, concluiu que os portadores da variante "tímida" do gene eram mais propensos a se considerar introvertidos.[9] Um terceiro estudo revelou como o gene atua no cérebro. Mostraram-se a 55 adultos jovens, submetidos a tomografias cerebrais, fotografias de pessoas encolerizadas ou com medo. Os portadores da variante relevante do *RGS2* tenderam a mostrar maiores "disparos neuronais" nas amígdalas e na ínsula, parte do córtex associada não só a expressões de medo pelo sistema límbico, como também à "percepção interoceptiva", a consciência explícita de funções corpóreas internas que pode levar à "sensibilidade de ansiedade".[10] Um quarto estudo, com 607 pessoas que passaram pela intensa temporada de furacões na Flórida em 2004, concluiu que os indivíduos com a variante relevante do gene *RGS2* tinham apresentado maior propensão a desenvolver transtorno de ansiedade depois dos furacões.[11]

Nenhum desses estudos prova que o transtorno de ansiedade seja *causado* pela simples presença de uma determinada variação do gene *RGS2*. Entretanto, levam a crer que esse gene afeta o funcionamento dos sistemas de medo na ínsula e nas amígdalas — e que as pessoas com a variante "tímida" do gene tendem a ter amígdalas hiperativas e experimentar maior grau de estimulação autônoma em situações sociais e, por conseguinte, serem tímidas ou introvertidas. (Tanto a timidez quanto a introversão são fatores predisponentes dos transtornos de ansiedade.)

Lauren McGrath, pesquisadora da Unidade de Psiquiatria e Genética do Desenvolvimento no Hospital Geral de Massachusetts, estudou 134 bebês ao longo de quase vinte anos. Quando os bebês tinham quatro meses, foram divididos em grupos de "alta reatividade" e "baixa reatividade" (usando a terminologia de Kagan). Aos quatro meses, os bebês de alta reatividade choravam e se mexiam mais do que os de baixa reatividade em resposta ao movimento de pessoas; aos catorze e aos 21 meses, aqueles mesmos bebês de alta reatividade ainda tendiam a manifestar reações de medo em resposta a situações novas. Dezoito anos depois, a equipe de McGrath localizou os sujeitos do estudo original e examinou a estrutura e a reatividade de suas amígdalas. Tal como previsto, os bebês classificados como de alta reatividade aos quatro meses tinham, aos dezoito anos, amígdalas maiores e mais hiperativas do que os de baixa reatividade — outra evidência de que a resposta das amígdalas à novidade é um forte indicador do grau de ansiedade temperamental. Por fim, a equipe de McGrath, usando novas técnicas de codificação genética, descobriu que uma alta reatividade das amígdalas aos dezoito anos tinha intensa correlação com uma variação particular de um gene específico, o *RTN4*. McGrath e colaboradores aventaram a hipótese de que o gene *RTN4* ajuda a determinar o grau de hiperatividade das amígdalas, o que ajuda a determinar se o temperamento da pessoa será de alta ou baixa reatividade — o que, por sua vez, contribui para determinar a vulnerabilidade da pessoa à ansiedade patológica.[12]

Essa sopa de letrinhas de estudos genéticos — centenas ou mesmo milhares deles estão sendo feitos a qualquer momento — pode parecer insensatamente reducionista. Há alguns anos, li um artigo no *New York Times* a respeito de estudos que atribuíam uma correlação entre certas variantes de dois genes humanos — o *AVPR1a* e o *SLC6A4* — e o "talento para a dança criativa".[13]* O lado positivo, imagino, é que se isso mudar a forma como pensamos em personalidade e destino, também poderia mudar nosso modo de ver a coragem e a covardia, a vergonha e a doença, o estigma e a doença mental. Se a extrema ansiedade se deve a anomalias genéticas, por que vê-la como mais vergonhosa do que a esclerose múltipla, a fibrose cística ou o cabelo preto, doenças ou características codificadas pelos genes?

Há cinquenta anos, podíamos, de forma plausível, culpar o comportamento de nossas mães por toda sorte de neuroses, infelicidades e más condutas. Hoje, talvez ainda possamos culpar nossas mães — mas talvez seja mais plausível culpar os *genes* que elas nos legaram do que o *comportamento* que apresentaram ou as feridas emocionais que infligiram.

---

* Pesquisadores admitem que a emoção ansiosa ou o talento para a dança devem ter múltiplas causas genéticas (e ambientais). Mas a tendência para reduzir as emoções a seus correlativos neuroquímicos subjacentes, ou aos genes que os determinam, é inexorável.

O que não passa de uma picada de inseto para um causa tormentos indizíveis a outro.

Robert Burton, *A anatomia da melancolia* (1621)

Em troca de uma gota de sua saliva e um gordo pagamento, várias empresas privadas sequenciam parte de seu genoma para proporcionar informações sobre o fator de risco relativo para diversas doenças. Há alguns anos, paguei centenas de dólares a uma empresa chamada 23andMe, e por isso sei agora que, mantendo-se constantes todas as condições, meus genes me legaram uma probabilidade minimamente maior que a média de eu vir a ter cálculos biliares, uma probabilidade pouco superior à média de ter diabetes do tipo 2 ou câncer de pele e uma probabilidade aproximadamente média de sofrer um ataque cardíaco ou ser acometido de um câncer de próstata. Descobri também que, em consonância com meu genótipo, metabolizo depressa a cafeína, corro um risco "normal" de virar dependente de heroína ou abusar do álcool, e que tenho músculos de corredor, de contração rápida. (Soube também que tenho cerume "úmido".)

Tive vontade de descobrir que variantes eu tenho de dois genes, ambos apelidados, em épocas diferentes, de "gene Woody Allen". O primeiro deles, conhecido como *COMT*, é encontrado no cromossomo 22 e codifica a produção de uma enzima (catecol-O-metiltransferase) que decompõe a dopamina no córtex cerebral pré-frontal. O segundo, o *SLC6A4*, também conhecido como gene *SERT*, é encontrado no cromossomo 17 e codifica a eficiência com que a serotonina é transportada pelas sinapses de nossos neurônios.

O gene *COMT* tem três variantes.* Uma delas (chamada val/

---

* Gostaria de ressaltar que não sou cientista genético e que estou supersimplificando um campo de pesquisas que é vasto e complexo. Se o leitor estiver interes-

val) codifica uma elevada quantidade da enzima que decompõe a dopamina com muita eficiência; as outras duas (val/met e met/met) codificam menores quantidades da enzima, que vai decompor menos dopamina e deixar maior quantidade dela nas sinapses. Estudos recentes revelaram que as pessoas com a variante met/met em geral têm mais dificuldade para regular seu estímulo emocional.[14] As quantidades excessivas de dopamina, supõem os pesquisadores, estão ligadas a um "emocionalismo negativo" e a um "foco de atenção inflexível", que deixa as pessoas incapazes de se afastar de preocupações obsessivas com estímulos assustadores — traços que estão, por sua vez, ligados a depressão, neuroticismo e, sobretudo, ansiedade. As pessoas com a variante met/met não conseguem relaxar depois de expostas a estímulos que parecem ameaçadores, mesmo que estes acabem se revelando inócuos. Em contraste, a variante val/val tem sido associada à experiência *menos* intensa de emoções negativas, reflexo de alerta *menos* reativo e *menos* inibição comportamental.*

---

sado num livro sobre genética psiquiátrica fácil de entender e escrito por um especialista, recomendo *The Other Side of Normal: How Biology Is Providing the Clues to Unlock the Secrets of Normal and Abnormal Behavior* [O outro lado do normal: como a biologia está fornecendo as pistas para desvendar os segredos do comportamento normal e anormal], de Jordan Smoller.

* Muitos estudos confirmaram a ligação entre a variante met/met do gene *COMT* e níveis inusitadamente elevados de ansiedade — sobretudo, o que é curioso, em mulheres. Um desses estudos, realizado por pesquisadores no Instituto Nacional de Abuso do Álcool e Alcoolismo dos Estados Unidos, examinou dois grupos bem diferentes de mulheres — caucasianas de classe alta de Maryland e indígenas de áreas rurais de Oklahoma — e constatou que nos dois grupos as mulheres com a variante met/met relatavam níveis de ansiedade muito mais altos que as mulheres com as outras variantes do gene.[15] (A variante met/met também correspondia à presença no cérebro de apenas um quarto a um terço da quantidade normal da enzima catecol-O-metiltransferase.) Tomografias de mulheres com a variante met/met mostravam um "padrão de ondas cerebrais alfa de baixa tensão elétrica", o que, segundo estudos anteriores, estava as-

David Goldman, diretor da área de neurogenética no Instituto Nacional de Saúde dos Estados Unidos, chamou o *COMT* de "gene de atormentados e guerreiros".[17] Segundo Goldman, os portadores da variante val/val são "guerreiros": em condições estressantes, essa variante lhes confere um aumento benéfico na quantidade de dopamina extracelular, o que, presume-se, as torna menos ansiosas e menos suscetíveis a dor, além de lhes permitir concentrar melhor a atenção. A dopamina extra também lhes dá "melhor memória operacional" em situações de estresse. Eu imaginaria, por exemplo, que Tom Brady, *quarterback* da Liga Nacional de Futebol Americano — famoso por sua capacidade de tomar decisões rápidas e corretas sob tremenda pressão (atirar a bola com precisão para o companheiro mais bem colocado, mesmo quando centenas de quilos de adversários o derrubam em alta velocidade e milhões de pessoas o estão avaliando) —, tem a variante do guerreiro. Contudo, há situações em que a versão do atormentado, presente em 25% da população mundial, confere vantagens evolutivas. Pesquisas demonstraram que os portadores da variante met/met se saem melhor em tarefas cognitivas que exigem memória e atenção *sem* forte estresse; isso indica que os atormentados podem avaliar melhor ambientes complexos e, por conseguinte, evitar perigos. Cada versão confere uma estratégia adaptativa diferente: quem tem a variante do atormentado sabe

---

sociado a transtornos de ansiedade e alcoolismo. Em suma, o estudo revelou uma ligação não só entre o gene e níveis de enzimas e entre níveis de enzimas e atividade cerebral, como também entre atividade cerebral e níveis de ansiedade experimentados subjetivamente. Outro estudo, realizado em 2009 com grupos de alemães e americanos, determinou que as pessoas com a versão met/met do gene mostravam respostas de alarme fisiológico mais intensas que o normal ao verem fotografias desagradáveis e apresentavam, de acordo com testes convencionais de personalidade, maior ansiedade geral.[16]

ficar longe do perigo; os que têm a versão do guerreiro agem com eficácia quando ameaçados.*

O gene *SERT* também tem três variantes: curta/curta, curta/longa e longa/longa (c/c, c/l e l/l). A partir de meados da década de 1990, diversos estudos descobriram que pessoas com um ou mais alelos *SERT* curtos (ou seja, com a variante c/c ou c/l do gene) em geral processam a serotonina com menos eficiência do que as que só tem alelos longos — e que, diante de imagens indutoras de medo, os portadores de polimorfismos de alelos curtos mostram mais atividade nas amígdalas que os portadores do par l/l.[19] Essa correlação entre um gene específico e a atividade nas amígdalas, creem os pesquisadores, ajuda a explicar as maiores taxas de transtorno de ansiedade e de depressão que outros estudos encontravam em pessoas com a versão c/c.

Na ausência de estresse existencial, as pessoas com os genótipos c/c e c/l não tinham maior probabilidade de entrar em depressão do que as que apresentavam os genótipos l/l. Entretanto,

---

* Essas diferentes estratégias evolutivas, ao que parece, aplicam-se também aos peixes.[18] Lee Dugatkin, professor de biologia na Universidade de Louisville, estuda o comportamento do barrigudinho (*Poecilia reticulata*). Alguns indivíduos são ousados, outros são tímidos. Os machos ousados têm mais probabilidades de atrair fêmeas do que os tímidos. Contudo, com sua audácia, esses machos ousados tendem também a se aproximar de predadores e ser devorados. Com isso, os tímidos em geral vivem mais, e prolongam as oportunidades de acasalamento. Os dois tipos de barrigudinho representam uma estratégia evolutiva viável: os ousados se acasalam mais, porém em geral morrem mais cedo; já os tímidos se acasalam menos, mas provavelmente viverão mais. Ser um barrigudinho ousado tem um valor adaptativo; mas ser um barrigudinho tímido também. Não é difícil ver as mesmas estratégias evolutivas entre populações humanas. Algumas pessoas vivem de maneira temerária, acasalam-se promiscuamente, correm riscos e tendem a morrer jovens (basta pensar no ousado e trágico clã Kennedy); outros vivem de maneira tímida, acasalam-se menos, são avessos ao risco e têm menos probabilidade de morrer prematuramente em acidentes.

diante de situações estressantes — na forma de problemas financeiros, de emprego, de saúde ou de relacionamento —, era muito mais provável que os portadores de versões curtas entrassem em depressão ou se suicidassem. Em outras palavras, as pessoas com a variante l/l mostravam-se até certo ponto imunes à depressão e à ansiedade, mesmo em condições de estresse.*

O psiquiatra Kerry Ressler, da Universidade Emory, chegou a conclusões similares com relação a outros genes. Descobriu que enquanto alguns genótipos conferem uma imunidade aparentemente maior a certas formas de transtorno de ansiedade, outros parecem proporcionar uma *resistência quase total a eles*. Por exemplo, um gene chamado *CRHR1* codifica a estrutura de receptores cerebrais do hormônio liberador de corticotropina, liberado durante a ativação da resposta de luta ou fuga ou durante épocas de estresse prolongado. Simplificando, esse gene tem três variantes: c/c, c/t e t/t (as letras se referem à sequência de proteínas que codificam os aminoácidos que constituem o DNA). Estudando um grupo de quinhentas pessoas de áreas degradadas de Atlanta que tinham vivido em condições de extrema pobreza e experimentado trauma e abuso na infância, Ressler verificou que a variante do gene *CRHR1* que a pessoa herdara indicava com alto grau de acerto a probabilidade de ela vir a ser deprimida na vida adulta se tivesse passado por maus tratos na infância.[20] Uma versão homozi-

---

* Nem todos os estudos confirmaram a hipótese inicial de que ter uma versão curta do alelo do *SERT* torna a pessoa mais suscetível a ansiedade ou depressão. Por exemplo, enquanto pesquisas epidemiológicas concluem sistematicamente que as taxas de ansiedade e depressão patológicas são *mais baixas* na Ásia do que na Europa e na América do Norte, testes genéticos verificaram que a presença do alelo c/c do *SERT* é acentuadamente mais alto entre as populações da Ásia oriental do que entre as ocidentais. Isso levanta perguntas interessantes sobre como a estrutura cultural e social interage com a genética para afetar a ocorrência e a intensidade da ansiedade entre pessoas de diferentes sociedades.

goto do gene (c/c) previa que vítimas de abusos na infância tinham *muita probabilidade* de apresentar depressão quando adultas; a versão heterozigoto do gene (c/t) indicava *probabilidade moderada* de depressão na vida adulta; e, o que foi mais fascinante, a outra versão homozigoto do gene (t/t) *não apresentava nenhuma associação* com depressão na vida adulta — a versão t/t do gene parecia conferir a essas vítimas de abuso na infância uma imunidade quase completa à depressão. O abuso na infância não indicava *nenhum efeito psicológico a longo prazo* para os portadores dessa versão do gene.

Ressler chegou a conclusões semelhantes em estudos sobre o gene *FKBP5*, que interage com receptores de glicocorticoides. Ao que tudo indica, variantes desse gene têm um poderoso efeito sobre a suscetibilidade de crianças ao transtorno de estresse pós-traumático (TEPT).[21] Pelo visto, uma das variantes do gene *FKBP5* determina altos índices de TEPT, mas outra confere forte resistência a esse mal: crianças portadoras da variante g/g mostraram apenas um terço dos índices de TEPT apresentados por crianças com outras variantes.

Pesquisas como essa indicam que os genes de uma pessoa têm grande influência sobre sua suscetibilidade ao colapso nervoso. Certos genótipos tornam a pessoa especialmente vulnerável ao colapso psicológico se submetida a estresse ou trauma; outros genótipos a tornam naturalmente resiliente. Nenhum gene por si só, ou mesmo um conjunto de genes, leva uma pessoa a ser ansiosa. Todavia, certas combinações de genes programam a pessoa para apresentar alta ou baixa atividade do eixo hipotalâmico-hipofisário-adrenal: se ela nasce com um sistema nervoso autônomo sensível e é exposta a estresse na primeira infância, seu sistema HHA fica ainda mais sensibilizado e, na maturidade, torna-se hiperativo, o que redunda em amígdalas anormalmente excitadas — o que, por sua vez, a prepara para apresentar transtornos de depressão ou ansiedade. Contudo, se a pessoa nasceu com genes que determinam uma baixa atividade HHA, tenderá a apresentar forte imunidade aos efeitos do estresse, ainda que grave.

Nisso, ao que parece, reside ao menos uma explicação parcial para o que o filósofo de Oxford Robert Burton observou em 1621 em *A anatomia da melancolia*: "O que não passa de uma picada de inseto para um causa tormentos indizíveis a outro".

Acaso não seria um alívio descobrir que nasci com a versão de guerreiro do gene *COMT*, não estando, portanto, geneticamente condenado a altos níveis de "neuroticismo" e "fuga do perigo"? Ou será que descobrir que tenho, digamos, a versão longa/longa do gene *SERT* faria com que eu me sentisse ainda pior do que já me sinto: ser abençoado com os genes da descontração e da resiliência e, no entanto, me sentir tão ansioso e neurótico? Isso não seria patético? Eu estaria descobrindo que consegui desperdiçar uma generosa herança genética.

Em seu livro *A personalidade neurótica de nosso tempo*, de 1937, Karen Horney diz que um tique comportamental comum do neurótico consiste em se menosprezar. *Sou tão imprestável. Vejam todos esses obstáculos que me entravam e as deficiências que me limitam; é de admirar que eu consiga viver,* diz ele consigo mesmo, para aliviar a pressão no sentido de realizar alguma coisa. Secretamente (às vezes sem nem perceber) o neurótico alimenta uma forte ambição de alcançar o sucesso, a fim de compensar sua baixa autoestima. Porém o medo do fracasso ou de ver confirmado seu desvalor, sua patente insuficiência, apesar de um sincero esforço para que tudo dê certo, é intolerável demais. Por isso, como tática da autodefesa psicológica, o neurótico encena as doenças que dificultam o sucesso. Uma vez estabelecidos esses obstáculos e deficiências, a pressão se esvai: qualquer coisa que o neurótico fizer merece um elogio especial. E se o neurótico falhar? Bem, foi para isso que ele encenou todos aqueles desacertos: como se poderia esperar senão fracasso diante das barreiras que se levantam contra ele? Assim, descobrir que tenho a versão neurótica do gene *COMT* ou o gene *SERT* ansioso-depressivo poderia, até certo ponto, oferecer alívio. *Vejam, eis a prova de que minha ansiedade é "real"*, eu poderia dizer. *Está bem ali, nos meus genes. Como alguém pode esperar... ou eu mesmo posso esperar... que eu faça alguma coisa melhor do que arrastar minha angústia pela vida? É um espanto que eu tenha conseguido fazer qualquer coisa que seja em vista de minha constelação desordenada de genes! Agora, sabem, vou me meter debaixo das cobertas e procurar alguma coisa que me acalme na televisão.*

Um dia, já tarde da noite, chegou o resultado de meu exame do gene *COMT*.* Sou heterozigoto (val/met), o que significa, com base nos dados limitados de que dispomos, que não sou nem guerreiro nem atormentado, mas um meio-termo. (Um estudo levado a cabo na Universidade Estadual de San Diego, em 2005, chegou à conclusão de que as pessoas — sobretudo mulheres — com a variante val/met em geral são mais neuróticas e introvertidas.)[22] Algum tempo depois, recebi também os resultados da genotipagem de meu gene *SERT*. Sou curto/curto, o que significa que tenho a variante que muitos estudos determinaram que aponta para transtornos de ansiedade quando combinada com estresse

---

* Pedi a meu cunhado, estudante de medicina já formado em bioquímica, que processasse os dados genômicos brutos que a 23andMe me fornecera, usando bancos de dados genômicos para determinar qual é a minha versão do gene *COMT*. Embora hoje em dia a 23andMe não forneça aos clientes nem mesmo os dados brutos sobre as variantes do *SERT*, tirei proveito do fato de ser amigo de alguns neurocientistas para me submeter a exames que os determinassem, sob a condição de não revelar seus nomes, já que recebem verbas federais para essas pesquisas e não devem testar quem não faça parte de um estudo.

existencial. A darmos crédito à atual pesquisa genética, eu deveria, com base em meu genótipo, ser ansioso e procurar fugir ao perigo, além de ser desmedidamente suscetível a sofrimento e dor.

Isso não deveria ser libertador? Se a ansiedade é determinada geneticamente, se é uma doença, e não uma falha de personalidade ou de vontade, por que devo me sentir culpado, envergonhado ou estigmatizado por ser ansioso?

Não obstante, transferir para a má sorte hereditária a responsabilidade por um temperamento e uma personalidade, assim como por um nível básico de ansiedade — por mais alicerçado que isso esteja na genética —, escapa para um incômodo território filosófico. Os mesmos nucleotídeos, genes, neurônios e neurotransmissores que formam minha ansiedade também formam o resto de minha personalidade. Se os genes determinam minha ansiedade, também determinam meu eu. Será que quero mesmo atribuir o que sou a fatores genéticos completamente fora de meu controle?

> As enigmáticas fobias da primeira infância merecem ser novamente mencionadas aqui. Algumas delas — medo de estar só, da escuridão, de pessoas desconhecidas — pudemos compreender como reações ao perigo de perder o objeto; outras — medo de pequenos animais, de tempestade etc. — talvez admitam a explicação de serem resíduos atrofiados de um preparo congênito em relação aos perigos reais, que em outros animais se acha claramente desenvolvido.
>
> Sigmund Freud, *Inibição, sintoma e angústia* (1926)

Como foi possível que algo idiossincrático como uma fobia específica passasse de minha mãe para mim e de mim para minha filha? Uma fobia simples pode ser genética?

Lembremo-nos de que Freud, em seus trabalhos tardios, observou que certas fobias comuns — o medo do escuro, de ficar sozinho, de pequenos animais, de trovoadas — podem ter origens adaptativas, representando "os resíduos atrofiados de um preparo congênito em relação aos perigos reais, que em outros animais se acha claramente desenvolvido". Segundo essa lógica, certas fobias são comuns porque brotam de medos instintivos que, no processo evolutivo, foram objeto de seleção positiva.

Nos anos 1970, o psicólogo Martin Seligman, da Universidade da Pensilvânia, desenvolveu essa ideia no que ele chamou de teoria da preparação: certas fobias são comuns porque a evolução fez uma seleção positiva de cérebros preparados para dar respostas exageradas de medo diante dos perigos.[23] Os homens de Cro-Magnon que apresentavam um temor inato de cair de penhascos, de ser picados por serpentes ou insetos venenosos ou de se expor a predadores em campos abertos evitavam essas situações e tinham maior chance de sobreviver.

Se é verdade que o cérebro humano está predisposto a desenvolver medo de certas situações, lança-se uma nova luz sobre um dos mais famosos experimentos na história da psicologia. E se John Watson interpretou mal o experimento com Little Albert que analisei no capítulo 2? E se o verdadeiro motivo pelo qual Little Albert adquiriu tão profunda fobia de ratos, logo estendida a outros animais peludos, não foi o poder do condicionamento behaviorista, mas sim o fato de o cérebro humano ter uma predisposição natural para temer bichinhos peludos? Afinal, os roedores podem transmitir doenças mortais. Os primeiros homens que adquiriram medo de ratos por prudência teriam uma vantagem evolutiva que aumentaria suas chances de sobreviver. Portanto, é possível que o motivo pelo qual tantas pessoas hoje em dia desenvolvem fobias de ratos não seja nem projeções exteriores de conflitos psíquicos internos (como queria o primeiro Freud) nem o poder do condicionamento behaviorista (como afirmou

Watson), e sim a ligação de tais medos a uma resposta atávica disparada prontamente.

Durante muito tempo, os primatólogos acreditaram que os macacos saíam do ventre da mãe com medo inato de cobras. Quando os pesquisadores viam o encontro de um macaco com uma cobra (ou mesmo um objeto serpentiforme), o macaco mostrava uma reação de medo — ao que tudo indicava, um caso claro de preparação puramente inata, de um medo congênito transmitido por genes. No entanto, Susan Mineka, psicóloga da Universidade Northwestern, verificou que macacos separados da mãe e criados em cativeiro não mostram medo algum quando encontram uma cobra pela primeira vez. Só depois que os macaquinhos viram a mãe demonstrar medo diante de uma cobra, ou um vídeo em que outro macaco tinha uma reação de medo diante de uma cobra, foi que passaram a mostrar medo de cobras. Isso indica que os macaquinhos *aprendem* a sentir medo de cobras ao verem a mãe reagir assim — o que poderia ser um forte indício de que a fobia é adquirida mediante aprendizado ambiental, e não recebida pelos genes. Contudo, Mineka descobriu outra peculiaridade: os macacos *não* adquiriam com facilidade medos de coisas ou animais que não fossem intrinsecamente perigosos.[24] Os macaquinhos aos quais se mostraram vídeos de outros macacos reagindo com medo a uma cobra adquiriram medo de cobras; mas aqueles aos quais foram exibidos vídeos (habilmente montados) de outros macacos com medo de flores ou coelhos *não* adquiriram medo de flores ou coelhos. Evidentemente, é preciso uma combinação de observação e de perigo intrínseco para produzir comportamento do tipo fóbico em macacos.

Arne Öhman, psicólogo sueco cujo trabalho a respeito de ansiedade social já foi mencionado no capítulo 4, observa que, embora a evolução tenha preparado todos os seres humanos para desenvolver certas fobias adaptativas, a maioria das pessoas não adquire fobias. Isso indica, argumenta Öhman, que há uma variação genética na sensibilidade com que nosso cérebro reage mesmo àqueles estímulos que a evolução nos preparou para temer.[25] Algumas pessoas — como minha mãe, minha filha, meu filho e eu — têm uma propensão, geneticamente determinada, para adquirir medos e para que eles sejam mais intensos.*

Em apoio à teoria da preparação de Seligman, Öhman descobriu que as fobias que seriam de claro benefício adaptativo em nossa primitiva história evolutiva — como a acrofobia (medo de altura), a claustrofobia (lugares fechados), a aracnofobia (aranhas), a murofobia (roedores) e a ofidiofobia (cobras) — eram muito mais difíceis de extinguir com a terapia de exposição do que as fobias de cavalos ou trens, que não eram, historicamente, "medos relevantes". Além disso, Öhman constatou que até fobias de armas de fogo e facas (que hoje seriam claramente "medos relevantes", mas não seriam para o homem de Neandertal e outros antepassados evolutivos) eram muito mais fáceis de curar que os medos de cobras e ratos, o que leva a crer que os medos que adquirimos com mais facilidade (e que são mais difíceis de erradicar) foram gravados em nossos genes numa fase relativamente antiga da evolução dos primatas.

---

* Curiosamente, certas fobias parecem acionar diferentes partes de nossos circuitos neuronais e ter raízes genéticas diferentes. Isso é atestado por minha própria experiência. Por maiores que sejam minhas fobias de voar, de altura, de vomitar e de queijo, não tenho nenhum medo desmedido de cobras, ratos ou outros animais. Na verdade, o reino animal talvez seja uma das poucas áreas nas quais sinto menos medo do que deveria. Já fui mordido por um cachorro (o que me obrigou a uma visita ao pronto-socorro quando tinha oito anos), picado por uma cobra (tive uma cobra de estimação chamada Kim) e uma vez fui ferozmente atacado — podem acreditar — por um canguru, que pensei que queria um abraço. (É uma história comprida.) Eu ficaria muito mais feliz coberto por uma pilha de cobras (não venenosas) e de ratos do que voando numa área de leve turbulência.

Mas o que pode haver de útil, do ponto de vista evolutivo, na emetofobia? O vômito é benéfico. Pode nos livrar de toxinas capazes de nos matar. O que explicaria um genótipo para essa fobia? Pode-se supor que a emetofobia derive, geneticamente, de um impulso que é adaptativo em termos evolutivos: evitar *outras pessoas* que estejam vomitando. Fugir por instinto de pessoas que regurgitavam poderia impedir que os primeiros hominídeos se expusessem a toxinas capazes de envenená-los. Outra possibilidade é que um conjunto de traços temperamentais e predisposições comportamentais e cognitivas, adquiridos geneticamente, além de um alto nível inato de reatividade fisiológica, tenham se combinado para fortalecer uma vulnerabilidade à ansiedade fóbica — e talvez, em especial, a essa ansiedade fóbica em particular. Minha mãe, minha filha e eu temos uma fisiologia de alta reatividade, como amígdalas e corpos agitados, sempre em alerta elevado, o que nos torna hipervigilantes o tempo todo em relação ao perigo. Minha mãe, tal como minha filha e eu, é uma atormentada de alta octanagem; às vezes emite um zumbido nervoso quase audível. Nossa reatividade fisiológica e nossos temperamentos inibidos fazem com que sejamos, os três, de modo geral, nervosos e mais propensos a experimentar uma intensa emoção negativa quando expostos a um estímulo assustador do que uma pessoa com temperamento desinibido e de baixa reatividade.

Eis uma conversa que tive com minha filha na véspera de uma viagem à Flórida, algum tempo depois que ela completou seis anos.

"Pai, estou com medo da viagem de avião amanhã."

"Não há motivo nenhum para você ter medo", respondi, tentando transmitir calma. "O que é que faz você sentir medo no avião?"

"As instruções de segurança."

"As *instruções de segurança*? O que é que têm as instruções de segurança?"

"A parte em que falam de desastre."

"Ah, os aviões são muito seguros. Não vai haver desastre nenhum."

"Então por que eles dão aquelas instruções sobre o que você tem de fazer se houver um desastre?"

"Isso é só porque há regras especiais que dizem que os comissários têm de nos dar aquelas instruções para aumentar nossa segurança. Mas viajar de avião é muito mais seguro do que de carro."

"Então, por que não temos de ouvir instruções de segurança quando andamos de carro?"

"Susanna", grito junto da escada, "pode vir aqui explicar uma coisa a Maren?"

Maren parece ter chegado a seu medo de avião sem nenhuma contribuição aparente de minha parte. Seu temperamento sempre a levou a se preocupar com as coisas, a esquadrinhar o ambiente em busca de possíveis ameaças. A inclinação natural de sua mente — como a minha, a de minha mãe, a dos típicos pacientes com transtorno de ansiedade generalizada — é tal que ela procura e se atormenta (no sentido original de "torturar-se com alguma coisa", revirando-a mentalmente para examiná-la de todos os ângulos) com todos os piores cenários possíveis. Sua atenção às instruções de segurança, com as referências a pousos na água e posições para pouso de emergência, estimulou sua ansiedade.

Mas meus filhos dividem comigo o dom para a expectativa catastrófica, para sempre imaginar e se atormentar com o pior cenário possível, mesmo que, em termos estatísticos, esse cenário seja improvável. Se detecto uma mínima excrescência no rosto ao fazer a barba, imediatamente temo não que seja o começo de uma espinha (o mais provável), mas sim de um tumor maligno e possivelmente fatal. Se sinto uma pontada de lado, receio no mesmo instante que seja não uma contração muscular ou alguma coisinha digestiva, mas sim o sinal de uma apendicite aguda ou de um câncer de fígado. Se, dirigindo contra o sol, sinto uma ligeira tontura, convenço-me de que não é um efeito da luz forte, mas sim o primeiro sinal de um derrame ou de um tumor cerebral.

Algum tempo depois, estávamos de novo partindo para uma viagem de férias. Maren agarrou-se aos braços do assento antes da decolagem, extremamente atenta a cada ruído e zunido vindo das entranhas do jato, perguntando, depois de cada um, se aquilo queria dizer que o avião estava quebrado.

"Não é nada disso", disse minha mulher.

"Como é que você *sabe*?"

"Maren, você acha que nós iríamos trazer você para uma situação perigosa?"

Outro barulho no avião: *Traaaque!* "Mas e *esse* barulho agora?", perguntou Maren, com lágrimas nos olhos. "*Esse* barulho quer dizer que o avião está quebrado?"

Suspiro. Filha de peixe peixinha é, mas tanto assim?*

> E o que mais causa espécie, [a melancolia] em algumas famílias ignora o pai e recai no filho "ou atinge um sim, outro não, e às vezes salta

---

* Devo dizer que, talvez porque meus filhos tenham passado por psicoterapia ainda pequenos, para ajudá-los a controlar o que chamamos de seus "cérebros atormentados", ambos parecem menos ansiosos do que eram há alguns anos. Maren ainda é emetofóbica, mas criou técnicas para administrar seu medo, e se mostra menos ansiosa (na verdade, tem uma boa dose de autoconfiança) na maioria dos aspectos de sua vida. Nathaniel continua a imaginar catástrofes, mas sua ansiedade de separação diminuiu um pouco. É provável que os dois continuem propensos à ansiedade por toda a vida, mas minha esperança é de que sejam capazes de controlar seus medos, e até canalizá-los para formas produtivas, de modo a poderem se desenvolver, apesar deles.

dois membros, vitimando o terceiro, num avanço linear, e nem sempre produz a mesma doença, mas alguma parecida, simbolizante".

Robert Burton, A anatomia da melancolia (1621)

Constatou-se que o paciente é um perfeccionista, com ambições de renome, mas sem egocentrismo, e sensível a pequenos graus de insucesso. Se tais explicações psicodinâmicas dão ensejo à depressão, não se sabe. A depressão parece ser o fenômeno maior.

Do prontuário de Chester Hanford no Hospital McLean (1948)

Por desalentador que tenha sido ver a ansiedade de meus filhos se desdobrar de forma semelhante à minha, senti o mesmo ao descobrir as semelhanças entre as neuroses de meu bisavô e a minha. Se existe tal semelhança de comportamento entre minha mãe e mim, e entre mim e meus filhos, não posso afirmar que o genótipo da ansiedade vai desde meu bisavô até meus filhos — cinco gerações, pelo menos, da nódoa hereditária?

Chester Hanford morreu no verão em que fiz seis anos. É sobretudo como uma figura serena e delicada, ao mesmo tempo distinta e decrépita, que me lembro dele em sua cadeira de rodas na sala de meus avós em Nova Jersey, ou em seu quarto na clínica de repouso próxima, com um blazer vinho e calças cinzentas de flanela. Depois de sua morte, em 1975, ele continuou a ser uma presença em nossa casa, olhando para nós, desde várias fotografias, com olhos sábios e fundos, e vivendo ainda numa carta que o presidente Kennedy lhe enviara e que pendia da parede da sala, ao lado de uma foto em que os dois apareciam juntos, em campanha, com Jacqueline Kennedy.

Menino e adolescente, eu só sabia das realizações de Chester: seu longo e bem-sucedido período como pró-reitor em Harvard, seus respeitados trabalhos acadêmicos sobre administração municipal, sua ligação com JFK ao longo de várias décadas, desde o tempo em que Kennedy era universitário até seu mandato na Casa Branca. Só quando fiquei mais velho comecei a tomar conhecimento dos fatos sombrios: que ele sofria de ansiedade e depressão, que passara por múltiplos tratamentos com eletrochoques, que tinha sido internado muitas vezes, por longos períodos, entre o fim da década de 1940 e meados dos anos 1960 e que fora obrigado a uma semiaposentadoria precoce, deixando o cargo de pró-reitor, e depois à aposentadoria plena, deixando Harvard, e que passara uma parte das últimas décadas de sua vida em posição fetal, gemendo em seu quarto, na casa no oeste de Massachusetts.

Qual era a causa do sofrimento de Chester? Seria seu problema o que hoje chamamos de transtorno de ansiedade ou depressão patológica? Até que ponto suas ansiedades se assemelhavam às minhas?

Segundo seus prontuários, de vários hospitais psiquiátricos, os medos e as ansiedades existenciais de Chester eram similares aos meus. Isso significa, então, que eu tenho em comum com meu bisavô — seja devido à transmissão de genes específicos, seja devido a uma cultura familiar neurótica criada por nossos ancestrais — uma doença psiquiátrica específica? Ou simplesmente que, invertendo o que disse Tolstói, todos os psiconeuróticos são infelizes da mesma maneira?

Ler informações sobre meu bisavô — em especial depois de ter aprendido um pouco de genética comportamental — provocou em mim uma sensação de profundo desconforto, porque muita coisa nele faz com que eu pense em mim mesmo. Seu nervosismo. Seu medo de falar em público. Sua tendência a procrastinar.*

---

* Trecho de um relatório de "impressões clínicas" de 1948: "Mostrou-se consciencioso e autocrítico ao ponto do exagero, uma pessoa muito enérgica e trabalhadora, mas um procrastinador".

Sua mania de lavar as mãos de maneira obsessiva.* Sua fixação no intestino.** Sua autocrítica incessante. Sua falta de autoestima apesar do cargo respeitável. Sua capacidade de projetar uma atitude de aparente imperturbabilidade e bom humor ao mesmo tempo que sofria tormentos internos.*** Sua dependência emocional e prática da mulher, mais expansiva e mais estável.****

Sua primeira internação, aos 56 anos, parece ter sido precipitada pela ansiedade que ele sentia em relação a uma série de aulas que teria de dar a estudantes de pós-graduação. "Ele leu bastante no último outono", registrou seu principal psiquiatra depois que Chester foi internado no Hospital McLean em 1948. "Mas começou a ter medo de não conseguir organizar o material para as aulas." Achava que os outros professores eram melhores do que ele, e que ele não tinha competência como intelectual para ministrar aulas satisfatórias. No fim da primavera de 1947, Chester "ficou muito aborrecido com sua incapacidade de organizar o trabalho e ser criativo. A ansiedade o dominou. Ficou muito deprimido e às vezes chorava".

Os psicoterapeutas tentaram tranquilizar o Super-eu de Ches-

---

* Trecho de um relatório de seu principal psiquiatra durante sua estada no Hospital McLean, em maio de 1953: "Observou-se que ele está desenvolvendo um ritual cada vez mais rigoroso de lavagem das mãos. Isso não foi abordado nas sessões de psicoterapia porque considero importante não dar a ele a impressão de que criticamos demais suas atividades pessoais".
** Trecho de uma anotação manuscrita de um médico, na primavera de 1948: "O paciente sofre de síndrome do cólon irritável [...] há anos". Trecho de outra anotação, alguns anos depois: "Paciente cronicamente preocupado com o intestino".
*** "O paciente é muito agradável", notou uma enfermeira, observando Chester caminhar pelo pavilhão durante sua segunda internação no McLean. "Dá a impressão de que nada pode perturbá-lo."
**** Nota de um psiquiatra durante a terceira internação de Chester no McLean: "Tem sido também um grande peso para sua mulher".

ter. "O senso de autocrítica do paciente foi abordado como um fator em sua depressão, e se mostra mais rígido e exigente do que seria de esperar em face de seus talentos e virtudes." (Com o passar dos anos, meus próprios terapeutas têm procurado fazer a mesma coisa — só que em geral não falam mais em Super-eu, e sim em "crítico interior" ou "eu crítico".) No caso de meu bisavô, isso não deu certo. Apesar das provas abundantes de sua capacidade como intelectual e administrador, ele não conseguia vencer suas sensações de ineficácia e inferioridade. ("Ele não se dispõe a recordar os grandes serviços que prestou à faculdade de forma a atenuar sua atual sensação de inutilidade", escreveu seu psiquiatra.) Os dados objetivos indicam que ele era um homem que tanto os estudantes quanto seus pares acadêmicos viam com enorme respeito. No entanto, no outono de 1947, ele passara a se ver como um embusteiro, uma pessoa que não estava à altura da tarefa de preparar aulas que fossem de interesse e utilidade para seus alunos.

Como aconteceu isso? Ele era um homem que, evidentemente, só colhera êxitos em sua vida profissional e familiar. Tinha garantia de estabilidade em Harvard havia décadas, era autor de um compêndio de ciência política usado pela instituição e fazia anos que ocupava o cargo de pró-reitor acadêmico da faculdade. Estava casado havia 32 anos. Levava uma ativa vida social como um despretensioso fidalgo em Cambridge e com frequência presidia cultos matinais na igreja para alunos dos cursos de graduação. Pai, avô, professor e pró-reitor em Harvard, membro respeitado da comunidade — Chester detinha todos os sinais externos de sucesso, estabilidade e felicidade. Entretanto, seu interior desmoronava.

Hoje, meu avô diz que até seu pai entrar em colapso total, pela primeira vez, no fim da década de 1940, nunca vira nenhum sinal de que ele sofresse de depressão ou ansiedade. Entretanto, de acordo com seus prontuários médicos, Chester sempre fora "uma pessoa muito nervosa", com o hábito de piscar os olhos sem parar, como minha bisavó, Ruth, já notara quando eles namoravam. (Os pesquisadores modernos às vezes usam o que chamam de frequência de piscadelas como critério de ansiedade fisiológica.) Ruth também se lembrava da ansiedade que ele demonstrara por uma série de aulas que tinha de dar quando jovem professor assistente, e que dissera aos médicos ter ficado "bastante apreensivo e insone" durante dias antes dessas aulas. Lendo cartas antigas, deparei-me com uma que ele enviou a Ruth quando era professor adjunto em Harvard durante a Primeira Guerra Mundial na qual praticamente admitia que queria ser convocado — porque fugir de balas no campo de batalha seria menos estressante do que ter de dar aulas.

Tudo isso leva a crer que Chester tinha uma disposição nervosa — o que Jerome Kagan chamaria de temperamento comportamental inibido — que quase com certeza era, em certa medida, hereditário. Tanto seu pai como uma tia materna eram propensos a várias formas de ansiedade e depressão. Mas durante os primeiros cinquenta anos de sua vida, essa disposição nervosa, essa inibição comportamental, não foi incapacitante: por mais apreensivo e suscetível a preocupação e insônia que às vezes ele fosse, avançava com firmeza numa digna carreira profissional, conquistando estima e respeito.

Nesse caso, por que, no inverno de 1947, depois de mais de cinco décadas administrado sua angústia e sua melancolia, ele por fim sofreu um colapso mental que surpreendeu até a ele próprio?*

---

* "O sr. Hanford observou que certa vez visitou um de seus alunos na ala [de neuropsiquiatria] do Hospital Geral de Massachusetts, ficando muito impressionado com o fato de as portas etc. ficarem trancadas", registrou seu psiquiatra. "Disse: 'Nunca pensei que um dia me veria nas mesmas circunstâncias. Sempre achei que fosse capaz de me controlar.'"

Segundo a hipótese diátese-estresse da doença mental, transtornos mórbidos como a ansiedade e a depressão com frequência irrompem quando uma predisposição geral para a doença se combina com pressões da vida que esmagam a capacidade da pessoa para reagir. Por sorte, certas pessoas nascem com genótipos programados para suportar até mesmo traumas graves; outras, como meu bisavô (e, presume-se, eu) são por natureza menos resilientes e perdem a capacidade de resistir quando o estresse de viver se torna forte demais.

Meu bisavô foi capaz de realizar seu trabalho até a Segunda Guerra Mundial. No entanto, como vários colegas foram mobilizados para o esforço de guerra, sua carga de trabalho magisterial aumentou. "Isso fez crescer a tensão sobre ele", disse seu psiquiatra mais tarde, "fazendo-o sentir-se muito nervoso e ansioso com relação à sua capacidade de continuar." Chester passou a sentir cansaço crônico. Depois de anos organizando saraus em sua casa em Cambridge, viu-se demasiado fatigado para receber ou mesmo manter qualquer atividade social, já que lidar com pessoas lhe causava uma tensão excessiva. Comentou com James Conant, presidente de Harvard, que talvez estivesse na hora de deixar a faculdade. (Conant pediu que ele continuasse como pró-reitor.)

Na primavera de 1945, morreu um grande amigo seu. Já então ele se sentia angustiado e à beira de um colapso, mas depois disso se tornou, segundo minha bisavó, agitado o tempo inteiro, estado que se agravava à medida que ele acompanhava as listas de baixas da guerra e via nelas o nome de muitos de seus ex-alunos. Depois de anos lecionando, de uma hora para outra Chester não conseguia mais organizar as aulas. Várias vezes, Ruth teve de prepará-las para o seminário de calouros que ele daria.

Por recomendação do médico da família, Roger Lee, ele tirou um mês de licença no verão de 1946. "Depois disso ele se sentiu melhor", informa seu prontuário, "e pôde levar bastante bem o ano letivo seguinte." Entretanto, na primavera do outro ano, mais uma vez se aborreceu com sua incapacidade de organizar o trabalho, e passou a achar que suas aulas eram ruins. Também se preocupava de modo obsessivo com qualquer questão financeira banal. Sobreveio a depressão. De dia ele conseguia cumprir suas tarefas docentes e administrativas, mas à noite a tensão e a tristeza o levavam às lágrimas. O dr. Lee aconselhou-o a diminuir a carga de trabalho, e assim, no verão de 1947, ele deixou o cargo de pró-reitor e voltou ao trabalho em tempo integral no Departamento de Ciências Políticas da universidade, dando aulas.

A partir daí, sua decadência foi rápida. Em outubro, estava "exausto, nervoso e insatisfeito com suas aulas, achando que não poderia continuar". Ficava acordado até as duas da manhã, revisando as aulas, sem conseguir dormir por estar insatisfeito com seus rascunhos, e acordava cedo no dia seguinte para voltar a trabalhar. "Ele passou a achar que já não servia para mestre" — essa frase consta de seu prontuário no Hospital McLean. "Passou a crer que outros professores eram melhores, e que ele não estava à altura de seu próprio padrão." Na semana que antecedeu a primeira internação no hospital, ele se mostrou "ainda mais apreensivo" com as aulas. Às vezes "chorava copiosamente" e começou a falar em suicídio.

Na parte das "impressões clínicas" da ficha de internação de Chester, o diretor de psiquiatria do hospital anotou:

> O paciente dá a impressão de ter sido uma pessoa extremamente valiosa em sua vida profissional, assim como muito amável e solícita em suas relações pessoais. Mostrou-se consciencioso e autocrítico ao ponto do exagero, uma pessoa muito enérgica e trabalhadora, mas um procrastinador. Era um atormentado e tem uma história prévia de depressão. Portanto, apresenta traços de personalidade ansiosos e obsessivos. O fato de ter deixado as tarefas ad-

ministrativas e retornado aos deveres letivos reduziu o volume de atividade satisfatória e de contatos pessoais e aumentou o volume de reflexão contemplativa, autorreferente e autocrítica. Cresceram as atitudes de dependência e desesperança. Seu diagnóstico poderia ser de *psiconeurose, depressão reativa*. O prognóstico parece positivo para um abrandamento dos sintomas atuais, mas o futuro de seu ajuste é duvidoso.

Se os problemas psiconeuróticos de Chester Hanford e seu genótipo — e, em grau menor, as circunstâncias de sua vida — são semelhantes aos meus, isso significa que um destino como o dele me espera? ("O futuro de seu ajuste é duvidoso.") Será que minha herança me condena a uma espiral descendente semelhante se eu for submetido a estresse excessivo? O que já poderia ter acontecido comigo se eu não tivesse recorrido, em várias ocasiões, a antipsicóticos de fácil acesso, a antidepressivos tricíclicos, a ISRSs e a benzodiazepínicos inexistentes para meu bisavô, cujas afecções ocorreram antes do florescimento da moderna psicofarmacologia? Será que se meu avô tivesse acesso ao Frontal e ao Citalopram, por exemplo, teria sido poupado a muitas sessões de terapia eletroconvulsiva e à terapia de coma insulínico, para não falar dos meses que passou gemendo na cama, em posição fetal?

Impossível dizer, é claro. Quaisquer que sejam os genes da ansiedade e da depressão que possamos ter em comum, Chester Hanford e eu somos pessoas diferentes, que viveram em épocas diferentes, sob condições culturais diferentes, com experiências diferentes e situações de estresse diferentes. Talvez o Citalopram não tivesse produzido bons resultados no caso de Chester Hanford. (Como vimos, os dados clínicos sobre os ISRSs são contraditórios.) E, quem sabe? Talvez eu pudesse ter me virado sem o Amplictil, a imipramina, o Valium, a desipramina, o Prozac, o Zoloft, o Paxil, o Frontal, o Citalopram, o Inderal e o Rivotril.

Mas não creio. E é isso que torna tão desconcertantes as semelhanças entre nós, e que me faz pensar se a diferença entre Aguentar o Tranco (como estou fazendo e como Chester Hanford fez, ansioso, durante tantos anos antes de enfim soçobrar) e Não Aguentar Mais não seria a ingestão de alguns compostos químicos que, de modo misterioso e imperfeito, interagem com meu genótipo para me manter suspenso, por um fio, sobre o abismo.

A primeira estada de meu bisavô no Hospital McLean foi relativamente paradisíaca se comparada às posteriores. Durante sete semanas, ele teve sessões diárias de psicoterapia, nadou, jogou badminton e baralho, leu livros e ouviu rádio. E tomou vários medicamentos, que proporcionam um quadro representativo da farmacologia da época.*

Nas sessões diárias de psicoterapia, o psiquiatra de Chester procurou elevar sua autoestima e reduzir sua ansiedade, e para isso tentou fazer com que ele tivesse atitudes menos rígidas. Aos poucos, fosse por causa da terapia pela palavra, fosse o badminton, os remédios, o descanso do trabalho ou a passagem do tempo, sua ansiedade diminuiu. (Mesmo que não seja verdade, seu psiquiatra acreditou que a razão principal disso foram as injeções de testosterona e os exercícios físicos regulares.) Ele recebeu alta do

---

* Ele tomou metiltestosterona, um esteroide anabólico injetável que, em meados do século xx, era tido como tratamento-padrão para a depressão em homens; Oreton, testosterona sintética que hoje parece só ser receitada para adolescentes do sexo masculino com atraso da puberdade; hidrato de cloral, o antiquado cloroetanol do século xix, que continuou a ser amplamente usado como sedativo e sonífero até o advento dos benzodiazepínicos; e Donatal, potente combinação de fenobarbital (o barbitúrico presente no Luminal) com hiosciamina e atropina (duas substâncias extraídas da beladona), que era prescrito para intestino agitado e nervosismo.

hospital em 12 de abril, menos deprimido e não mais um suicida em potencial. Em seu registro de alta, porém, o psiquiatra registrou que apesar da remissão momentânea dos sintomas de ansiedade, era provável que seu temperamento atormentado voltasse a perturbá-lo.

Um ano depois, em 28 de março de 1949, ele estava de volta, sentindo-se, como registrou o diretor do hospital, "tenso, ansioso, deprimido e desprezando a si próprio", além de sofrer de insônia e incapacidade de concentrar-se no trabalho". Na véspera da reinternação, disse a Roger Lee, o médico de família, que sua vontade era se matar, mas "não tinha coragem de se suicidar". O dr. Lee aconselhou-o a se reinternar no hospital.

Dessa vez, Chester aclimatou-se mais depressa à vida numa instituição mental e em dez dias os médicos e as enfermeiras já o viam mais relaxado. Mas ainda falava das mesmas questões a que se referia em sua primeira internação: a ansiedade, a tensão e as dificuldades práticas que estava enfrentando para preparar as aulas, e também a sensação de inferioridade que sentia em relação aos colegas do corpo docente da faculdade.*

Como os médicos "voltassem a convencê-lo de sua considerável importância na comunidade acadêmica", dentro de poucas semanas ele se tornou "bem mais sociável e relaxado". Seus psiquiatras acreditavam que a combinação de "afastamento das responsabilidades do trabalho" e o estímulo proveniente das injeções de testosterona permitiu que ele logo recuperasse a confiança e pudesse deixar o hospital depois de um mês.**

---

* Seu psiquiatra principal escreveu: "Ao conversar com ele, dei bastante ênfase a seu valor prévio, como pessoa, no trabalho em benefício da faculdade. Fiz com que ele valorizasse mais suas realizações executivas e magisteriais. Com isso, foi possível reduzir um pouco sua atitude autocrítica".
** Em 29 de abril de 1949, Chester voltou para os cuidados de sua mulher e de

* * *

Meu bisavô ao menos melhorou um pouco por algum tempo. Reassumiu suas plenas responsabilidades como professor na faculdade e voltou ao trabalho intelectual. Durante vários anos, ao que parece, ele se sentiu bem e trabalhou de maneira produtiva e eficaz.

Então ele se desestruturou.

Numa reunião do corpo docente, em 22 de janeiro de 1953, seus colegas notaram que ele parecia "muito tenso", "deprimido" e "perturbado". Poucos meses depois, na primavera, a depressão se agravou, a ansiedade aumentou, e ele não pôde mais trabalhar. O mais alarmante, como contou minha bisavó, era que ele passava os dias andando em torno da casa, "aos guinchos". "Ah, Deus, anima minha alma", lastimava-se em altos brados. "Hoje é o fim de tudo, é o fim de tudo. Eu não devia ter me deixado abalar." Sentindo "intensamente que estava perdendo o controle de si", marcou uma consulta de emergência com o dr. Lee, que recomendou que ele voltasse para o hospital. Em 5 de maio de 1953, foi internado no McLean pela terceira vez em cinco anos.

Durante seu exame psiquiátrico de internação, estava ansiosíssimo, e a vergonha que sentia da ansiedade e da depressão era visível.* Nessa época, ele apresentava sintomas do que hoje chamamos de transtorno obsessivo-compulsivo: lavava as mãos sem parar, além de fazer a barba e mudar de camisa várias vezes por dia.

Como as injeções de testosterona pareciam ter aliviado sua

---

seu médico pessoal, o dr. Lee, tendo sido registrado em seu prontuário: "Há alguns sinais de tensão e depressão ainda presentes, mas, tendo melhorado, ele pôde ser mandado para casa".

* "Os colegas lhe deram apoio durante sua doença nos últimos cinco anos, e na verdade ele não está executando a carga de trabalho que deveria e sabe disso", observou um psiquiatra. "Tem sido também um peso para sua mulher, que julgou necessário preparar algumas aulas para ele."

depressão nas internações anteriores no McLean, os médicos lhe prescreveram o mesmo tratamento, começando com uma dose elevada. Dessa vez, entretanto, "a sensação de bem-estar gerada pela testosterona" não conseguiu vencer seus sintomas, e os psiquiatras concluíram que a terapia pela fala e fármacos seriam insuficientes para melhorar seu humor.

E assim, em 19 de maio, com sua pronta aquiescência, Chester Hanford passou por sua primeira sessão de terapia eletroconvulsiva com Kenneth Tillotson.* Em cada sessão, Chester era sedado e preso com tiras a uma cama. Atendentes prendiam eletrodos em vários pontos de seu corpo e metiam em sua boca um protetor para que ele não mordesse a língua. Em seguida, premia-se um interruptor, e uma corrente de várias centenas de volts passava por seu corpo, que se contraía e convulsionava no leito.

Depois de cada sessão, ele sentia uma leve confusão e um pouco de dor de cabeça, ambos sintomas comuns de eletrochoque. Mas no dia seguinte à primeira sessão, ele disse aos médicos que estava se sentindo bem melhor. Dias depois, passou pela segunda sessão. Mais tarde, as enfermeiras da ala psiquiátrica notaram que ele parecia "mais relaxado, mais agradável e mais extrovertido". Parou de ruminar seus problemas e demonstrava uma pronunciada redução da ansiedade. Passada uma semana, e depois de uma terceira sessão de eletrochoque, a transformação era profunda: ele "parecia bem", estava dormindo e se alimentando, além de "rir bastante". As enfermeiras relataram que ele "demonstrava muito menos medo do que quando se internara", e que tinha deixado de "correr de um lado para o outro perguntando às enfermeiras se podia fazer isso ou aquilo". Começou a passar muito

---

* Durante o mesmo período, o dr. Tillotson também administrou o tratamento de eletrochoques a Sylvia Plath, que narrou a experiência em seu romance *A redoma de vidro*.

tempo na área de ginástica, com outros pacientes, jogando badminton e boliche — atividades que antes dera a entender a um psiquiatra que não convinham à dignidade de um professor de Harvard de 62 anos. A terapia eletroconvulsiva, ao que tudo indica, tinha lhe devolvido (ou injetado) a alegria de viver.

Depois de uma quarta sessão, em 2 de junho, ele se declarou "relaxado" e desejoso de voltar ao trabalho. Sua mulher, que o visitava com frequência, se espantou: como ela disse aos médicos, o marido estava "do jeito que tinha sido havia muitos anos". O próprio Chester disse aos médicos que se sentia "mais como ele mesmo". A mim, isso lembra, de maneira misteriosa, o que Peter Kramer afirmou em *Ouvindo o Prozac*: que os pacientes a quem prescreveu o Prozac em 1990 tinham lhe dito que o medicamento fazia com que se sentissem "mais eles mesmos".

Ainda não sabemos quase nada sobre como funciona a terapia de eletrochoques. Em termos metafóricos, podemos dizer que é como apertar as teclas Ctrl+Alt+Delete num teclado de computador: o procedimento reinicia o sistema, restaurando as configurações do sistema operacional neuronal. As estatísticas são convincentes. Embora o método tenha saído de moda nas décadas de 1970 e 1980 — em parte porque o papel que Jack Nicholson fez de um paciente de eletroconvulsoterapia no filme *Um estranho no ninho*, baseado no romance homônimo de Ken Kesey, convenceu as pessoas de que o procedimento era bárbaro —, estudos modernos mostram que os índices de recuperação de depressão severa podem ser mais altos com eletrochoques do que com qualquer espécie de remédio ou terapia pela fala. A experiência de meu bisavô, ao menos no curto prazo, parece comprovar isso.

Poderia haver evidências mais convincentes de que a ansiedade e a depressão se acham "incorporadas" ou "materializadas" de modo irredutível, tal como observado desde Aristóteles? Na terceira internação de Chester Hanford no hospital psiquiátrico, os médicos tinham desistido de livrá-lo da depressão e da ansiedade por meio de conversas ou de psicanálise. Sua personalidade e sua índole pareciam tão estruturadas que resistiam a "ajuste". Por outro lado, agitar seu cérebro com algumas centenas de volts — refazer as conexões — operou o milagre. Depois de quatro sessões de eletrochoque, o diretor do hospital registrou que Chester "mostrava uma melhora formidável".

Em 9 de junho de 1953, cerca de um mês depois de dar entrada no hospital, Chester, animado, teve alta e foi entregue aos cuidados da mulher. Sem perda de tempo, partiram para férias no Maine, onde, pela primeira vez em anos, ele aguardou, com entusiasmo, a chegada do semestre de outono e de uma nova leva de estudantes.

Oxalá a história de Chester Hanford terminasse com essa nota alvissareira. Mas com o tempo sua ansiedade voltou, e ele foi obrigado a se aposentar. Durante as décadas de 1950 e 1960, frequentou com regularidade o Hospital McLean e, mais tarde, o New England Deaconess Hospital, no centro de Boston, submetendo-se a novas sessões de eletroconvulsoterapia. Em certo momento, um coquetel de fármacos demasiado potente quase o matou. Durante um período, no fim dos anos 1950, suas ansiedades e compulsões tornaram-se tão graves que os médicos cogitaram numa leucotomia pré-frontal — uma lobotomia parcial. (Por fim, ele foi poupado.)

Quanto ao resto de sua vida, pode-se dizer que ele se arrastou aos trancos e barrancos. Ficava bem durante alguns períodos — e depois piorava. Mesmo quando não estava bem, conseguia se recompor para manter as aparências. Minha mãe se lembra de um dia de verão, em meados dos anos 1960, para o qual tinha sido planejada uma festa na casa da família Hanford no oeste de Massachusetts. Parentes e amigos de toda a Nova Inglaterra se reuniriam naquela noite. Durante todo o dia da festa, ouviu-se um gemido aterrador saindo do quarto de Chester, e minha mãe se mortificava ao imaginar que aspecto ele ofereceria aos convidados — isso, se conseguisse dar as caras na festa. No entanto, quando a noite caiu e a festa começou, ele desceu a escada bem-composto, como um anfitrião simpático, até sociável. No dia seguinte, refugiou-se de novo no quarto, reassumindo a posição fetal e a gemedeira.

Meus pais se lembram que Chester parecia menos ansioso e agitado nos anos que passou na clínica de repouso. Meu pai suspeita que a explicação disso esteja nas doses generosas de Valium que ministravam ali. É possível que os benzodiazepínicos tenham, por fim, subjugado sua ansiedade. Ou, talvez, estar livre do estresse do trabalho o fez relaxar.

Ao mergulhar fundo nas psicopatologias de meu bisavô e me identificar tanto com ele, é claro que eu — hipocondríaco e inclinado a preocupações — comecei a temer que a nódoa hereditária em breve me reduza também ao pranto permanente e às lamúrias em meu quarto.

Quando comentei isso com o dr. W., ele disse: "Como você sabe, não dou muito crédito ao determinismo genético".

Citei então alguns estudos recentes que apontam para um poderoso componente hereditário nos transtornos de ansiedade e na depressão.

"Tudo bem, mas você está a três gerações de distância de seu bisavô", ele respondeu. "Você só tem uma fração dos genes dele."

É verdade. E, no meu caso, genes e ambiente interagem de maneiras complexas. "Uma reação a um perigo potencial herdada [por via genética] pode ser uma bênção ou uma maldição", afirma

Daniel Weinberger, pesquisador-chefe de um dos primeiros estudos sobre o gene *SERT*.

> Se pode trazer o perigo de um transtorno de ansiedade, em outra situação pode proporcionar um atributo adaptativo positivo, como mais vigilância. Temos de lembrar que a ansiedade é uma característica multidimensional complicada da experiência humana e não pode ser determinada por uma forma qualquer de um único gene.

O dr. W. e eu temos comentado a ênfase cada vez maior que as conferências acadêmicas sobre a ansiedade vêm dando à forma como os traços psicológicos de resiliência e aceitação funcionam como muralhas importantes contra a ansiedade e a depressão. Muitas pesquisas e tratamentos de vanguarda concentram-se na importância de cultivar a resiliência.

"Isso!", disse o dr. W. "Precisamos procurar tornar você mais resiliente."

Quando lhe falei do que aprendi sobre o gene transportador de serotonina e de como pessoas com certos genótipos têm muito mais probabilidades de levar uma vida ansiosa, infeliz e nada resiliente, o dr. W. me lembrou a antipatia que tem pela ênfase moderna na genética e na neurobiologia da doença mental, porque solidifica a ideia de que a mente é uma estrutura fixa e imutável, quando na verdade ela pode mudar no decorrer da vida.

"Eu sei", respondi. Falei-lhe sobre o que li a respeito das descobertas recentes sobre neuroplasticidade, a maneira como o cérebro humano pode continuar a formar novas conexões neuronais até a velhice. Disse-lhe que compreendo a importância da resiliência no combate à ansiedade. Mas como faço, pergunto, para adquirir essa qualidade?

"Você já é mais resiliente do que pensa", ele disse.

10. Eras de ansiedade

> *O estudo filosófico de diversas áreas da sociologia, da política, da beneficência, da história e da educação não estará sequer seguindo na direção da precisão científica ou da completude até que tenha absorvido pelo menos algumas das sugestões desse problema do nervosismo americano.*
>
> George Miller Beard, *American Nervousness* [O nervosismo americano] (1881)

Em abril de 1869, um jovem médico de Nova York chamado George Miller Beard, num artigo escrito para o *Boston Medical and Surgical Journal*, cunhou um termo para designar o que, na opinião dele, era uma moléstia nova e tipicamente americana que detectara em trinta de seus pacientes: a "neurastenia" (palavra formada por *neuro*, "nervos", e *astenia*, "fraqueza"). Referindo-se a ela também como "esgotamento nervoso", Beard afirmava que a neurastenia afetava sobretudo membros da classe média e da classe alta urbana, "em especial os trabalhadores intelectuais em quase todos os domicílios dos estados do norte e do leste" — cujo sistema nervoso se sobrecarregava por causa da rápida modernização da civilização americana.[1] Beard acreditava que ele próprio sofrera de neurastenia, superada quando tinha ainda vinte e poucos anos.

Nascido numa cidadezinha de Connecticut em 1839, Beard era filho de um ministro da Igreja congregacional e neto de um médico. Depois dos cursos preparatórios na Academia Phillips em Andover, Massachusetts, foi para Yale, onde começou a sofrer a síndrome nervosa que o afligiria durante os seis anos seguintes e que ele mais tarde poderia observar em seus pacientes: zumbido nos ouvidos, dores de lado, dispepsia, nervosismo, medos mórbidos e "falta de vitalidade". Segundo o relato do próprio Beard, sua ansiedade foi desencadeada, em grande medida, pela incerteza sobre que carreira seguir — embora haja indícios de que ele se angustiava também pela falta de religiosidade. (Dois de seus irmãos mais velhos tinham seguido o pai no ministério religioso; em seu diário, ele se recrimina pela indiferença que devotava às questões espirituais.) Depois de decidir que seria médico, suas dúvidas o abandonaram, e a ansiedade se dissipou. Entrou para a escola de medicina de Yale em 1862, decidido a ajudar outras pessoas que sofressem da ansiedade que o afligira no passado.

Influenciado pelo recente trabalho de Darwin sobre a seleção natural, Beard veio a acreditar que a evolução cultural e tecnológica tinha sobrepujado a evolução biológica, acarretando enorme estresse para o animal humano — sobretudo para as pessoas pertencentes às categorias empresariais e profissionais liberais, movidas pela ânsia de status e pelas pressões crescentes do capitalismo. Embora o desenvolvimento tecnológico e econômico estivesse aumentando o bem-estar material, a pressão da concorrência no mercado — junto com as incertezas que assomavam quando as verdades da tradição familiar se diluíam sob o ataque da modernidade e da industrialização — causava grande estresse emocional, drenando o estoque de "força nervosa" dos trabalhadores americanos e levando a uma aguda ansiedade e à prostração nervosa. "Em países mais antigos, os homens trilhavam o mesmo caminho dos pais, geração após geração, com poucas possibilidades de ascensão social e, portanto, pouca preocupação com ela", escreveu A. D. Rockwell, colega de Beard, no *New York Medical Journal* em 1893.[2]

> Aqui, pelo contrário, ninguém se acomoda ante a possibilidade sempre presente de subir mais alto, e a luta pela vida é veloz e sem trégua. Vê-se facilmente, portanto, que a principal causa da neurastenia neste país é a própria civilização, com tudo o que o termo implica: trens, telégrafos, telefones e jornais intensificando de mil maneiras a atividade cerebral e as preocupações.*

Beard acreditava que as mudanças permanentes, combinadas com a luta incessante por conquistas, dinheiro e status que caracterizava a vida americana, provocavam fraqueza nervosa extrema. "O nervosismo americano é produto da civilização americana", escreveu.[3]** Os Estados Unidos tinham inventado o nervosismo

---

* A ansiedade parece entrelaçada ao espírito americano, como observou Alexis de Tocqueville já na década de 1830. "A vida não teria prazer algum para [as pessoas que vivem em democracias] se estivessem livres da ansiedade que as atormenta, e elas se mostram mais apegadas a suas preocupações do que os povos aristocráticos a seus prazeres", escreveu ele em *A democracia na América*.
** Provocava também dependência de drogas. Da mesma forma que o progresso do pós-guerra na década de 1950 levou a uma frenética ingestão de Miltown, Librium e Valium, as pressões competitivas do fim do século XIX provocaram um aumento assustador no número de "comedores de ópio". Em *Confessions of an American Opium Eater: From Bondage to Freedom* [Confissões de um comedor de ópio americano: da servidão à liberdade], de 1895, Henry G. Cole diz que "nossos inventos mecânicos, a disseminação de nosso comércio [...] nossa ambição de honrarias políticas e a avidez por pequenas vantagens; nossa corrida

como doença cultural: "Os gregos eram com certeza civilizados, mas não nervosos, e na língua grega não existe uma palavra para esse estado".[4]* As culturas antigas não conheciam o nervosismo, afirmava, porque não tinham máquinas a vapor, jornais, telégrafo ou ciências, nem as mulheres tinham atividade mental: "Quando a civilização, mais esses cinco fatores, invade uma nação, traz consigo nervosismo e doenças nervosas".[6] Beard dizia também que a neurastenia só afetava raças — em especial anglo-saxões — e convicções religiosas mais "avançadas"; observou que "nenhum país católico é muito nervoso". (Essa proposição, claro, é duvidosa, e Beard não tinha nenhum indício real que a sustentasse. Por outro lado, no México atual, país de maioria católica, os índices de ansiedade são muito mais baixos que nos Estados Unidos. Uma pesquisa de 2002 feita pela Organização Mundial de Saúde descobriu que os americanos têm quatro vezes mais possibilidade de apresentar distúrbio de ansiedade generalizada do que os mexicanos — e outra pesquisa concluiu que os mexicanos se recuperam de ataques de ansiedade duas vezes mais depressa que os americanos. Curiosamente, quando os mexicanos imigram para os Estados Unidos, seus índices de ansiedade disparam.)

O diagnóstico de neurastenia era uma lisonja, já que a doença afetava sobretudo, segundo se acreditava, os capitalistas mais competitivos e as pessoas de sensibilidade mais refinada. Era uma

---

insana atrás do enriquecimento rápido, que acarreta uma agitação febril […] [e] um crescimento tão veloz e, de certa forma, tão anormal [se combinaram para criar] a tensão mental [que] tem sido demais para que nosso sistema físico possa suportar; até que, finalmente, o corpo superexigido e sobrecarregado precisa […] encontrar descanso no uso frequente de ópio ou morfina".

* Em outro ponto, Beard diz que a ansiedade é "moderna e originalmente americana;[5] e nenhuma época, nenhum país, nenhuma forma de civilização, fosse a Grécia, fosse Roma, fosse a Espanha ou os Países Baixos, em seus dias de glória, apresentaram doenças como essa".

doença das elites. Segundo os cálculos de Beard, 10% de seus pacientes eram médicos, e, por volta de 1900, o "nervosismo" tinha se tornado uma marca definitiva de distinção — símbolo ao mesmo tempo de classe social elevada e requinte cultural.*

* Alguns anos antes, as elites da Grã-Bretanha georgiana — período que vai de 1714 até a ascensão da rainha Vitória ao trono, em 1837 — tinham assumido uma "cultura nervosa" parecida, que reclamava para si as mesmas conotações de classe presunçosas que seriam características da neurastenia americana: a ideia de que o sistema nervoso de pessoas bem-criadas e de sensibilidade criativa fosse mais suscetível à hipocondria e ao colapso nervoso. Essa cultura, como a do Renascimento, era propensa a glamorizar pessoas com sistema nervoso sensível, ao mesmo tempo que dava explicações médicas e psicológicas para sua constituição delicada. Enquanto os anatomistas continuavam desvendando os segredos do sistema nervoso humano, cientistas da época se referiam à rede de nervos de formas variadas, como um sistema de fibras, cordas, canais ou fios, arriscando explicações que atribuíam o funcionamento do sistema à hidráulica, à eletricidade, à mecânica e assim por diante. O conceito fundamental subjacente a todas essas explicações era o de colapso do sistema nervoso — a ideia de que, quando o sistema nervoso se acha supertensionado, entra em colapso, causando sintomas físicos e mentais e, com frequência, uma prostração generalizada.[7] A partir da década de 1730, as disfunções do sistema nervoso que levavam ao colapso passaram a ser chamadas de "desarranjos nervosos", o que abrangia desde a histeria e a hipocondria aos "vapores" — problemas mentais e físicos que mais recentemente ficaram conhecidos como psiconeuróticos ou psicossomáticos.

Em nítido contraste com os ideais estoicos da era vitoriana subsequente, as elites britânicas do século XVIII prezavam e até cultivavam suas deficiências nervosas. "A construção de uma autoidentidade nervosa" — em que a pessoa se vê como vítima dos próprios nervos — era comum. De 1777 a 1783, James Boswell, biógrafo de Samuel Johnson, assinou um ensaio mensal para *The London Magazine* com o pseudônimo de Hypochondriack, e em seu próprio diário rastreava em detalhe cada mínimo desvio de sua ladainha sem fim de sintomas físicos e emocionais. Boswell era obcecado por seu sistema digestório. "A partir de hoje, seguir a prescrição do sr. [John] Locke de usar o vaso todos os dias depois do café da manhã", escreveu ele em seu diário no começo de outubro de 1764. "Isso fará bem a sua saúde e é indispensável para cuidar da saúde." (Sim, é o mesmo John Locke — o que escreveu *Dois tratados sobre o governo* e foi o pai do liberalismo constitucional. A maior parte das pessoas recorre a Locke por seus pensa-

Os livros de Beard contêm estudos de caso e sintomatologias elaboradas que parecem surpreendentemente contemporâneos aos ouvidos modernos. Em seu *A Practical Treatise on Nervous Exhaustion* [Tratado prático do esgotamento nervoso], publicado em 1880, ele discorre ao longo de centenas de páginas sobre os sintomas do esgotamento nervoso. "Começo com a cabeça e o cérebro", escreve, "e vou baixando."[8] A lista inclui amolecimento do couro cabeludo, pupilas dilatadas, dores de cabeça, moscas volantes (manchas em movimento no campo de visão), vertigens, zumbido nos ouvidos, voz fraca (uma voz "que deixa a desejar em clareza e firmeza do tom"), irritabilidade, entorpecimento e dor na nuca, indigestão, náuseas, vômitos, diarreia, flatulência ("os pacientes se queixam com frequência de persistentes roncos na barriga"), enrubescimento ("tenho visto homens fortes e enérgicos, com potente musculatura e grande capacidade de esforço físico, que quando em estado de neurastenia enrubescem como meninas"), insônia, amolecimento de dentes e gengivas, alcoolismo e uso de drogas, pele anormalmente seca, suor nas mãos e

---

mentos em filosofia política; Boswell buscou nele conselho para a higiene digestiva. Se você quer saber de que trata a prescrição de Locke, saiba que eu também quis — então procurei e encontrei o seguinte, na seção 24 de *Some Thoughts Concerning Education* [Alguns pensamentos sobre educação]: "Se um homem, depois da primeira refeição da manhã, logo em seguida forçar a natureza, e tentar se obrigar a obter uma deposição, com o tempo, pela dedicação constante, conseguirá fazer disso um hábito".)

Distúrbios nervosos de diversas índoles eram, ao que tudo indica, tão generalizados naquela época que, apesar das diversas explicações fisiológicas, continuavam sendo vistos mais como um traço cultural do que um problema de saúde. Um destacado médico britânico dizia que um terço da população estava "destruído ou infelicitado pelas doenças".[9] (A popularidade da doença nervosa nessa época não era exclusiva da Inglaterra. Em 1758, Joseph Raulin, médico pessoal de Luís xv, da França, escrevia que "os vapores" tinham se tornado "uma verdadeira praga social,[10] um mal endêmico nas cidades [da Europa continental]".)

nos pés ("Um jovem que atendo fica tão atormentado [pelo suor excessivo] que ameaça se suicidar se não se curar por completo"), salivação excessiva (ou, em outros casos, boca seca), dor nas costas, "quadris e pernas pesados", palpitações, espasmos musculares, disfagia (dificuldade para engolir), cãibras, tendência a rinite alérgica, sensibilidade às mudanças de tempo, "exaustão profunda", sensibilidade a cócegas, inchaço, fogachos, arrepios, mãos e pés gelados, paralisia temporária e bocejos. Por um lado, essa panóplia de sintomas é tão vasta que acaba não tendo significado; mal ou bem, são os sintomas de estar vivo. Mas, por outro, a ladainha encontra eco na que é recitada pelo neurótico do século XXI — não difere muito, na verdade, de meu próprio catálogo semanal de queixas hipocondríacas.

A neurastenia incluía também o que hoje chamamos de fobia. Os estudos de caso de Beard cobrem um amplo espectro de fobias. Havia um caso de fobia de relâmpagos:

> Uma de minhas pacientes me diz que passa o verão a vigiar as nuvens, temendo que desabe uma tempestade.[11] Ela sabe que é absurdo e ridículo, mas afirma que não pode evitar. Nesse caso, o sintoma foi herdado da avó. Quando ainda estava no berço, segundo a mãe, ela já sofria do mesmo modo.

Outro caso era de agorafobia:

> Um de meus casos, um cavalheiro de meia-idade, conseguia caminhar pela Broadway sem dificuldade porque as lojas, dizia, lhe davam a possibilidade de se proteger em caso de perigo.[12] Mas ele não conseguia andar pela Quinta Avenida, onde não há lojas, nem pelas ruas transversais, a menos que fossem muito curtas. Como não podia sair para o campo em direção alguma, ficava recluso na cidade durante o verão escaldante. Certa vez, ia pela Broadway numa

diligência quando, ao virar a Madison Square, deu um grito de terror, para perplexidade dos passageiros. O homem que apresentava esse interessante sintoma era alto, forte, corpulento e mentalmente resistente.

Havia claustrófobos (que têm medo de espaços fechados) e monófobos (que têm medo da solidão; "Um homem tinha tanto medo de sair de casa sozinho que pagava 20 mil dólares a outro para que lhe fizesse companhia permanente");[13] pelo menos um caso de misofobia (medo da contaminação, que faz a pessoa lavar as mãos duzentas vezes por dia) e outro de panofobia (medo de tudo). Um dos pacientes de Beard tinha medo de bêbados.

Na virada do século, a terminologia e a imagística da neurastenia já penetravam fundo na cultura americana.[14] Quem não sofresse desse mal decerto conhecia alguém que sofria. A retórica política e os sermões religiosos tratavam do problema; anúncios dirigidos ao consumidor ofereciam remédios para ele. Revistas e jornais publicavam artigos relacionados ao tema. Theodore Dreiser e Henry James povoaram seus romances de personagens neurastênicos. Termos que designavam distúrbios neurastênicos ("depressão", "pânico") se imiscuíram no discurso econômico. Era como se o nervosismo tivesse se tornado o estado psicológico e a condição cultural próprios dos tempos modernos. Impactados pelas transformações da Revolução Industrial e divididos pela desigualdade na distribuição da riqueza na Idade do Ouro americana, os Estados Unidos apresentavam níveis de ansiedade sem precedentes na história.

Isso era o que Beard dizia. Mas seria verdade?

Segundo as últimas estatísticas do Instituto Nacional de Saúde Mental, hoje em dia cerca de 40 milhões de americanos, ou 18% da população, sofrem de algum distúrbio patológico de ansiedade. Edições recentes do relatório *Stress in America*, publicado todo ano pela Associação Americana de Psicologia, revelam uma nação gravemente "superestressada" em que a maioria das pessoas se avalia como "moderadamente" ou "extremamente" estressada, com uma proporção significativa delas relatando sintomas físicos relacionados ao estresse, como fadiga, dor de cabeça, problemas estomacais, tensão muscular e ranger de dentes.[15] Entre 2002 e 2006, o número de americanos que procurou tratamento médico para a ansiedade subiu de 13,4 milhões para 16,2 milhões.[16] Mais americanos procuram tratamento para ansiedade do que para dores nas costas ou enxaqueca.[17]

Estudos feitos pela Associação Americana de Ansiedade e Depressão revelaram que cerca de metade da população americana queixa-se de "ansiedade persistente ou excessiva" na vida laboral. (Outros estudos mostram que três de cada quatro americanos acham que hoje em dia se estressam mais no trabalho do que no passado.) Um estudo publicado na revista *American Psychologist* revelou que em 1996 o número de pessoas que declaravam sentir-se à beira de um colapso nervoso tinha aumentado em 40% em relação a 1957.[18] De 1980 a 1995, dobrou o número de pessoas que relataram sintomas de ataques pânico.[19]* Segundo uma pesquisa nacional com calouros de universidades, o nível de ansiedade entre eles é maior hoje do que em qualquer outro período dos 25 anos de história da pesquisa. Quando Jean Twenge, professora de psicologia da Universidade Estadual de San Diego, viu os dados de 50 mil crianças e universitários entre as décadas de 1950 e 1990, descobriu que em média o estudante universitário da década de 1990 era mais ansioso do que 85% dos estudantes da década de 1950[20] e que o "colegial 'normal' dos anos 1980 relatava níveis mais elevados de ansiedade do que pacientes psiquiátricos infan-

---

* Isso não é nada surpreendente, considerando que os ataques de pânico não existiam oficialmente até a publicação do *DSM-III*, em 1980.

tis da década de 1950". (Robert Leahy, psicólogo do Weill Cornell Medical College, ilustra em cores vivas essa descoberta na *Psychology Today*: "Em média, o estudante do ensino médio de hoje apresenta o mesmo nível de ansiedade do que a média dos pacientes psiquiátricos da década de 1950".)[21] Os filhos do *baby boom* eram mais ansiosos que seus pais; a geração X foi mais ansiosa que os filhos do *baby boom*; os filhos do milênio estão se revelando mais ansiosos que a geração X.

Os índices de ansiedade parecem estar aumentando no mundo todo. Uma pesquisa da Organização Mundial de Saúde em dezoito países concluiu que distúrbios de ansiedade são hoje as doenças mentais mais comuns do mundo, mais uma vez ultrapassando a depressão.[22] Estatísticas do Serviço Nacional de Saúde do Reino Unido revelam que os hospitais britânicos trataram quatro vezes mais pacientes com distúrbios de ansiedade em 2011 do que em 2007, e emitiram um número recorde de prescrições de tranquilizantes.[23] Um relatório publicado pela Fundação de Saúde Mental britânica em 2009 concluiu que uma "cultura do medo" — decorrente de uma economia vacilante e dos exageros da imprensa e de muitos políticos, que alardeiam catástrofes — vem tendo como consequência "níveis recordes de ansiedade" na Grã-Bretanha.[24]

Tendo em vista os "níveis recordes de ansiedade" que, segundo parece, estamos presenciando no mundo atual, com certeza estamos vivendo a era mais ansiosa de todos os tempos — mais ansiosa ainda que a era da neurastenia de George Beard.

Como isso é possível? Apesar da crise econômica e da recente recessão global, estamos vivendo tempos de progresso material sem precedentes. O padrão de vida do Ocidente industrializado é, em média, mais elevado do que nunca; a expectativa de vida na maior parte do mundo desenvolvido é alta e está em ascensão. Corremos muito menos risco de morte prematura do que nossos antepassados, estamos muito menos sujeitos aos horrores de doenças como varíola, escorbuto, pelagra, poliomielite, tuberculose e rickettsiose, e a ataques de lobos selvagens, para não falar das dificuldades da vida sem antibióticos, eletricidade e saneamento básico. A vida é, de muitas maneiras, mais fácil do que foi no passado. Então não devíamos ser *menos* ansiosos do que antes?

Talvez, de alguma forma, o preço — e, sem dúvida, ao menos em parte, a fonte — do progresso e da prosperidade material foi um aumento na carga média de ansiedade. A urbanização, a industrialização, o crescimento da economia de mercado, o aumento da mobilidade geográfica e social, a expansão das liberdades e dos valores democráticos — todas essas tendências, cada uma por si e tomadas em conjunto, vêm contribuindo para elevar muito a qualidade material da vida de milhões de pessoas ao longo dos últimos séculos. Mas devem ter contribuído também para o aumento da ansiedade.

Até o Renascimento, praticamente não existia a ideia de progresso social, político, tecnológico ou de qualquer tipo. Isso conferia uma espécie de resignação à vida emocional do homem medieval que deve ter sido adaptativa: a ideia de que as coisas seriam sempre como eram podia ser deprimente, mas também consoladora — não havia necessidade de adaptação a mudanças tecnológicas ou sociais; não havia esperança de uma vida melhor que pudesse se frustrar. Embora a vida fosse dominada pelo medo — e pela expectativa — da danação eterna (um pregador franciscano da Alemanha apostava na salvação de uma única alma para cada 100 mil condenadas),[25] a mente medieval não se desgastava, como a nossa, com a esperança de progresso e o medo do declínio.

Hoje em dia, sobretudo nas democracias capitalistas do Ocidente, temos talvez mais possibilidade de escolha do que em qualquer outro momento histórico: somos livres para decidir onde morar, quem namorar ou desposar, que tipo de trabalho buscar, que estilo pessoal adotar. "O problema mais grave dos americanos é o da escolha", escreveu o falecido sociólogo Philip Slater em 1970.[26] "Os americanos são obrigados a fazer mais escolhas diárias, com poucas restrições, critérios mais ambíguos e menos apoio social estrutural do que qualquer outro povo na história." A liberdade de escolha gera muita ansiedade. O psicólogo Barry Schwartz, do Swarthmore College, chama isso de "paradoxo da escolha" — a ideia de que à medida que aumenta a liberdade de escolha, aumenta a ansiedade.[27]

Talvez a ansiedade seja de alguma forma um luxo, uma emoção que só podemos nos permitir quando não estamos preocupados com medos "reais". (Recorde-se que William James criou uma versão dessa ideia na década de 1880.) O europeu medieval tinha tantas ameaças verdadeiras a temer (a peste negra, invasores muçulmanos, fome, turbulências dinásticas, conflitos militares permanentes e a morte, sempre a morte, à espreita — a expectativa média de vida na Idade Média era de 35 anos, e um em cada três bebês morria antes dos cinco anos) que talvez ficasse com pouco espaço para a ansiedade, ao menos no sentido que Freud lhe atribuiu, o de ansiedade neurótica — ansiedade gerada no interior de nós mesmos por coisas que não são motivo racional de medo. É possível que a Idade Média fosse relativamente livre de ansiedade por ser essa ansiedade um luxo que ninguém podia se dar em sua vida breve e difícil. Em apoio a essa proposição, há pesquisas segundo as quais as populações dos países em desenvolvimento apresentam índices mais baixos de ansiedade patológica do que os americanos, embora suas condições de vida sejam mais difíceis em termos materiais.

Além disso, a vida política e cultural na Idade Média estava organizada para minimizar e até mesmo eliminar todo tipo de incerteza social como as que enfrentamos hoje. "Desde o momento do nascimento", afirmou Erich Fromm, psicanalista e filósofo político, o homem medieval estava enraizado num todo estruturado, e dessa forma a vida tinha um significado que não deixava lugar para dúvida nem precisava dela. O homem coincidia plenamente com seu papel social; era um camponês, artesão ou cavaleiro, e não uma *pessoa* que *por acaso* tinha esta ou aquela ocupação.[28]

Uma explicação para toda a ansiedade gerada pela vida no século XXI diz que isso acontece porque os papéis políticos e sociais já não são compreendidos como obra de Deus ou da natureza — temos de *escolher* nossos papéis. Essas escolhas, segundo as pesquisas, são estressantes. Por mais permeada pelo medo, pelo obscurantismo e pela morte que tenha sido a Idade Média, como argumentam Fromm e outros autores, ela era mais livre de ansiedade do que os tempos atuais.

A "vertigem da liberdade", como a descrevia Kierkegaard, causada pela possibilidade de fazer escolhas, pode ter implicações políticas: é capaz de criar uma ansiedade tão intensa que leva a uma nostalgia das reconfortantes certezas proporcionadas pelas antigas amarras — um anseio pelo que Fromm chamou de "fuga da liberdade". Fromm dizia que essa ansiedade levou muitos alemães da classe trabalhadora a se submeter voluntariamente a Hitler na década de 1930. Paul Tillich, teólogo alemão da época da República de Weimar, explica a ascensão do nazismo de modo semelhante, como uma reação à ansiedade. "Em primeiro lugar, predominava um sentimento de *medo* ou, para ser mais exato, de ansiedade indefinida", escreveu ele sobre a Alemanha da década de 1930.[29]

> Não só a segurança econômica e política pareciam perdidas, mas também a cultural e religiosa. Não havia uma base sobre a qual se pudesse construir; tudo era sem fundamento. Esperava-se um colapso catastrófico a qualquer momento. Por isso, crescia em todos

uma ânsia de segurança. Uma liberdade que leva ao medo e à ansiedade perde todo valor; é melhor a autoridade com segurança do que a liberdade com medo.

Herbert L. Matthews, correspondente do *New York Times* na Europa no período entreguerras, observou também que o nazismo proporcionava alívio da ansiedade: "O fascismo era uma espécie de prisão onde a pessoa tinha certa segurança, abrigo e comida".[30] Escrevendo poucos anos depois da Segunda Guerra Mundial, Arthur Schlesinger Jr. observou a mesma coisa no comunismo soviético: "Ele preenche o 'vazio de fé' causado pelo declínio da religião institucionalizada; proporciona a sensação de existência de um objetivo que aplaca a agonia interna da ansiedade e da dúvida".[31] Em períodos de ruptura social, nos quais as velhas verdades já não prevalecem, existe o risco de que, como disse Rollo May, "as pessoas se aferrem ao autoritarismo político na busca desesperada de alívio para sua ansiedade".[32]

Uma das conclusões do trabalho do neurobiólogo Robert Sapolsky é de que os sistemas sociais e políticos muito fluentes e dinâmicos provocam mais ansiedade que os sistemas estáticos. Sapolsky afirma que "durante 99% de sua história" a sociedade humana "deve ter sido surpreendentemente não hierárquica" e, portanto, talvez menos estressante do ponto de vista psicológico do que a era moderna.[33] Durante centenas de milhares de anos, o padrão de organização social humana foi a tribo caçadora e coletora — e essas tribos eram, a julgar pelo que se conhece sobre grupos caçadores-coletores que ainda existem, "notavelmente igualitárias". Sapolsky vai ainda mais longe ao dizer que a invenção da agricultura, fato mais ou menos recente no âmbito geral da história, "foi um dos acontecimentos mais estúpidos de todos os tempos" porque permitiu o armazenamento de alimentos e, pela primeira vez na história, "a estratificação da sociedade e a invenção das classes". A estratificação gerou a pobreza relativa, tornando possível a comparação e a inveja, criando as condições para a ansiedade de status.

Jerome Kagan, entre outros, afirmou que as mudanças históricas na natureza da sociedade humana levaram a descompassos entre seu cabeamento evolutivo e o que nossa cultura valoriza. Características como a timidez, a desconfiança e a preocupação com a opinião dos outros, que podem ter sido socialmente adaptativas nas primeiras comunidades humanas, são muito "menos adaptativas numa sociedade cada vez mais competitiva, inconstante, industrializada e urbana do que foram numa economia rural e agrícola de vilarejos e aldeias", escreve Kagan.[34] Em culturas ágrafas, todos os membros da comunidade partilham, de modo geral, os mesmos valores e as mesmas fontes de significado. Mas a partir de algum momento, por volta do século v a.C., os seres humanos passaram a viver cada vez mais em comunidades de estranhos com valores diferentes — uma tendência que se acelerou muito durante o Renascimento e mais ainda durante a Revolução Industrial. Em função disso, em especial a partir da Idade Média, "uma espécie diferente de sentimento de desconforto foi evocada em decorrência da avaliação da capacidade ou do status de uma pessoa e da validade de seus princípios morais", diz Kagan. "Esses sentimentos, que tomaram o rótulo de ansiedade, ascenderam à posição principal na hierarquia das emoções humanas." Talvez o organismo humano não esteja equipado para viver como a vida em sociedade acabou exigindo — uma dura competição sem vencedores em que os únicos ganhos se obtêm à custa de alguém, da qual a "competição neurótica" afastou a solidariedade e a cooperação. "O idealismo competitivo trabalha contra a experiência comunitária, e a ausência da comunidade é um fator da máxima importância para a ansiedade contemporânea", disse Rollo May em 1950.[35]

Em 1948, quando W. H. Auden ganhou o prêmio Pulitzer com *The Age of Anxiety* [A era da ansiedade], poema em seis partes que fala sobre o homem à deriva ("tão desgarrado quanto folhas que rolam") num mundo industrializado e inseguro, a ansiedade parecia ter escapado do domínio da psiquiatria para se tornar um estado cultural geral. Durante a década de 1950, com a então recente ascensão dos Estados Unidos que se seguiu à Segunda Guerra Mundial, a lista dos livros mais vendidos já estava cheia de títulos sobre como buscar alívio para o nervosismo. Na esteira do best-seller *Como parar de se preocupar e começar a viver*, de Dale Carnegie, de 1948, saiu uma fieira de livros com títulos como *Relaxe e viva*, *Como controlar a preocupação e curar os próprios nervos* e *A derrota da fadiga e do medo*, indicando que os Estados Unidos estavam nas garras daquilo que um historiador chamou de "colapso nervoso nacional". Em 31 de março de 1961, uma matéria de capa da revista *Time* (ilustrada com o quadro *O grito*, de Edvard Munch), afirmava que a era atual "era vista quase que universalmente como a Era da Ansiedade". As listas de mais vendidos na Grã-Bretanha e nos Estados Unidos na década de 1930, tempos muito mais instáveis, estavam também cheias de livros de autoajuda sobre "tensão" e "nervos". *Conquest of Nerves: The Inspiring Record of a Personal Triumph over Neurasthenia* [A conquista dos nervos: relato inspirador de um triunfo pessoal sobre a neurastenia] teve sucessivas reimpressões em 1933 e 1934. *Relax: Como vencer as tensões*, do médico americano Edmund Jacobson, chegou ao primeiro lugar da lista de mais vendidos do *New York Times* em 1934.

Ao estabelecer a ligação entre ansiedade e incerteza, Auden resgatou uma tradição histórica antiga e, ao mesmo tempo, antecipou a neurociência moderna. Num dos primeiros usos da palavra "ansiedade" em inglês, ela aparece associada à incerteza crônica: o médico e poeta britânico Richard Flecknoe, do século XVII, disse que a pessoa ansiosa "se perturba com qualquer coisa" ou é "uma pessoa indecisa" que "hesita diante de cada escolha como uma balança vazia sem o peso do juízo que a faça pender para um dos lados [...]. Quando começa a argumentar, nunca chega a uma conclusão".[36] (A primeira das acepções da palavra "ansiedade" do *Oxford English Dictionary* é "desconforto ante algum acontecimento *incerto*" [grifo do autor]). Pesquisas neurobiológicas recentes revelaram que a incerteza ativa os circuitos da ansiedade do cérebro; as amígdalas cerebelares dos ansiosos mórbidos são exageradamente sensíveis à incerteza. "A intolerância à incerteza parece ser o processo central envolvido em altos níveis de preocupação", diz Michel J. Dugas, psicólogo da Universidade Estadual da Pensilvânia.[37] Pacientes com transtorno de ansiedade generalizada "têm grave intolerância à incerteza", diz. "Uso a metáfora da 'alergia' à incerteza [...] para ajudá-los a conceitualizar a relação deles com a incerteza." Entre 2007 e 2010, houve um aumento de 31% no número de artigos de jornais que usaram a palavra "incerteza".[38] Não é de estranhar que sejamos tão ansiosos.

A não ser, talvez, que sejamos menos ansiosos do que pensamos. Porque se lermos textos antigos da história cultural do nervosismo e da melancolia, veremos que as alegações de cada geração que se acha a mais ansiosa começam a se parecer às alegações das gerações que a precederam e lhe sucederam. Quando o médico britânico Edwin Lee, em seu *A Treatise on Some Nervous Disorders* [Tratado sobre alguns distúrbios nervosos], de 1838, diz que "as queixas nervosas predominam nos dias atuais numa proporção nunca vista em qualquer outro período ou em qualquer outra nação", fala não apenas como George Miller Beard, que veio depois dele, mas também como o médico da Marinha britânica Thomas Trotter, anterior a ele.[39] "No começo do século xix, não hesitamos em afirmar que os distúrbios nervosos [...] podem agora chegar a dois terços do total daquilo que aflige a sociedade civilizada", escreveu Trotter em *A View of the Nervous Temperament* [Uma visão do temperamento nervoso], publicado em 1807.[40]* Oitenta anos antes de Trotter, George Cheyne, o mais proeminente "médico de nervos" de sua época, declarou que "os atrozes e assustadores sintomas" da doença nervosa que ele apelidou de "moléstia inglesa" eram "pouco conhecidos de nossos ancestrais e nunca ascenderam a píncaros tão fatais nem atingiram números como esses em qualquer outra nação conhecida".[41]**

Para alguns especialistas em história das ideias, o nascimento da ansiedade moderna remonta ao trabalho de Robert Burton, acadêmico de Oxford (1577-1640).*** Burton não era médico, e durante décadas mal saiu de seu gabinete, ocupado com vastíssimas leituras e com o original de seu calhamaço intitulado *A anatomia da melancolia*, mas sua influência sobre a literatura e a psicologia do Ocidente foi duradoura. Sir William Osler, inventor da residência médica e um dos médicos mais influentes do final do

---

* Trotter advertiu que a "epidemia" de nervosismo ameaçava não apenas o "caráter nacional" da Grã-Bretanha, mas também sua segurança nacional, já que, debilitados, os cidadãos britânicos estavam prontos para sofrer invasão e conquista. (Os receios de Trotter a respeito da epidemia de fraqueza nervosa do país se intensificaram com Napoleão, que rondava a Europa continental.)
** Cheyne dizia que um terço da população britânica estava acometido da doença nervosa conhecida pelos nomes de "*spleen*", "vapores" ou "hipocondria" — tudo o que hoje se encontra agrupado no *DSM* sob a denominação mais ampla de ansiedade ou transtornos depressivos. (Note-se que Cheyne reivindica para a Inglaterra da década de 1730 um nível de ansiedade comparável ao que o Instituto Nacional de Saúde Mental admite para os Estados Unidos de hoje.)
*** Citando outros escritores, Burton afirmou que a frequência da melancolia — que inclui o que hoje se diagnostica como ansiedade ou como depressão — era "tão comum em nossos tempos loucos" que "apenas uma pessoa em mil está livre dela".

século XIX, disse que *A anatomia da melancolia* era "o maior tratado médico já escrito por um leigo". John Keats, Charles Lamb e Samuel Taylor Coleridge também o valorizavam e recorreram a ele para seu próprio trabalho. Samuel Johnson, por sua vez, disse a James Boswell que a *Anatomia* foi "o único livro capaz de tirá-lo da cama duas horas antes do que ele gostaria". Terminado em 1621, quando Burton tinha 44 anos, revisado e ampliado inúmeras vezes durante os dezessete anos seguintes, *A anatomia da melancolia* é um trabalho de síntese épico que incursiona por toda a história, literatura, filosofia, ciência e teologia até sua época. Publicada de início em três volumes, a obra foi inchando à medida que Burton emendava e acrescentava informações (e voltava a acrescentar outras), até sua morte, em 1640. O meu exemplar, um fac-símile em brochura da sexta edição, tem 1382 páginas em corpo bem miúdo.

Muito do que Burton escreveu é absurdo, disparatado, contraditório, chato, em latim ou tudo isso ao mesmo tempo. No entanto, a obra também esbanja humor, pessimismo negro e sabedoria consoladora sobre a condição humana (é fácil ver por que Samuel Johnson ficou tão enlevado com ela), e nas copiosas viagens do autor pelo que parece ser tudo o que já tinha sido escrito, ele conseguiu abranger toda a extensão do conhecimento sobre a melancolia num único livro e preparar o terreno para escritores e pensadores posteriores. A obra é também moldada pela depressão do próprio autor e, como as *Confissões*, de Santo Agostinho, e *A interpretação dos sonhos*, de Freud, extrai informação não apenas do testemunho abalizado de outros mas também de sua própria e profunda introspecção. "Outros homens tiram seu conhecimento dos livros", escreve ele.[42] "Eu tiro os meus da melancolia." É claro que grande parte do conhecimento de Burton vinha dos livros — ele cita milhares — e de certa forma o que torna o livro tão interessante é o talento do autor para objetivar sua experiência subjetiva.*

Embora partes do livro de Burton já estivessem desatualizadas e fossem absurdas quando ele o publicou, alguns de seus insights e observações são bastante modernos. Sua descrição precisa de um ataque de pânico é comparável à do *DSM-V*: "Muitos efeitos lamentáveis esse medo causa aos homens, como ficar vermelho, pálido, trêmulo, suado; faz frios e calores repentinos tomar o corpo todo, palpitações do coração, síncope etc.".[44] E aqui está uma descrição aceitável do que hoje seria diagnosticado como transtorno de ansiedade generalizada:

> Muitos homens ficam tão sobressaltados e perplexos pelo medo que não sabem onde estão, o que dizem, o que fazem, e o que é pior, [o medo] os tortura com muitos dias de antecipação, com contínuas apreensões e desconfianças.[45] Bloqueia as mais louváveis iniciativas, trazendo dor, tristeza e opressão ao coração. Os que vivem com medo nunca são livres, decididos, seguros, nunca são felizes, pois vivem em sofrimento contínuo. Como disse Vives muito bem, *Nulla est miseria major quam metus*, não há infelicidade maior, nem angústia, nem tortura que o medo. Sempre desconfiados, ansiosos, apreensivos, eles se encolhem infantilmente sem razão, sem juízo, "sobretudo diante de algum objeto aterrorizante", como observa Plutarco.**

---

* Sinto uma afinidade com Burton quando ele admite sem reservas que escreveu sobre a melancolia para combater seu próprio problema: "Escrevo sobre melancolia por estar empenhado em evitar a melancolia".[43] (Eu escrevo sobre ansiedade para evitar ficar ansioso.)
** O biógrafo e historiador Plutarco descreveu com clareza e exatidão a forma como aquilo que hoje chamaríamos de depressão mórbida pode trazer consigo uma escalada de ansiedade. Qualquer pessoa que já tenha sofrido a insônia torturante da depressão ansiosa — em que a ansiedade gera privação de sono, e a

Burton agrupa centenas e centenas de teorias sobre a ansiedade e a depressão, muitas delas contraditórias entre si, mas no fim o tratamento que ele prescreve pode ser resumido em praticar exercícios regularmente, jogar xadrez, tomar banhos, ler livros, ouvir música, usar laxantes, comer bem, praticar sexo com moderação e, acima de tudo, se ocupar. "Não há causa maior de melancolia do que a preguiça, 'nem melhor cura que a atividade'", escreveu ele, citando o médico árabe Rasis.[46] Recorrendo aos conhecimentos de epicuristas e estoicos (e, do Oriente, dos budistas), ele aconselha moderação da ambição e aceitação do que se tem como a chave da felicidade:

> Se os homens não quisessem mais do que podem suportar, levariam vida feliz e, aprendendo a se conhecer, limitariam suas ambições; perceberiam então que a natureza tem o bastante, sem buscar coisas supérfluas e sem proveito, que nada trazem consigo além de tristeza e incômodo. Da mesma forma que um corpo gordo é mais sujeito a doenças, os ricos são sujeitos a absurdos e tolices, o que causa muitas perdas e tribulações.[47]

---

privação de sono gera mais ansiedade — reconheceria a adequação clínica da descrição de Plutarco. Para a pessoa deprimida, diz ele, "cada pequeno mal é ampliado pelos espectros assustadores de sua ansiedade [...]. Dormindo ou acordada, ela é assombrada da mesma forma pelos espectros de sua ansiedade. Acordada, não faz uso da razão; adormecida, não encontra alívio para seus sobressaltos. Sua razão está sempre letárgica; seus medos, sempre despertos. Em parte alguma ela consegue encontrar escape para seus terrores imaginários".

Plutarco não era médico, mas Galeno, nascido pouco depois da morte dele, era. Falando de uma epidemia de ansiedade que soa curiosamente moderna, Galeno conta ter visto "tremores no coração de jovens e adolescentes saudáveis, fracos e magros devido à ansiedade e à depressão" e pacientes com "sono escasso, agitado e interrompido, palpitações, vertigens" e "tristeza, ansiedade, retraimento e sensação de perseguição".

Tentar comparar de forma direta os patamares de ansiedade de eras diferentes é causa perdida. Sem contar os dados de pesquisa e as estatísticas da época atual sobre níveis ascendentes e descendentes de consumo de tranquilizantes, não há uma medida mágica de ansiedade que transcenda as particularidades culturais de tempo e espaço de modo a comparar de maneira objetiva os níveis de ansiedade — que, como qualquer emoção, é, de certa forma, intrinsecamente subjetiva e culturalmente determinada. Mas se a ansiedade descende do medo, e se o medo é um impulso determinado pela evolução para ajudar a prolongar a vida das espécies, a ansiedade é com certeza tão velha quanto a espécie humana. Os seres humanos sempre foram e sempre serão ansiosos (mesmo sendo a ansiedade refratada de modos diversos pelas diversas culturas). Uma proporção mais ou menos constante de nós sempre foi mais ansiosa que os demais. Assim que o cérebro humano se tornou capaz de apreender o futuro, tornou-se capaz de ficar apreensivo quanto ao futuro. A capacidade de fazer planos e de imaginar o futuro trouxe consigo a capacidade de se preocupar com o futuro, de temê-lo. Por acaso o homem de Cro-Magnon sentia dor de estômago nervosa quando predadores lhe espreitavam a caverna? Será que os primeiros hominídeos ficavam com as mãos molhadas de suor e a boca seca quando interagiam com membros hierarquicamente superiores da tribo? Teriam existido cavernícolas agorafóbos ou homens de Neandertal com ansiedade de desempenho ou medo de altura? Imagino que sim, já que esses proto-*Homo sapiens* resultaram da mesma evolução que gerou nossa capacidade de experimentar ansiedade, e eles tinham o mesmo aparelhamento fisiológico para o medo que nós, ou muito semelhante ao nosso.

Isso indica que a ansiedade é parte permanente da condição humana. "Em nossos dias, ainda percebemos as principais ameaças como se viessem dos dentes e das garras de inimigos físicos, embora eles sejam na verdade basicamente psicológicos e, em sentido amplo, espirituais — ou seja, eles têm a ver com o absurdo", escreveu Rollo May em 1977 no prólogo da edição revista de *O significado da ansiedade*.[48] "Já não somos presas de tigres e mastodontes, mas dos prejuízos a nossa autoestima, da condenação ao isolamento pelo grupo ou da ameaça de perder a luta competitiva. A forma da ansiedade mudou, mas a experiência permanece até certo ponto a mesma."

PARTE V
REDENÇÃO E RESILIÊNCIA

11. Redenção

*A capacidade de suportar a ansiedade é importante para a autorrealização da pessoa e para a conquista de seu ambiente [...].
A autorrealização só ocorre ao preço de ir adiante apesar desses choques. Isso indica um uso construtivo da ansiedade.*
Kurt Goldstein, Human Nature in the Light of Psychopathology
[A natureza humana à luz da psicopatologia] (1940)

A partir dos dez anos, tratei-me com o mesmo psiquiatra, uma ou duas vezes por semana, durante 25 anos. Foi o dr. L. quem me aplicou o teste de Rorschach quando fui levado ao Hospital McLean na condição de paciente de fobia generalizada. Quando comecei a fazer terapia com o dr. L., no começo da década de 1980, ele estava chegando aos cinquenta, era alto e magro, um tanto calvo, com uma barba no clássico estilo freudiano. Com os anos, a barba foi e voltou algumas vezes, ele perdeu mais cabelo, que passou de castanho a grisalho e depois a branco. Mudou o consultório de um lugar (onde morava com a primeira mulher) para outro (onde morava com a segunda mulher), para um terceiro (um espaço que alugava a um oftalmologista), para um quarto (onde, em consonância com sua migração para a New Age, dividia a sala de espera com um massagista e um eletrologista) e, por fim, para um edifício de frente para o mar em Cape Cod (onde ele instalara sua clínica e onde, mais uma vez, seu consultório estava ligado a sua casa), onde o visitei pela última vez.

Tendo estudado em Harvard na década de 1950 e no início da seguinte, o dr. L. começou a carreira durante o fastígio da psicanálise, quando o freudismo ainda dominava. Quando o conheci, ele acreditava tanto na medicação quanto nos conceitos freudianos de neurose e repressão, complexo de Édipo e transferência, por exemplo. Nossas primeiras sessões, no começo da década de 1980, eram cheias de testes de Rorschach, exercícios de livre associação e discussões das lembranças de meus primeiros anos. Nossas últimas sessões, em meados da década de 2000, centraram-se em interpretação de papéis e em "trabalhar a energia". Ele passou também boa parte do tempo nesses últimos anos tentando me convencer a praticar um tipo de ioga que agora está sendo defendida na justiça de numerosas acusações de lavagem cerebral.

Aqui estão algumas coisas que fizemos em nossas sessões ao longo de um quarto de século: folheamos livros ilustrados (1981); jogamos gamão (1982-5); lançamos dardos (1985-8); experimentamos de vez em quando vários métodos psicoterapêuticos de ponta, de características cada vez mais próximas da New Age, como a hipnose, a comunicação facilitada, dessensibilização e reprocessamento por meio dos movimentos oculares, terapia da criança interior, terapia dos sistemas energéticos e terapia dos sistemas familiares internos (1988-2004). Fui beneficiário ou possivelmente vítima de quase todas as modas passageiras da psicoterapia e da psicofarmacologia.

Há poucos anos, quando comecei a pesquisa para este livro, decidi procurar o dr. L. para uma entrevista. Apesar de não ter me curado, quem melhor para me ajudar a falar de minha ansiedade do que o homem que me tratou dela durante décadas? Então lhe escrevi, disse em que estava trabalhando e perguntei se podia entrevistá-lo sobre meus longos anos de terapia e dar uma olhada em algumas das minhas fichas antigas que ele ainda conservasse. Ele disse que já não tinha minhas fichas, mas que falaria comigo com prazer. Foi assim que, numa tarde fria do fim de novembro, percorri de carro o Cape Cod, gelado e sem verde naquela época do ano, de Boston a Provincetown. Fazia mais de cinco anos que eu não o via nem falava com ele, e estava ansioso (como não podia deixar de ser) em relação ao encontro. Disposto a manter uma postura de jornalista — e evitar cair em velhos hábitos de dependência em relação a ele (ele tinha sido uma figura paterna ao longo de 25 anos) — engoli um Frontal preventivo e pensei em dar uma passada numa loja de bebidas para um gole sedativo de vodca.* Estacionei diante da casa dele no meio da tarde.

Ele me esperava no terraço dos fundos. Acenou para mim e me indicou que subisse até seu gabinete, onde me recebeu de maneira afetuosa, talvez um pouco cauteloso, imaginando, acredito, que eu poderia estar ali a fim de reunir provas para um processo por imperícia. (Tudo o que ele me disse por e-mail em relação a esse encontro, sobre minhas fichas e coisas assim pareceu-me cuidadosamente arquitetado e também revisto por um advogado.) Já com setenta e tantos anos, ele ainda parecia ágil e em forma, mais jovem do que era. Depois que nos sentamos e lhe contei o que tinha estado fazendo nos últimos anos, começamos a falar sobre minha ansiedade.

Perguntei se ele se lembrava de meu caso desde o dia em que

---

* O simples fato de eu ter cogitado essa possibilidade leva a crer que aquelas décadas de terapia com o dr. L. não foram lá tão eficazes; minhas dependências agora são químicas.

apareci pela primeira vez no hospital psiquiátrico, havia mais de duas décadas.

"Lembro-me com toda a clareza", disse ele. "Você era uma criança muito angustiada."

Perguntei-lhe sobre minha emetofobia, que já se manifestava com intensidade quando eu tinha dez anos. "Era uma fantasia dramática de que, ao vomitar, você faria seu corpo se diferenciar", disse ele. "Seus pais não ajudaram com o teste de realidade, e você recorreu a essa fobia."

Será que ele se lembrava de que forma ele e a equipe psiquiátrica do hospital interpretaram meu teste de Rorschach? Pouco tempo antes, eu tinha ido ao arquivo do Hospital McLean e pedido aos arquivistas que procurassem minha avaliação original, mas meu prontuário tinha sido levado dali alguns anos antes, e ninguém conseguiu localizá-lo. A única imagem que pude lembrar foi a de algo que me pareceu um morcego ferido, com as asas quebradas, incapaz de fugir de sua caverna. "Isso talvez tivesse alguma coisa a ver com seus sentimentos de estar sendo abandonado ou dominado", disse o dr. L. "Uma sensação de insegurança e enorme vulnerabilidade."

Perguntei-lhe o que ele achava que podia ter causado tal vulnerabilidade.

"Todo um conjunto de fatores. Sabíamos que havia deficiências nos pais."

Primeiro ele falou sobre meu pai, que conhecia muito bem, pois o atendera quando foi abandonado por minha mãe, que o deixou para ficar com o sócio dela no escritório de advocacia.*

---

* Isso, diga-se de passagem, leva a uma rede mais para complexa de conflitos de interesses. No domingo de outono de 1995 em que minha mãe anunciou que queria o divórcio, meu pai, desesperado para salvar o casamento, parou de beber pela primeira vez em anos e, numa atitude absolutamente inesperada, concor-

Quando você era pequeno, seu pai tinha um lado "sabedor" muito

---

dou em recorrer a um aconselhamento conjugal. Antes daquilo, durante anos, meu pai, apesar de pagar a conta do psicólogo para mim e para minha irmã, fazia pouco da psicoterapia. "Como foi sua aula de maluquice?", perguntava, de gozação, depois de cada sessão. Fez isso tantas vezes que a expressão passou para a língua franca da família, e no fim minha irmã e eu nos referíamos sem nenhuma ironia a nossas aulas de maluquice. ("Mãe, você pode me dar uma carona para minha aula de maluquice na quarta-feira?") Em 1995, o dr. L. acabava de pendurar uma placa — com sua nova mulher, a enfermeira G. — em que anunciava o casal como conselheiros de relacionamento. Foi assim que meus pais começaram a se consultar com o dr. L. e a enfermeira G. (que era também assistente social clínica formada) numa terapia intensiva para casais. O que teria sido perfeito se eu — na época, na casa dos vinte anos — ainda não tivesse o dr. L. como meu principal psicoterapeuta. Assim, minhas sessões com ele começaram a ficar mais ou menos deste jeito:

"DR. L.: Como vai?
EU: Bem, tive uma semana meio difícil. Tive um ataque de pânico quando...
DR. L.: Como estão seus pais?
EU: O quê?
DR. L.: Você falou com sua mãe ou com seu pai nos últimos dias? Sua mãe disse alguma coisa sobre se continua se encontrando com Michael P.?"

Acontece que minha mãe *continuava* se encontrando com Michael P. e, na verdade, pouco depois iria morar com ele.

Desarvorado com a partida de minha mãe, meu pai começou a fazer terapia individual com o dr. L. Nessa altura, poderíamos ter contratado o dr. L. como funcionário da família. Ele tinha feito seis meses de aconselhamento conjugal com meus pais, estava fazendo sessões individuais com meu pai pelo menos uma vez por semana e ainda me atendia. Para tornar essa rede de psicopatologia ainda mais incestuosa, minha mãe começou a ter sessões individuais com a enfermeira G.

Minhas próprias sessões de terapia com o dr. L. passaram a ser dominadas por suas perguntas sobre a nova estrela entre seus pacientes, isto é, meu pai. Eu não podia culpar o dr. L. por achá-lo um paciente mais interessante. Afinal, depois de me atender durante mais de quinze anos, ele o estava atendendo havia poucos meses. Falar com meu pai sobre a relação comigo e depois falar comigo sobre minha relação com meu pai certamente era, para o dr. L., de um fascínio intrigante como o de *Rashomon*. Ele atendia meu pai, a mulher dele atendia minha mãe, ele e a mulher atendiam minha mãe e meu pai juntos e ele me aten-

acentuado, o que quer dizer que uma parte dele estava sempre julgando. Ele não era muito tolerante para com o comportamento ansioso. A ansiedade que você demonstrava o fazia explodir de raiva. Ele não tinha empatia. Quando você ficava ansioso, ele julgava isso e queria consertar. Ele não conseguia apenas ajudar você a suportar sua ansiedade. Não era capaz de acalmá-lo.

O dr. L. fez uma pausa. "Ele não era capaz de se acalmar também. Ele julgava sua ansiedade. Na cabeça dele, ansiedade é fraqueza. Isso o deixa furioso."*

---

dia — um jogo caleidoscópico de telefonia familiar, tendo o casal de terapeutas como operadores.

Meu pai iniciou a terapia emocionalmente destruído pela separação, profundamente abalado e bebendo muito. Menos de dois anos depois, estava feliz, produtivo, casado de novo e foi considerado (por ele mesmo e pelo dr. L.) muito mais "autorrealizado" e "autêntico" do que nunca. Começou e acabou a terapia em dezoito meses. Já eu estava entrando no nono ano com o dr. L. e continuava ansioso como sempre.

Há poucos anos, minha mulher perguntou a meu pai o que havia acontecido depois que ele teve alta da terapia com o dr. L. O terapeuta tinha dito alguma coisa sobre mim na ocasião? Tinha. O dr. L., lembrou meu pai, disse a ele que eu não estava nem perto da alta e que tinha "graves problemas" que exigiam ajuda.

O que, suponho, era exatamente o caso. Mas será que um desses problemas não seria o fato de que meu próprio pai — cuja severa avaliação de minha vida e de meu trabalho ao longo de anos provavelmente contribuiu para a diluição da minha autoestima — tinha, ao tomar de empréstimo meu terapeuta e passar de uma temporária pilha de nervos para a cura completa num tempo curtíssimo, enquanto eu penava no purgatório da estagnação neurótica, confirmado mais uma vez minha inferioridade generalizada e minha incompetência? Quando ele teve alta, eu me senti como um colegial que fica para trás do irmão mais novo na escola: meu pai, tendo começado a terapia anos (décadas!) depois de mim, rapidamente se formou com louvor, enquanto eu, amarrado às aulas de recuperação, repetia o terceiro ano pela nona vez.

* *A fúria de meu pai.* Entre os momentos mais negros da minha infância está o seguinte: uma noite, quando eu tinha catorze anos, acordei às três da manhã aos gritos, com um de meus ataques de pânico. Ao me ouvir gritar, meu pai perdeu

E minha mãe?

"Ela era ansiosa demais para conseguir ajudar você a conviver com sua própria ansiedade", disse o dr. L. "Ela organizou a vida dela tentando não ser ansiosa. Então, quando *você* ficava ansioso, *ela* ficava ansiosa. Com uma relação genitor-filho como essa, o filho assume a ansiedade do genitor mas não sabe de onde ela vem. A ansiedade dela tornou-se a sua ansiedade, e você não sabia lidar com isso, e ela não podia ajudá-lo.

"Você tinha problemas de 'constância objetal'", continuou. "Você não conseguia formar uma imagem interna de seus pais. Quando estava longe deles, sempre achava que poderia ter sido abandonado. Seus pais nunca puderam ser estáveis a ponto de lhe dar a certeza de que eles continuavam no planeta."*

O dr. L. disse acreditar que a ansiedade de separação se com-

---

o controle. Irrompeu em meu quarto, seguido de minha mãe, e começou a me bater sem parar, ordenando que eu calasse a boca. Isso me fez gritar ainda mais. "Seu cretino, seu cretininho ridículo!", berrou, e me ergueu e me atirou longe. Bati na parede e escorreguei para o chão. Prostrado e em prantos, com meu pai olhando para mim, pude ver minha mãe de pé, impassível, na soleira da porta. Sempre tive uma predisposição para me sentir sozinho mesmo quando rodeado de amigos e parentes; naquele momento, me senti mais sozinho do que nunca. (Aqui está, como confirmação de minhas lembranças, uma anotação no diário que meu pai começou a escrever depois que minha mãe o deixou e que de bom grado ele me mostrou há alguns anos: "Aos onze anos, no entanto, Scott começou a ficar muito ansioso, com um medo particular de vomitar. Começou a manifestar comportamentos esquisitos, que Anne percebia e eu negava. Anne tinha razão, e, condenando duramente minha cegueira psicológica, a dra. Sherry [uma psiquiatra pediátrica] recomendou uma avaliação no McLean. Esse processo levou à psicoterapia com o dr. L., que já vai longa. Mas a lenga-lenga inicial foi terrível. Scott ficou muito pior e não conseguia dormir à noite. Começou a tomar Amplictil e imipramina. Por causa da frustração, muitas vezes eu me tornava violento, verbal e até fisicamente".)

* Isso coincide com o conceito de base segura da teoria do apego de Bowlby-
-Ainsworth.

binava com a superproteção de minha mãe. "A mensagem que você recebeu de sua mãe foi: *Você não pode se arriscar — não corra riscos porque a ansiedade vai ser devastadora.*"

Eu disse que isso me soava como se ele atribuísse minha ansiedade sobretudo a questões psicodinâmicas — à relação que eu tinha com meus pais. Mas as pesquisas modernas não mostram que a vulnerabilidade à ansiedade é em grande parte genética? O trabalho de Jerome Kagan sobre a relação entre genes e temperamento, e entre temperamento e ansiedade, por exemplo, não sugere que a personalidade ansiosa está inscrita no genoma?

"Olhe, talvez o fato de ter um 'temperamento inibido' tenha piorado as coisas para você", disse ele. "Mas, na minha opinião, mesmo que você não tivesse esse temperamento geneticamente induzido, a personalidade de sua mãe poderia ter lhe causado problemas. Nem ela nem seu pai eram capazes de dar o que você precisava. Você não podia acalmar a si mesmo.

"Sim", continuou,

> há indícios de que você teve problemas neuroquímicos provocados por seus genes. E a personalidade de sua mãe foi um mau complemento para seu temperamento geneticamente determinado. Mas a predisposição genética a uma doença não faz com que uma pessoa tenha necessariamente a doença. Os geneticistas dizem: "Vamos mapear os genes e descobrir o problema". *Não! Não é verdade!* Mesmo no caso do câncer de mama, às vezes só um fator ambiental — como a alimentação — vai catalisar a transformação da predisposição genética ao câncer em câncer propriamente dito.

Observei que a medicação — Frontal, Rivotril, Citalopram, álcool — é mais eficaz para me trazer alívio do que meus pais jamais foram, ou que o dr. L. foi, ou que minha própria força de vontade (seja lá o que isso signifique) foi. Isso não indicaria que minha ansiedade é um problema mais médico do que psicológico, independentemente do que possam ter sido as deficiências de meus pais? Que a ansiedade é um problema enraizado no corpo, no cérebro físico e não em alguma mente ou psique imaterial — um problema que escapa do corpo para o cérebro e deste para a mente, e não um problema que se infiltra da mente para o cérebro e deste para o corpo?

"Falsa dicotomia!" disse ele, enfático, pondo-se de pé para tirar um livro da estante: *O erro de Descartes*. Nele, o neurologista António Damásio explica que Descartes errou ao afirmar que mente e corpo são distintos. A dualidade mente-corpo não é de fato uma dualidade, explicou o dr. L., parafraseando Damásio. O corpo dá origem à mente; a mente preenche o corpo. Os dois não podem ser diferençados. "A função neocortical" — ou seja, a mente — "faz de nós o que somos", disse o dr. L. "Mas o sistema límbico" — que é autônomo e inconsciente — "pode ser igualmente relevante, se não mais, na determinação de quem somos. O neocórtex não pode tomar uma decisão sem que o sistema emocional funcione."

Para ilustrar a inseparabilidade de corpo e mente, o dr. L. falou sobre os efeitos do trauma. (Ele estivera havia pouco no Sri Lanka, orientando psicoterapeutas que trabalhavam com sobreviventes do tsunami de 2004.) A experiência de trauma ou violência, explicou, fica estocada no corpo, "entrelaçada nos tecidos corporais".

"Veja, por exemplo, os sobreviventes do Holocausto", disse ele. "Até os netos deles apresentam uma carga extra de ansiedade que é mensurável em termos fisiológicos. São mais vulneráveis a fatores desencadeantes de ansiedade. Se virem um filme sobre vítimas de violência na Somália, reagem de forma muito mais forte." Isso é verdade, prosseguiu ele, não só para os filhos de sobreviventes do Holocausto, mas para seus netos e até bisnetos.

"Eles têm alguma coisa amalgamada em seu corpo por meio da experiência de seus pais ou avós. O trauma não lhes pertence, mas os afeta." (Em relação isso, penso na obsessão de meu pai com o Holocausto, nos livros sobre os nazistas empilhados em sua mesa de cabeceira, os documentários sobre a Segunda Guerra Mundial sempre passando na TV. Os pais dele tinham fugido da Alemanha antes do Holocausto, como a maior parte da família, mas não antes que seus tios e seu avô tivessem sido espancados na Noite dos Cristais.)

Perguntei ao dr. L. se achava que a psiquiatria tinha mudado muito desde que ele entrara para a área, havia quase cinquenta anos, sobretudo quanto às concepções sobre as causas e o tratamento da ansiedade.

"Os freudianos acham que o 'insight' está acima de tudo", ele disse. "Se você tivesse um insight sobre sua neurose, esperava-se que pudesse controlá-la. *Errado!*"

Os tratamentos preferidos do dr. L. na atualidade são, dependendo do ponto de vista do leitor, ou high-tech e de ponta ou New Age e bizarros: por exemplo, dessensibilização e reprocessamento dos movimentos oculares, que consiste em mexer os olhos de um lado para o outro enquanto se revive um trauma; terapia familiar sistêmica, baseada na obra do psiquiatra Richard Schwartz, que consiste em treinar o paciente para ter controle sobre seus múltiplos eus por meio do "eu condutor" e ajudá-lo a criar uma relação melhor e mais fortalecedora com sua vulnerável criança interior. Em meus últimos anos de terapia com o dr. L., passei um tempão mudando de uma cadeira para outra em seu gabinete, habitando diferentes "eus" e "energias", falando com minha criança interior.

"Tínhamos uma visão monolítica dos estados de ânimo e dos transtornos de personalidade", prosseguiu o dr. L. "Mas agora entendemos que temos pequenos pacotes de personalidade; eles têm seus próprios conjuntos de crenças e valores." O segredo do tratamento, diz ele, é tornar o paciente consciente desses múltiplos eus e ajudá-lo a administrar os eus que trazem em si trauma ou ansiedade.

"Hoje em dia", ele disse, "sabemos muito mais sobre os neurocircuitos da ansiedade. Às vezes é preciso receitar medicamentos. Mas a psiquiatria mais recente e melhor altera a química do cérebro da mesma forma que os medicamentos."

"Estarei condenado por meus neurocircuitos?", perguntei. "Fiz terapia com o senhor durante 25 anos, fui a muitos outros terapeutas e tentei muitos métodos de tratamento. E cá estou eu, chegando à meia-idade e ainda sofrendo de ansiedade crônica e com frequência incapacitante."

"Não, você não está condenado", disse o dr. L. "Agora sabemos o bastante sobre neuroplasticidade para entender que o circuito está sempre em crescimento. Você sempre pode modificar o programa."

Mesmo não podendo me curar por completo de minha ansiedade, cheguei a crer que talvez ela tenha algum valor compensatório.

Há indícios históricos de que a ansiedade pode estar aliada ao gênio artístico e criativo. Os dotes literários de Emily Dickinson, por exemplo, estavam ligados de maneira indissolúvel a sua ansiedade. (Ela vivia confinada em casa e, na verdade, depois dos quarenta anos, só saía do quarto em raras ocasiões.) Franz Kafka ligava sua sensibilidade neurótica a sua sensibilidade artística; o mesmo, é claro, fez Woody Allen. Jerome Kagan, o psicólogo de Harvard, diz que a ansiedade de T.S. Eliot e sua fisiologia altamente reativa contribuíram para fazer dele um grande poeta. Kagan observa que Eliot foi "uma criança tímida, medrosa, sensível"; mas, como teve apoio familiar, boa escolaridade e "uma capacidade verbal fora do comum", conseguiu "explorar seu temperamento" e tornar-se um poeta extraordinário.¹

Ainda mais conhecida é a transmutação da sensibilidade neurótica em arte no caso de Marcel Proust. O pai dele, Adrien, era um médico especializado em saúde nervosa e autor de um livro respeitado, intitulado *The Hygiene of the Neurasthenic*. Marcel leu o livro do pai assim como muitos outros, escritos por destacados médicos de nervos de sua época, e incorporou a obra deles à sua; sua ficção e sua não ficção estão "saturadas do vocabulário da disfunção nervosa", como disse um de seus críticos.² Em diversos pontos de *Em busca do tempo perdido*, os personagens comentam ou representam a ideia de que, como já dizia Aristóteles, o sofrimento nervoso dá lugar à grande arte. Para Proust, o refinamento da sensibilidade artística tinha uma ligação direta com a disposição nervosa. Do grande nervosismo nasce a grande arte.*

---

* Considere-se também intelectuais igualmente doentes dos nervos como David Hume, James Boswell, John Stuart Mill, George Miller Beard, William James, Alice James, Gustave Flaubert, John Ruskin, Herbert Spencer, Edmund Gosse, Michael Faraday, Arnold Toynbee, Charlotte Perkins Gilman e Virginia Woolf, cada um deles vítima de prostração nervosa debilitante no início (e às vezes mais adiante) da carreira. Nos primeiros anos da idade adulta, David Hume, que se tornaria uma das estrelas de maior brilho do Iluminismo escocês, abandonou os estudos de direito e empreendeu uma carreira um tanto mais instável em filosofia. Na primavera de 1729, depois de um período de intenso esforço intelectual, Hume teve um colapso. Como escreveu mais tarde a um médico sobre seus males, ele se sentia fisicamente exausto e emocionalmente confuso; não conseguia se concentrar no livro que estava tentando escrever (que viria a ser o famoso *Tratado da natureza humana*) e tinha horríveis dores estomacais, erupções cutâneas e palpitações que o deixaram incapacitado durante a maior parte do tempo ao longo de cinco anos. Mais ou menos como Darwin mais tarde, Hume experimentou todos os remédios existentes na esperança de encontrar cura para o que ele chamava de "desarranjo": fez tratamento em estações de águas, viajou ao campo para fazer caminhadas e cavalgadas, tomou a "Série de Cervejas e Pí-

Do grande nervosismo pode nascer também, pelo menos em parte do tempo, a grande ciência. O psicólogo Dean Simonton, da Universidade da Califórnia, que levou décadas estudando a psicologia da genialidade, calcula que um terço dos mais eminentes cientistas sofrem de ansiedade, depressão ou as duas coisas.[4] Ele acha que os mesmos mecanismos cognitivos ou neurobiológicos que predispõem algumas pessoas aos distúrbios de ansiedade também afetam o tipo de pensamento criativo que produz saltos epistemológicos na ciência. Quando Isaac Newton inventou o cálculo,

---

lulas Anti-Histéricas" e "Uma Jarra de Clarete por Dia" prescritas por seu médico de família. Ao escrever a outro médico em busca de socorro, perguntou: "Entre todos esses acadêmicos que o senhor conhece, sabe de algum que tenha sido afetado desta maneira? Se posso ter alguma esperança de recuperação? Se devo esperar muito tempo por ela? Se minha recuperação chegará um dia a ser completa, e meu espírito retomará o ímpeto e vigor antigo, de modo a suportar a fadiga do pensamento profundo e abstruso?".[3] No fim das contas, Hume acabou se recuperando. Depois de publicar o *Tratado*, em 1739, parece que não sofreu mais e tornou-se talvez o mais importante filósofo de língua inglesa de todos os tempos.

O filósofo político John Stuart Mill sofreu um colapso nervoso parecido. No outono de 1826, aos vinte anos, Mill teve uma forte crise emocional que tempos mais tarde relataria no famoso quinto capítulo de sua autobiografia, intitulado "Uma crise em minha história mental". Ao longo do "inverno melancólico" daquele ano, ele permaneceu num estado permanente de "depressão", "prostração" e "nervos embotados". Ficou de tal modo paralisado por sua "irreprimível inibição" que mal conseguia agir. (Isso traz à memória o romancista David Foster Wallace, outro gênio devastado pela ansiedade aguda.) Depois de dezoito meses de infelicidade implacável, Mill escreveu: "Um pequeno raio de luz surgiu em minhas trevas", quando lia as memórias de um historiador francês: ele precisava, decidiu, ser menos reprimido e analítico, e desenvolver seu lado emocional e estético. A rígida educação a ele imposta pelo pai "cruel e severo" tinha lhe roubado, como ele veio a entender, uma infância normal e uma vida emocional íntima. "Alimentar sentimentos tornou-se um dos pontos cardeais de meu credo ético e filosófico", escreveu. Tornando-se mais atento a suas emoções (que ele cultivava, por exemplo, lendo a poesia de Wordsworth), foi capaz de deixar para trás a ansiedade e a depressão.

ninguém ficou sabendo disso durante dez anos — porque ele era demasiado ansioso e deprimido para falar com alguém. (Durante anos, ele foi agoráfobo demais para sair de casa.) Se Darwin não tivesse ficado preso em casa por causa da ansiedade durante décadas a fio, talvez nunca tivesse concluído seu trabalho sobre a evolução. A carreira de Sigmund Freud esteve perto de morrer no nascedouro por causa de uma terrível ansiedade e da insegurança, que ele superou para tornar-se uma pessoa cultuada e uma imensa influência intelectual sobre gerações de psicoterapeutas. Depois que sua reputação de grande homem de ciência estava firmada, Freud e seus acólitos procuraram gravar na pedra uma imagem de homem eternamente seguro e sábio. Mas suas cartas mais antigas mostram outra coisa.[5]*

---

* Ernest Jones, primeiro guardião do legado de Freud, disse uma vez que apenas "detalhes sem interesse" tinham sido extirpados da coletânea de cartas de Freud que ele publicou. Mas entre essas cartas estrategicamente omitidas havia cerca de 130 dirigidas a seu amigo Wilhelm Fliess, muitas das quais consistiam numa ladainha de queixas neuróticas e hipocondríacas.

"Não fico livre de sintomas durante mais de meio dia, e meu estado de ânimo e minha capacidade de trabalho estão em declínio", escreveu Freud numa carta a Fliess no começo de maio de 1894. As cartas suprimidas estão cheias de relatos de sintomas, repetidos à exaustão. Segundo seu próprio testemunho, Freud sofria de enxaqueca, dores no corpo todo, vários tipos de distúrbios estomacais e palpitações sem fim que o levaram a predizer numa carta que morreria logo depois dos cinquenta, de "ruptura do coração". Suas tentativas (fracassadas) de deixar de fumar charutos causariam um ressurgimento dos sintomas físicos: "Sinto-me velho, letárgico, nada saudável". Quando seu pai morreu, em 1896, ele relatou uma preocupação aparentemente fóbica com a morte, que chamou de "delírio de morte".

Isso não tem nada a ver com a imagem do estoico e seguro senhor da mente que ele queria projetar. "É demasiado perturbador para um médico que passa cada momento do dia lutando para conseguir o entendimento das neuroses não saber se está sofrendo de uma leve depressão justificada ou hipocondríaca", disse Freud a Fliess. Suas cartas estão cheias de pensamentos melancólicos e autodestrutivos: ele acha que vai morrer na obscuridade, que seu trabalho é "fútil", que

A ansiedade por si só não vai fazer de você um poeta ganhador do prêmio Nobel ou um estupendo cientista. Mas se você utilizar de modo correto seu temperamento ansioso, poderá se tornar um profissional melhor. Jerome Kagan, que passou mais de sessenta anos estudando pessoas de temperamento ansioso, acredita que os funcionários ansiosos são melhores. Na verdade, ele passou a só contratar pessoas de temperamento hiper-reativo para serem seus assistentes de pesquisa. "Eles são compulsivos, não cometem erros, são cuidadosos na tabulação de dados", disse ele ao jornal *The New York Times*. "Em geral são aplicados e quase que obsessivamente bem preparados."[6] Desde que consigam não sucumbir de todo ao transtorno de ansiedade, "as pessoas atormentadas são talvez os trabalhadores mais perfeitos e os amigos mais solícitos", disse *The Times*. Outra pesquisa corrobora a afirmação de Kagan. Efetuado em 2012 por psiquiatras do Centro Médico da Universidade de Rochester, o estudo concluiu que as

---

todo o esforço dará em nada. Às vezes, parece que ele não consegue sobreviver, muito menos ter sucesso, na área que escolheu. "Passei por uma espécie de experiência neurótica", escreveu, em 22 de junho de 1897, crivada de "pensamentos sombrios, dúvidas encobertas, com apenas um ou outro raio de luz de quando em quando".

"Ainda não sei o que está acontecendo comigo", observou, semanas depois. "Alguma coisa saída das profundezas de minha própria neurose postou-se diante de qualquer avanço no entendimento das neuroses."

Em agosto de 1897, Freud escreveu a Fliess de Bad Aussee, Áustria, onde passava férias com a família. Não estava feliz: passava por "um período de mau humor" e estava "atormentado por sérias dúvidas sobre minha teoria da neurose". As férias não estavam contribuindo em nada para "reduzir a agitação de minha cabeça e de meus sentimentos". Apesar de sua grande prática médica, Freud escreveu que "o paciente que mais me preocupa sou eu mesmo". No verão seguinte, em outro período de férias, ele registrou com tristeza que seu trabalho estava progredindo pouco e que se sentia desmotivado. "O segredo desta inquietação chama-se histeria", concluiu, de forma notável, atribuindo a si mesmo a afecção à qual dedicara toda a sua carreira a tratar.

pessoas aplicadas e fortemente neuróticas são propensas a ser mais reflexivas, mais voltadas para objetivos, mais organizadas e melhores do que a média quanto a planejamento.[7] Tendem a ser funcionários eficientes, de alto desempenho — e mais cuidadosos com sua saúde física do que os outros. ("Essas pessoas são inclinadas a pesar as consequências de seus atos", disse Nicholas Turiano, pesquisador-chefe. "Seu grau de neuroticismo, combinado com a responsabilidade, provavelmente as impede de adotar comportamentos de risco.") Uma pesquisa realizada em 2013 pelo *Academy of Management Journal* concluiu que os neuróticos contribuem mais para os projetos de grupo do que previram seus gestores, enquanto os extrovertidos contribuem menos, e que a contribuição dos neuróticos se torna ainda mais valiosa ao longo do tempo.[8] A chefe da pesquisa, Corinne Bendersky, professora da Escola Anderson de Administração da Universidade da Califórnia, disse que se fosse contratar uma equipe para um projeto de grupo, "contrataria mais neuróticos e menos extrovertidos do que meu impulso inicial determinaria".[9] Em 2005, pesquisadores da Universidade do País de Gales publicaram um trabalho intitulado "Can Worriers Be Winners?" [Pessoas atormentadas podem ser vencedoras?], no qual revelavam que diretores financeiros muito ansiosos tendiam a ser os melhores e mais eficazes gestores de dinheiro, desde que suas preocupações fossem acompanhadas de QI elevado.[10] Pessoas inteligentes que estão sempre preocupadas, concluíram os pesquisadores, tendem a produzir os melhores resultados.*

Infelizmente, a correlação positiva entre a preocupação extrema e o bom desempenho no trabalho desaparece em pessoas

---

* "A ansiedade é um componente importante da cognição motivada, essencial para a ação em situações que exigem cautela, autodisciplina e antecipação geral da ameaça", escreveram os pesquisadores.

de baixo QI. Mas há indícios de que a preocupação excessiva é aliada de um QI elevado. O dr. W. diz que seus pacientes ansiosos costumam ser os mais inteligentes. (Em sua experiência, advogados ansiosos costumam ser especialmente inteligentes — habilitados não só a prever complexas eventualidades legais, mas também a imaginar os piores cenários para si mesmos.) As observações casuais do dr. W. são embasadas por dados científicos recentes. Alguns estudos descobriram que essa relação pode ser direta: quanto mais alto o QI de uma pessoa, maior a probabilidade de ser atormentada; quanto mais baixo o QI, menor essa possibilidade. Uma pesquisa publicada em 2012 na *Frontiers in Evolutionary Neuroscience* concluiu que altos QIs coincidiam com altos graus de preocupação em pessoas com diagnóstico de distúrbio de ansiedade generalizada.[11] (As pessoas ansiosas são muito hábeis em imaginar possíveis desfechos ruins.) Jeremy Coplan, principal autor dessa pesquisa, diz que a ansiedade é adaptativa do ponto de vista da evolução porque "é muito frequente que se apresentem perigos improváveis". Quando surge um perigo desse tipo, as pessoas ansiosas provavelmente estarão mais bem preparadas para sobreviver. Algumas pessoas, diz Coplan, são na verdade tão tapadas que são "incapazes de identificar um perigo qualquer, mesmo quando é iminente"; além disso, "se essas pessoas estiverem em posições de liderança, vão informar à população em geral que não há motivo de preocupação". Coplan, professor de psiquiatria do Centro Médico Downstate, na State University of New York, diz que a ansiedade pode ser uma característica positiva para líderes políticos — e que a ausência de ansiedade pode ser perigosa. (Alguns comentaristas já sugeriram, com base em descobertas como as de Coplan, que a principal causa da crise econômica de 2008 foram políticos e financistas néscios, pouco ansiosos, ou as duas coisas.)

É claro que essa correlação não é universal: há muitas pessoas imprudentes e brilhantes, como há atormentados cretinos. E, como sempre, há que ressalvar que a ansiedade é produtiva sobretudo quando não é excessiva a ponto de se tornar debilitante. Mas se você for ansioso, talvez possa ter esperanças baseadas na quantidade cada vez maior de indícios que mostram uma ligação entre ansiedade e inteligência.

A ansiedade também pode estar ligada ao comportamento ético e à liderança eficaz. Uma vez, minha mulher, pensando em voz alta, falou no que eu poderia perder se chegasse a ficar totalmente curado de minha ansiedade — e no que *ela* poderia perder se eu ficasse sem meu temperamento ansioso.

"Detesto a sua ansiedade", disse ela, "e detesto que ela o faça infeliz. Mas o que aconteceria se coisas que amo em você estivessem ligadas a sua ansiedade?" Indo ao fundo da questão, ela perguntou: "E se você ficar curado de sua ansiedade e se tornar um perfeito idiota?".

E suspeito que isso aconteceria — porque pode ser que minha ansiedade provoque uma inibição e uma sensibilidade social que me tornam mais sintonizado com outras pessoas e um marido mais tolerável do que eu seria em outras circunstâncias. Comprovou-se que entre os pilotos de caça os índices de divórcio são altíssimos — fato que pode ser atribuído ao baixo nível de ansiedade dessas pessoas e a uma estimulação também baixa do sistema neurovegetativo, ambos ligados não apenas à necessidade de aventura (satisfeita por voos rasantes ou casos extraconjugais), mas também a certa falta de sensibilidade nos relacionamentos interpessoais[12] e à desatenção para com os sinais sociais mais sutis que suas parceiras emitem.* Pessoas ansiosas, que vivem perscrutando

---

* É sabido que a Força Aérea tem o mais alto índice de divórcio nas Forças Armadas e de segurança dos Estados Unidos, e que de cada dez divórcios de pilotos de caça, nove são pedidos por iniciativa das mulheres.

o ambiente em busca de ameaças, costumam ser mais antenadas para as emoções dos outros e para os sinais emitidos por eles do que os viciados em adrenalina.

A ideia de uma relação entre ansiedade e moralidade é muito anterior às pesquisas da ciência moderna e à intuição de minha mulher. Santo Agostinho acreditava que o medo é adaptativo porque ajuda as pessoas a se comportar moralmente. (Era também o que Thomas Burgess e Charles Darwin achavam sobre a ansiedade e o rubor: o medo de comportamentos impróprios ajuda primatas e seres humanos a se comportar "bem", preservando assim a civilidade.) Os filósofos pragmáticos Charles Sanders Peirce e John Dewey acreditavam que a aversão humana às experiências negativas como a ansiedade, a vergonha e a culpa proporciona uma espécie de incentivo psicológico ao comportamento ético. Além disso, estudos psicológicos feitos com criminosos revelaram que eles apresentavam em geral pouca ansiedade e tinham amígdalas cerebelares pouco reativas. (Os criminosos costumam ter também QI abaixo da média.)

Em capítulos anteriores, analisei centenas de pesquisas sobre primatas realizadas durante os últimos cinquenta anos que, de maneiras diversas, descobriram que a combinação de certos genes e estresse moderado no início da vida pode levar a comportamentos ansiosos e depressivos para toda a vida em seres humanos e animais. Contudo, estudos recentes com macacos Rhesus, feitos por Stephen Suomi, chefe do Laboratório de Etologia Comparativa do Instituto Nacional de Saúde dos Estados Unidos, descobriram que quando filhotes ansiosos são tirados em tenra idade de suas mães ansiosas e entregues a mães não ansiosas, acontece uma coisa incrível: com o crescimento, esses macacos exibem *menos* ansiedade do que seus irmãos biológicos — e também, o que é curioso, *têm uma tendência a se tornar o macho alfa de seu grupo*. Isso indica que certo cociente de ansiedade aumenta as chances de uma vida longa, mas também, em certas circunstâncias, contribui para que a pessoa se torne um líder.[13]

Minha ansiedade pode chegar a ser insuportável. Com frequência, ela me faz muito infeliz. Mas talvez seja também uma dádiva — ou, pelo menos, o outro lado de uma moeda que me obriga a pensar duas vezes antes de dá-la como pagamento. Talvez minha ansiedade esteja ligada a um mínimo senso moral que eu possa reivindicar. E o que é mais importante, a mesma imaginação ansiosa que às vezes me enlouquece de preocupação também permite que eu me programe para circunstâncias imprevistas ou consequências indesejáveis, o que outros temperamentos, menos vigilantes, não fariam. O rápido juízo social vinculado a minha ansiedade de desempenho também é útil para avaliar situações no ato, administrar pessoas e evitar conflitos.

Por fim, num nível de evolução rasteiro, minha ansiedade deve servir para me manter vivo. Tenho menos probabilidades do que vocês, pessoas estouvadas e destemidas (ouviram, seus pilotos de caça e mestres da empulhação, com seus sistemas neurovegetativos pouco estimulados?), de morrer num acidente praticando esportes radicais ou de um tiro levado numa briga.*

Em seu ensaio "A ferida e o arco", de 1941, o crítico literário Edmund Wilson escreve sobre Filotectes, personagem de Sófocles, filho de um rei, que tem num dos pés uma ferida que supura e não cicatriza, causada por uma picada de cobra, mas ligada a seu talento para o manejo infalível do arco e da flecha — sua "doença malcheirosa" é inseparável de sua "arte sobre-humana" para o

---

* Por outro lado, é mais provável que eu morra prematuramente de alguma doença relacionada ao estresse.

tiro ao alvo.* Sempre tive atração por essa parábola: nela reside, como diz a romancista Jeanette Winterson, "a proximidade entre a ferida e o talento", a ideia de que na fraqueza e na vergonha está também o potencial para a transcendência, o heroísmo ou a redenção. Minha ansiedade é uma ferida não cicatrizada que às vezes me refreia e me enche de vergonha — mas pode ser também, ao mesmo tempo, fonte de força e provedora de algumas graças.

* O ensaio de Wilson trata da ligação entre a arte e o sofrimento psicológico em escritores como Sófocles, Charles Dickens, Ernest Hemingway, James Joyce e Edith Wharton.

12. Resiliência

A ansiedade não pode ser evitada, mas pode ser reduzida. O problema do seu manejo consiste em diminuí-la a níveis normais e depois usar essa ansiedade normal como estímulo para aumentar a consciência, a vigilância e o prazer de viver.
Rollo May, *O significado da ansiedade* (1950)

O ensaísta, poeta e lexicógrafo Samuel Johnson era um notório intelectual melancólico à moda clássica, pois sofria gravemente daquilo que Robert Burton chamou de "mal dos letrados". Em 1729, quando tinha vinte anos, Johnson viu-se "dominado por uma horrível hipocondria, com irritabilidade perpétua, inquietação e impaciência; e com uma prostração, uma melancolia e um desespero que faziam de sua vida uma infelicidade", relatou James Boswell no livro *A vida de Samuel Johnson*. "Dessa doença funesta ele nunca teve alívio pleno." ("Parece muito provável que isso fosse causado, até certo ponto, por um defeito em seu sistema nervoso", aventou Boswell.) Era, em palavras de outro biógrafo, "um estado mental aterrador, no qual sentimentos de intensa ansiedade se alternavam com sentimentos de profunda desesperança". Muitos contemporâneos observaram os estranhos tiques e espasmos de Johnson, o que leva a crer que ele talvez sofresse de transtorno obsessivo compulsivo (TOC). Parece que sofria também do que hoje chamaríamos de agorafobia. (Uma vez ele escreveu ao juiz de sua cidade pedindo para ser dispensado da convocação para integrar um júri porque "se sentia a ponto de desmaiar [...] em todos os lugares públicos".) O próprio Johnson se refere a sua "melancolia mórbida" e temia que sua depressão o levasse à loucura completa. Além de seus mergulhos regulares em *A anatomia da melancolia*, de Burton, Johnson lia com avidez textos médicos clássicos e contemporâneos.

Na ânsia de preservar a razão, Johnson — como fizera Burton antes — aferrou-se à ideia de que a preguiça e a ociosidade eram caldos de cultivo da ansiedade e da loucura, e que o melhor meio de combatê-las era se manter sempre ocupado e ter hábitos regulares, como levantar-se todos os dias à mesma hora. "A imaginação", dizia ele, "nunca toma posse tão firme da mente como quando a encontra vazia e desocupada." Assim, ele estava sempre se esforçando para se ocupar e tentando impor disciplina a seus hábitos diários. O que mais me enternece em Johnson são suas eternas tentativas, completamente vãs, de habituar-se a sair cedo da cama. Uma amostra representativa de seus diários:

7 de setembro de 1738: "Ó Senhor, fazei-me capaz de [...] resgatar *o tempo que perdi na ociosidade*".

1º de janeiro de 1753: "Levantar cedo para não perder tempo".

13 de julho de 1755: "Mais uma vez vou traçar um *esquema de vida* [...] para levantar cedo".

Sábado de Aleluia, 1757: "Deus Todo-Poderoso [...] fazei-me *capaz de sacudir a ociosidade*".

Páscoa, 1759: "Dai-me a graça de romper as cadeias dos maus costumes. Fazei com que me livre da preguiça e da ociosidade".

18 de setembro de 1760: "Resolvido [...]. Levantar cedo [...]. Resistir à indolência".

21 de abril de 1764: "Minha intenção é de agora em diante (1) rejeitar [...] pensamentos de preguiça. Providenciar algum entretenimento útil para as horas de lazer. (2) Evitar a preguiça. Levantar cedo".

No dia seguinte (três horas da manhã): "Livrai-me da aflição do vão terror [...]. Contra os pensamentos fracos e a preguiça".

18 de setembro de 1764: "Decidi levantar-me cedo, *não depois das seis, se eu puder*".

Domingo de Páscoa, 1765: "Decidi *levantar-me às oito* [...] pretendo levantar-me às oito porque, embora não seja cedo, é muito mais cedo do que me levanto agora, já que muitas vezes fico deitado até as duas".

1º de janeiro de 1769: "Ainda não estou em condições de tomar muitas resoluções; pretendo e espero *levantar-me* [...] *às oito e, aos poucos, às seis*".

1º de janeiro de 1774 (duas horas da manhã): "Levantar-me às *oito* [...]. A principal causa de minha deficiência é uma vida *desregrada e desorganizada*, que acaba com todos os propósitos [...] e talvez deixe muito espaço para a imaginação".

Sexta-Feira Santa, 1775: "Quando olho para trás e vejo resoluções de aperfeiçoamento e correções, que ano após ano vêm sendo quebradas [...] porque ainda tento tomar resoluções uma vez mais? Tento porque a Reformulação é necessária e a desistência é criminosa [...]. Meu propósito é a partir da Páscoa levantar-me cedo, não depois das oito".

2 de janeiro de 1781: "*Não vou desistir* [...]. Minha esperança (1) é levantar-me às oito, ou antes [...] (5) para evitar a preguiça".

Johnson nunca foi capaz de manter o propósito de levantar-se cedo, e passou muitas de suas noites trabalhando até quase amanhecer ou perambulando pelas ruas de Londres, atormentado por seus medos e fobias.*

As entradas do diário de Johnson, o leitor terá notado, se estendem por mais de quarenta anos — da casa dos vinte aos setenta e poucos — e é difícil saber o que é mais comovente: a inutilidade de seus esforços para enxotar a preguiça e levantar-se cedo ou seu sincero propósito de continuar tentando a despeito da certeza dessa inutilidade. (Como escreveu em seu diário na entrada de 1º de junho de 1770, "todo homem se convence naturalmente de que pode cumprir suas resoluções; e não se convence de sua imbecilidade senão com o tempo e com a frequência da experiência".) Walter Jackson Bate, o maior biógrafo moderno de Johnson, compilou essas anotações na década de 1970, quando a psicobiografia à moda freudiana estava em voga. Bate sugere que essas entradas — e as constantes exortações ao aperfeiçoamento que Johnson dirige a si mesmo — são indício de um Super-eu demasiado perfeccionista em suas exigências, e acredita que as censuras desse Super-eu, junto com a baixa autoestima que as acompanha, foram naturalmente responsáveis pela "ansiedade depressiva" e pelos múltiplos sintomas psicossomáticos de Johnson.[1] Para Johnson, o "perigo" representado pela indolência era a possibilidade de que, como notou seu amigo Arthur Murphy,

---

* Pesquisas recentes sobre as fases do sono indicam que a dificuldade para levantar cedo não se deve (inteiramente) a uma falha de caráter, mas a uma característica biologicamente determinada: o ritmo circadiano de algumas pessoas faz delas aquilo que os pesquisadores chamam de "pombos matinais": pulam facilmente da cama de manhã e perdem a energia à noite, enquanto outras pessoas são "corujas noturnas" que trabalham produtivamente até tarde da noite e são incapazes de sair da cama cedo.

seu espírito, não ocupado com coisas externas, se voltasse para dentro com hostilidade contra si mesmo. Suas reflexões sobre a própria vida e conduta eram sempre severas; e, desejando ser imaculado, ele destruiu sua paz com escrúpulos desnecessários.

Quando Johnson analisou a própria vida, escreveu Murphy,

> só descobriu uma perda de tempo estéril, com alguns transtornos do corpo e perturbações da mente muito próximas da loucura. Sua vida, diz ele, desde a extrema juventude, foi esbanjada dormindo até tarde; e seu principal pecado foi uma preguiça generalizada, à qual ele sempre esteve propenso, e, em parte da vida, quase dominado, provocada pela melancolia mórbida e pelo desgaste mental.

Em sua luta pela perfeição para poder pensar bem de si mesmo, Johnson mostra os traços clássicos do que a influente psicanalista freudiana Karen Horney chamou de personalidade neurótica. Segundo Bate, os textos de Johnson, "que com frequência antecipam [...] a psiquiatria moderna", mostravam uma preocupação com "quanta infelicidade do gênero humano decorre da incapacidade das pessoas pensarem bem de si mesmas, e quanta inveja e outros males nascem daí". Como o próprio Johnson escreveu, seu profundo interesse pela biografia como forma literária — sua obra inclui *The Lifes of the Poets* [A vida dos poetas] e outros textos biográficos — derivava não tanto da vontade de entender como um homem "se tornava feliz" ou como "perdia a estima de seu príncipe" mas de "como se tornava descontente consigo mesmo".

Mas aqui há um fato significativo: descontente consigo mesmo como era, e apesar da autocensura pela lassidão e por ficar na cama até as duas, Johnson era imensamente produtivo. Embora escrevesse grande quantidade de ensaios por dinheiro ("ninguém, a não ser uma besta quadrada", faria diferente, é uma de suas frases notórias), não era um simples escrevinhador por encomenda. Alguns de seus escritos — seu protorromance *A história de Rasselas*, seu poema *The Vanity of Human Wishes* [A futilidade dos desejos humanos], seus melhores ensaios — são clássicos do cânone ocidental. Sua obra completa que está em minha estante tem dezesseis grossos volumes — e nem inclui a obra pela qual ele é mais famoso, o enorme dicionário que compilou. Fica claro que a autoavaliação de Johnson, no que tange a sua diligência e a suas realizações, estava em conflito com a realidade — que, como mostra a pesquisa clínica moderna, costuma ser o caso de pessoas com tendências melancólicas.*

Em seu esforço persistente na busca de aperfeiçoamento pessoal, e mantendo sua grande produtividade literária apesar do tormento emocional, Johnson mostrava uma espécie de resiliência — uma característica à qual a psicologia moderna vem atribuindo cada vez mais importância como um poderoso escudo contra a ansiedade e a depressão. A pesquisa sobre a ansiedade, por tradição focada naquilo que há de errado com as pessoas patologicamente ansiosas, está tendendo a procurar o que faz com que pessoas saudáveis sejam resistentes à ansiedade e a outros transtornos. Dennis Charney, professor de psiquiatria e neurociência na Faculdade de Medicina Icahn em Mont Sinai, estudou prisioneiros americanos da Guerra do Vietnã que, apesar dos traumas que enfrentaram, *não* se tornaram deprimidos nem apresentaram transtorno de estresse pós-traumático (TEPT). Muitas

---

* Na verdade, numerosas e interessantes pesquisas vêm descobrindo que os deprimidos mórbidos costumam ser mais exatos em suas autoavaliações do que as pessoas saudáveis, o que indica que uma boa dose de ilusão sobre si mesmo — pensar que você é melhor ou mais competente do que na realidade é — faz bem à saúde mental e ao sucesso profissional.

pesquisas de Charney e de outros estudiosos concluíram que a resiliência e a aceitação eram o que permitia a esses veteranos resistir à ansiedade mórbida e ao colapso psicológico que afligiam muitos outros. Os dez elementos e traços psicológicos da resiliência que Charney identificou são otimismo, altruísmo, a posse de uma bússola moral ou conjunto de convicções não passível de fragmentação, fé e espiritualidade, humor, ter um exemplo a seguir, ter apoio social, encarar o medo (ou deixar a própria zona de conforto), ter uma missão ou significado na vida e prática em encontrar e superar dificuldades.[2] Outras pesquisas indicam que a resiliência está associada à produção abundante do neuropeptídeo Y — e embora não se saiba como funciona a relação causal entre os dois fenômenos (se o temperamento resiliente faz com que o cérebro produza NPY, ou se o NPY induz o comportamento resiliente, ou, o que é mais provável, ocorra uma combinação dessas duas situações), há indícios de que a produção de NPY pelo organismo envolve um forte componente genético.*

Queixei-me ao dr. W. de que, com base em trinta anos de esforços até agora inúteis, minhas perspectivas de recuperação significativa a ponto de poder dar um desfecho edificante a este livro não sejam promissoras. Falei-lhe sobre as novas pesquisas sobre resiliência, fascinantes e auspiciosas — mas notei, como já fizera antes, que não me sinto muito resiliente. Na verdade, disse, já tenho provas tangíveis de que *não sou* geneticamente predisposto à resiliência: sou biologicamente programado, no âmbito celular, para ser ansioso, pessimista e não resiliente.

---

* Como vimos no capítulo 9, a pesquisa de Jerome Kagan, Kerry Ressler e outros indica que os genes desempenham papel importante na determinação dos níveis inatos de nervosismo e resiliência.

"É por isso que estou sempre dizendo que odeio a ênfase que se dá hoje em dia à genética e à neurobiologia das doenças mentais", disse ele. "Isso reforça a ideia de que a mente é uma estrutura fixa e imutável quando, na verdade, ela pode mudar durante todo o decorrer da vida."

Repliquei que sei de tudo isso. E sei, ademais, que a expressão dos genes é afetada por fatores ambientais e que, de qualquer modo, identificar um ser humano apenas com seus genes ou com o ambiente seria absurdamente reducionista.

Com tudo isso, ainda não sinto muita capacidade de resiliência.

"Você é mais resiliente do que pensa", disse ele. "Você está sempre dizendo: 'Não posso lidar com isto' e 'não posso lidar com aquilo'. E, não obstante, está lidando com muita coisa para uma pessoa que tem ansiedade — você lida com muita coisa, e ponto. Pense só em tudo o que teve de fazer quando tentava finalizar seu livro."

No momento em que a data da entrega deste livro se aproximava, rastejando e me paralisando, tirei uma licença de meu trabalho como editor de modo a dedicar meio expediente à revista e meio expediente a escrever. Essa decisão tinha lá seus riscos: anunciar que era dispensável numa empresa que fizera cortes de pessoal, numa atividade (jornalismo impresso) que estava se contraindo de forma radical e possivelmente agonizava, numa economia que era a pior desde a Grande Depressão, não era de modo algum a melhor forma de maximizar a segurança de meu emprego. Mas com um pânico cada vez maior de perder o prazo e afundar minha família na falência, achei que a licença de meio período era uma jogada necessária. Eu esperava que o tempo livre proporcionado pela licença, junto com a pressão do prazo, criasse as condições necessárias para uma explosão de produtividade.

Isso não aconteceu. Eis o que aconteceu: no primeiro dia da

licença, minha mulher, até então saudável, começou a sentir um misterioso e persistente mal-estar que a levou a incontáveis consultas médicas (com clínicos, alergistas, imunologistas, endocrinologistas) e a uma série de diagnósticos inconclusivos (lúpus, artrite reumatoide, tireoidite de Hashimoto, mal de Graves e outras doenças). Poucos dias depois, minha mulher, fiel cumpridora da lei, foi acusada (de modo equivocado e absurdo, mas é uma longa história) de um crime que exigiria o pagamento de milhares de dólares em custas judiciais e diversos comparecimentos ao tribunal para contestar a acusação. Mais ou menos na mesma época, o segundo marido de minha mãe abandonou-a por outra mulher, e eles (minha mãe e meu futuro ex-padrasto) deram início a um processo de divórcio que, eu temia, poderia deixá-la na miséria. A empresa *start-up* de meu pai, que um dia poderia ajudar a custear a educação superior de meus filhos, perdeu o patrocínio e fechou. Assim, quando eu me sentava diante do computador dia após dia durante a licença para escrever, passava menos tempo escrevendo do que pensando na saúde de minha mulher e checando de maneira compulsiva o minguado saldo de nossa conta bancária, da qual o dinheiro saía bem mais rápido do que entrava.

E então, numa manhã de agosto bem cedo — o último mês de minha licença —, acordei com o troar de trovões e uma chuva torrencial. Galhos e pedras começaram a bater na janela do meu quarto. Quando saltei da cama e corri para fora do quarto, a janela voou longe. (Minha mulher e as crianças estavam fora da cidade.) Para chegar ao porão, passei pela cozinha no exato momento em que o teto desmoronava: uma árvore tinha caído no telhado. Os armários eram cuspidos das paredes e caíam ao chão. Luminárias se desprendiam do teto e balançavam no ar, suspensas por fios chamuscados. Um pedaço de material isolante se desprendeu do que restava do teto e ficou pendurado como uma língua ofegante. Choviam telhas que se despedaçavam no linóleo. A chuva entrava pelos buracos escancarados no telhado.

Passei correndo pela sala bem quando outra árvore tombou sobre a casa. As quatro janelas da sala se despedaçaram ao mesmo tempo, lançando vidro pelos ares por toda parte. Dúzias de árvores caíam, algumas delas arrancadas pela raiz, outras divididas em duas partes a cerca de dois metros e meio do chão.

Desembestei escada abaixo com o propósito de buscar refúgio subterrâneo. Mas ao chegar ao porão, o piso já estava coberto uns dez centímetros de água, cujo nível subia com rapidez. Fiquei parado no último degrau, com os pensamentos a mil, perguntando-me o que poderia estar acontecendo (furacão? ataque nuclear? terremoto? tornado? invasão extraterrestre?)* e tentando pensar no que fazer.

Enquanto estava ali, só de short, percebi as batidas estrondosas do meu coração. Tinha a boca seca, a respiração acelerada, os músculos tensos, taquicardia, a adrenalina a toda na corrente sanguínea — minha reação de luta ou fuga estava plenamente ativada. As pancadas do meu coração me lembraram que aquelas sensações físicas eram bem parecidas com um ataque de pânico ou um episódio de terror fóbico. Mas mesmo sendo o perigo agora muito mais real do que durante um ataque de pânico, mesmo eu sabendo que podia ficar ferido ou até (quem sabe?) morrer, com o telhado cedendo e árvores gigantescas tombando, eu me sentia menos infeliz do que num ataque de pânico. Estava assustado, sim, mas também maravilhado com a força da natureza, com sua capacidade de fazer em pedaços minha casa supostamente sólida

---

* Foi, como mais tarde concluiu minha companhia de seguro, um "evento com características de tornado".

e pôr abaixo dezenas de grandes árvores. Era, na verdade, meio que... empolgante. Um ataque de pânico é pior.*

As semanas seguintes foram dedicadas a acionar o seguro, os técnicos em recuperação de imóveis sinistrados, imobiliárias e empresas de mudança — e de modo algum a trabalhar no livro. À medida que se escoavam dias preciosos de minha licença, encontrei-me de novo num dilema lancinante. Temia, se não voltasse a trabalhar, perder o emprego; se voltasse, talvez perdesse o prazo de entrega do livro (e talvez o emprego também). Pior ainda seria enfrentar a confirmação externa definitiva de minha convicção íntima naqueles anos todos: que sou um fracasso — fraco, dependente, ansioso, desprezível.

"Scott!", disse o dr. W., quando enveredei por esse caminho. "Você está ouvindo o que está dizendo? Você já escreveu um livro. Você sustenta uma família. Você *tem* um emprego."

Naquele mesmo dia, ele me mandou um e-mail:

> Estava fazendo minhas anotações sobre nosso encontro de hoje e me ocorreu que o que você precisa é internalizar melhor o feedback positivo que recebe de mim [...]. Suas competências vão muito além do quadro de inadequação que você tem na cabeça. Tente absorver isso, por favor.

Respondi:

> Tento absorver esses comentários — mas de imediato os descarto, ou desisto, ou racionalizo.

---

* Como que, para confirmar isso, duas noites depois acordei com dor de estômago, que em instantes desencadeou uma terrível tremedeira de pânico que me levou, em desespero, a engolir vodca, Frontal e Dramamine, na busca irrefletida de inconsciência — provavelmente correndo mais risco de vida do que com a tempestade demolidora.

Ele tornou a escrever:

Scott, a resposta automática é descartar meus comentários positivos. Por isso é tão difícil mudar. Mas o começo desse processo é uma resistência ao rolo compressor do negativismo.
Tentar é tudo o que se pode fazer.

A ironia, é claro, está em que, como o dr. W. vivia me dizendo, o caminho para a saúde mental e para a libertação da ansiedade passava pelo aprofundamento de meu sentimento daquilo que ele chama de autoeficácia, conceito criado pelo psicólogo cognitivista Albert Bandura.[3] (Bandura acreditava que a repetição sistemática das provas de competência e da capacidade de administrar situações, apesar dos sentimentos de ansiedade, depressão ou vulnerabilidade, gera uma força psicológica capaz de erguer uma barreira contra a ansiedade e a depressão.) Mas este livro exigiu que eu chafurdasse na vergonha, na ansiedade e na fraqueza, a fim de conseguir capturar e transmitir esses sentimentos — uma experiência que só fez afirmar a profundidade e a persistência de minha ansiedade e de minha vulnerabilidade. Suponho, é claro, que assim como o empreendimento de escrevê-lo intensificou minha noção de vergonha, ansiedade e fraqueza e acentuou esses sentimentos de "dependência impotente" — o que, segundo os psiquiatras do Hospital McLean, aconteceu com meu bisavô —, também me ajudou a compreender que meu esforço para resistir a seus efeitos corrosivos leva a crer que tenho condições de superá-los. Talvez pelo fato de mergulhar em minha ansiedade para escrever este livro eu seja capaz também de emergir dela. Não que eu possa fugir de minha ansiedade ou ficar curado dela. Mas ao concluí-lo, mesmo sendo um livro que fala de forma extensa sobre minha impotência e minha ineficiência, talvez eu esteja demonstrando uma forma de eficiência, perseverança, produtividade e, por que não, resiliência.

Aliás, talvez eu não seja — apesar da dependência de remédios, apesar de meus flertes com a hospitalização, apesar do genótipo patológico transmitido por meus antepassados, apesar da vulnerabilidade e da ansiedade que às vezes se afigura como uma agonia física e emocional insuportável — tão fraco quanto penso. Considere-se a frase de abertura deste livro: "Tenho uma lamentável tendência para vacilar em momentos cruciais". Para mim, essa afirmação parece verdadeira. ("O neurótico", diz Karen Horney em *A personalidade neurótica de nosso tempo*, "insiste com persistência em ser fraco.") Assim, como o dr. W. está sempre lembrando, sobrevivi à cerimônia de meu casamento e dei um jeito (até agora) de continuar produtivo e com emprego remunerado durante mais de vinte anos, apesar da ansiedade debilitante.

"Scott", diz ele, "ao longo dos últimos anos, você dirigiu uma revista e editou muitas das matérias de capa que ela publicou, trabalhou em seu livro, cuidou de sua família e conviveu com a destruição de sua casa e com as vicissitudes e dificuldades normais da vida." Lembro que só consegui tudo isso com ajuda de medicação, às vezes pesada — e que tudo o que consegui veio acompanhado de um tormento constante e pânico frequente, além de ter sido pontuado por momentos de colapso quase total que me deixavam sempre em risco de me expor como o fraco ansioso que sou.

"Você tem uma desvantagem — transtorno de ansiedade", ele diz. "Mas você a administra, eu diria até que tem sucesso apesar dela. Mas por enquanto precisa reconhecer que, dada a magnitude do problema, você conquistou muita coisa. Você precisa se dar mais crédito."

Pode ser que terminar este livro e publicá-lo — e, sim, admitir a vergonha e o medo que tenho do mundo — seja bom para me dar força e reduzir a ansiedade.

Acho que vou descobrir muito em breve.

Agradecimentos

Este livro talvez não existisse se Kathryn Lewis, sem meu conhecimento, não tivesse mostrado um e-mail com meus pensamentos embrionários a Sarah Chalfant, da Wylie Agency — e quase com certeza não existiria se Sarah não tivesse me procurado e insistido, com paciência mas sem descanso, para que eu produzisse uma proposta real. Scott Moyers, durante o tempo em que esteve na Wylie Agency, levou-me pela mão a tempos obscuros, contribuindo ao mesmo tempo com sabedoria e conselhos práticos inestimáveis. Andrew Wylie é exatamente como o pinta a lenda: um grande e assustador agente — você vai querer tê-lo ao seu lado. Não há maior defensor dos escritores do que Andrew.

Marty Asher, editor solidário, captou na hora o que eu estava tentando fazer, e seu entusiasmo pelo livro fez com que este chegasse à Knopf. A cordialidade de Marty e suas muitas gentilezas mantiveram o livro (e a mim) ao longo de períodos difíceis.

Sou triplamente devedor de Sonny Mehta: primeiro, por concordar com Marty sobre a aquisição do livro; segundo, por sua paciência enquanto a redação se arrastava; e terceiro, por entregar o original a Dan Frank para edição. A contribuição de Dan tornou este livro muito melhor. Trabalhei como editor durante vinte anos, portanto gosto de pensar que reconheço um bom trabalho de edição quando o encontro: Dan é um editor brilhante e um bom homem. Amy Schroeder ajudou a desenredar minha prosa. Jill Verrillo, Gabrielle Brooks, Jonathan Lazzara e Betsy Sallee, entre outros, tornaram um prazer ser autor da Knopf.

Sou grato pelos períodos passados nas colônias de Yaddo e MacDowell, que me deram tempo e espaço para trabalhar.

Muitas pessoas contribuíram com ideias, me conduziram a fontes úteis ou me deram apoio de outras maneiras: Anne Connell, Meehan Crist, Kathy Crutcher, Toby Lester, Joy de Menil, Nancy Milford, Cullen Murphy, Justine Rosenthal, Alex Starr e Graeme Wood. Alane Mason, Jill Kneerim e Paul Elie fizeram comentários úteis sobre a proposta do livro quando ela ainda não estava de todo formulada. Alies Muskin, diretora executiva da Associação Americana de Ansiedade e Depressão, foi generosa com seu tempo e seu fichário giratório.

Meu cunhado Jake Pueschel me deu uma valiosa assistência de pesquisa, procurando centenas de artigos acadêmicos para mim e, acima de tudo, ajudando-me a processar e interpretar meus dados genéticos. Os pais de Jake, meus sogros Barbara e Kris Pueschel, nos deram apoio moral e ajudaram a cuidar das crianças — além de compreender minha muito frequente ausência dos eventos familiares quando eu estava na correria para cumprir prazos.

Sou grato a colegas (e ex-colegas) da revista *The Atlantic*, que toleraram minhas ausências periódicas e me substituíram quando eu trabalhava no livro, entre eles Bob Cohn, James Fallows, Geoff Gagnon, James Gibney, Jeffrey Goldberg, Corby Kummer, Chris Orr, Don Peck, Ben Schwarz, Ellie Smith e Yvonne Rolzhausen. (Da área comercial, o diretor da *Atlantic*, Scott Havens; o diretor da Atlantic Media, Justin Smith; e o presidente e dono da Atlantic Media, David Bradley, tiveram uma santa paciência dando-me tempo para trabalhar no livro.) Mais que a qualquer outro colega da *Atlantic*, no entanto, agradeço a Jennifer Barnett, Maria Streshinsky e James Bennet, mais generosos que ninguém ao contornar os problemas causados por minhas ausências. Temo ter tomado anos da vida de James.

Apesar de tudo, sou grato ao dr. L., à dra. M., ao dr. Harvard, à dra. Stanford e a vários outros terapeutas, assistentes sociais, e hipnotizadores e farmacologistas que não tenham sido mencionados ou ficaram de fora na editoração. Minha gratidão para com o dr. W. é irrestrita e sem fim: obrigado por me ajudar a vir à tona.

Quero agradecer a minha família — em especial a meu pai, minha mãe, minha irmã e meu avô. Amo-os todos. Nenhum deles (com exceção de meu pai, com reservas) ficou feliz por eu estar escrevendo este livro — e todos ficaram ainda mais descontentes por terem sido incluídos nele. (Sou especialmente grato a meu pai por ter partilhado seu diário comigo.) Tentei ser o mais preciso e objetivo que minha memória e a restrita documentação escrita me permitiram. Alguns membros da família discordarão de certos aspectos do que escrevi. Receio que algum familiar veja minhas revelações a respeito de Chester Hanford como uma dessacralização de sua memória e um despojo póstumo de sua dignidade. Se é que isso tem alguma importância, meu respeito por ele é enorme, e espero que em minha própria luta contra a ansiedade eu possa chegar ao grau de misericórdia, decência, bondade e perseverança que ele personificava. (Devo agradecimentos especiais a meu avô, que, embora tenha deixado claro não queria saber o que havia nos prontuários psiquiátricos de seu pai, torceu para que eu os encontrasse e me ajudou a abrir caminho na justiça para ter acesso a eles.)

Como sempre, meus mais profundos agradecimentos a minha mulher, Susanna. Desde o início, ela passou muitas horas na Biblioteca do Instituto Nacional de Saúde procurando localizar artigos científicos e livros. Ela foi muito além de qualquer expectativa normal de apoio conjugal, ajudando-me a lutar com o emaranhado legal e os empecilhos burocráticos para ter acesso aos prontuários de saúde mental de meu bisavô. E o mais importante: se você leu este livro, sabe que me manter íntegro pode ser às vezes um trabalho muito difícil e pouco compensador. Esse trabalho recai com mais peso sobre Susanna — e por isso devo a ela mais do que um dia possa pagar.

Notas

1. A NATUREZA DA ANSIEDADE [pp. 11-49]

1. Os dados sobre despesas ligadas a ansiedade e saúde mental vêm de "The Economic Burdens of Anxiety Disorders in the 1990s", relatório abrangente publicado em *The Journal of Clinical Psychiatry*, v. 60, n. 7, jul. 1999.

2. Ronald Kessler, epidemiologista de Harvard, passou décadas estudando essa questão. Ver, por exemplo, seu trabalho "Lifetime Prevalence and Age-of--Onset Distributions of *DSM-IV* Disorders in the National Comorbidity Survey Replication" (*Archives of General Psychiatry*, v. 62, n. 6, pp. 593-602, jun. 2005).

3. "Prevalence and Effects of Mood Disorders on Work Performance in a Nationally Representative Sample of U. S. Workers". *The American Journal of Psiychiatry*, v. 163, pp. 1561-8, 2006. Ver também "Economic Burdens".

4. U. S. Bureau of Labor Statistics, "Table R67: Number and Percent Distribution of Nonfatal Occupational Injuries and Illnesses Involving Days Away from Work by Nature of Injury or Illness and Number of Days Away from Work, 2001".

5. *DrugTopics*, mar. 2006.

6. "Taking the Worry Cure". *Newsweek*, 24 fev. 2003. Ver também Restak, *Poe's Heart*, p. 185.

7. Relatório da Wolters Kluwer Health, empresa de informações médicas, citado em Restak, ibid.

8. Mental Health Foundation, *In the Face of Fear*, pp. 3-5, abr. 2009.

9. "Prevalence, Severity, and Unmet Need for Treatment of Mental Disorders in the World Health Organization World Mental Health Surveys". *The Journal of the American Medical Association*, v. 291, pp. 2581-90, jun. 2004.

10. "Prevalence and Incidence Studies of Anxiety Disorders: A Systematic Review of the Literature". *The Canadian Journal of Psychiatry*, v. 51, pp. 100-3, 2006.

11. Por exemplo, "Global Prevalence of Anxiety Disorders: A Systematic Review and Meta-regression" (*Psychological Medicine*, v. 10, pp. 1-14, jul. 2012).

12. Ver, por exemplo, "Content of Family Practice: A Data Bank for Patient Care, Curriculum, and Research in Family Practice — 526,196 Patient Problems" (*The Journal of Family Practice*, v. 3, pp. 25-68, 1976).

13. "The Hidden Mental Health Network: Treatment of Mental Illness by Non-psychiatric Physicians". *Archives of General Psychiatry*, v. 42, pp. 89-94, 1985.

14. "Panic Disorder: Epidemiology and Primary Care". *The Journal of Family Practice*, v. 23, pp. 233-9, 1986.

15. "Quality of Care of Psychotropic Drug Use in Internal Medicine Group Practices". *Western Journal of Medicine*, v. 14, pp. 710-4, 1986.

16. Ver, por exemplo, Peter D. Kramer, "Tapping the Mood Gene" (*The New York Times*, 26 jul. 2003). Ver também Restak, *Poe's Heart*, pp. 204-12.

17. Thomas Insel, "Heeding Anxiety's Call" (palestra), 19 maio 2005.

18. Roccatagliata, *History of Ancient Psychiatry*, p. 38.

19. Maurice Charlton, "Psychiatry and Ancient Medicine". In: *Historical Derivations of Modern Psychiatry*, p. 16.

20. Ibid., p. 12.

21. Ver, por exemplo, Rachel Yehuda et al., "Transgenerational Effects of Posttraumatic Stress Disorder in Babies of Mothers Exposed to the World Trade Center Attacks During Pregnancy" (*The Journal of Clinical Endocrinology and Metabolism*, v. 90, n. 7, p. 4115, jul. 2005); Rachel Yehuda et al., "Gene Expressiorns Associated with Posttraumatic Stress Disorder Following Exposure to the World Trade Center Attacks" (*Biological Psychiatry*, v. 66 (7), pp. 708-11, 2009).

22. Citado em Hunt, *Story of Psychology*, p. 72.

23. Ver, por exemplo, "The Relationship Between Intelligence and Anxiety: An Association with Subcortical White Matter Metabolism" (*Frontiers in Evolutionary Neuroscience*, v. 3, n. 8, fev. 2012). (Steven Pinker, que em 2007 fez uma palestra intitulada "Jews, Genes, and Intelligence" [Judeus, genes e inteligência], afirma que "em testes, eles têm obtido um QI médio de 108 a 115". Richard Lynn, autor ao artigo "The Intelligence of American Jews", de 2004, declara que a inteligência dos judeus é meio desvio padrão superior à média

europeia. Segundo Henry Harpending, Jason Hardy e Gregory Cochran, autores de "Natural History of Ashkenazi Intelligence", relatório de uma pesquisa realizada em 2005 na Universidade de Utah, seus pesquisados "classificam-se de 0,75 a 1,0 dos desvios padrão acima da média europeia em geral, o que corresponde a um QI de 112-115".)

24. "The Relation of Strength of Stimulus to Rapidity of Habit-Formation". *The Journal of Comparative Neurology and Psychology*, v. 18, pp. 459-82, 1908.

25. *Los Angeles Examiner*, 4 nov. 1957, citado em Tone, *Age of Anxiety*, p. 87.

26. Ibid., 23 mar. 1958, citado em Tone, ibid.

27. Barlow, *Anxiety and Its Disorders*, p. 9.

28. James, *Varieties of Religious Experience*, p. 134.

29. Steve Coll, "The General's Dilemma". *The New Yorker*, 8 set. 2008.

2. DO QUE ESTAMOS FALANDO QUANDO FALAMOS DE ANSIEDADE? [pp. 50-89]

1. Jaspers, *General Psychopathology*, pp. 113-4.

2. Lifton, *Protean Self*, p. 101.

3. Niebuhr, *Nature and Destiny*, v. 1, p. 182.

4. Hoch e Zubin, *Anxiety*, p. v.

5. Theodore R. Sarbin, "Anxiety: Reification of a Metaphor". *Archives of General Psychiatry*, v. 10, pp. 630-8, 1964.

6. Kagan, *What Is Emotion?*, p. 41.

7. Ver, por exemplo, "Three Essays on the Theory of Sexuality" em Freud, *Basic Writings*.

8. Citado em Roccatagliata, *History of Ancient Psychiatry*, p. 204.

9. Freud, *The Problem of Anxiety*, p. 60.

10. Horney, *Neurotic Personality*, p. 41.

11. Ver, por exemplo, R. Spitzer e J. Fleiss, "A Re-analysis of the Reliability of Psychiatric Diagnosis" (*The British Journal of Psychiatry*, v. 125, pp. 341-7, 1974); Stuart A. Kirk e Herb Kutchins, "The Myth of the Reliability of *DSM*" (*Journal of Mind and Behavior*. v. 15, n. 1-2, pp. 71-86, 1994).

12. Mais informações sobre a tradição do estresse podem ser obtidas na seção "Anxiety and the Stress Tradition", em Horwitz e Wakefield, *All We Have to Fear*, pp. 200-4.

13. Burton, *Anatomy*, p. 261.

14. Ibid., p. 431.

15. Breggin, *Medication Madness*, p. 331.

16. Kagan, *What Is Emotion?*, p. 83.
17. Ver, por exemplo, "Fear and the Amygdala" (*The Journal of Neuroscience*, v. 15, n. 9, pp. 5879-91, set. 1995).
18. Cannon, *Bodily Changes*, p. 74.
19. James, *Principles of Psychology*, p. 415.
20. Citado em Fisher, *House of Wits*, p. 81.
21. LeDoux, *Emotional Brain*, p. 107.
22. Isso vem de uma pesquisa de Eric Kandel, descrita in Barber, *Comfortably Numb*, pp. 191-6.
23. Kagan, *What Is Emotion?*, p. 17.
24. Barlow, *Anxiety and Its Disorders*, p. 35.
25. Sapolsky, *Zebras*, p. 182.
26. Citado em Stephen Hall, "Fear Itself" (*The New York Times Magazine*, 28 fev. 1999).
27. Gray e McNaughton, *Neuropsychology of Anxiety*, p. 12.
28. Maurice Charlton, "Psychiatry and Ancient Medicine". In: Galdston, *Historic Derivations*, p. 15.
29. G. Desbordes et al., "Effects of Mindful-Attention and Compassion Meditation Training on Amygdala Response to Emotional Stimuli in an Ordinary, Non-meditative State". *Frontiers of Human Neuroscience*, v. 6, p. 292, 2012.
30. Ver, por exemplo, Richard J. Davidson e Antoine Lutz, "Buddha's Brain: Neuroplasticity and Meditation" (*IEEE Signal Processing Magazine*, v. 25, n. 1, pp. 174-6, jan. 2008).
31. Ver, por exemplo, R. W. Levenson, P. Ekman e M. Ricard, "Meditation and the Startle Response: A Case Study" (*Emotion*, v. 12, n. 3, pp. 650-8, jun. 2012); para mais informações, ver Tom Bartlett, "The Monk and the Gunshot" (*The Chronicle of Higher Education*, 21 ago. 2012).
32. Richard A. Friedman, "Like Drugs, Talk Therapy Can Change Brain Chemistry". *The New York Times*, 27 ago. 2002.
33. William James expôs essas ideias em "What Is an Emotion?", artigo publicado em *Mind*, uma revista de filosofia, em 1884.
34. S. Schachter; J. E. Singer, "Cognitive, Social, and Physiological Determinants of Emotional State". *Psychological Review*, v. 69, n. 5, pp. 379-99, 1962. Joseph LeDoux fez uma boa descrição desse experimento e narra a história da teoria James-Lange em *Emotional Brain*, pp. 46-9.
35. Paul Tillich, "Existential Philosophy". *Journal of the History of Ideas*, v. 5, n. 1, pp. 44-70, 1944. (Esse texto foi republicado em *Theology of Culture*, de Tillich [1959].)
36. Ver, por exemplo, Gabbard, "A Neurobiologically Informed Perspective on Psychotherapy" (*The British Journal of Psychiatry*, v. 177, p. 11, 2000);

A. Öhman e J. J. F. Soares, "Unconscious Anxiety: Phobic Responses to Masked Stimuli" (*Journal of Abnormal Psychology*, 1994); John T. Cacioppo et al., "The Psychophysiology of Emotion" (*Handbook of Emotions*, v. 2, pp. 173-91, 2000).
37. Shawn, *Wish*, p. 10.
38. Joseph Wolpe, *Psychotherapy by Reciprocal Inhibition*. Stanford, CA: Stanford University Press, 1958. pp. 53-62.
39. Breger, *Dream*, p. 29.

3. UM RONCO NA BARRIGA [pp. 93-132]

1. David Barlow, "Providing Best Treatments for Patients with Panic Disorder", conferência anual da Associação Americana de Ansiedade e Depressão, Miami, 24 mar. 2006.
2. Lauren Slater, "The Cruelest Cure". *The New York Times*, 2 nov. 2003.
3. "A Phobia Fix". *The Boston Globe*, 26 nov. 2006.
4. J. K. Ritow, "Brief Treatment of a Vomiting Phobia". *American Journal of Clinical Hypnosis*, v. 21, n. 4, pp. 293-6, 1979.
5. Northfield, *Conquest of Nerves*, p. 37.
6. Harvard Medical School, *Sensitive Gut*, p. 71.
7. Ibid., p. 72.
8. William E. Whitehead et al., "Tolerance for Rectosigmoid Distention in Irritable Bowel Syndrome". *Gastroenterology*, v. 98, n. 5, p. 1187, 1990; William E. Whitehead; Bernard T. Engel; Marvin M. Schuster, "Irritable Bowel Syndrome". *Digestive Diseases and Sciences*, v. 25, n. 6, pp. 404-13, 1980.
9. Ingvard Wilhelmsen, "Brain-Gut Axis as an Example of the Bio-psycho-social Model". *Gut*, v. 47, supl. 4, pp. 5-7, 2000.
10. Walter Cannon, "The Influence of Emotional States on the Functions of the Alimentary Canal". *The American Journal of the Medical Sciences*, v. 137, n. 4, pp. 480-6, abr. 1909.
11. Andrew Fullwood; Douglas A. Drossman, "The Relationship of Psychiatric Illness with Gastrointestinal Disease". *Annual Review of Medicine*, v. 46, n. 1, pp. 483-96, 1995.
12. Robert G. Maunder, "Panic Disorder Associated with Gastrointestinal Disease: Review and Hypotheses". *Journal of Psychosomatic Research*, v. 44, n. 1, p. 91, 1998.
13. Citado em Roccatagliata, *History of Ancient Psychiatry*, p. 106.
14. Citado em Sarason e Spielberger, *Stress and Anxiety*, v. 2, p. 12.
15. Wolf e Wolff, *Human Gastric Function*, p. 112.

16. Richard W. Seim; C. Richard Spates; Amy E. Naugle, "Treatment of Spasmodic Vomiting and Lower Gastrointestinal Distress Related to Travel Anxiety". *The Cognitive Behaviour Therapist*, v. 4, n. 1, pp. 30-7, 2011.

17. Alvarez, *Nervousness*, p. 123.

18. Ibid., p. 266.

19. Ibid., p. 11.

20. Ibid., p. 22.

21. Ibid., p. 17.

22. Ibid.

23. Angela L. Davidson; Christopher Boyle; Fraser Lauchlan, "Scared to Lose Control? General and Health Locus of Control in Females with a Phobia of Vomiting". *Journal of Clinical Psychology*, v. 64, n. 1, pp. 30-9, 2008.

24. Tallis, *Kingdom of Infinite Space*, p. 193.

25. Citado em Desmond e Moore, *Darwin*, p. 531.

26. Citado longamente em Colp, *To Be an Invalid*, pp. 43-53.

27. Desmond e Moore, op. cit., p. 530.

28. Citado em Colp, op. cit., p. 84.

29. Hooker, *Life and Letters of Joseph Dalton Hooker*, v. 2, p. 72.

30. Anthony K. Campbell; Stephanie B. Matthews, "Darwin's Illness Revealed". *Postgraduate Medical Journal*, v. 81, n. 954, pp. 248-51, 2005.

31. Bowlby, *Charles Darwin*, p. 229.

32. Thomas J. Barloon; Russell Noyes Jr., "Charles Darwin and Panic Disorder". *The Journal of the American Medical Association*, v. 277, n. 2, pp. 138-41, 1997.

33. Edward J. Kempf, "Charles Darwin: The Affective Sources of His Inspiration and Anxiety Neurosis". *The Psychoanalytic Review*, v. 5, pp. 151-92, 1918.

34. Jerry Bergman, "Was Charles Darwin Psychotic? A Study of His Mental Health" (Institute of Creation Research, 2010).

35. Darwin, *Autobiography*, p. 28.

36. Ibid., p. 28.

37. Life and Letters of Charles Darwin, v. 1, p. 349.

38. Darwin, *Autobiography*, p. 39.

39. Quammen, *Reluctant Mr. Darwin*, p. 62.

40. Algumas fontes, entre outras, são Bowlby, *Charles Darwin*; Colp, *To Be an Invalid*; Desmond e Moore, *Darwin*; Browne, *The Power of Place*; e Quammen, *The Reluctant Mr. Darwin*.

41. Bowlby, *Charles Darwin*, p. 300.

42. Ibid., p. 335.

43. Ibid., p. 343.

44. Ibid., p. 11.
45. Ibid., p. 375.
46. Desmond e Moore, *Darwin*, p. 358.
47. Bowlby, *Charles Darwin*, p. 282.

4. ANSIEDADE DE DESEMPENHO [pp. 133-204]

1. Oppenheim, "*Shattered Nerves*", p. 114.
2. Davenport-Hines, *Pursuit of Oblivion*, p. 56.
3. Citado em Marshall, *Social Phobia*, p. 140.
4. "Memoir of William Cowper". *Procedings of the American Philosophical Society*, v. 97, n. 4, pp. 359-82, 1953.
5. Gandhi, *Autobiography*. (Tomei conhecimento dessa fonte no capítulo 5 de *Nerve*, de Taylor Clark.)
6. Todas essas informações sobre Jefferson foram tiradas de Joshua Kendall, *American Obsessives*, p. 21.
7. Mohr, *Gasping for Airtime*, p. 134.
8. "Hugh Grant: Behind That Smile Lurks a Deadly Serious Film Star". *USA Today*, 17 dez. 2009.
9. "A Gloom of Her Own". *The New York Times Magazine*, 21 nov. 2004.
10. Ver, por exemplo, Kramer, *Freud*, p. 42.
11. Johann Ludwig Casper, "Biographie d'une idée fixe" (traduzido para o francês em 1902). *Archives de Neurologie*, v. 13, pp. 270-87.
12. Darwin, *Expression*, p. 284.
13. Burgess, *Physiology or Mechanism of Blushing*, p. 49.
14. Paul Hartenberg, *Les Timides et la timidité* (Félix Alcan, 1901).
15. Pierre Janet, *Les Obsessions et la psychiatrie* (Félix Alcan, 1903).
16. Ken-Ichiro Okano, "Shame and Social Phobia: A Transcultural Viewpoint". *Bulletin of the Menninger Clinic*, v. 58, n. 3, pp. 323-38, 1994.
17. Michael Liebowitz et al., "Social Phobia". *Archives of General Psychiatry*, v. 42, n. 7, pp. 729-36, 1985.
18. "Disorders Made to Order". *Mother Jones*, jul./ago. 2002.
19. Ver Manjula et al., "Social Anxiety Disorder (Social Phobia): A Review" (*International Journal of Pharmacology and Toxicology*, v. 2, n. 2, pp. 55-9, 2012).
20. Ver Davidson et al., "While a Phobic Waits: Regional Brain Electrical and Autonomic Activity in Social Phobias During Anticipation of Public Speaking" (*Biological Psychiatry*, v. 47, pp. 85-95, 2000).
21. "On Anxiety", em Epicteto, *Discourses*, cap. 13.

22. Ver, por exemplo, Kathryn J. Zerbe, "Uncharted Waters: Psychodynamic Considerations in the Diagnosis and Treatment of Social Phobia" (*Bulletin of the Menninger Clinic*, v. 58, n. 2, p. A3, 1994). Ver também Capps, *Social Phobia*, pp. 120-5.

23. "Anxious Adults Judge Facial Cues Faster, but Less Accurately". *Science News*, 19 jul. 2006.

24. "Whaddya Mean by That Look?". *Los Angeles Times*, 24 jul. 2006.

25. Ver, por exemplo, Arne Öhman, "Face the Beast and Fear the Face: Animal and Social Fears as Prototypes for Evolutionary Analyses of Emotion" (*Psychophysiology*, v. 23, n. 2, pp. 123-45, mar. 1986).

26. Marshall, *Social Phobia*, p. 50.

27. K. Blair et al., *The American Journal of Psychiatry*, v. 165, n. 9, pp. 193--202, set. 2008; K. Blair et al., *Archives of General Psychiatry*, v. 65, n. 10, pp. 1176-84, out. 2008.

28. K. Blair et al., "Neural Response to Self- and Other Referential Praise and Criticism in Generalized Social Phobia". *Archives of General Psychiatry*, v. 65, n. 10, pp. 1176-84, out. 2008.

29. Por exemplo, Murray B. Stein et al., "Increased Amygdala Activation to Angry and Contemptuous Faces in Generalized Social Phobia" (*Archives of General Psychiatry*, v. 59, n. 11, p. 1027, 2002).

30. Zinbarg et al., "Neural and Behavioral Evidence for Affective Priming from Unconsciously Perceived Emotional Facial Expressions and the Influence of Trait Anxiety". *Journal of Cognitive Neuroscience*, v. 20, n. 1, pp. 95-107, jan. 2008.

31. Murray B. Stein, "Neurobiological Perspectives on Social Phobia: From Affiliation to Zoology". *Biological Psychiatry*, v. 44, n. 12, pp. 1277, 1998.

32. Ver, por exemplo, Robert Sapolsky, "Testicular Function, Social Rank and Personality Among Wild Baboons" (*Psychoneuroendocrinology*, v. 16, n. 4, pp. 281-93, 1991); Robert Sapolsky, "The Endocrine Stress-Response and Social Status in the Wild Baboon" (*Hormones and Behavior*, v. 16, n. 3, pp. 279-92, set. 1982); Robert Sapolsky, "Stress-Induced Elevation of Testosterone Concentrations in High Ranking Baboons: Role of Catecholamines" (*Endocrinology*, v. 118, n. 4, p. 1630, abr. 1986).

33. Gesquiere et al., "Life at the Top: Rank and Stress in Wild Male Baboons". *Science*, v. 333, n. 6040, pp. 357-60, jul. 2011.

34. Ver, por exemplo, Raleigh et al., "Serotonergic Mechanisms Promote Dominance Acquisition in Adult Male Vervet Monkeys" (*Brain Research*, v. 559, n. 2, pp. 181-90, 1991).

35. Por exemplo, Lanzenberger et al., "Reduced Serotonin-1A Receptor

Binding in Social Anxiety Disorder" (*Biological Psychiatry*, v. 61, n. 9, pp. 1081-9, maio 2007).

36. Ver, por exemplo, Van der Linden et al., "The Efficacy of the Selective Serotonin Reuptake for Social Anxiety Disorder (Social Phobia): A Meta-analysis of Randomized Controlled Trials" (*International Clinical Psychopharmacology*, v. 15, supl. 2, pp. S15-23, 2000); Stein et al., "Serotonin Transporter Gene Promoter Polymorphism Predicts SSRI Response in Generalized Social Anxiety Disorder" (*Psychopharmacology*, v. 187, n. 1, pp. 68-72, jul. 2006).

37. Ver, por exemplo, Wai S. Tse e Alyson J. Bond, "Serotonergic Intervention Affects Both Social Dominance and Affiliative Behaviour" (*Psychopharmacology*, v. 161, pp. 324-330, 2002).

38. Ver, por exemplo, Morgan et al., "Social Dominance in Monkeys: Dopamine D2 Receptors and Cocaine Self-Administration" (*Nature Neuroscience*, v. 5, pp. 169-74, 2002); Morgan et al., "Predictors of Social Status in Cynomolgus Monkeys (*Macaca fascicularis*) After Group Formation" (*American Journal of Primatology*, v. 52, n. 3, pp. 115-31, nov. 2000).

39. Ver, por exemplo, Stein e Stein, "Social Anxiety Disorder" (*Lancet*, v. 371, pp. 1115-25, 2008).

40. Arthur Kummer; Francisco Cardoso; Antonio L. Teixeira, "Frequency of Social Phobia and Psychometric Properties of the Liebowitz Social Anxiety Scale in Parkinson's Disease". *Movement Disorders*, v. 23, n. 12, pp. 1739-43, 2008.

41. Ver, por exemplo, Schneier et al., "Low Dopamine D2 Reception Binding Potential in Social Phobia" (*The American Journal of Psychiatry*, v. 157, pp. 457-9, 2000).

42. Murray B. Stein, "Neurobiological Perspectives on Social Phobia: from Affiliation to Zoology". *Biological Psychiatry*, v. 44, n. 12, pp. 1277-85, 1998. Ver também David H. Skuse e Louise Gallagher, "Dopaminergic-Neuropeptide Interactions in the Social Brain" (*Trends in Cognitive Sciences*, v. 13, n. 1, pp. 27-35, 2009).

43. Ver, por exemplo, Seth J. Gillihan et al., "Association Between Serotonin Transporter Genotype and Extraversion" (*Psychiatric Genetics*, v. 17, n. 6, pp. 351-54, 2007).

44. Sapolsky, "Social Status and Health in Humans and Other Animals". *Annual Review of Anthropology*, v. 33, pp. 393-418, 2004.

45. Dirk Helmut Hellhammer et al., "Social Hierarchy and Adrenocortical Stress Reactivity in Men". *Psychoneuroendocrinology*, v. 22, n. 8, pp. 643-50, 1997.

46. Robert M. Yerkes; John D. Dodson, "The Relation of Strength of

Stimulus to Rapidity of Habit-Formation". *The Journal of Comparative Neurology and Psychology*, v. 18, n. 5, pp. 459-82, 1908.

47. Tone, *The Age of Anxiety*, pp. 113-4.
48. Citado em Ballard, *Beautiful Game*, p. 76.
49. "Strikeouts and Psych-Outs". *The New York Times Magazine*, 7 jul. 1991.
50. Sian L. Beilock; Thomas H. Carr, "On the Fragility of Skilled Performance: What Governs Choking Under Pressure?". *Journal of Experimental Psychology: General*, v. 130, n. 4, p. 701, 2001.
51. Para mais informações a respeito, ver Beilock, *Choke*.
52. Citado em Clark, *Nerve*, p. 208.
53. Heródoto, *História*, v. 4, livro 7.
54. Gabriel, *No More Heroes*, p. 104.
55. Ibid., p. 139.
56. "Stress Detector for Soldiers". *BBC World News*, 29 maio 2002.
57. Citado em Gabriel, op. cit., p. 51.
58. Herman, *Trauma and Recovery*, p. 21.
59. "The Psychology of Panic in War". *American Review of Reviews*, v. 50, p. 629, out. 1914.
60. Citado em Barber, *Comfortably Numb*, p. 73.
61. Citado em Bourke, *Fear*, p. 219.
62. Ibid.
63. Shephard, *War of Nerves*, p. 219.
64. Jeffrey Gettleman, "Reduced Charges for Soldier Accused of Cowardice in Iraq". *The New York Times*, 7 nov. 2003.
65. Jacob Mendes Da Costa, "On Irritable Heart: A Clinical Study of a Form of Functional Cardiac Disorder and Its Consequences". *The American Journal of the Medical Sciences*, v. 121, n. 1, pp. 2-52, 1871.
66. Collins, *Violence*, p. 46.
67. Paul Fussell, "The Real War,1939-45". *The Atlantic*, ago. 1989.
68. Kaufman, "'Ill Health' as an Expression of Anxiety in a Combat Unit". *Psychosomatic Medicine*, v. 9, p. 108, mar. 1947.
69. Citado em Clark, *Nerve*, p. 234.
70. Manchester, *Goodbye, Darkness*, p. 5.
71. Christopher Hitchens, "The Blair Hitch Project". *Vanity Fair*, fev. 2011.
72. Alvarez, *Nervousness*, p. 18.
73. Ver, por exemplo, Grinker e Spiegel, *Men Under Stress*.
74. Leach, *Survival Psychology*, p. 24.
75. Ibid., p. 25.
76. Janis, *Air War*, p. 80.

77. Bourke, *Fear*, p. 231.
78. Felix Brown, "Psychiatric Air-Raid Casualties". *The Lancet*, v. 237, n. 6144, p. 689, maio 1941.
79. V. A. Kral, "Psychiatric Observations Under Severe Chronic Stress". *The American Journal of Psychiatry*, v. 108, pp. 185-92, 1951.
80. Kathleen E. Bachynski et al., "Mental Health Risk Factors for Suicides in the U. S. Army, 2007-8". *Injury Prevention*, v. 18, n. 6, pp. 405-12, 2012.
81. Hoge et al., "Mental Health Problems, Use of Mental Health Services e Attrition from Military Service After Returning from Deployment to Iraq or Afghanistan". *The Journal of the American Medical Association*, v. 259, n. 9, pp. 1023-32, 2006.
82. Boscarino, Joseph, "Post-traumatic Stress Disorder and Mortality Among U. S. Army Veterans 30 Years After Military Service". *Annals of Epidemiology*, v. 16, n. 4, pp. 248-56, 2006.
83. "Mike Mullen on Military Veteran Suicide". *Huffington Post*, 2 jul. 2012.
84. Charles A. Morgan et al., "Relationship Among Plasma Cortisol, Catecholamines, Neuropeptide Y, and Human Performance During Exposure to Uncontrollable Stress". *Psychosomatic Medicine*, v. 63, n. 3, pp. 412-22, 2001.
85. "Intranasal Neuropeptide Y May Offer Therapeutic Potential for Post--traumatic Stress Disorder". *Medical Press*, 23 abr. 2013.
86. Charles A. Morgan et al., "Trauma Exposure Rather Than Posttraumatic Stress Disorder Is Associated with Reduced Baseline Plasma Neuropeptide-Y Levels". *Biological Psychiatry*, v. 54, n. 10, pp. 1087-91, 2003.
87. Brian J. Mickey et al., "Emotion Processing, Major Depression, and Functional Genetic Variation of Neuropeptide Y". *Archives of General Psychiatry*, v. 68, n. 2, p. 158, 2011.
88. Mirjam van Zuiden et al., "Pre-existing High Glucocorticoid Receptor Number Predicting Development of Posttraumatic Stress Symptoms After Military Deployment". *The American Journal of Psychiatry*, v. 168, n. 1, pp. 89-96, 2011.
89. George Plimpton, "Sportsman of the Year Bill Russell". *Sports Illustrated*, 23 dez. 1968.
90. Ver, por exemplo, John Taylor, *The Rivalry: Bill Russell, Wilt Chamberlain e the Golden Age of Basketball* (Nova York: Random House, 2005).
91. "Lito Sheppard Says Donovan McNabb Threw Up in the Super Bowl". *CBSPhilly*, 8 jul. 2013.
92. Gay Talese, "The Loser". *Esquire*, mar. 1964. [Ed. bras.: "O perdedor". In: Gay Talese, *Fama e anonimato*. São Paulo: Companhia das Letras, 2004.]

93. Essa parte a respeito de Pisa durante a guerra foi extraída de Arieti, *Parnas*.

5. "UMA SACOLA DE ENZIMAS" [pp. 207-44]

1. "Restless Gorillas". *Boston Globe*, 28 set. 2003; "Restless and Caged, Gorillas Seek Freedom". *Boston Globe*, 29 set. 2003.
2. Citado em Kramer, *Freud*, p. 33, entre outras fontes. Mais informações sobre o uso de cocaína por Freud podem ser encontradas em Markel, *An Anatomy of Addiction*.
3. Davenport-Hines, *Pursuit of Oblivion*, p. 154.
4. Essa ironia foi notada por Peter Kramer, entre outros.
5. Tone, *Age of Anxiety*, p. 10.
6. Citado em Shorter, *Before Prozac*, p. 15.
7. Tone, op. cit., p. 10.
8. "Topics of the Times". *The New York Times*, 23 jan. 1906.
9. Tone, op. cit., p. 22.
10. Citado em Tone, ibid., p. 25.
11. Grande parte da história de Frank Berger e do Miltown, aqui narrada, baseia-se em *Age of Anxiety*, de Andrea Tone, *Before Prozac*, de Edward Shorter, e *Small Comfort*, de Mickey Smith.
12. Citado em Tone, op. cit., p. 34.
13. Taylor Manor Hospital, *Discoveries in Biological Psychiatry*, p. 122.
14. Citado em Tone, op. cit., p. 43.
15. Henry H. Dixon et al., "Clinical Observations on Tolserol in Handling Anxiety Tension States". *The American Journal of the Medical Sciences*, v. 220, n. 1, pp. 23-9, 1950.
16. Joseph C. Borrus, "Study of Effect of Miltown (2-Methyl-2-n-Propyl-1,3-Propoanediol Dicarbamate) on Psychiatric States". *The Journal of the American Medical Association*, pp. 1596-8, 30 abr. 1955.
17. "Clinical Use of a New Tranquilizing Drug". *The Journal of the American Medical Association*, pp. 1594-6, 30 abr. 1955.
18. Citado em Tone, *Age of Anxiety*, p. 52.
19. "Onward and Upward with the Arts: Getting There First with Tranquility". *The New Yorker*, 3 maio 1958.
20. Restak, *Poe's Heart*, p. 187.
21. Citado em Tone, op. cit., p. 57.
22. Tone, ibid.

23. Ibid.

24. Ibid., p. 58.

25. Restak, op. cit., p.187.

26. Tone, op. cit., p. 76.

27. Restak, op. cit., p. 187.

28. Depoimento de Nathan S. Kline, *False and Misleading Advertisements (Prescription Tranquilizing Drugs): Hearings Before a Sub-committee of the Committee on Government Operations*, p. 4.

29. "Soothing, but Not for Businessmen". *BusinessWeek*, 10 mar. 1956.

30. Tone, op. cit., p. 90.

31. Shorter, *History of Psychiatry*, 248.

32. Id., *Before Prozac*, p. 49.

33. Valenstein, *Blaming the Brain*, p. 27.

34. Tone, op. cit., p. 80.

35. Valenstein, op. cit., p. 27.

36. Ver, por exemplo, D. T. Max, "The Unfinished" (*The New Yorker*, 9 mar. 2009).

37. Kline, *From Sad to Glad*, p. 122.

38. Valenstein, *Blaming the Brain*, pp. 60-2.

39. Citado em Alison Abbott, "Neuro-science: The Molecular Wake-up Call" (*Nature*, v. 447, n. 7143, pp. 368-70, 2007).

40. Shorter, *Before Prozac*, p. 69.

41. Valenstein, op. cit., pp. 69-70.

42. Healy, *Creation of Psychopharmacology*, pp. 106, 205-6.

43. Alfred Pletscher; Parkhurst A. Shore; Bernard B. Brodie, "Serotonin Release as a Possible Mechanism of Reserpine Action". *Science*, v. 122, n. 3165, pp. 374-5, 1955.

44. Healy, *Antidepressant Era*, p. 148.

45. Shorter, *Before Prozac*, p. 52.

46. Roland Kuhn, "The Treatment of Depressive States with G 22355 (Imipramine Hydrochloride)". *The American Journal of Psychiatry*, v. 115, n. 5, pp. 459-64, 1958.

47. Healy, *Antidepressant Era*, p. 58; Barondes, *Better Than Prozac*, pp. 31-2; Shorter, *Before Prozac*, p. 61.

48. Shorter, *Before Prozac*, p. 62.

49. Joseph J. Schildkraut, "The Catecholamine Hypothesis of Affective Disorders: A Review of Supporting Evidence". *The American Journal of Psychiatry*, v. 122, n. 5, pp. 509-22, 1965.

6. UMA BREVE HISTÓRIA DO PÂNICO [pp. 245-73]

1. Sheehan, *Anxiety Disease*, p. 37.
2. Donald F. Klein, "Commentary by a Clinical Scientist in Psychopharmacological Research". *Journal of Child and Adolescent Psychopharmacology*, v. 17, n. 3, pp. 284-7, 2007.
3. Donald F. Klein, "Anxiety Reconceptualized". *Comprehensive Psychiatry*, v. 21, n. 6, p. 411, 1980.
4. Citado em Kramer, *Listening to Prozac*, p. 80.
5. Donald F. Klein; Max Fink, "Psychiatric Reaction Patterns to Imipramine". *The American Journal of Psychiatry*, v. 119, n. 5, pp. 432-8, 1962.
6. Citado em Kramer, *Listening to Prozac*, p. 84.
7. Donald F. Klein, "Delineation of Two Drug-Responsive Anxiety Syndromes". *Psychopharmacology*, v. 5, n. 6, pp. 397-408, 1964; Donald F. Klein; Glen Oaks, "Importance of Psychiatric Diagnosis in Prediction of Clinical Drug Effects". *Archives of General Psychiatry*, v. 16, n. 1, p. 118, 1967.
8. Citado em Kramer, *Listening to Prozac*, p. 84.
9. Ibid., p. 77.
10. Tone, *The Age of Anxiety*, p. 111.
11. Shorter, *History of Psychiatry*, p. 105.
12. MacDonald, *Mystical Bedlam*, pp. 13-35.
13. Caplan, *They Say You're Crazy*, p. 234.
14. Kutchins e Kirk, *Making Us Crazy*, p. 28.
15. David Sheehan, "Rethinking Generalized Anxiety Disorder and Depression" (observações numa reunião da Associação Americana de Transtornos de Ansiedade, Savannah, Ga., 7 mar. 2008).
16. O relato sobre as descobertas de Sternbach foi tirado, entre outras fontes, de Baenninger et al., *Good Chemistry*, pp. 65-78; Tone, *Age of Anxiety*, pp. 120-40.
17. LeoSternbach, "The Discovery of Librium". *Agents and Actions*, v. 2, pp. 193-6, 1972.
18. Smith, *Small Comfort*, p. 74.
19. Citado em Davenport-Hines, *Pursuit of Oblivion*, p. 327.
20. Tone, *Age of Anxiety*, p. 130.
21. Joseph M. Tobin; Nolan D. C. Lewis, "New Psychotherapeutic Agent, Chlordiazepoxide Use in Treatment of Anxiety States and Related Symptoms". *The Journal of the American Medical Association*, v. 174, n. 10, pp. 1242-9, 1960.
22. Harry H. Farb, "Experience with Librium in Clinical Psychiatry". *Diseases of the Nervous System*, v. 21, p. 27, 1960.

23. Shorter, *Before Prozac*, p. 100.
24. M. Marinker, "The Doctor's Role in Prescribing". *The Journal of the Royal College of General Practitioners*, v. 23, supl. 2, p. 26, 1973.
25. Restak, *Poe's Heart*, p. 191.
26. Valenstein, *Blaming the Brain*, p. 56.
27. George E. Vaillant; Jane R. Brighton; Charles McArthur, "Physicians' Use of Mood-Altering Drugs: A 20-Year Follow-up Report". *The New England Journal of Medicine*, 1970.
28. Citado em Smith, *Small Comfort*, p. 113.
29. Hollister, *Clinical Use of Psychotherapeutic Drugs*, p. 111.
30. D. Jacobs, "The Psychoactive Drug Thing: Coping or Cop Out?". *Journal of Drug Issues*, v. 1, pp. 264-8, 1971.
31. Ver, por exemplo, *The American Journal of Psychiatry*, v. 126, p. 1696, 1970. O anúncio foi publicado também em *Archives of General Psychiatry*.
32. Citado em Smith, *Small Comfort*, p. 91.
33. Citado em Whitaker, *Anatomy of an Epidemic*, p. 137.
34. M. H. Lader; M. Ron; H. Petursson, "Computed Axial Brain Tomography in Long-Term Benzodiazepine Users". *Psychological Medicine*, v. 14, n. 1, pp. 203-6, 1984. Informações adicionais podem ser obtidas em "Brain Damage from Benzodiazepines" (*Psychology Today*, 18 nov. 2010).

7. A MEDICAÇÃO E O SIGNIFICADO DA ANSIEDADE [pp. 274-310]

1. M. N. Stagnitti, *Trends in Antidepressant Use by the U.S. Civilian Non-institutionalized Population, 1997 and 2002*, Statistical Brief 76 (Rockville, Md.: Agency for Healthcare Research and Quality, maio 2005).
2. United Press International, "Study: Psych Drugs Sales Up", 28 mar. 2007.
3. Ver, por exemplo, "In Our Streams: Prozac and Pesticides" (*Time*, 25 ago. 2003); "River Fish Accumulate Human Drugs" (*Nature News Service*, 5 set. 2003); "Frogs, Fish, and Pharmaceuticals: A Troubling Brew" (CNN.com, 14 nov. 2003); "Prozac in the Water" (*Governing*, v. 19, n. 12, set. 2006); "Fish on Prozac Are Violent and Obsessive" (Smithsonian.com, 12 nov. 2012).
4. Healy, *Let Them Eat Prozac*, p. 39.
5. Breggin, *Talking Back to Prozac*, p. 49. Ver também Healy, *Let Them Eat Prozac*, p. 37.
6. Shorter, *Before Prozac*, p. 172.
7. Einar Hellbom, "Chlorpheniramine, Selective Serotonin-Reuptake Inhi-

bitors (SSRIS) and Over-the-Counter (OTC) Treatment". *Medical Hypotheses*, v. 66, n. 4, pp. 689-90, 2006. Ver também Einar Hellbom e Mats Humble, "Panic Disorder Treated with the Antihistamine Chlorpheniramine" (*Annals of Allergy, Asthma, and Immunology*, v. 90, p. 361, 2003).

8. Healy, *Let Them Eat Prozac*, p. 39.
9. "Eternal Sunshine". *The Observer*, 12 maio 2007.
10. Citado em Barber, *Comfortably Numb*, p. 55.
11. Citado em Shorter, *Before Prozac*, 44.
12. Joanna Moncrieff; Irving Kirsch, "Efficacy of Antidepressants in Adults". *British Medical Journal*, v. 331, n. 7509, p. 155, 2005.
13. Citado em Barber, *Comfortably Numb*, p. 106.
14. Tómas Helgason; Helgi Tómasson; Tómas Zoega, "Antidepressants and Public Health in Iceland: Time Series Analysis of National Data". *The British Journal of Psychiatry*, v. 184, n. 2, pp. 157-62, 2004.
15. Joanna Moncrieff; Joceline Pomerleau, "Trends in Sickness Benefits in Great Britain and the Contribution of Mental Disorders". *Journal of Public Health*, v. 22, n. 1, pp. 59-67, 2000.
16. Robert Rosenheck, "The Growth of Psychopharmacology in the 1990s: Evidence-Based Practice or Irrational Exuberance". *International Journal of Law and Psychiatry*, v. 28, n. 5, pp. 467-83, 2005.
17. Ver, por exemplo, Healy, *Let Them Eat Prozac*, p. 20. Ver também McHenry, "Ethical Issues in Psychopharmacology" (*Journal of Medical Ethics*, v. 32, pp. 405-10, 2006).
18. Disponível em: <www.who.int>.
19. Greenberg, *Manufacturing Depression*, p. 193.
20. Gerald L. Klerman, "A Reaffirmation of the Efficacy of Psychoactive Drugs". *Journal of Drug Issues*, v. 1, pp. 312-9, 1971.
21. Dean I. Manheimer et al., "Popular Attitudes and Beliefs about Tranquilizers". *The American Journal of Psychiatry*, v. 130, n. 11, pp. 1246-53, 1973.
22. Mental Health America, Attitudinal Survey 2007.
23. Marie Asberg et al., "'Serotonin Depression': A Biochemical Subgroup Within the Affective Disorders?". *Science*, v. 191, n. 4226, pp. 478-80, 1976.
24. "CINP Meeting with the Nobels, Montreal, Canadá, 25 jun. 2002: Speaker's Notes — Dr. Arvid Carlsson", *Collegium Internationale Neuro-Psychopharmacologicum Newsletter*, mar. 2003.
25. L. McHenry, "Ethical Issues in Psychopharmacology". *Journal of Medical Ethics*, v. 32, n. 7, pp. 405-10, 2006.
26. Valenstein, *Blaming the Brain*, p. 96.
27. Kenneth S. Kendler, "Toward a Philosophical Structure for Psychiatry". *The American Journal of Psychiatry*, v. 162, n. 3, pp. 433-40, 2005. Para mais

informações sobre o declínio da hipótese da serotonina, ver Jeffrey R. Lacasse e Jonathan Leo, "Serotonin and Depression: A Disconnect Between the Advertisements and the Scientific Literature" (*PLoS Medicine*, v. 2, n. 12, p. e392, 2005).

28. Tolson, *Pilgrim*, p. 129.
29. Citado em ibid., p. 191.
30. Peter Kramer faz comentários nesse sentido em *Listening to Prozac*.
31. Esse ensaio foi republicado em *Signposts in a Strange Land*, de Percy.
32. Citado e debatido em Elie, *The Life You Save*, p. 276, e Elliott e Chambers, *Prozac as a Way of Life*, p. 135, entre outras fontes.

8. ANSIEDADE DE SEPARAÇÃO [pp. 313-55]

1. Ron Kessler, "Comorbidity of Anxiety Disorders with Other Physical and Mental Disorders in the National Comorbidity Survey Replication" (apresentação em conferência da ADAA, Savannah, Ga., 7 mar. 2008).
2. Freud, *Three Essays*.
3. Breger, *Dream of Undying Fame*, p. 9.
4. Gay, *Freud*, p. 11.
5. Breger, *Freud*, p. 18.
6. Kramer, *Freud*, p. 20.
7. *Complete Letters of Freud to Fliess*, p. 272.
8. Freud, *Problem of Anxiety*, p. 99.
9. Ibid.
10. Ibid., p. 119.
11. Ibid., p. 117.
12. Karen, *Becoming Attached*, p. 30.
13. Ibid., p. 31.
14. Ibid.
15. Bowlby, *Separation*, p. viii.
16. Karen, *Becoming Attached*, p. 44.
17. Ibid., p. 45.
18. Ibid.
19. Esse relato sobre a época em que Ainsworth morou em Uganda baseia-se em seu livro *Infancy in Uganda* e no capítulo 11 de *Becoming Attached*, de Robert Karen.
20. Karen, *Becoming Attached*, p. 180.
21. Konrad Z. Lorenz, "The Companion in the Bird's World". *The Auk*, v. 54, n. 3, pp. 245-73, 1937.

22. Citado em Karen, *Becoming Attached*, 107.

23. Issroff, *Winnicott and Bowlby*, p. 121.

24. Harry Frederick Harlow, "The Nature of Love". *American Psychologist*, pp. 673-85, 1958.

25. *A Secure Base*, p. 26.

26. Ver, por exemplo, Yvette Spencer-Booth e Robert A. Hinde, "Effects of 6 Days Separation from Mother on 18- to 32-Week-Old Rhesus Monkeys" (*Animal Behaviour*, v. 19, n. 1, pp. 174-91, 1971).

27. Ver, por exemplo, Blum, *Love at Goon Park*.

28. Harry F. Harlow; Margaret Harlow, "Learning to Love". *American Scientist* 54, n. 3, pp. 244-72, 1966.

29. Ver, por exemplo, Stephen J. Suomi, "How Gene- Environment Interactions Can Shape the Development of Socioemotional Regulation in Rhesus Monkeys" (*Emotional Regulation and Developmental Health: Infancy and Early Childhood*, pp. 5-26, 2002).

30. Ver, por exemplo, Mathew et al., "Neuroimaging Studies in Nonhuman Primates Reared Under Early Stressful Conditions" (*Fear and Anxiety*, 2004).

31. Ver, por exemplo, Christian Caldji et al., "Maternal Care During Infancy Regulates the Development of Neural Systems Mediating the Expression of Fearfulness in the Rat" (*Proceedings of the National Academy of Sciences*, v. 95, n. 9, pp. 5335-40, 1998).

32. Ver, por exemplo, Jeremy D. Coplan et al., "Variable Foraging Demand Rearing: Sustained Elevations in Cisternal Cerebrospinal Fluid Corticotropin-Releasing Factor Concentrations in Adult Primates" (*Biological Psychiatry*, v. 50, n. 3, pp. 200-4, 2001).

33. Ver, por exemplo, Tamashiro, Kellie L. K., "Metabolic Syndrome: Links to Social Stress and Socioeconomic Status" (*Annals of the New York Academy of Science*, v. 1231, n. 1, pp. 46-55, 2011).

34. Ver, por exemplo, Joel J. Silverman et al., "Psychological Distress and Symptoms of Posttraumatic Stress Disorder in Jewish Adolescents Following a Brief Exposure to Concentration Camps" (*Journal of Child and Family Studies*, v. 8, n. 1, pp. 71-89, 1999).

35. Maselko et al., "Mother's Affection at 8 Months Predicts Emotional Distress in Adulthood". *Journal of Epidemiology & Community Health*, v. 65, n. 7, pp. 621-5, 2011.

36. Ver, por exemplo, L. Alan Sroufe, "Attachment and Development: A Prospective, Longitudinal Study from Birth to Adulthood" (*Attachment and Human Development*, v. 7, n. 4, pp. 349-67, 2005).

37. Corine de Ruiter; Marinus H. Van Ijzendoorn, "Agoraphobia and

Anxious-Ambivalent Attachment: An Integrative Review". *Journal of Anxiety Disorders*, v. 6, n. 4, pp. 365-81, 1992.

38. Dozier et al., "Attachment and Psychopathology in Adulthood". In: *Handbook of Attachment*, pp. 718-44.

39. Warren, et al., "Child and Adolescent Anxiety Disorders and Early Attachment". *Journal of the American Academy of Child & Adolescent Psychiatry*, v. 36, n. 5, pp. 637-44, 1997.

40. Amie Ashley Hane; Nathan A. Fox, "Ordinary Variations in Maternal Caregiving Influence Human Infants' Stress Reactivity". *Psychological Science*, v. 17.6, pp. 550-6, 2006.

9. ATORMENTADOS E GUERREIROS [pp. 356-99]

1. Kenneth S. Kendler et al., "The Genetic Epidemiology of Irrational Fears and Phobias in Men". *Archives of General Psychiatry*, v. 58, n. 3, p. 257, 2001. Ver também Kenneth S. Kendler, John Myers e Carol A. Prescott, "The Etiology of Phobias: An Evaluation of the Stress-Diathesis Model" (*Archives of General Psychiatry*, v. 59, n. 3, p. 242, 2002).

2. Ver, por exemplo, Hettema et al., "A Review and Meta-Analysis of the Genetic Epidemiology of Anxiety Disorders" (*The American Journal of Psychiatry*, v. 158, n. 10, pp. 1568-78, 2001).

3. Giovanni Salum, "Anxiety 'Density' in Families Predicts Disorders in Children" (apresentação em conferência da ADAA, 28 mar. 2011).

4. Citado em Restak, *Poe's Heart*, p. 64; ver também Kagan, *Unstable Ideas*, pp. 161-3.

5. Esses estudos estão descritos em Robin Marantz Henig, "Understanding the Anxious Mind", *The New York Times Magazine*, 29 set. 2009.

6. Ver, por exemplo, Gleb P. Shumyatsky et al., "Identifcation of a Signaling Network in Lateral Nucleus of Amygdala Important for Inhibiting Memory Specifically Related to Learned Fear" (*Cell*, v. 111, n. 6, pp. 905-18, 2002).

7. Ver, por exemplo, Gleb P. Shumyatsky et al., "Stathmin, a Gene Enriched in the Amygdala, Controls Both Learned and Innate Fear" (*Cell*, v. 123, n. 4, pp. 697-709, 2005).

8. Smoller et al. "Influence of *RGS2* on Anxiety-Related Temperament, Personality, and Brain Function". *Archives of General Psychiatry*, v. 65, n. 3, pp. 298-308, 2008.

9. Citado em Smoller et al., "Genetics of Anxiety Disorders: The Complex Road from DSM to DNA" (*Depression and Anxiety*, v. 26, n. 11, pp. 965-75, 2009).

10. Leygraf et al., "*RGS2* Gene Polymorphisms as Modulators of Anxiety in Humans". *Journal of Neural Transmission*, v. 113, n. 12, pp. 1921-5, 2006.

11. Koenen et al., "*RGS2* and Generalized Anxiety Disorder in an Epidemiologic Sample of Hurrican-Exposed Adults". *Depression and Anxiety*, v. 26, n. 4, pp. 309-15, 2009.

12. "Unique Study Identifies Gene Associated with Anxious Phenotypes". *Medscape News*, 29 mar. 2011.

13. R. Bachner-Melman et al., "*AVPR1A* and *SLC6A4* Gene Polymorphisms Are Associated with Creative Dance Performance". *PLoS Genetics*, v. 1, n. 3, p. e42, 2005.

14. Ver, por exemplo, "Catechol O-methyltransferase Val158met Genotype and Neural Mechanisms Related to Affective Arousal and Regulation" (*Archives of General Psychiatry*, v. 63, n. 12, p. 1396, 2006). Ver também Montag et al., "*COMT* Genetic Variation Affects Fear Processing: Psychophysiological Evidence" (*Behavioral Neuroscience*, v. 122, n. 4, p. 901, 2008).

15. Enoch et al., "Genetic Origins of Anxiety in Women: A Role for a Functional Catechol-o-methyltransferase Polymorphism". *Psychiatric Genetics*, v. 13, n. 1, pp. 33-41, 2003.

16. Armbruster et al., "Variation in Genes Involved in Dopamine Clearance Influence the Startle Response in Older Adults". *Journal of Neural Transmission*, v. 118, n. 9, pp. 1281-92, 2011.

17. Ver, por exemplo, Stein et al., "Warriors Versus Worriers: The Role of *COMT* Gene Variants" (*CNS Spectrums*, v. 11, n. 10, pp. 745-8, 2006. Ver também "Finding the 'Worrier-Warrior' Gene" (*Philadelphia Inquirer*, 2 jun. 2003).

18. Citado em Stein e Walker, *Triumph over Shyness*, p. 21.

19. Por exemplo, Lesch et al., "Association of Anxiety-Related Traits with a Polymorphism in the Serotonin Transporter Gene Regulatory Region" (*Science*, v. 274, n. 5292, pp. 1527-31, 1996). Ver também Ahmad R. Hariri et al., "Serotonin Transporter Genetic Variation and the Response of the Human Amygdala" (*Science*, v. 297, n. 5580, pp. 400-3, 2002). (Uma boa exposição geral, não técnica, dessa pesquisa pode ser encontrada em Dobbs, "The Science of Success", *The Atlantic*, dez. 2009.)

20. Charles F. Gillespie et al., "Risk and Resilience: Genetic and Environmental Influences on Development of the Stress Response". *Depression and Anxiety*, v. 26, n. 11, pp. 984-92, 2009. Ver também Rebekah G. Bradley et al., "Influence of Child Abuse on Adult Depression: Moderation by the Corticotropin-Releasing Hormone Receptor Gene" (*Archives of General Psychiatry*, v. 65, n. 2, p. 190, 2008); Kerry J. Ressler et al., "Polymorphisms in *CRHR1* and the Serotonin Transporter Loci: Gene × Gene × Environment Interactions on Depressive Symptoms" (*American Journal of Medical Genetics, Part B: Neuropsychiatric Genetics*, v. 153, n. 3, pp. 812-24, 2010).

21. Ibid. Ver também Elisabeth B. Binder et al., "Association of *FKBP5* Polymorphisms and Childhood Abuse with Risk of Posttraumatic Stress Disorder Symptoms in Adults" (*The Journal of the American Medical Association*, v. 299, n. 11, pp. 1291-305, 2008); Divya Mehta et al., "Using Polymorphisms in *FKBP5* to Define Biologically Distinct Subtypes of Posttraumatic Stress Disorder: Evidence from Endocrine and Gene Expression Studies" (*Archives of General Psychiatry*, [2011]: archgenpsychiatry-2011).

22. Murray B. Stein et al., "*COMT* Polymorphisms and Anxiety-related Personality Traits". *Neuropsychopharmacology*, v. 30, n. 11, pp. 2092-2102, 2005.

23. Martin E. P. Seligman, "Phobias and Preparedness". *Behavior Therapy* v. 2, n. 3, pp. 307-20, 1971.

24. Susan Mineka; Arne Öhman, "Born to Fear: Non-associative Vs. Associative Factors in the Etiology of Phobias". *Behaviour Research and Therapy*, v. 40, n. 2, pp. 173-84, 2002.

25. Id., "Fears, Phobias, and Preparedness: Toward an Evolved Module of Fear and Fear Learning". *Psychological Review*, v. 108, n. 3, p. 483, 2001.

10. ERAS DE ANSIEDADE [pp. 400-22]

1. Beard, *A Practical Treatise*, p. 1.
2. A. D. Rockwell, "Some Causes and Characteristics of Neurasthenia". *New York Medical Journal*, v. 58, p. 590, 1893.
3. Beard, *American Nervousness*, p. 176.
4. Ibid., p. 96.
5. Ibid., pp. vii-viii.
6. Ibid., p. 96.
7. Ver, por exemplo, Micale, *Hysterical Men*, p. 23.
8. Beard, *Practical Treatise*, p. 15.
9. Citado em Micale, *Hysterical Men*, p. 35.
10. Citado em ibid.
11. Ibid., p. 53.
12. Ibid., p. 54.
13. Ibid., p. 60.
14. Uma explicação detalhada disso pode ser encontrada em Lutz, *American Nervousness*; Schuster, *Neurasthenic Nation*.
15. American Psychological Association, *Stress in America*, 2010.
16. IMS Health Data, National Disease & Therapeutic Index, *Diagnosis Visits*, 2002-2006.
17. Ibid.

18. Swindle et al., "Responses to Nervous Breakdowns in America over a 40-year Period". *American Psychologist*, v. 55, n. 7, p. 40, 2000.

19. Goodwin, Renee D., "The Prevalence of Panic Attacks in the United States: 1980 to 1995". *Journal of Clinical Epidemiology*, v. 55, n. 9, pp. 914-6, 2003.

20. Twenge, *Generation Me*, p. 107.

21. "How Big a Problem is Anxiety?". *Psychology Today*, abr. 30, 2008.

22. Kessler et al., "Lifetime Prevalence and Age-of-Onset Distributions of Mental Disorders in the World Health Organization's World Mental Health Survey Initiative". *World Psychiatry*, v. 6, n. 3, p. 168, 2007.

23. "Anxiety Disorders Have Soared Since Credit Crunch". *The Telegraph*, 1 jan. 2012.

24. Mental Health Foundation, *Facing the Fear*, abr. 2009.

25. LeGoff, *Medieval Civilization*, p. 325.

26. Slater, *Pursuit of Loneliness*, p. 24.

27. Schwartz, *Paradox of Choice*, pp. 2, 43.

28. Fromm, *Escape from Freedom*, p. 41.

29. Tillich, *Protestant Era*, p. 245.

30. Citado em May, *Meaning of Anxiety*, p. 12.

31. *The New York Times*, 1 fev. 1948.

32. May, *Meaning of Anxiety*, p. 12.

33. Sapolsky se estende sobre isso em *Zebras*, pp. 378-83.

34. Kagan, *What Is Emotion?*, p. 14.

35. May, *Meaning of Anxiety*, p. 191.

36. Hunter e Macalpine, *Three Hundred Years of Psychiatry*, p. 116.

37. Michel J. Dugas; Mark H. Freeston; Robert Ladouceur, "Intolerance of Uncertainty and Problem Orientation in Worry". *Cognitive Therapy and Research*, v. 21, n. 6, pp. 593-606, 1997.

38. Scott Baker; Nicholas Bloom; Steven Davis, "Measuring Economic Policy Uncertainty" (Chicago Booth Research Paper 13-02, 2013).

39. Citado em Oppenheim, *"Shattered Nerves"*, p. 14.

40. Citado em Micale, *Hysterical Men*, p. 81.

41. Cheyne, *The English Malady*, p. xxx.

42. Burton, *Anatomy*, livro I, p. 34.

43. Ibid., p. 21.

44. Ibid., p. 261.

45. Ibid.

46. Ibid., p. 21.

47. Ibid., p. 50.

48. May, *Meaning of Anxiety*, p. xiv.

11. REDENÇÃO [pp. 425-45]

1. Kagan fez essa observação em numerosas passagens.
2. Micale, *Hysterical Men*, p. 214.
3. Citado em ibid.
4. Dean Keith Simonton, "Are Genius and Madness Related? Contemporary Answers to an Ancient Question". *Psychiatric Times*, v. 22, n. 7, pp. 21-3, 2005. Ver também "The Case for Pessimism" (*Businessweek*, 13 ago. 2004).
5. As cartas aqui citadas são de Masson, *Complete Letters*.
6. Citado em Robin Marantz Henig, "Understanding the Anxious Mind" (*The New York Times Magazine*, 29 set. 2009).
7. Nicholas A. Turiano et al. "Big 5 Personality Traits and Interleukin-6: Evidence for 'Healthy Neuroticism' in a U. S. Population Sample". *Brain, Behavior, and Immunity*, 2012.
8. Corrine Bendersky; Neha Parikh Shah, "The Downfall of Extroverts and the Rise of Neurotics: The Dynamic Process of Status Allocation in Task Groups, Academy of Management Journal". AMJ-2011-0316.R3.
9. "Leadership Tip: Hire the Quiet Neurotic, Not the Impressive Extrovert". *Forbes*, 11 abr. 2013.
10. Adam M. Perkins; Philip J. Corr, "Can Worriers Be Winners? The Association Between Worrying and Job Performance". *Personality and Individual Differences*, v. 38, n. 1, pp. 25-31, 2005.
11. Jeremy D. Coplan et al., "The Relationship Between Intelligence and Anxiety: An Association with Subcortical White Matter Metabolism". *Frontiers in Evolutionary Neuroscience*, v. 3, 2012.
12. Ver Winifred Gallagher, "How We Become What We Are" (*The Atlantic*, set. 1994).
13. Stephen J. Suomi, "Risk, Resilience, and Gene-Environment Interplay in Primates". *Journal of the Canadian Academy of Child and Adolescent Psychiatry*, v. 20, n. 4, pp. 289-97, nov. 2011.

12. RESILIÊNCIA [pp. 446-59]

1. Bate, *Samuel Johnson*, pp. 117-27.
2. Charney, "The Psychobiology of Resilience to Extreme Stress: Implications for the Treatment and Prevention of Anxiety Disorders", discurso de abertura da conferência da ADAA, 23 mar. 2006.
3. Ver, por exemplo, Albert Bandura, "Self-efficacy: Toward a Unifying

Theory of Behavioral Change" (*Psychological Review*, v. 84, pp. 191-215, mar. 1997); Albert Bandura, "The Assessment and Predictive Generality of Self-Percepts of Efficacy" (*Journal of Behavior Therapy and Experimental Psychiatry*, v. 13, pp. 195-9, 1982).

Referências bibliográficas

ABOUJAOUDE, Elias. *Compulsive Acts: A Psychiatrist's Tales of Ritual and Obsession*. Berkeley: University of California Press, 2008.
ACKERMAN, Diane. *An Alchemy of Mind: The Marvel and Mystery of the Brain*. Nova York: Scribner, 2004.
ADLER, Alfred. *The Neurotic Constitution: Outlines of a Comparative Individualistic Psychology and Psychotherapy*. Trad. de Bernard Glueck. Nova York: Moffat, Yard, 1917.
_____. *Understanding Human Nature*. Nova York: Greenberg, 1927.
_____. *Problems of Neurosis*. Nova York: Cosmopolitan Book Corporation, 1930.
AGGLETON, John (Org.). *The Amygdala: A Functional Analysis*. 2. ed. Nova York: Oxford University Press, 2000.
AGOSTINHO, Santo. *Confessions*. Nova York: Dover, 2002. [Ed. bras.: *Confissões*. São Paulo: Martin Claret, 2004.]
AINSWORTH, Mary D. Salter. *Infancy in Uganda: Infant Care and the Growth of Love*. Baltimore: Johns Hopkins University Press, 1967.
ALEXANDER, Franz G.; SELESNICK, Sheldon T. *The History of Psychiatry: An Evaluation of Psychiatric Thought and Practice from Prehistoric Times to the Present*. Northvale, NJ: James Aronson, 1995 (ed. original 1966).
ALVAREZ, Walter C. *Nervousness, Indigestion, and Pain*. Nova York: Collier, 1962.

AMEISEN, Olivier. *The End of My Addiction*. Nova York: Farrar, Straus and Giroux, 2009.

ANDREASEN, Nancy C. *The Broken Brain: The Biological Revolution in Psychiatry*. Nova York: Harper and Row, 1984.

ARIETI, Silvano. *The Parnas: A Scene from the Holocaust*. Filadélfia: Paul Dry Books, 2000.

ARIKHA, Noga. *Passions and Tempers: A History of the Humours*. Nova York: Ecco, 2007.

ARISTÓTELES. *De anima*. Londres: Penguin, 1986. [Ed. bras.: *De anima*. São Paulo: Ed. 34, 2006.]

ATTWELL, Khleber Chapman. *100 Questions and Answers About Anxiety*. Sudbury, MA: Jones and Bartlett, 2006.

AUDEN, W. H. *The Age of Anxiety*. Nova York: Random House, 1946.

BACKUS, William. *The Good News About Worry: Applying Biblical Truth to Problems of Anxiety and Fear*. Minneapolis: Bethany House, 1991.

BAENNINGER, Alex et al. *Good Chemistry: The Life and Legacy of Valium Inventor Leo Sternbach*. Nova York: McGraw-Hill, 2004.

BALLARD, Chris. *The Art of a Beautiful Game: The Thinking Fan's Tour of the NBA*. Nova York: Simon and Schuster, 2009.

BALTHASAR, Hans Urs von. *The Christian and Anxiety*. San Francisco: Ignatius Press, 2000.

BARBER, Charles. *Comfortably Numb: How Psychiatry Is Medicating a Nation*. Nova York: Pantheon, 2008.

BARBU, Zevedei. *Problems of Historical Psychology*. Nova York: Grove, 1960.

BARLOW, David. *Anxiety and Its Disorders: The Nature and Treatment of Anxiety and Panic*. 2. ed. Nova York: Guilford, 2004.

BARLOW, David; CRASKE, Michelle G. *Mastery of Your Anxiety and Panic*. 3. ed. Nova York: Graywind, 2000.

BARNES, Julian. *Nothing to Be Frightened Of*. Nova York: Alfred A. Knopf, 2008.

BARONDES, Samuel H. *Better Than Prozac: Creating the Next Generation of Psychiatric Drugs*. Oxford: Oxford University Press, 2003.

_____. *Molecules and Mental Illness*. Nova Delhi: Indo American Books, 2007.

BASSETT, Lucinda. *From Panic to Power: Proven Techniques to Calm Your Anxieties, Conquer Your Fears and Put You in Control of Your Life*. Nova York: Quill, 1995.

BATE, Walter Jackson. *Samuel Johnson*. Nova York: Harcourt, Brace, 1977.

BATTIE, William. *A Treatise on Madness*. Nova York: Brunner/Mazel, 1969.

BAUMER, Franklin L. *Religion and the Rise of Skepticism*. Nova York: Harcourt, Brace, 1960.

BEARD, George Miller. *A Practical Treatise on Nervous Exhaustion (Neurasthe-*

nia), *Its Symptoms, Nature, Sequences, and Treatment*. Nova York: William Wood, 1880.

_____. *American Nervousness, Its Causes and Consequences*. Nova York: G. P. Putnam's Sons, 1881.

BEATTY, Jack. *Age of Betrayal: The Triumph of Money in America, 1865-1990*. Nova York: Alfred A. Knopf, 2007.

BEAUMONT, William; ST. MARTIN, Alexis; COMBE, Andrew. *Experiments and Observations on the Gastric Juice, and the Physiology of Digestion*. Nova York: Maclachlan & Stewart, 1838.

BECK, Aaron T. *Depression: Causes and Treatment*. Filadélfia: University of Pennsylvania Press, 1967.

BECK, Aaron T.; EMERY, Gary. *Anxiety Disorders and Phobias: A Cognitive Perspective*. Nova York: Basic Books, 1985.

BECK, Aaron T.; FREEMAN, Arthur. *Cognitive Therapy of Personality Disorders*. Nova York: Guilford, 1990.

BECKER, Dana. *One Nation Under Stress: The Trouble with Stress as an Idea*. Oxford: Oxford University Press, 2013.

BECKER, Ernest. *The Denial of Death*. Nova York: Free Press, 1973.

BEILOCK, Sian. *Choke: What the Secrets of the Brain Reveal About Success and Failure at Work and at Play*. Nova York: Free Press, 2010.

BERGER, Frank. "Anxiety and the Discovery of Tranquilizers". In: AYD, Frank J.; BLACKWELL, Barry (Orgs.). *Discoveries in Biological Psychiatry*. Filadélfia/Toronto: J. B. Lippincott, 1970.

BERGER, Peter L.; BERGER, Brigitte; KELLNER, Hansfried. *The Homeless Mind: Modernization and Consciousness*. Nova York: Random House, 1973.

BERRIOS, German E. *The History of Mental Symptoms: Descriptive Psychopathology Since the Nineteenth Century*. Cambridge: Cambridge University Press, 1996.

BERTIN, Celia. *Marie Bonaparte: A Life*. New Haven: Yale University Press, 1982.

BETTELHEIM, Bruno. *Freud and Man's Soul*. Nova York: Vintage Books, 1982.

BLANCHARD, Robert J. et al. *Handbook of Anxiety and Fear*. Oxford/Amsterdam: Academic Press/Elsevier, 2008.

BLUM, Deborah. *Love at Goon Park: Harry Harlow and the Science of Affection*. Nova York: Basic Books, 2002.

BLYTHE, Jamie. *Fear Is No Longer My Reality: How I Overcame Panic and Social Anxiety Disorder — and You Can Too*. Com Jenna Glatzer. Nova York: McGraw-Hill, 2005.

BORCH-Jacobsen, Mikkel. *Making Minds and Madness: From Hysteria to Depression*. Cambridge: Cambridge University Press, 2009.

BOSWELL, James. *The Life of Samuel Johnson*. Nova York: Penguin, 2008.

BOURKE, Joanna. *Fear: A Cultural History.* Londres: Virago, 2005.
BOURNE, Edmund; GARANO, Lorna. *Coping with Anxiety: 10 Simple Ways to Relieve Fear, Anxiety, and Worry.* Oakland: New Harbinger, 2003.
BOWLBY, John. *Separation: Anxiety and Anger.* Nova York: Basic Books, 1973. [Ed. bras.: *Separação: Angústia e raiva.* São Paulo: Martins Fontes, 2002.]
_____. *A Secure Base.* Londres: Routledge, 1988.
_____. *Charles Darwin: A New Life.* Nova York: W. W. Norton, 1990.
BRAUND, Susanna; MOST, Glenn W. (Orgs.). *Ancient Anger: Perspectives from Homer to Galen.* Cambridge: Cambridge University Press, 2003.
BREGER, Louis. *Freud: Darkness in the Midst of Vision.* Nova York: John Wiley and Sons, 2000.
_____. *A Dream of Undying Fame: How Freud Betrayed His Mentor and Invented Psychoanalysis.* Nova York: Basic Books, 2009.
BREGGIN, Peter R. *Talking Back to Prozac: What Doctors Aren't Telling You About Today's Most Controversial Drug.* Nova York: St. Martin's, 1994.
_____. *Medication Madness: A Psychiatrist Exposes the Dangers of Mood-Altering Medications.* Nova York: St. Martin's, 2008.
BREMNER, J. Douglas. *Does Stress Damage the Brain? Understanding Trauma-Related Disorders from a Mind-Body Perspective.* Nova York: W. W. Norton, 2002.
BRETALL, Robert. *A Kierkegaard Anthology.* Princeton, NJ: Princeton University Press, 1936.
BRIGGS, Rex. *Transforming Anxiety, Transcending Shame.* Deerfield Beach: Health Communications, 1999.
BROWNE, Janet. *Charles Darwin: Voyaging.* Princeton, NJ: Princeton University Press, 1995.
_____. *Charles Darwin: The Power of Place.* Princeton, NJ: Princeton University Press, 2002.
BRUNER, Jerome. *Acts of Meaning.* Cambridge, MA: Harvard University Press, 1990.
BURGESS, Thomas H. *The Physiology or Mechanism of Blushing: Illustrative of the Influence of Mental Emotion on the Capillary Circulation, with a General View of the Sympathies.* Londres: John Churchill, 1839.
BURIJON, Barry N. *Biological Bases of Clinical Anxiety.* Nova York: W. W. Norton, 2007.
BURKE, Edmund. *A Philosophical Enquiry Into the Origin of Our Ideas of the Sublime and Beautiful.* Londres: J. Dodsley, 1767.
BURNS, David D. *When Panic Attacks: The New, Drug-Free Anxiety Therapy That Can Change Your Life.* Nova York: Morgan Road Books, 2006.

BURTON, Robert. *The Anatomy of Melancholy*. New York Review of Books, 2001. [Ed. bras.: *A anatomia da melancolia*. Curitiba: Ed. da UFPR, 2013.]

CANNON, Walter B. *Bodily Changes in Pain, Hunger, Fear and Rage*. Nova York: Harper Torchbooks, 1963 (1ª ed. 1915).

CANTOR, Norman F. *The Civilization of the Middle Ages*. Nova York: Harper-Collins, 1993.

CAPLAN, Paula J. *They Say You're Crazy: How the World's Most Powerful Psychiatrists Decide Who's Normal*. Reading, MA: Da Capo, 1995.

CAPPS, Donald. *Social Phobia: Alleviating Anxiety in an Age of Self-Promotion*. St. Louis: Chalice, 1999.

CARLAT, Daniel. *Unhinged: The Trouble with Psychiatry — A Doctor's Revelations About a Profession in Crisis*. Nova York: Free, 2010.

CARLSTEDT, Roland A. *Critical Moments During Competition: A Mind-Body Model of Sports Performance When It Counts the Most*. Nova York: Psychology Press, 2004.

CARTER, Rita. *Mapping the Mind*. Berkeley, CA: University of California Press, 1998.

CASSIDY, Jude; SHAVER, Phillip R. *Handbook of Attachment: Theory, Research, and Clinical Applications*. 2. ed. Nova York: Guilford, 2008.

CASSIRER, Ernst. *An Essay on Man*. New Haven: Yale University Press, 1944. [Ed. bras.: *Ensaio sobre o homem: Introdução a uma filosofia da cultura humana*. Rio de Janeiro: Martins Fontes, 1994.]

CHANSKY, Tamar E. *Freeing Yourself from Anxiety*. Cambridge, MA: Da Capo Life Long, 2012.

CHARNEY, Dennis S.; NESTLER, Eric J. *Neurobiology of Mental Illness*. 3. ed. Oxford: Oxford University Press, 2009.

CHEYNE, George. *The English Malady (1733)*. Londres: Tavistock/Routledge, 1991.

CLARK, Taylor. *Nerve: Poise Under Pressure, Serenity Under Stress, and the Brave New Science of Fear and Cool*. Boston: Little, Brown, 2011.

COLEMAN, Penny. *Flashback: Posttraumatic Stress Disorder, Suicide, and the Lessons of War*. Boston: Beacon, 2006.

COLES, Robert. *The Mind's Fate: A Psychiatrist Looks at His Profession*. Boston: Back Bay, 1975.

_____. *Walker Percy: An American Searcher*. Boston: Little, Brown, 1978.

COLLINS, Randall. *Violence: A Micro-sociological Theory*. Princeton, NJ: Princeton University Press, 2008

COLP, Ralph, Jr. *To Be an Invalid: The Illness of Charles Darwin*. Chicago: University of Chicago Press, 1977.

CONLEY, Dalton. *Elsewhere, U. S. A: How We Got from the Company Man,*

Family Dinners, and the Affluent Society to the Home Office, BlackBerry Moms, and Economic Anxiety. Nova York: Pantheon, 2009.

CONTOSTA, David R. *Rebel Giants: The Revolutionary Lives of Abraham Lincoln and Charles Darwin*. Amherst, NY: Prometheus, 2008.

COOLIDGE, Frederick L.; WYNN, Thomas Wynn. *The Rise of Homo Sapiens: The Evolution of Modern Thinking*. Chichester, Reino Unido: Wiley-Blackwell, 2009.

COZOLINO, Louis. *The Neuroscience of Psychotherapy: Building and Rebuilding the Human Brain*. Nova York: W. W. Norton, 2002.

CRICK, Francis. *The Astonishing Hypothesis: The Scientific Search for the Soul*. Nova York: Touchstone, 1994.

CUORDILEONE, Kyle A. *Manhood and American Political Culture in the Cold War*. Nova York: Routledge, 2005.

CUSHMAN, Philip. *Constructing the Self, Constructing America: A Cultural History of Psychotherapy*. Boston: Addison-Wesley, 1995.

DAMÁSIO, António. *Descartes' Error: Emotion, Reason, and the Human Brain*. Nova York: Grosset/Putnam, 1994. [Ed. bras.: *O erro de Descartes: Emoção, razão e o cérebro humano*. São Paulo: Companhia das Letras, 1996.]

_____. *The Feeling of What Happens: Body and Emotion in the Making of Consciousness*. Nova York: Harcourt, 1999. [Ed. bras.: *O mistério da consciência: Do corpo e da emoção ao conhecimento de si*. São Paulo: Companhia das Letras, 2000.]

_____. *Looking for Spinoza: Joy, Sorrow, and the Feeling Brain*. Nova York: Harcourt, 2003. [Ed. bras.: *Em busca de Espinosa: Prazer e dor na ciência dos sentimentos*. São Paulo: Companhia das Letras, 2004.]

DARWIN, Charles. *The Expression of the Emotions in Man and Animals*. Charleston, SC: BiblioBazaar (ed. original 1872), 2007. [Ed. bras.: *A expressão das emoções no homem e nos animais*. São Paulo: Companhia das Letras, 2009.]

_____. *The Autobiography of Charles Darwin, 1809-1882*. Nova York: Classic Books International, 2009. [Ed. bras.: *Autobiografia 1809-1882*. Rio de Janeiro: Contraponto, 2002.]

DAVENPORT-HINES, Richard. *The Pursuit of Oblivion: A Global History of Narcotics*. Nova York: W. W. Norton, 2001.

DAVEY, Graham C. L. (Org.). *Phobias: A Handbook of Theory, Research and Treatment*. Chichester, Reino Unido: Wiley, 1997.

DAVEY, Graham C. L., WELLS, Adrian (Orgs.). *Worry and Its Psychological Disorders*. Chichester, Reino Unido: Wiley, 2006.

DAVIDSON, Jonathan; DREHER, Henry. *The Anxiety Book: Developing Strength in the Face of Fear*. Nova York: Riverhead, 2003.

DAVIDSON, Richard J.; BEGLEY, Sharon. *The Emotional Life of Your Brain*. Nova York: Hudson Street Press, 2012.

DAVIS, Lennard J. *Obsession: A History*. Chicago: University of Chicago Press, 2008.

DAVISON, Gerald D.; NEALE, John M. *Abnormal Psychology*. 5. ed. Nova York: John Wiley and Sons, 1990.

DAYHOFF, Signe A. *Diagonally-Parked in a Parallel Universe: Working Through Social Anxiety*. Placitas: Effectiveness-Plus Publications, 2000.

DE BOTTON, Alain. *Status Anxiety*. Nova York: Pantheon, 2004.

DEGRANDPRE, Richard. *The Cult of Pharmacology: How America Became the World's Most Troubled Drug Culture*. Durham, NC: Duke University Press, 2006.

DESCARTES, René. *Discourse on Method and Meditations*. Upper Saddle River: Library of Liberal Arts, 1960.

DESMOND, Adrian; MOORE, James. *Darwin: The Life of a Tormented Evolutionist*. Nova York: W. W. Norton, 1991.

DESSOIR, Max; FISHER, Donald. *Outlines of the History of Psychology*. Nova York: Macmillan, 1912.

DILLON, Brian. *The Hypochondriacs: Nine Tormented Lives*. Nova York: Faber and Faber, 2010.

DOCTOR, Ronald M.; KAHH, Ada P. *The Encyclopedia of Phobias, Fears, and Anxieties*. Nova York: Facts on File, 1989.

DODDS, E. R. *The Greeks and the Irrational*. Berkeley: University of California Press, 1951.

DOI, Takeo. *The Anatomy of Dependence*. Tóquio: Kodansha, 1971.

DOLLARD, John. *Victory over Fear*. Nova York: Reynal and Hitchcock, 1942.

DOLLARD, John; MILLER, Neal A. *Personality and Psychotherapy: An Analysis in Terms of Learning, Thinking, and Culture*. Nova York: McGraw-Hill, 1950.

DOZOIS, David J. A.; DOBSON, Keith S. *The Prevention of Anxiety and Depression: Theory, Research, and Practice*. Washington, DC: American Psychological Association, 2004.

DRINKA, George Frederick. *The Birth of Neurosis: Myth, Malady, and the Victorians*. Nova York: Simon & Schuster, 1984.

DRUMMOND, Edward H. *Overcoming Anxiety Without Tranquilizers*. Nova York: Dutton, 1997.

DUKAKIS, Kitty; TYE, Larry. *Shock: The Healing Power of Electroconvulsive Therapy*. Nova York: Avery, 2006.

DUMONT, Raeann. *The Sky Is Falling: Understanding and Coping with Phobias, Panic, and Obsessive-Compulsive Disorders*. Nova York: W. W. Norton, 1996.

EGHIGIAN, Greg. *From Madness to Mental Health: Psychiatric Disorder and Its Treatment in Western Civilization*. New Brunswick, NJ: Rutgers University Press, 2010.

ELIE, Paul. *The Life You Save May Be Your Own: An American Pilgrimage*. Nova York: Farrar, Straus and Giroux, 2003.

ELLENBERGER, Henri F. *The Discovery of the Unconscious: The History and Evolution of Dynamic Psychiatry*. Nova York: Basic Books, 1970.

ELLIOTT, Carl. *The Last Physician: Walker Percy and the Moral Life of Medicine*. Durham, NC: Duke University Press, 1999.

ELLIOTT, Carl; CHAMBERS, Tod. *Prozac as a Way of Life*. Chapel Hill: University of North Carolina Press, 2004.

ELLMAN, Richard. *Yeats: The Man and the Masks*. Nova York: Macmillan, 1948.

ENGEL, Jonathan. *American Therapy: The Rise of Psychotherapy in the United States*. Nova York: Gotham, 2008.

EPICTETO. *Discourses and Enchiridion*. Nova York: Walter J. Black, 1944.

ERIKSON, Erik H. *Childhood and Society*. Nova York: W. W. Norton, 1950. [Ed. bras.: *Infância e sociedade*. Rio de Janeiro: Zahar, 1976.]

ESPOSITO, Janet. *In the Spotlight: Overcome Your Fear of Public Speaking and Performance*. Southbury, CT: Strong Books, 2000. [Ed. bras.: *Como atuar e falar em público: Sob os holofotes*. São Paulo: M. Books, 2011.]

EYSENCK, H. J.; RACHMAN, S. *The Causes and Cures of Neurosis: An Introduction to Modern Behavior Therapy Based on Learning Theory and the Principles of Conditioning*. San Diego: Robert R. Knapp, 1965.

FANN, William E. et al. (Orgs.). *Phenomenology and Treatment of Anxiety*. Nova York: Spectrum Publications, 1979.

FARNBACH, Rod; FARNBACH, Eversley. *Overcoming Performance Anxiety*. Londres: Simon and Schuster, 2001.

FISHER, Paul. *House of Wits: An Intimate Portrait of the James Family*. Nova York: Henry Holt, 2008.

FORD, Emily. *What You Must Think of Me: A Firsthand Account of One Teenager's Experience with Social Anxiety Disorder*. Com Michael R. Liebowitz e Linda Wasmer Andrews. Oxford: Oxford University Press, 2007.

FORRESTER, John. *Dispatches from the Freud Wars: Psychoanalysis and Its Passions*. Cambridge, MA: Harvard University Press, 1997.

_____. *Truth Games: Lies, Money, and Psychoanalysis*. Cambridge, MA: Harvard University Press, 1997.

FOXMAN, Paul. *Dancing with Fear: Overcoming Anxiety in a World of Stress and Uncertainty*. Northvale: Jason Aronson, 1997.

_____. *The Worried Child: Recognizing Anxiety in Children and Helping Them Heal*. Alameda: Hunter House, 2004.

FRANKL, Viktor E. *Man's Search for Meaning*. Nova York: Washington Square Press, 1985 (1ª ed. 1959). [Ed. bras.: *Em busca de sentido*. Petrópolis: Vozes, 2009.]

_____. *The Doctor and the Soul: From Psychotherapy to Logotherapy*. Nova York: Vintage Books, 1986.

FRATTAROLI, Elio. *Healing the Soul in the Age of the Brain: Why Medication Isn't Enough*. Nova York: Penguin, 2001.

FREEMAN, Daniel; FREEMAN, Jason. *Anxiety: A Very Short Introduction*. Oxford: Oxford University Press, 2012.

FREUD, Sigmund. *The Problem of Anxiety*. Nova York: Psychoanalytic Quarterly Press, 1936. [Ed. bras.: "Inibição, sintoma e angústia". In: *Inibição, sintoma e angústia, O futuro de uma ilusão e outros textos*. São Paulo: Companhia das Letras, 2014.]

_____. *Totem and Taboo: Some Points of Agreement Between the Mental Lives of Savages and Neurotics*. Londres: Routledge and Kegan Paul, 1950. [Ed. bras.: *Totem e tabu*. São Paulo: Penguin Classics Companhia das Letras, 2013.]

_____. *The Interpretation of Dreams*. Londres: Hogarth Press, 1953. [Ed. bras.: *A interpretação dos sonhos*. Porto Alegre: L&PM, 2013.]

_____. *Beyond the Pleasure Principle*. Nova York: W. W. Norton, 1961. [Ed. bras.: "Além do princípio do prazer". In: *História de uma neurose infantil ["O homem dos lobos"], Além do princípio do prazer e outros textos (1917-1920)*. São Paulo: Companhia das Letras, 2010.]

_____. *Civilization and Its Discontents*. Nova York: W. W. Norton, 1961. [Ed. bras.: *O mal-estar na civilização*. São Paulo: Penguin Classics Companhia das Letras, 2011.]

_____. *Character and Culture*. Nova York: Collier, 1963.

_____. *The Complete Letters of Sigmund Freud to Wilhelm Fliess, 1887-1904*. Trad. e org. Jeffrey Moussaieff Masson. Cambridge, MA: Harvard University Press, 1985.

_____. *Introductory Lectures on Psycho-Analysis*. Nova York: W. W. Norton, 1989. [Ed. bras.: *Conferências introdutórias à psicanálise (1916-1917)*. São Paulo: Companhia das Letras, 2014.]

_____. *The History of the Psycho-Analytic Movement and the Origin and Development of Psychoanalysis*. Nova York: W. W. Norton, 1990.

_____. *The Basic Writings of Sigmund Freud*. Nova York: Modern Library, 1995.

_____. *Three Essays on the Theory of Sexuality*. Nova York: Basic Books, 2000. [Ed. bras.: *Três ensaios sobre a teoria da sexualidade*. Rio de Janeiro: Imago, 1997.]

FRIEDMAN, Steven (Org.). *Cultural Issues in the Treatment of Anxiety*. Nova York: Guilford Press, 1997.

FRINK, H. W.; PUTNAM, James J. *Morbid Fears and Compulsions: Their Psychology and Psychoanalytic Treatment.* Nova York: Moffat, Yard, 1918.

FROMM, Erich. *Man for Himself: An Inquiry into the Psychology of Ethics.* Nova York: Henry Holt, 1947.

_____. *Escape from Freedom.* Nova York: Owl Books, 1969.

FUREDI, Frank. *Therapy Culture: Cultivating Vulnerability in an Uncertain Age.* Londres: Routledge, 2004.

FURER, Patricia; WALKER, John R.; STEIN, Murray B. *Treating Health Anxiety and Fear of Death: A Practitioner's Guide.* Nova York: Springer, 2007.

GABRIEL, Richard A. *No More Heroes: Madness and Psychiatry in War.* Nova York: Hill and Wang, 1987.

GALDSTON, Iago (Org.). *Historic Derivations of Modern Psychiatry.* Nova York: McGraw-Hill, 1967.

GAMWELL, Lynn; TOMES, Nancy. *Madness in America: Cultural and Medical Perceptions of Mental Illness Before 1914.* Ithaca, NY: Cornell University Press, 1995.

GANDHI, Mohandas K. *An Autobiography: The Story of My Experiments with Truth.* Boston: Beacon Press, 1993. [Ed. bras.: *Autobiografia: Minha vida e minhas experiências com a verdade.* São Paulo: Palas Athena, 1999.]

GARDNER, Daniel. *The Science of Fear.* Nova York: Dutton, 2008.

GARFF, Joakim. *Søren Kierkegaard: A Biography.* Princeton, NJ: Princeton University Press, 2005.

GAY, Peter. *Freud: A Life for Our Time.* Nova York: W. W. Norton, 1988. [Ed. bras.: *Freud: Uma vida para o nosso tempo.* São Paulo: Companhia das Letras, 1989.]

GAZZANIGA, Michael S. *Nature's Mind: The Biological Roots of Thinking, Emotions, Sexuality, Language, and Intelligence.* Nova York: Basic Books, 1992.

GERSHON, Michael D. *The Second Brain: The Scientific Basis of Gut Instinct and a Groundbreaking New Understanding of Nervous Disorders of the Stomach and Intestine.* Nova York: HarperCollins, 1998. [Ed. bras.: *O segundo cérebro: Entenda o funcionamento do aparelho digestivo e sua relação com o cérebro.* Rio de Janeiro: Campus, 2000.]

GERZON, Robert. *Finding Serenity in the Age of Anxiety.* Nova York: Macmillan, 1997.

GEWIRTZ, Jacob (Org.). *Attachment and Dependency.* Washington, DC: V. H. Winston and Sons, 1972.

GHINASSI, Cheryl Winning. *Anxiety.* Nova York: Greenwood, 2010.

GIFFORD, Frank. *Gifford on Courage.* Com Charles Mangel. Nova York: M. Evans, 1976.

GIJSWIJT-HOFSTRA, Marijke; PORTER, Roy. *Cultures of Neurasthenia: From Beard to the First World War*. Nova York: Rodopi, 2001.

GLANTZ, Kalman; PEARCE, John K. *Exiles from Eden: Psychotherapy from an Evolutionary Perspective*. Nova York: W. W. Norton, 1989.

GLATZER, Jenna (Org.). *Conquering Panic and Anxiety Disorders: Success Stories, Strategies, and Other Good News*. Alameda: Hunter House, 2002.

GLEICK, James. *Faster: The Acceleration of Just About Everything*. Nova York: Vintage Books, 1999.

GLENMULLEN, Joseph. *Prozac Backlash: Overcoming the Dangers of Prozac, Zoloft, Paxil, and Other Antidepressants with Safe, Effective Alternatives*. Nova York: Simon and Schuster, 2001.

_____. *The Antidepressant Solution: The Only Step-by-Step Guide to Safely Overcoming Antidepressant Withdrawal, Dependence, and "Addiction"*. Nova York: Free Press, 2005.

GOLDSTEIN, Kurt. *Human Nature in the Light of Psychopathology* (1940). Nova York: Schocken, 1963.

_____. *The Organism: A Holistic Approach to Biology Derived from Pathological Data in Man*. Nova York: Urzone, 1995.

GOLDSTEIN, Michael J.; PALMER, James O. *The Experience of Anxiety: A Casebook*. Nova York: Oxford University Press, 1963.

GOODWIN, Donald W. *Phobia: The Facts*. Oxford: Oxford University Press, 1983.

_____. *Anxiety*. Oxford: Oxford University Press, 1986.

GORDON, James S. *Unstuck: Your Guide to the Seven-Stage Journey Out of Depression*. Nova York: Penguin, 2008.

GORMAN, Jack (Org.). *Fear and Anxiety: The Benefits of Translational Research*. Washington, DC: American Psychiatric Publishing, 2004.

GOSLING, Francis G. *Before Freud: Neurasthenia and the American Medical Community, 1870-1910*. Urbana: University of Illinois Press, 1987.

GOULD, James L. *Ethology: The Mechanisms and Evolution of Behavior*. Nova York: W. W. Norton, 1982.

GOULDING, Regina A.; SCHWARZ, Richard C. *The Mosaic Mind: Empowering the Tormented Selves of Child Abuse Survivors*. Nova York: W. W. Norton, 1995.

GRAY, Jeffrey A.; MCNAUGHTON, Neil. *The Neuropsychology of Anxiety*. 2. ed. Oxford: Oxford University Press, 2000.

GREENBERG, Gary. *Manufacturing Depression: The Secret History of a Modern Disease*. Nova York: Simon and Schuster, 2010.

_____. *The Book of Woe: The "DSM" and the Unmaking of Psychiatry*. Nova York: Blue Rider, 2012.

GREIST, John H.; JEFFERSON, James W.; MARKS, Isaac M. *Anxiety and Its Treatment*. Nova York: Warner Books, 1986.

GRINKER, Roy R.; SPIEGEL, John P. *Men Under Stress*. Filadélfia: Blakiston, 1945.
GROB, Gerald N. *Mental Illness and American Society, 1875-1940*. Princeton, NJ: Princeton University Press, 1983.
GROSSKURTH, Phyllis. *Melanie Klein: Her World and Her Work*. Nova York: Alfred A. Knopf, 1986.
HALLOWELL, Edward M. *Worry: Hope and Help for a Common Condition*. Nova York: Random House, 1997.
HANDLY, Robert. *Anxiety and Panic Attacks: Their Cause and Cure*. Com Pauline Neff. Nova York: Fawcett Crest, 1985.
HANFORD, A. Chester. *Problems in Municipal Government*. Nova York/Londres: A. W. Shaw, 1926.
HARRINGTON, Anne. *The Cure Within: A History of Mind-Body Medicine*. Nova York: W. W. Norton, 2008.
HART, Archibald D. *The Anxiety Cure*. Nova York: Thomas Nelson, 2001.
HARVARD MEDICAL SCHOOL. *The Sensitive Gut*. Nova York: Fireside, 2000.
HAYES, Steven C. *Get Out of Your Mind and into Your Life: The New Acceptance and Commitment Therapy*. Oakland, CA: New Harbinger, 2005.
HAYES, Steven C.; STROSAHL, Kirk D.; WILSON, Kelly G. *Acceptance and Commitment Therapy: An Experiential Approach to Behavior Change*. Nova York: Guilford Press, 1999.
HEALY, David. *The Antidepressant Era*. Cambridge, MA: Harvard University Press, 1997.
_____. *The Creation of Psychopharmacology*. Cambridge, MA: Harvard University Press, 2002.
_____. *Let Them Eat Prozac*. Toronto: James Lorimer, 2003.
HEIMBERG, Richard G.; TURK, Cynthia L.; MENNIN, Douglas S. (Orgs.). *Generalized Anxiety Disorder: Advances in Research and Practice*. Nova York: Guilford Press, 2004.
HERMAN, Judith Lewis. *Trauma and Recovery*. Nova York: Basic Books, 1992.
HESTON, Leonard L. *Mending Minds: A Guide to the New Psychiatry of Depression, Anxiety, and Other Serious Mental Disorders*. Nova York: W. H. Freeman, 1992.
HOBSON, J. Allan; LEONARD, Jonathan A. *Out of Its Mind: Psychiatry in Crisis*. Cambridge, MA: Perseus, 2002.
HOCH, Paul; ZUBIN, Joseph (Orgs.). *Anxiety*. Nova York: Grune and Stratton, 1950.
HOFSTADTER, Richard. *The American Political Tradition*. Nova York: Alfred A. Knopf, 1948.
HOFSTADTER, Richard. *The Age of Reform*. Nova York: Vintage Books, 1955.

HOLLANDER, Eric; SIMEON, Daphne. *Concise Guide to Anxiety Disorders.* Washington, DC: American Psychiatric Publishing, 2003.

HOLLISTER, Leo. *Clinical Use of Psychotherapeutic Drugs.* Springfield, IL: Charles C. Thomas, 1973.

HOLMES, Jeremy. *The Search for the Secure Base: Attachment Theory and Psychotherapy.* Hove/Filadélfia: Brunner/Routledge, 2001.

HORNEY, Karen. *The Neurotic Personality of Our Time.* Nova York: W. W. Norton, 1937. [Ed. bras.: *A personalidade neurótica de nosso tempo.* Rio de Janeiro: Civilização Brasileira, 1966.]

_____. *New Ways in Psychoanalysis.* Nova York: W. W. Norton, 1939.

_____. *Self-Analysis.* Nova York: W. W. Norton, 1942.

_____. *Our Inner Conflicts.* Nova York: W. W. Norton, 1945. [Ed. bras.: *Nossos conflitos interiores.* Rio de Janeiro: Civilização Brasileira, 1964.]

_____. *Neurosis and Human Growth: The Struggle Toward Self-Realization.* Nova York: W. W. Norton, 1950.

HORSTMANN, Judith. *Brave New Brain: How Neuroscience, Brain-Machine Interfaces, Psychopharmacology, Epigenetics, the Internet, and Our Own Minds Are Stimulating and Enhancing the Future of Mental Power.* Nova York: John Wiley and Sons, 2010.

_____HORWITZ, Allan V.; WAKEFIELD, Jerome C. *The Loss of Sadness: How Psychiatry Transformed Normal Sorrow into Depressive Disorder.* Nova York: Oxford University Press, 2007.

_____. *All We Have to Fear: Psychiatry's Transformation of Natural Anxieties into Mental Disorders.* Nova York: Oxford University Press, 2012.

HUIZINGA, Johann. *The Waning of the Middle Ages.* 1924. Mineola, NY: Dover Books, 1999. [Ed. bras.: *O outono da Idade Média.* São Paulo: Cosac Naify, 2010.]

HUNT, Joseph McVicker (Org.). *Personality and the Behavior Disorders: A Handbook Based on Experimental and Clinical Research.* Nova York: Ronald Press, 1944.

HUNT, Morton. *The Story of Psychology.* Nova York: Doubleday, 1993.

HUNTER, Richard; MACALPINE, Ida. *Three Hundred Years of Psychiatry, 1535-1860.* Dubuque: Carlisle, 1982.

HUSTVEDT, Siri. *The Shaking Woman; or, A History of My Nerves.* Nova York: Henry Holt, 2010. [Ed. bras.: *A mulher trêmula: Ou uma história dos meus nervos.* São Paulo: Companhia das Letras, 2011.]

ISSROFF, Judith (Org.). *Donald Winnicott and John Bowlby: Personal and Professional Perspectives.* Londres: H. Karnac, 2005.

IZARD, Carroll E. *Human Emotions.* Nova York: Plenum, 1977.

JACKSON, Stanley W. *Melancholia and Depression: From Hippocratic Times to Modern Times*. New Haven: Yale University Press, 1986.

JACOBSON, Edmund. *You Must Relax: A Practical Method for Reducing the Strain of Living*. Londres: Whittlesey House, 1934. [Ed. bras.: *Relax: Como vencer as tensões*. São Paulo: Cultrix, 1976.]

JAMES, Oliver. *The Selfish Capitalist*. Londres: Vermillion, 2008.

JAMES, William. *Principles of Psychology*. Nova York: Henry Holt, 1890.

_____. *The Varieties of Religious Experience*. Londres: Longmans, Green, 1902.

JAMISON, Kay Redfield. *An Unquiet Mind: A Memoir of Moods and Madness*. Nova York: Vintage Books, 1995.

JANIS, Irving L. *Air War and Emotional Stress: Psychological Studies of Bombing and Civilian Defense*. Nova York: McGraw-Hill, 1951.

JASPERS, Karl. *General Psychopathology*. Baltimore: Johns Hopkins University Press, 1997. v. 1. [Ed. bras.: *Psicopatologia geral*. Rio de Janeiro: Atheneu, 1973. v. 1]

JAYNES, Julian. *The Origins of Consciousness in the Breakdown of the Bicameral Mind*. Nova York: Mariner Books, 1990 (1ª ed. 1976).

JOHNSON, Haynes. *The Age of Anxiety: From McCarthyism to Terrorism*. Nova York: Harcourt, 2005.

JONES, Edgar; WESSELY, Simon. *Shell Shock to PTSD: Military Psychiatry from 1900 to the Gulf War*. Hove/Nova York: Psychology Press, 2005.

JORDAN, Jeanne; PEDERSON, Julie. *The Panic Diaries: The Frightful, Sometimes Hilarious Truth About Panic Attacks*. Londres: Octopus Publishing Group, 2004.

KAGAN, Jerome. *Unstable Ideas: Temperament, Cognition, and Self*. Cambridge, MA: Harvard University Press, 1989.

_____. *Galen's Prophecy: Temperament in Human Nature*. Nova York: Basic Books, 1994.

_____. *An Argument for Mind*. New Haven: Yale University Press, 2006.

_____. *What Is Emotion?*. New Haven: Yale University Press, 2007.

_____. *Psychology's Ghosts: The Crisis in the Profession and the Way Back*. New Haven: Yale University Press, 2012.

KAGAN, Jerome; SNIDMAN, Nancy. *The Long Shadow of Temperament*. Cambridge, MA: Harvard University Press, 2004.

KAHN, Jeffrey P. *Angst: The Origins of Anxiety and Depression*. Oxford: Oxford University Press, 2012.

KARDINER, Abram. *The Individual and His Society: The Psychodynamics of Primitive Social Organization*. Nova York: Columbia University Press, 1939.

KAREN, Robert. *Becoming Attached: First Relationships and How They Shape Our Capacity to Love*. Oxford: Oxford University Press, 1994.

KARP, David A. *Is It Me or My Meds? Living with Antidepressants*. Cambridge, MA: Harvard University Press, 2006.

KASPER, Siegfried; DEN BOER, Johan A.; SITSEN, J. M. Ad (Orgs.). *Handbook of Depression and Anxiety*. 2. ed. Nova York: Marcel Dekker, 2003.

KASSIRER, Jerome P. *On the Take: How Medicine's Complicity with Big Business Can Endanger Your Health*. Oxford: Oxford University Press, 2005.

KASTER, Robert A. *Emotion, Restraint, and Community in Ancient Rome*. Oxford: Oxford University Press, 2005.

KENDALL, Joshua. *American Obsessives: The Compulsive Energy That Built a Nation*. Nova York: Grand Central Publishing, 2013.

KIERKEGAARD, Søren. *The Concept of Anxiety: A Simple Psychologically Orienting Deliberation on the Dogmatic Issue of Hereditary Sin*. Princeton, NJ: Princeton University Press, 1980.

_____. *Fear and Trembling*. Nova York: Penguin, 1985.

KIRK, Stuart A.; KUTCHINS, Herb. *The Selling of "DSM": The Rhetoric of Science in Psychiatry*. Piscataway: Transaction Publishers, 1992.

KIRSCH, Irving. *The Emperor's New Drugs: Exploding the Antidepressant Myth*. Nova York: Basic Books, 2010.

KLAUSNER, Samuel Z. (Org.). *Why Man Takes Chances: Studies in Stress-Seeking*. Nova York: Doubleday Anchor, 1968.

KLEINMAN, Arthur. *Rethinking Psychiatry: From Cultural Category to Personal Experience*. Nova York: Free Press, 1988.

KLEINMAN, Arthur; GOOD, Byron (Orgs.). *Culture and Depression: Studies in the Anthropology and Cross-Cultural Psychiatry of Affect and Disorder*. Berkeley: University of California Press, 1985.

KLINE, Nathan S. *From Sad to Glad: Kline on Depression*. Nova York: Putnam, 1974.

KRAMER, Peter D. *Listening to Prozac*. Nova York: Viking, 1993. [Ed. bras.: *Ouvindo o Prozac*. Rio de Janeiro: Record, 1994.]

_____. *Freud: Inventor of the Modern Mind*. Nova York: Atlas Books/HarperCollins, 2006.

KUIJSTEN, Marcel (Org.). *Reflections on the Dawn of Consciousness: Julian Jaynes's Bicameral Mind Theory Revisited*. Henderson: Julian Jaynes Society, 2006.

KURZWEIL, Edith. *The Freudians: A Comparative Perspective*. New Haven: Yale University Press, 1989.

KUTCHINS, Herb; KIRK, Stuart A. *Making Us Crazy: "DSM"; The Psychiatric Bible and the Creation of Mental Disorders*. Nova York: Free Press, 1997.

LADER, Malcolm. "Benzodiazepines: The Opium of the Masses?". *Neuroscience*, v. 3(2), pp. 159-65, 1978.

LANE, Christopher. *Shyness: How Normal Behavior Became a Sickness*. New Haven: Yale University Press, 2007.

LASCH, Christopher. *The Culture of Narcissism: American Life in an Age of Diminishing Expectations*. Nova York: Warner Books, 1979.

LAST, Cynthia (Org.). *Anxiety Across the Lifespan: A Developmental Perspective*. Nova York: Springer, 1993.

LAZARUS, Richard S. *Stress and Emotion: A New Synthesis*. Nova York: Springer, 1999.

LAZARUS, Richard S.; LAZARUS, Bernice. *Passion and Reason: Making Sense of Our Emotions*. Oxford: Oxford University Press, 1994.

LEACH, John. *Survival Psychology*. Basingtoke: Palgrave Macmillan, 1994.

LEDOUX, Joseph. *The Emotional Brain: The Mysterious Underpinnings of Emotional Life*. Nova York: Simon and Schuster, 1996.

LEGOFF, Jacques. *Medieval Civilization*. Cambridge, MA: Basil Blackwell, 1988 (trad. da edição francesa de 1964).

LEVY, David. *Maternal Overprotection*. Nova York: Columbia University Press, 1943.

LEWIS, Marc. *Memoirs of an Addicted Brain: A Neuroscientist Examines His Former Life on Drugs*. Nova York: Public Affairs, 2012.

LEWIS, Nolan. *A Short History of Psychiatric Achievement*. Nova York: W. W. Norton, 1941.

LIDDELL, Howard. "The Role of Vigilance in the Development of Animal Neurosis". In: HOCH, Paul; ZUBIN, Joseph (Orgs.). *Anxiety*. Nova York: Grune and Stratton, 1949.

LIFTON, Robert Jay. *The Protean Self: Human Resilience in an Age of Fragmentation*. Nova York: Basic Books, 1993.

LINTON, Ralph (Org.). *The Science of Man in the World Crisis*. Nova York: Oxford University Press, 1945.

LLOYD, G. E. R. (Org.). *Hippocratic Writings*. Londres: Penguin, 1983.

LOWRIE, Walter. *A Short Life of Kierkegaard*. Princeton, NJ: Princeton University Press, 1942.

LUHRMANN, T. M. *Of Two Minds: An Anthropologist Looks at American Psychiatry*. Nova York: Vintage Books, 2000.

LUTZ, Tom. *American Nervousness, 1903: An Anecdotal History*. Ithaca, NY: Cornell University Press, 1991.

MACARTHUR, John. *Anxiety Attacked: Applying Scripture to the Cares of the Soul*. Wheaton: Victor Books, 1993.

_____. *Anxious for Nothing: God's Cure for the Cares of Your Soul*. Colorado Springs: Cook Communications Ministries, 2006.

MACDONALD, Michael. *Mystical Bedlam: Madness, Anxiety, and Healing in Seventeenth-Century England*. Cambridge: Cambridge University Press, 1981.

MAKARI, George. *Revolution in Mind: The Creation of Psychoanalysis*. Nova York: Harper-Collins, 2008.

MALONE, John C. *Psychology: Pythagoras to Present*. Cambridge, MA: MIT Press, 2009.

MANCHESTER, William. *Goodbye, Darkness: A Memoir of the Pacific War*. Boston: Back Bay, 2002.

MANNHEIM, Karl. *Man and Society in an Age of Reconstruction*. Nova York: Harcourt, Brace, 1940.

MANNING, Martha. *Undercurrents: A Life Beneath the Surface*. Nova York: Harper-Collins, 1994.

MARKEL, Howard. *An Anatomy of Addiction: Sigmund Freud, William Halsted, and the Miracle Drug Cocaine*. Nova York: Pantheon, 2011.

MARKS, Isaac M. *Fears, Phobias, and Rituals: Panic, Anxiety, and Their Disorders*. Oxford: Oxford University Press, 1987.

MARKWAY, Barbara G. et al. *Dying of Embarrassment: Help for Social Anxiety and Phobia*. Oakland: New Harbinger Publications, 1992. [Ed. bras.: *Morrendo de vergonha: Um guia para tímidos e ansiosos*. São Paulo: Summus, 1999.]

MARKWAY, Barbara G.; MARKWAY, Gregory P. *Painfully Shy: How to Overcome Social Anxiety and Reclaim Your Life*. Nova York: St. Martin's, 2001.

MARMOR, Judd; WOODS, Sherwyn M. (Orgs.). *The Interface Between the Psychodynamic and Behavioral Therapies*. Nova York: Plenum Medical, 1980.

MARSHALL, John R. *Social Phobia*. Nova York: Basic Books, 1994.

MAUDSLEY, Henry. *The Pathology of Mind*. Nova York: D. Appleton, 1860.

MAVISSAKALIAN, Matig; BARLOW, David H. (Orgs.). *Phobia: Psychological and Pharmacological Treatment*. Nova York: Nova York University Press, 1981

MAY, Rollo. *Man's Search for Himself*. Nova York: W. W. Norton, 1953. [Ed. bras.: *O homem à procura de si mesmo*. Petrópolis: Vozes, 1976.]

_____. *Love and Will*. Nova York: W. W. Norton, 1969.

_____. *The Meaning of Anxiety*. Ed. rev. Nova York: W. W. Norton, 1977. [Ed. bras.: *O significado da ansiedade*. Rio de Janeiro: Zahar, 1980.]

_____. *Psychology and the Human Dilemma*. Nova York: W. W. Norton, 1979. [Ed. bras.: *Psicologia e dilema humano*. Rio de Janeiro: Zahar, 1974.]

_____. *The Discovery of Being*. Nova York: W. W. Norton, 1983.

MCEWEN, Bruce. *The End of Stress as We Know It*. Washington, DC: Joseph Henry Press, 2002.

MCGLYNN, Thomas J., METCALF, Harry L. (Orgs.). *Diagnosis and Treatment of*

Anxiety Disorders: A Physician's Handbook. Washinton, DC: American Psychiatric Publishing, 1992.

MCKAY, Dean et al. *Current Perspectives on the Anxiety Disorders: Implications for "DSM-V" and Beyond*. Nova York: Springer, 2009.

MCLEAN, Peter D.; WOODY, Sheila R. *Anxiety Disorder in Adults: An Evidence-Based Approach to Psychological Treatment*. Oxford: Oxford University Press, 2001.

MENNINGER, Karl. *Man Against Himself*. Nova York: Harcourt, Brace, 1938.

_____. *The Human Mind*. 3. ed. Nova York: Alfred A. Knopf, 1946.

_____. *Whatever Became of Sin?* Portland: Hawthorn, 1973.

MESSER, Stanley B.; SASS, Louis; WOOLFOLK, Robert. *Hermeneutics and Psychological Theory: Interpretive Perspectives on Personality, Psychotherapy, and Psychopathology*. New Brunswick, NJ: Rutgers University Press, 1988.

MICALE, Mark S. *Hysterical Men: The Hidden History of Male Nervous Illness*. Cambridge, MA: Harvard University Press, 2008.

MILLON, Theodore. *Masters of the Mind: Exploring the Story of Mental Illness from Ancient Times to the New Millennium*. Hoboken: Wiley, 2004.

MOHR, Jay. *Gasping for Airtime: Two Years in the Trenches of "Saturday Night Live"*. Nova York: Hyperion, 2005.

MORITA, Shoma. *Morita Therapy and the True Nature of Anxiety-Based Disorders*. Albany: State University of New York Press, 1998.

MORRIS, Colin. *The Discovery of the Individual, 1050-1200*. Toronto: University of Toronto Press, 1972.

MUMFORD, Lewis. *The Condition of Man*. Nova York: Harcourt, Brace, 1944. [Ed. bras.: *A condição de homem*. Porto Alegre: Globo, 1952.]

MURPHY, Gardner. *Historical Introduction to Modern Psychology*. Nova York: Harcourt, Brace, 1949.

NEWMAN, Paul. *A History of Terror: Fear and Dread Through the Ages*. Stroud: Sutton Publishing, 2000.

NIEBUHR, Reinhold. *The Nature and Destiny of Man*. Nova York: Scribner, 1941-43. 2 v.

NORTHFIELD, Wilfrid. *Conquest of Nerves: The Inspiring Record of a Personal Triumph over Neurasthenia*. Londres: Fenland, 1933.

OPLER, Marvin K. *Culture, Psychiatry, and Human Values: The Methods and Values of a Social Psychiatry*. Sprinfield, IL: Charles C. Thomas, 1956.

OPPENHEIM, Janet. *"Shattered Nerves": Doctors, Patients, and Depression in Victorian England*. Oxford: Oxford University Press, 1991.

PARKES, Henry Bamford. *Gods and Men: The Origins of Western Culture*. Nova York: Alfred A. Knopf, 1959.

PEARSON, Patricia. *A Brief History of Anxiety*. Toronto: Random House Canada, 2008.

PERCY, Walker. *The Moviegoer*. Nova York: Alfred A. Knopf, 1961.

_____. *The Last Gentleman*. Nova York: Farrar, Straus and Giroux, 1966.

_____. *The Message in the Bottle: How Queer Man Is, How Queer Language Is, and What One Has to Do with the Other*. Nova York: Farrar, Straus and Giroux, 1975.

_____. *Lancelot*. Nova York: Farrar, Straus and Giroux, 1977.

_____. *The Second Coming*. Nova York: Farrar, Straus and Giroux, 1980. [Ed. bras.: *A segunda vinda*. Rio de Janeiro, Francisco Alves, 1982.]

_____. *Lost in the Cosmos: The Last Self-Help Book*. Nova York: Farrar, Straus and Giroux, 1983.

_____. *The Thanatos Syndrome*. Nova York: Farrar, Straus and Giroux, 1987.

_____. *Signposts in a Strange Land*. Nova York: Farrar, Straus and Giroux, 1991.

PEURIFOY, Reneau. *Anxiety, Phobias, and Panic: A Step-by-Step Program for Regaining Control of Your Life*. Nova York: Warner Books, 1988.

PFISTER, Oscar. *Christianity and Fear: A Study in the History and in the Psychology and Hygiene of Religion*. Londres: Unwin Brothers, 1948.

PHILLIPS, Bob. *Overcoming Anxiety and Depression: Practical Tools to Help You Deal with Negative Emotions*. Eugene: Harvest House, 2007.

PIÑERO, José M. López. *Historical Origins of the Concept of Neurosis*. Cambridge: Cambridge University Press, 1983.

PINKER, Steven. *How the Mind Works*. Nova York: W. W. Norton, 1997. [Ed. bras.: *Como a mente funciona*. São Paulo: Companhia das Letras, 1998.]

PIRENNE, Henri. *Medieval Cities*. Princeton, NJ: Princeton University Press, 1925.

POLLINO, Sandra M. *Flying Fear Free: 7 Steps to Relieving Air Travel Anxiety*. Far Hills: New Horizon Press, 2012.

PORTER, Roy. *Madness: A Brief History*. Nova York: Oxford University Press, 2002.

PRESSMAN, Jack D. *Last Resort: Psychosurgery and the Limits of Medicine*. Cambridge: Cambridge University Press, 1998.

PRINZ, Jesse J. *Gut Reactions: A Perceptual Theory of Emotion*. Oxford: Oxford University Press, 2004.

PROCHNIK, George. *Putnam Camp: Sigmund Freud, James Jackson Putnam, and the Purpose of American Psychology*. Nova York: Other Press, 2006.

QUAMMEN, David. *The Reluctant Mr. Darwin*. Nova York: W. W. Norton, 2006.

QUINLAN, Kieran. *Walker Percy: The Last Catholic Novelist*. Baton Rouge: Louisiana State University Press, 1996.

QUINODOZ, Jean-Michel. *The Taming of Solitude: Separation Anxiety in Psychoanalysis*. Londres: Routledge, 1993.

RACHMAN, Stanley. *Phobias: Their Nature and Control.* Springfield, IL: Charles C. Thomas, 1968.

_____. *Anxiety.* East Sussex, Reino Unido: Psychology Press, 1998.

RACHMAN, Stanley; SILVA, Padmal de. *Panic Disorder: The Facts.* 2. ed. Nova York: Oxford University Press, 2004.

RADDEN, Jennifer (Org.). *The Nature of Melancholy: From Aristotle to Kristeva.* Nova York: Oxford University Press, 2000.

RADIN, Paul. *Primitive Man as Philosopher.* Nova York: Dover Publications, 1957.

RANK, Otto. *The Trauma of Birth.* Nova York: Dover Editions, 1993 (1ª ed. 1929).

RAPEE, Ronald M. *Overcoming Shyness and Social Phobia.* Northvale: Jason Aronson, 1998.

RASKIN, Marjorie. *The Anxiety Expert: A Psychiatrist's Story of Panic.* Bloomington, IN: AuthorHouse, 2004.

REICH, Wilhelm. *The Mass Psychology of Fascism.* Nova York: Farrar, Straus and Giroux, 1970. [Ed. bras.: *Psicologia de massas do fascismo.* São Paulo: Martins, 2001.]

REISER, Morton F. *Mind, Brain, Body: Toward a Convergence of Psychoanalysis and Neurobiology.* Nova York: Basic Books, 1984.

RESTAK, Richard. *Poe's Heart and the Mountain Climber: Exploring the Effects of Anxiety on Our Brains and Our Culture.* Nova York: Harmony Books, 2004.

RICHARDSON, Robert D. *William James: In the Maelstrom of American Modernism.* Boston: Houghton Mifflin, 2006.

RIESMAN, David. *Individualism Reconsidered.* Nova York: Free Press, 1954.

_____. *The Lonely Crowd.* New Haven: Yale University Press, 1961.

_____. *Abundance for What?* Garden City: Doubleday, 1964.

ROAZEN, Paul. *Freud and His Followers.* Boston: Da Capo Press, 1992. [Ed. bras.: *Freud e seus discípulos.* São Paulo: Cultrix, 1978.]

ROBIN, Corey. *Fear: The History of a Political Idea.* Oxford: Oxford University Press, 2004.

ROCCATAGLIATA, Giuseppe. *A History of Ancient Psychiatry.* Nova York: Greenwood, 1986.

ROCHE LABORATORIES. *Aspects of Anxiety.* Filadélfia: J. B. Lippincott, 1965.

RORTY, Amelie Oskenberg, org. *Explaining Emotions.* Berkeley: University of California Press, 1980.

ROSENBERG, Charles E.; GOLDEN, Janet (Orgs.). *Framing Disease: Studies in Cultural History.* New Brunswick, NJ: Rutgers University Press, 1997.

ROUSSEAU, G. S.; PORTER, Roy (Orgs.). *The Ferment of Knowledge: Studies in the*

Historiography of Eighteenth-Century Science. Cambridge: Cambridge University Press, 1980.

RYCROFT, Charles. *Anxiety and Neurosis*. Middlesex, Reino Unido: Penguin, 1968.

RYGH, Jayne L.; SANDERSON, William G. *Treating Generalized Anxiety Disorder: Evidence-Based Strategies, Tools, and Techniques*. Nova York: Guilford, 2004.

SALECL, Renata. *On Anxiety*. Londres: Routledge, 2004.

SAMWAY, Patrick. *Walker Percy: A Life*. Chicago: Loyola, 1999.

SAPOLSKY, Robert M. *Why Zebras Don't Get Ulcers*. Nova York: Henry Holt, 2004.

_____. *Monkeyluv and Other Essays on Our Lives as Animals*. Nova York: Scribner, 2005.

SARASON, Irwin, SPIELBERGER, Charles (Orgs.). *Stress and Anxiety*. Washington, DC: Hemisphere Publishing, 1975-78. vv. 2, 4 e 5.

SATEL, Sally; LILIENFELD, Scott O. *Brainwashed: How We Are Seduced by Mindless Neuroscience*. Nova York: Basic Books, 2013.

SAUL, Helen. *Phobias: Fighting the Fear*. Nova York: Arcade, 2002.

SCHLESINGER, Arthur M., Jr.. *The Vital Center: The Politics of Freedom*. Boston: Houghton Mifflin, 1949.

_____. *The Cycles of American History*. Boston: Houghton Mifflin, 1986.

SCHNEIER, Franklin; WELKOWITZ, Lawrence. *The Hidden Face of Shyness: Understanding and Overcoming Social Anxiety*. Nova York: Avon, 1996.

SCHREBER, Daniel Paul. *Memoirs of My Nervous Illness*. Nova York: Nova York Review of Books, 2000.

SCHUSTER, David G. *Neurasthenic Nation: America's Search for Health, Happiness, and Comfort, 1869-1920*. New Brunswick, NJ: Rutgers University Press, 2011.

SCHWARTZ, Barry. *The Paradox of Choice: Why More Is Less*. Nova York: HarperPerennial, 2004.

SEELEY, Karen M. *Therapy After Terror: 9/11, Psychotherapy, and Mental Health*. Cambridge: Cambridge University Press, 2008.

SELYE, Hans. *The Physiology and Pathology of Exposure to Stress: A Treatise Based on the Concepts of the General Adaptation Syndrome and the Diseases of Adaptation*. Montreal: Acta, 1950.

_____. *The Stress of Life*. Nova York: McGraw-Hill, 1956.

_____. *Stress Without Distress*. Filadélfia: Lippincott, 1974.

SHAPIRO, David. *Neurotic Styles*. Nova York: Basic Books, 1965.

SHARPE, Katherine. *Coming of Age on Zoloft: How Antidepressants Cheered Us Up, Let Us Down, and Changed Who We Are*. Nova York: HarperPerennial, 2012.

SHAWN, Allen. *Wish I Could Be There: Notes from a Phobic Life.* Nova York: Viking, 2007. [Ed. bras.: *Bem que eu queria ir: Notas de uma vida fóbica.* São Paulo: Companhia das Letras, 2009.]

SHAY, Jonathan. *Achilles in Vietnam: Combat Trauma and the Undoing of Character.* Nova York: Scribner, 1994.

SHEEHAN, David V. *The Anxiety Disease.* Nova York: Bantam, 1983.

SHEPHARD, Ben. *War of Nerves: Soldiers and Psychiatrists in the Twentieth Century.* Cambridge, MA: Harvard University Press, 2001.

SHINDER, Jason (Org.). *Tales from the Couch: Writers on Therapy.* Nova York: William Morrow, 2000.

SHORTER, Edward. *A History of Psychiatry: From the Age of the Asylum to the Age of Prozac.* Nova York: Wiley, 1997.

_____. *Before Prozac: The Troubled History of Mood Disorders in Psychiatry.* Nova York: Oxford University Press, 2009.

_____. *How Everyone Became Depressed: The Rise and Fall of the Nervous Breakdown.* Oxford: Oxford University Press, 2013.

SHUTE, Clarence. *The Psychology of Aristotle: An Analysis of the Living Being.* Nova York: Russell and Russell, 1964.

SIMON, Bennett. *Mind and Madness in Ancient Greece: The Classical Roots of Modern Psychiatry.* Ithaca, NY: Cornell University Press, 1978.

SIMON, Linda. *Genuine Reality: A Life of William James.* Nova York: Harcourt, Brace, 1997.

SLATER, Lauren. *Prozac Diary.* Nova York: Random House, 1998.

SMAIL, Daniel Lord. *On Deep History and the Brain.* Berkeley: University of California Press, 2008.

SMITH, Daniel. *Monkey Mind: A Memoir of Anxiety.* Nova York: Simon & Schuster, 2012.

SMITH, Mickey C. *Small Comfort: A History of the Minor Tranquilizers.* Nova York: Praeger, 1985.

SMOLLER, Jordan, *The Other Side of Normal: How Biology Is Providing the Clues to Unlock the Secrets of Normal and Abnormal Behavior.* Nova York: William Morrow, 2012.

SNELL, Bruno. *The Discovery of Mind in Greek Philosophy and Literature.* Nova York: Dover Publications, 1982 (1ª ed. 1953).

SOLOMON, Andrew. *The Noonday Demon: An Atlas of Depression.* Nova York: Scribner, 2001. [Ed. bras.: *O demônio do meio-dia: Uma anatomia da depressão.* São Paulo: Companhia das Letras, 2014.]

SOLOMON, Robert. *What Is an Emotion? Classic and Contemporary Readings.* Nova York: Oxford University Press, 1984.

SPIELBERGER, Charles D. (Org.). *Anxiety and Behavior.* Nova York: Academic Press, 1966.

_____. *Anxiety: Current Trends in Theory and Research.* Nova York: Academic Press, 1972. v. 1.

_____. *Understanding Stress and Anxiety.* Nova York: Harper and Row, 1979.

SPIELBERGER, Charles D.; DIAZ-GUERRERO, Rogelio (Orgs.). *Cross-Cultural Anxiety.* Washington, DC: Hemisphere Publishing, 1986. v. 3.

SPINOZA, Baruch. *Ethics: Treatise on the Emendation of the Intellect.* Indianapolis: Hackett, 1992.

STEIN, Dan J. *Clinical Manual of Anxiety Disorders.* Washington, DC: American Psychiatric Publishing, 2004.

STEIN, Dan J.; HOLLANDER, Eric. *Anxiety Disorders Comorbid with Depression: Social Anxiety Disorder, Post-traumatic Stress Disorder, Generalized Anxiety Disorder and Obsessive Compulsive Disorder.* Londres: Martin Dunitz, 2002.

_____. *Textbook of Anxiety Disorders.* Washington, DC: American Psychiatric Publishing, 2002.

STEIN, Murray B.; WALKER, John R. *Triumph over Shyness: Conquering Shyness and Social Anxiety.* Nova York: McGraw-Hill, 2002.

STEKEL, W. *Conditions of Nervous Anxiety and Their Treatment.* Nova York: Dodd, Mead, 1923.

STEPANSKY, Paul E. *Psychoanalysis at the Margins.* Nova York: Other Press, 2009.

STONE, Michael. *Healing the Mind: A History of Psychiatry from Antiquity to the Present.* Nova York: W. W. Norton, 1997.

STOODLEY, Bartlett H. *The Concepts of Sigmund Freud.* Glencoe, IL.: Free Press, 1959.

STRUPP, Hans H.; HOROWITZ, Leonard M.; LAMBERT, Michael J. (Orgs.). *Measuring Patient Changes in Mood, Anxiety, and Personality Disorders.* Washington, DC: American Psychological Association, 1997.

SULLIVAN, Paul. *Clutch: Why Some People Excel Under Pressure and Others Don't.* Nova York: Penguin, 2010.

SULLOWAY, Frank. *Freud, Biologist of the Mind.* Cambridge, MA: Harvard University Press, 1979.

SUMMERS, Christina Hoff; SATEL, Sally Satel. *One Nation Under Therapy: How the Helping Culture Is Eroding Self-Reliance.* Nova York: St. Martin's, 2005.

SYMONDS, Percival M. *The Dynamics of Human Adjustment.* Nova York: Apple-Century-Crofts, 1946.

SZASZ, Thomas S. *The Myth of Mental Illness.* Nova York: HarperPerennial, 1974.

TALLIS, Raymond. *The Kingdom of Infinite Space: A Portrait of Your Head.* New Haven: Yale University Press, 2008.

TANIELIAN, Terri; JAYCOX, Lisa, H. (Orgs.). *Invisible Wounds of War: Psychological and Cognitive Injuries, Their Consequences, and Services to Assist Recovery*. Santa Monica: RAND, 2008.

TAYLOR MANOR HOSPITAL. *Discoveries in Biological Psychiatry*. Filadélfia: Lippincott, 1970.

TAYLOR, Steven (Org.). *Anxiety Sensitivity: Theory, Research, and Treatment of the Fear of Anxiety*. Mahwah: Lawrence Erlbaum Associates, 1999.

THOMSON, Keith. *The Young Charles Darwin*. New Haven: Yale University Press, 2009.

TILLICH, Paul. *The Courage to Be*. New Haven: Yale University Press, 1952.

_____. *A Theology of Culture*. Oxford: Oxford University Press, 1959.

TOLSON, Jay (Org.). *Pilgrim in the Ruins: A Life of Walker Percy*. Nova York: Simon & Schuster, 1992.

_____. *The Correspondence of Shelby Foote and Walker Percy*. Nova York: W. W. Norton, 1997.

TONE, Andrea. *The Age of Anxiety: A History of America's Turbulent Affair with Tranquil izers*. Nova York: Basic Books, 2009.

TORREY, E. Fuller; MILLER, Judy. *The Invisible Plague: The Rise of Mental Illness from 1750 to the Present*. New Brunswick, NJ: Rutgers University Press, 2001.

TSENG, Wen-Shing. *Clinician's Guide to Cultural Psychiatry*. Nova York: Academic Press, 2003.

TUAN, Yi-Fu. *Landscapes of Fear*. Nova York: Pantheon, 1979.

TWENGE, Jean M. *Generation Me: Why Today's Young Americans Are More Confident, Assertive, Entitled — and More Miserable Than Ever Before*. Nova York: Free Press, 2006.

VALENSTEIN, Elliot S. *Blaming the Brain: The Truth About Drugs and Mental Health*. New York: Free Press, 1998.

VAN DEN BERG, J. H. *The Changing Nature of Man: Introduction to Historical Psychology*. Nova York: W. W. Norton, 1961.

VASEY, Michael M.; DADDS, Mark R. (Orgs.). *The Developmental Psychopathology of Anxiety*. Oxford: Oxford University Press, 2001.

WAIN, Martin. *Freud's Answer: The Social Origins of Our Psychoanalytic Century*. Chicago: Ivan R. Dee, 1998.

WALLIN, David. *Attachment in Psychotherapy*. Nova York: Guilford Press, 2007.

WATSON, John B. *Psychological Care of Infant and Child*. Nova York: W. W. Norton, 1928.

WATT, Margo; STEWART, Sherry. *Overcoming the Fear of Fear: How to Reduce Anxiety Sensitivity*. Oakland: New Harbinger, 2008.

WATTERS, Ethan. *Crazy Like Us: The Globalization of the American Psyche*. Nova York: Free Press, 2010.

WEATHERHEAD, Leslie D. *Prescription for Anxiety: How You Can Overcome Fear and Despair*. [s.l.]: Pierce and Washabaugh, 1956.

WEEKES, Claire. *Hope and Help for Your Nerves*. Nova York: Hawthorn, 1969.

WEHRENBERG, Margaret; PRINZ, Steven. *The Anxious Brain: The Neurological Basis of Anxiety Disorders and How to Effectively Treat Them*. Nova York: W. W. Norton, 2007.

WELLMAN, Lee. *My Quarter-Life Crisis: How an Anxiety Disorder Knocked Me Down, and How I Got Back Up*. Boston: Tuckett Publishing, 2006.

WENDER, Paul H.; KLEIN, Donald F. *Mind, Mood, and Medicine: A Guide to the New Biopsychiatry*. Nova York: Farrar, Straus and Giroux, 1981.

WEXLER, Bruce E. *Brain and Culture: Neurobiology, Ideology, and Social Change*. Cambridge, MA: MIT Press, 2006.

WHITAKER, Robert. *Anatomy of an Epidemic: Magic Bullets, Psychiatric Drugs, and the Astonishing Rise of Mental Illness in America*. Nova York: Crown, 2010.

WILKINSON, Richard e Kate Pickett. *The Spirit Level: Why Greater Equality Makes Societies Stronger*. Londres: Bloomsbury, 2010.

WILLOUGHBY, Robert R. "Magic and Cognate Phenomena: An Hypothesis". In: Murchison, Carl (Org.). *Handbook of Social Psychology*. Worcester, MA: Clark University, 1935.

WINIK, Jay. *The Great Upheaval: America and the Birth of the Modern World, 1788-1800*. Nova York: HarperCollins, 2007.

WOLF, Stewart; WOLFF, Harold. *Human Gastric Function: An Experimental Study of Man and His Stomach*. Nova York: Oxford University Press, 1943.

WOLFE, Barry E. *Understanding and Treating Anxiety Disorders: An Integrative Approach to Healing the Wounded Self*. Washington, DC: American Psychological Association, 2005.

WOOD, Gordon. *The Radicalism of the American Revolution*. Nova York: Random House, 1991.

WULLSCHLAGER, Jackie. *Hans Christian Andersen: The Life of a Storyteller*. Nova York: Penguin, 2000.

WURTZEL, Elizabeth. *Prozac Nation*. Boston: Houghton Mifflin, 1994.

YAPKO, Michael D. *Depression Is Contagious: How the Most Common Mood Disorder Is Spreading Around the World and How to Stop It*. Nova York: Free Press, 2009.

YOUNG, Allan. *The Harmony of Illusions: Inventing Post-traumatic Stress Disorder*. Princeton, NJ: Princeton University Press, 1995.

YOUNG-BRUEHL, Elisabeth. *Anna Freud*. 2. ed. New Haven: Yale University Press, 2008.

ZANE, Manuel D.; MILT, Harry. *Your Phobia: Understanding Your Fears Through Contextual Therapy.* Washington, DC: American Psychiatric Press, 1984.

ZEMAN, Adam. *A Portrait of the Brain.* New Haven: Yale University Press, 2008.

ZILBOORG, Gregory. *A History of Medical Psychology.* Nova York: W. W. Norton, 1941.

ZOLLI, Andrew; HEALY, Ann Marie. *Resilience: Why Things Bounce Back.* Nova York: Free Press, 2012.

Índice remissivo

Abraham, Karl, 328, 330n
"acatisia", 283
acetilcolina, 135n, 236
ácido gama-aminobutírico (GABA), 22, 77, 135n, 271-2
acrofobia (medo de altura), 15, 35, 97, 98n, 303, 380, 421
adaptação evolutiva *ver* evolução, adaptação na
Adler, Alfred, 57n, 325, 328
adrenalina, 69, 80n, 81, 152, 443, 455
adrenocorticotrófico, hormônio (ACTH), 69
aerofobia (medo de voar), 15, 98-9, 121, 380n, 382
Afeganistão, 45, 191
agorafobia (medo de lugares abertos), 15, 32, 35-6, 38, 52, 59, 65, 119, 128, 172, 203, 258, 316, 353-4, 406, 447
Ainsworth, Mary, 334-8, 343, 345, 364, 431

álcool, consumo de, 21, 79, 134-6, 214, 216, 251, 268, 304, 309, 369, 432
Alemanha nazista, 30, 434; campos de concentração, 190; como "refúgio seguro", 411-2; Luftwaffe, 235; ocupação da Itália pela, 201, 203
Allen, Woody, 22, 31, 369, 435
Alvarez, Walter C., 119-20
amamentação, 329, 335
"amarelamento" de atletas, 174-81, 198n; teoria do monitoramento explícito, 180
ambientais, fatores, 29, 315n, 359, 362, 398, 432, 453
American Journal of Psychiatry, The, 18, 190, 195, 244, 254-5, 354
Amplictil (clorpromazina), 16, 225, 228-9, 231-3, 237-9, 241, 251, 263, 391, 431
Amytal (amobarbital), 217
Anatomia da melancolia, A (Burton),

36, 61, 133, 356, 369, 375, 384, 417-8, 447
Anderson, Nick, 178-9, 440
animais, fobia de, 200-1, 315, 326n, 350n, 377, 378, 379
ansiedade: autorreforço da, 161; como fundamento das doenças mentais, 253; como resposta aprendida, 70, 72; como uma condição cultural moderna, 18, 20, 26, 30-2, 53, 67, 120n, 167n, 251, 257, 400-20; conferências acadêmicas sobre, 50, 56, 74, 105n, 399; de escritores, 43-4; de homens eminentes, 33, 37-8, 54n, 68n; defensiva, 84, 86, 88-9; definições de, 53, 55-6, 58-9, 61-3, 73-4, 76, 83; depressão versus, 60-2; efeitos debilitantes, 18, 61, 75, 185, 200; em pacientes de assistência primária, 19; enfoque behaviorista da, 76, 87n; enfoque biomédico da, 25n, 34, 57n, 74, 76-7, 79, 86; enfoque cognitivo-comportamental, 76-7, 79; enfoque experiencial da, 76-7, 80-2, 84-6; enfoque psicanalítico, 76-8, 200; genialidade associada à, 31n, 33, 435-7, 444; histórico familiar de, 27-9, 68n, 353, 357-9, 361, 366, 383, 385; ideias de filósofos sobre, 23-5, 27, 34, 48, 54-5, 72, 152; imunidade de sociopatas à, 20, 52, 188; incerteza ligada à, 401, 411, 415; índices de, 31, 403, 409; inteligência ligada à, 440; medicalização da, 256-63; medo versus, 54n, 57-8, 63, 84; moralidade ligada à, 187, 443; normal, 59, 62-3, 446; orientação futura da, 51, 72, 83, 421; patológica, 19, 24, 26, 35, 55, 60, 67, 70, 190-1, 230, 350, 358, 368, 411; raiz etimológica do termo, 174; sensibilidade de, 107, 367; significados culturais da, 34-5, 53, 144; sintomas, 12-4, 37, 47, 61n, 68n, 73n, 84, 129, 246, 419n; social, 140-5, 147, 153-4, 157, 164-6, 169, 212, 255-6, 379; tensão sexual e, 57n, 59; teoria do espectro, 253, 254, 256-7; termos sinônimos, 51-3, 59, 62; universalidade da, 19, 35; valor redentor da, 435-44; *ver também* transtornos de ansiedade

ansiedade de competição esportiva, 171-83, 232; de atletas de elite, 173n, 178-9, 181, 196-8; do autor, 171, 173-5, 177; *ver também* "amarelamento" de atletas

ansiedade de desempenho, 135, 138, 140, 148, 153, 157, 178, 421, 444; automedicação na, 134-5; covardia versus heroísmo, 196-203; de pessoas eminentes, 133-5; resposta do sistema nervoso autônomo na, 152; *ver também* desempenho

ansiolíticos, medicamentos, 16, 18, 21, 28, 43, 121, 135, 209, 213, 222, 264, 267, 360; benzodiazepínicos, 19, 45, 134-5, 139, 169, 172, 208-9, 231, 264, 266-9, 271-2, 283, 291, 304, 307n, 391-2, 398; história dos, 214-25

antidepressivos, medicamentos, 17-8, 28, 43, 109n, 213, 236, 242n, 257, 263; benzodiazepínicos prescritos com, 283; IMAOS, 233-

6, 240, 243, 260, 289; ISRNS, 280-5; ISRSS, 17, 208, 210, 260, 274, 278, 281-3, 285-96, 301, 391; tricíclicos, 17, 231, 234, 241, 243, 260, 287n, 288-90, 391
anti-histamínicos, 226, 287; como ISRSS, 287, 289
apego, teoria do, 329, 334-5, 350, 364-5, 431; base evolutiva, 340, 342-4, 347n, 350; "base segura" na, 335, 337, 339-40, 343n, 350, 431n; estilos de apego, 332, 334, 337-9, 350, 364; genética, 364; *ver também* Bowlby, John; relação mãe-filho
Aplysia californica (caracol marinho), 71
aracnofobia (medo de aranhas), 380
Archives of General Psychiatry, 36, 144, 270
Arieti, Silvano, 200-3
Aristodemo, 183, 196
Aristóteles, 24, 26, 44, 48, 64, 72, 106, 110, 125, 396, 436
arrotos, 134, 363
asfixia, alarme de, 254-5
Ashcroft, George, 298
aspirina, 215n, 217, 224
assírios, 182
Associação Americana de Ansiedade e Depressão, 138, 408
Associação Americana de Psicologia, 42, 342-3, 408
Astra, 289
astrólogos, 259n
atenção social, 160n
Auden, W. H., 26, 415
autoajuda, livros de, 16, 38-9, 153, 170, 415
autoavaliações, 451

autoestima, 41, 44, 55, 60, 78, 86, 122-3, 131, 153, 158, 182, 269, 275, 338, 375, 386, 392, 422, 430, 449
autoritarismo, 55n, 189, 413
AVPR1a (gene), 368
Axelrod, Julius, 243-4

babuínos, 160-3, 166-7
Baez, Joan, 121n
Bandura, Albert, 457
barbituratos, 109n, 215-7, 220, 222
Barlow, David H., 14, 33, 40, 71, 98
barrigudinho (*Poecilia reticulata*), comportamento do, 372n
Bate, Walter Jackson, 449-50
Bayer, 214, 216
Beard, George Miller, 251, 400-9, 416, 436
Beaumont, William, 110-2
Beck, Aaron, 24, 153
Beckett, Samuel, 214
behaviorismo, 70n, 71-2, 76, 78, 87, 332, 342-3, 349, 358, 378
Beilock, Sian, 174, 180-1
Bendersky, Corinne, 440
benzodiazepínicos *ver* ansiolíticos, medicamentos
Berger, Frank, 211, 218-24, 257, 291
Bertoia, Reno, 173n
Blaming the Brain (Valenstein), 299
Blass, Steve, 180
Blatz, William, 334
Boswell, James, 404, 405n, 418, 436, 446
Bowlby, John, 131, 328-35, 338-44, 347, 350, 364-5, 431; Ainsworth e, 334-6, 338-9, 343n, 364; críticas psicanalíticas de, 341-3; estudos em animais, 340, 342-4, 364;

infância de, 329, 349; Melanie Klein e, 329-31; *ver também* apego, teoria do
Bradshaw, Terry, 46*n*
Brady, Tom, 45, 181, 371
Breggin, Peter, 62, 299, 309
Bridger, Adolphus, 214*n*
Brodie, Bernard "Steve", 238-41, 243-4, 271, 287
bromfeniramina, 288
Brontë, Charlotte, 228
Bryant, Kobe, 170
budistas, monges, 420
bulimia, 123*n*
Burgess, Thomas, 142, 443
Burke, Edmund, 148
Burton, Richard, 85
Burton, Robert, 36, 61, 133, 356, 359, 369, 375, 384, 417, 446
Bystritsky, Alexander, 156

cães, fobia de, 200-2, 315
calafrios, 143, 249, 252
"calvinismo psicofarmacológico", 295
Campbell, Earl, 46*n*
camundongos, 71, 191, 219-20, 265, 287, 365-6
Camus, Albert, 26, 297
Cannon, Walter, 66-7, 109
Carlat, Daniel, 256
Carlsson, Arvid, 287-9, 298
Carlyle, Thomas, 130, 155
Carter Products, 218, 221-3
Casanova, Giovanni Jacopo, 120*n*
catastrofismo, 100, 122, 168, 248, 382
catecolaminas, 244, 307*n*
Celexa (citalopram), 16, 28, 109*n*, 208, 210, 285-6, 299, 309, 391, 432

cérebro, 21-2, 24, 47, 57, 60, 63-4, 69, 70*n*, 71, 78-9, 106-7, 109, 122, 157, 159-60, 164-7, 180-1, 194-6, 211, 213, 225, 228, 236-40, 243, 245, 248, 254, 270-3, 277, 280-1, 286, 288, 291, 293, 299-300, 306, 339, 348, 363, 366, 370, 378, 380, 397, 399, 405, 416, 421, 433, 435; "amarelamento" de atletas, 181; amígdala cerebelar, 21-2, 47, 56, 63-5, 77, 79-80, 82, 87, 135, 149, 157-9, 161, 195, 247, 272, 278, 347*n*, 361-2, 365-8, 372, 374, 381, 416, 443; ansiedade social e, 152, 157, 159, 163-4, 166; "centelhas" versus "sopas", teorias, 236; cingulado anterior, 21, 64, 77, 361; córtex frontal, 63, 80; córtex pré-frontal medial, 157-8; desempenho ótimo e, 180-1; dualidade mente-corpo, 433; efeito de benzodiazepínicos no, 270-2; encolhimento, 60, 69, 272-3; fatores genéticos e, 366-8, 370-1, 373-5, 377-8; gânglios basais, 21, 64, 82, 165; hemisfério direito, 152; hipocampo, 60, 69, 75-7, 79, 161, 348; hipófise, 69; hipotálamo, 69, 135, 308*n*; incerteza e, 416; ínsula, 77, 366-7; ligação com o estômago, 106-12; mudanças estruturais na fisiologia do, 79; neocórtex, 247, 433; neurônios, 22, 75, 135, 149, 158, 161, 236, 240, 243, 271, 278, 297, 369, 377; neuroplasticidade, 399, 435; resiliência e, 452; respostas inconscientes do, 159
Chapman, John, 125, 126, 130
Charcot, Jean-Martin, 212, 361

Charney, Dennis, 451-2
Cheyne, George, 36, 41, 417
Chlor-Trimeton, 288n
Cícero, 133, 136, 139
claustrofobia (medo de lugares fechados), 15, 129, 232, 284, 380
Clinton, Bill, 114
clonazepam, 138, 266, 309
clorpromazina, 225-8
cobras, fobia de, 85, 97, 324, 379, 380
cocaína, 140n, 212-3, 243, 251, 310
cognição motivada, 440n
cognições deficientes, 23, 77, 152; reformulação, 101
Cole, Henry G., 402n
Colp, Ralph, 127
complexo de Édipo, 79n, 228, 323, 325, 332, 426
comportamento de segurança (neutralizante), 121
comportamento esquivo, 71, 121, 151, 164
COMT (gene), 369-71, 375-6; como "gene de atormentados e guerreiros", 371, 375-6
Conant, James, 389
condicionamento clássico, 69, 70, 72, 77, 87-9, 124n, 358, 378
consciência interoceptiva, 107
conservação evolutiva, 29
contato visual, fuga ao, 144, 163
controle, questões de, 123, 191, 249n
Coplan, Jeremy, 346, 347, 441
"coração de soldado", síndrome do, 186, 192
corantes industriais, 213, 226, 264
Coreia do Sul, 144
correspondentes de guerra, 43n, 188
cortisol ver hidrocortisona
Costa, Erminio, 271

Cowper, William, 137
CRHR1 (gene), 373
criminosos, 443
cromossomos, 369
Crônica anglo-saxônica, 183

D'Amato, Cus, 196
Da Costa, Jacob Mendes, 186n
Dalí, Gala, 223
Dalí, Salvador, 223
Damásio, António, 433
Darwin, Charles: ansiedade social de, 129; Beagle, viagem do, 32, 37, 127-9; opiniões sobre reações de medo, 64-5, 83, 131; problemas estomacais de, 125-32; propostas de diagnósticos, 126-8; questões de dependência de, 131; sintomas de, 125-6, 128n, 129, 131-2; teoria do enrubescimento de, 141-2, 443; tratamentos de, 126, 130
defecação, 64, 66, 186, 365
demanda de forrageamento inconstante (DFI), 345-8
Demóstenes, 133, 136, 139
Deniker, Pierre, 227
dependência, 57, 76, 131-2, 209, 212, 215, 217, 267, 272, 291, 300, 324, 327, 354, 357, 386, 391, 402, 427, 457-8
depressão, 18, 29, 31, 43, 46, 51-3, 60-2, 74, 77, 80, 85-6, 108-9, 123, 128, 136, 140, 145, 164, 190-2, 195, 212-4, 217, 227, 230, 234-5, 238, 242-4, 253, 255, 257, 260, 263, 268, 274-5, 286-9, 291-3, 297-8, 300-2, 304-7, 308n, 310, 315-6, 325, 348, 350, 359-63, 370, 372-4, 384-5, 387-96, 399, 407,

409, 417-20, 437-8, 447, 451, 457; ansiedade versus, 60-2; como "fraqueza moral", 297; como categoria clínica, 212-3, 260, 291n, 292-3; comorbidade da, 315; de mães, 325; expectativa medieval de, 411; fatores genéticos e, 370, 373-4, 398; grave, 195, 212, 227, 263, 291, 315; medicação da, 257-8, 260-1, 263; patológica, 60, 62, 230n, 300, 360, 385; probabilidade de ocorrência durante a vida, 293; serotonina e, 287, 297-9, 301, 363
Descartes, René, 433
desempenho, 40n; estimulado pela ansiedade, 33, 152, 172, 196-7; fluxo no, 180-1; no trabalho, 440; pico, 172; *ver também* ansiedade de desempenho
desipramina (Norpramin), 17, 290, 391
desmaios, 12, 14, 35, 65-7, 103, 246, 447
dessensibilização e reprocessamento por meio dos movimentos oculares (*eye movement desensitization and reprocessing* — EMDR), 16
dessensibilização sistemática, 87n
Dewey, John, 443
Dickens, Charles, 130, 445
Dickinson, Emily, 435
Dimetapp, 289
Dinamarca, 184
discinesia tardia, 231
disfagia (dificuldade para engolir), 232, 406
dissecção farmacológica, 254-5, 258
Dodson, John Dillingham, 33, 172

dopamina, 22, 60, 77, 82, 135, 164-5, 244, 289, 348, 355, 369-71; gene COMT e, 370-7; no transtorno de ansiedade social, 164, 166
drogadicção, 244, 315
Drummond, Edward, 304n, 309
Dugas, Michel J., 416
Dugatkin, Lee, 372n
DuPont, 226n
Durán, Roberto, 178, 196

Efexor (venlaxafina), 16, 280-5
Eibl-Eibesfeldt, Irenäeus, 82
Eisenhower, Dwight, 185
eixo hipotalâmico-hipofisário-adrenal (HHA), 161, 195-6, 347, 374-5
eletrochoques *ver* terapia eletroconvulsiva
Eli Lilly, 286-90
Eliot, T. S., 435
Elliott, Carl, 302
Ellis, Albert, 153
emetofobia (medo de vomitar), 15-6, 93, 95-6, 99-100, 104-5, 121, 170, 314, 319, 353, 357-8, 381, 428; comportamento esquivo e, 94, 121; comunidades online de, 121; fatores genéticos, 357-8, 381; questões de controle na, 123; simbolismo, 124; terapia de exposição para, 96-104
English Malady, The (Cheyne), 37, 41
enrubescimento, 133, 141-3, 160, 182, 405, 443
Epicteto, 24, 152-3, 169
epicuristas, 420
ereutofobia (medo de ruborizar-se em público), 141, 143n
Erro de Descartes, O (Damásio), 433
Erspamer, Vittorio, 237n

Escala de Ansiedade em Interação Social, 52
Escala de Estresse Holmes e Rahe, 281n
Escala de Locus de Controle de Rotter, 123
Escala de Locus de Controle de Saúde, 123
Escala Liebowitz de Ansiedade Social, 145n, 164
escolha, liberdade de, 54n, 411
Esparta, 183
Espinosa, Baruch, 23-4, 26-7
Esposito, Janet, 168
esquizofrenia, 227, 244, 253, 359
estatmina (gene), 366
estoicos, 24, 420
estômago: ligação do cérebro ao, 106-12; neurotransmissores no, 109n; observação direta através de fístulas, 110-12
estômago, problemas de, 109, 125, 130-1, 408; de Darwin, 124-32; estudos de caso, 119n; náusea e, 12, 93-104, 134; relacionamentos românticos afetados por, 114-5; *ver também* síndrome do cólon irritável; vômito
Estranho no ninho, Um (filme), 396
estresse, 20, 30, 34, 37, 43, 45-6, 53, 59-61, 63, 79, 83-4, 102, 106-8, 127, 131, 157, 159, 161-2, 166-7, 183, 185-7, 189-96, 222-3, 244, 251, 258, 270, 281, 297, 302, 347-8, 355, 357, 362, 364-5, 371-5, 377, 389, 391, 398, 401, 443, 451; calma como reação ao, 46; doenças relacionadas ao, 60, 65, 191n, 444n; existencial, 281n, 372, 377; hormônios de, 30n, 69, 161-2, 183, 195, 244, 334, 347-8, 362; predisposição ao, 278, 389; síndrome do cólon irritável atribuída ao, 106-8; sintomas relacionados ao, 408; tradição de, 61n
Estudo de Minnesota de Risco e Adaptação do Nascimento à Idade Adulta, 350
evolução: criacionismo versus, 128; seleção natural na, 340, 401
evolução, adaptação na evolução, 29, 89, 156, 310, 371, 373-4, 399, 410, 441; cultura moderna versus, 414; da ansiedade social, 142, 146, 160, 163; da reação de alarme de asfixia, 254; de comportamentos de apego, 340-4, 348n, 350; de respostas de medo, 66, 378; do enrubescimento, 142; do gene COMT ("atormentado-guerreiro"), 371; fobias como resíduos da, 70n, 327, 340n, 350n, 378-9, 381-2
Exército dos EUA, 184-96; Forças de Operações Especiais do, 193-6; tratamento psiquiátrico, 183, 185, 191
existencialismo, 14, 17, 26, 34, 54n, 77, 80-2, 84-6, 187
expressões faciais, 56, 82n, 155, 158
extroversão, 166, 440

falar em público, ansiedade por, 15, 21, 28, 96-8, 133, 135, 137, 140, 152, 168-9, 385
Faldo, Nick, 178
Farley, Chris, 138
fenotiazina, 226n
Ferenczi, Saïndor, 330n

"Ferida e o arco, A" (Wilson), 444
feridas sangrentas, fobia de, 67*n*
Fink, Paul, 261
FKBP5 (gene), 374
Flecknoe, Richard, 415
Fliess, Wilhelm, 39, 323, 438*n*, 439
fobias, 15-6, 28-9, 37, 44, 59, 77, 79, 84-5, 87, 94, 97-8, 105, 108, 160-1, 190, 200-1, 229-30, 315-6, 323, 327, 350, 353, 356, 366, 377-80, 406, 449; como adaptações evolutivas residuais, 70*n*, 327, 340*n*, 350*n*, 378-9, 381-2; como resposta aprendida, 70, 358, 366, 379; comorbidade no tempo, 315; comunidades online, 121; conservação evolutiva de, 29, 366; de animais peludos, 70*n*, 72, 378; deslocamento e projeção nas, 203*n*; específicas, 52, 59, 314-6, 377; fatores genéticos na, 70*n*, 356-8, 377-9, 381-2; fobia social, 15, 52, 138-40, 143-5, 155, 157-8, 161, 164-5, 315-6; na neurastenia, 405, 407; teoria da preparação, 377-9
fogachos, 249, 406
Food and Drug Administration (FDA), 145, 214-5, 221, 239, 258, 263, 265, 267, 270, 287*n*, 291
Foote, Shelby, 305*n*
Fox, Nathan, 363
Foxman, Paul, 38*n*
Fraley, R. Chris, 156
Freedman, Daniel, 270*n*
Freud, Anna, 330*n*
Freud, Sigmund, 11, 20, 22-3, 26, 34, 37, 44, 48, 51, 54, 57-8, 78-9, 83-4, 86, 89, 140, 143, 159, 200, 212-3, 225, 251-2, 255, 258-9, 304, 310, 322-30, 332, 340, 346, 377-8, 418, 438-9; ansiedade de, 37, 39, 140*n*, 212, 322, 438; ansiedade vista por, 56, 58, 245, 251, 253-4, 303, 316, 321, 325-7, 411; dependência de nicotina de, 212*n*, 438*n*; diagnóstico de neurastenia e, 245, 251; ênfase em fantasias infantis reprimidas, 323; estômago nervoso de, 125; fobia de trens de, 37, 323, 325; fobias vistas por, 328, 340*n*, 350*n*, 377; hipocondria de, 37, 438*n*; influência de Platão, 78*n*; Kraepelin versus, 258*n*; mãe de, 321-3, 325, 346; opinião sobre a ansiedade de separação, 321; opinião sobre o "fator biológico", 327; opinião sobre o trauma do nascimento, 325; postulação da mente inconsciente, 159; postulação do complexo de Édipo, 79*n*, 132, 323, 325, 328, 332; uso de cocaína por, 140*n*, 212, 310
Fromm, Erich, 26, 57, 411, 412
Frontal (alprazdam), 16-9, 40, 43, 45, 47, 113, 134-5, 208-11, 264, 269-72, 279, 283, 285-6, 304, 309-10, 391, 427, 432, 456

Gaddum, John Henry, 237, 239
Galeno, 55, 57*n*, 110, 420*n*
Gandhi, Mahatma, 137, 139, 152
Garland, Judy, 268
Geigy, 241-2
gelo, tratamento com (dr. Chapman), 126, 130
genética/fatores genéticos, 22, 29, 60, 64, 74, 77, 85, 185, 193, 208, 252, 263, 297-8, 315, 356, 358-9, 367-

8, 370n, 373, 375, 377, 380, 385, 398-9, 432, 453; agregação familiar, 360; conservação evolutiva dos, 29, 366; covardia militar e, 184; desativação de genes em, 366; em mulheres, 370n; em níveis de NPY, 194-6, 452; estigma retirado por, 368, 377; estudos com gêmeos, 358; expressão dos genes nos, 452; fatores ambientais versus, 358, 361, 398, 432; interação cultural com, 373n; molecular, 85, 252, 298, 359; na ansiedade social, 156, 166; no desenvolvimento de fobias, 70n, 356-8, 366, 377-82; no temperamento, 297, 358, 361-8; reprodução seletiva e, 365; resiliência e, 374, 389, 451-2; serotonina e, 165, 369-77; teoria do apego e, 364
Gershon, Michael, 109n
Gladstone, William, 135-6, 139
Glenmullen, Joseph, 294
glutamato, 77, 271, 309
Goldman, David, 371
Goldstein, Kurt, 57, 425
Gordon, Barbara, 268
Grã-Bretanha, 293, 404, 409, 415, 417; ver também Inglaterra
Graf, Steffi, 178
Grant, Hugh, 139
gregos antigos, 34, 248-9, 403
Grinker, Roy, 191
Groenlândia, 35
Grp (gene), 365-6
guerra, reações à: assírios antigos, 182; colapso versus resiliência, 189; controle da bexiga, 186; covardia, 183, 188, 192; de pilotos de caças, 191; de prisioneiros de guerra, 193, 451; em campos de concentração, 190; gregos antigos, 183, 249; moralidade ligada a, 187; neurose de guerra, 184, 192n; questões de controle em, 191; *ver também* Exército dos EUA; transtorno de estresse pós-traumático
Gully, James, 130

Hanford, Chester, 27, 51-3, 361, 384-97
Hanford, Elaine, 353
Hargreaves, Ronald, 331
Harlow, Harry, 342-5
Harriman, W. Averell, 239
Hartenberg, Paul, 143, 155
Hatfield, Bradley, 181
Havlicek, John, 197
Healy, David, 291, 297
Hellbom, Einar, 288
Hellhammer, Dirk, 166
Heródoto, 183
heroína, 215, 217, 280, 369
HHA *ver* eixo hipotalâmico-hipofisário-adrenal
hidrazina, 235
hidrocortisona (cortisol), 60, 69, 162, 166-7, 183, 194, 314, 348, 355, 361
hierarquias sociais, 162-3, 166; de recrutas do Exército, 166; introdução de novos membros em, 166; macho alfa em, 161-3; machos beta, 163n; neurotransmissores e, 164; sinais de deferência em, 142, 144, 160-1, 163, 166
Hinde, Robert, 345
hipnose, 16, 95, 180, 426

hipocondria, 37, 53, 68, 83, 128, 217, 234, 242, 398, 404, 417, 446
Hipócrates, 24, 26, 34-5, 55, 61, 78, 93, 110, 200, 207, 356, 358-9, 363
Hitchens, Christopher, 187
Hitler, Adolf, 55, 218, 412
Hobbes, Thomas, 30
Hoch, Paul, 50, 239
Hoffmann-La Roche, 235-6, 241, 263-7
Holocausto, 201, 301, 348, 433
Homero, 188
Hooker, Joseph, 127n
Horney, Karen, 27, 57-8, 375, 450, 458
Horowitz, Vladimir, 138
hospitais psiquiátricos, 17, 51, 72, 227, 229, 239, 263, 301, 331, 385, 396, 428
Howe, Marie, 270
Howship, John, 106
Hoyt, Henry, 221-2
Hume, David, 436-7n
humores, teoria dos, 25, 363
Huxley, Aldous, 207, 223, 269

I'm Dancing as Fast as I Can (Gordon), 268
Idade Média, 106, 167, 411-2, 414
Ilíada (Homero), 188
imagens por ressonância magnética funcional (fMRI), 21, 23, 63, 158-9, 361
imipramina (Tofranil), 16-7, 231-4, 241-4, 250-4, 256, 287-9, 302-3, 391, 431
Inderal, 134, 391
Índia, 238, 346
Índice de Sensibilidade à Ansiedade, 52, 107

indústria farmacêutica, 62, 74, 146-7, 192, 217, 235, 241, 258, 260, 282, 299, 300, 302, 309
Inglaterra, 19, 129, 329, 334, 405n, 417; bombardeios alemães na Segunda Guerra Mundial, 190, 235; elites georgianas, 404n; Forças Armadas, 184, 185; índices crescentes de ansiedade, 409; Invencível Armada e, 30; *ver também* Grã-Bretanha
Insel, Thomas, 22-3
insônia, 51, 61, 126, 216-7, 238, 268, 309, 388, 393, 405, 419
inteligência, nível de, 440, 442
introversão, 147, 290, 314, 347, 366-7, 376
inuítes, 35
ipecacuanha, 100-5
iproniazida, 235, 240-2, 305
Iraque, 185, 187, 191
Islândia, 293
isoniazida, 235, 305
Itália, 113, 199, 201, 216
Iversen, Leslie, 236
Ivie, Mike, 180-1

Jacobson, Edmond, 415
James Sr., Henry, 68n
James, Henry, 68, 125, 138, 407
James, William, 37, 48, 80, 313, 436; ansiedade de, 68n; opinião sobre o medo e a vida moderna, 67, 411; problemas estomacais de, 125
Janet, Pierre, 143n
Japão, 144, 296
Jardim Zoológico de San Diego, 265
Jaspers, Karl, 54
Jefferson, Thomas, 137-9

Jelinek, Elfriede, 139, 160
Johnson, Samuel, 404*n*, 418, 446
Jones, Ernest, 330*n*, 438*n*
judeus, 23, 30-1, 201-2, 218
Jung, Carl G., 325, 328

Kafka, Franz, 114, 435
Kagan, Jerome, 56, 71, 361-5, 367, 388, 414, 432, 435, 439, 452
Kandel, Eric, 365
Karen, Robert, 329
kayak angst (síndrome dos inuítes), 35
Kempf, Edward J., 128*n*
Kendler, Kenneth, 299, 359
Kennedy, família, 114, 372*n*
Kennedy, Jacqueline, 384
Kennedy, John, 96, 384
Kennedy, Ted, 114, 268
Kessler, Ron, 315-6
Kidman, Nicole, 121*n*
Kierkegaard, Søren, 11, 20, 22, 26, 48-9, 54-5, 80, 303, 305, 307-8, 310, 412
Kirk, Stuart, 261
Klein, Donald, 250, 252, 258, 262, 302
Klein, Melanie, 328-30
Klerman, Gerald, 295
Kline, Nathan, 222, 224, 235, 238
Knoblauch, Chuck, 179
Knott, David, 272
Kraepelin, Emil, 258-9*n*
Kral, V. A., 190
Kramer, Peter, 256, 290, 294, 297, 304-6
Kuhn, Roland, 241-3
Kutchins, Herb, 261

laboratórios farmacêuticos *ver* indústria farmacêutica
Laborit, Henri, 225-6
Lader, Malcolm, 272, 302
Lane, Christopher, 146
Lange, Carl, 80*n*
Lans, Allan, 180
Larkin, Philip, 351
láudano, 136
Lauer, Matt, 121*n*
Le Pen, Jean-Marie, 55*n*
Leach, John, 189
Leahy, Robert, 409
LeDoux, Joseph, 21, 64, 70, 72
Lee, Edwin, 416
Lee, Roger, 389, 393
Lehmann, Heinz Edgar, 227-8
Leonard, Sugar Ray, 178
Lexapro (escitalopram), 16, 43, 45, 286
Librium (clordiazepóxido), 16, 264-7, 270, 272, 291, 402
Liddell, Howard, 34, 46
Liebowitz, Michael, 144-5
Liebrich, Otto, 216*n*
Lifton, Robert Jay, 55
lince selvagem, 265
Little Albert, experimento com, 69-72, 378
Livingstone, John, 349
Locke, John, 404-5*n*
Loewi, Otto, 236-7
Lorax (lorazepam), 16, 18, 45, 139, 264, 272, 279, 304
Lorenz, Konrad, 341
LSD, 237, 239
Luís XV, rei da França, 405*n*

macacos, 65, 160-1, 163-4, 220, 342, 344, 346-7, 379, 443

Macbeth (Shakespeare), 238
mãe-filho, relação *ver* relação mãe-filho
maionese, fobia de, 328*n*
Manchester, William, 187
Manning, Peyton, 45, 181
Manual de diagósticos e estatísticas de transtornos mentais (DSM) (Associação Americana de Psiquiatria): freudianismo no, 257, 259; modelos dimensionais versus categóricos no, 255-8; primeira edição, 257, 259*n*; segunda edição (DSM-II), 53, 60, 255; terceira edição (DSM-III) (DSM-III-R), 53, 60, 192, 255-6, 258, 261-2, 269, 408; quarta edição (DSM-IV) (DSM-IV-TR), 53, 60, 73, 128, 261; quinta edição (DSM-V), 35-6, 53, 59, 60, 73, 132, 143, 252, 261, 419;
Manual Merck, 215, 217
Maratona, batalha de, 249
Marcuse, Herbert, 269
Markway, Barbara, 169*n*
Marshall, George, 184
Marshall, John, 140, 156
Marsilid (iproniazida), 236, 242-3, 305
Matthews, Herbert L., 413
May, Rollo, 20, 413-4, 422, 446
McGrath, Lauren, 367-8
McNabb, Donovan, 198
medicamentos psiquiátricos (psicofarmacologia), 23-4, 80, 85, 192, 213, 220, 222, 235, 241, 291, 294, 297, 299, 304, 307, 309, 391, 426; causa versus tratamento da ansiedade, 23, 61-2; como causa de ansiedade e depressão, 293; dependência de, 208-9, 212, 215-6, 267, 291*n*; dosagens de, 283, 285; efeito placebo, 276; efeitos a longo prazo, 300; efeitos colaterais, 208, 210, 216, 234, 239, 282, 285, 289, 291, 300; eficácia dos, 265, 278, 285, 292-3, 299; eliminação do significado da ansiedade pelas, 303, 305-6, 308-9; história dos, 211-3, 215-6, 218-20, 222-3, 225-7, 233-4, 236-7, 239-41, 243-4, 258; neurotransmissores e, 236-43; oposição ideológica a, 294-5, 297, 309; overdoses acidentais de, 217; respostas muito variáveis, 301; testes clínicos de, 219-20, 235, 270*n*, 287, 289
meditação, 16, 79, 175, 180, 246, 310
medo: adequado, 29, 67; ansiedade versus, 54*n*, 57, 63, 84; em campo de batalha *ver* guerra; *ver também* fobias; reações de medo
medula espinhal, 81*n*
mel, fobia de, 85
melancolia, 25, 53, 61, 107, 126, 212, 214, 217, 227, 235, 242, 290, 304-5, 308*n*, 356, 383, 388, 416-20, 446, 450
Men Under Stress (Grinker et al.), 191
meprobamato, 219-21, 224-5
Merck, 289
México, 403
Mickey Finn, coquetel, 216*n*
Mill, John Stuart, 436-7*n*
Miltown (meprobamato), 173*n*, 222-5, 228, 237-8, 257, 263, 265-6, 270, 291, 402
Mineka, Susan, 379
Mística feminina, A (Friedan), 269*n*

modelagem de comportamento, 29, 357
Mohr, Jay, 138
Moisés, 137, 139
Montaigne, Michel de, 106
morfina, 109n, 212, 217, 403
Morgan, Andy, 193-4
morte, 69, 122, 160, 184-5, 192, 230n, 268, 289, 409, 411, 438n, 444, 455; medo da, 48, 82, 124, 202, 249
Mullen, Mike, 192
murofobia (medo de roedores), 380
Murphy, Arthur, 449-50

Nader, Ralph, 268
Napoleão I, imperador da França, 188, 417n
Nardil (fenelzina), 28, 233-4
nascimento, trauma do, 321, 325-6
"Nature of Love, The" (Harlow), 342-3
náusea, 12, 93, 102-4, 134, 143, 151, 174, 216, 249, 280
Nembutal (pentobarbital), 217
Nemiah, John, 255
netos, efeito de trauma em, 348, 433
neurastenia, 39, 53, 217, 245, 251-2, 400, 402-3, 405-7, 409, 415
neurônios *ver* cérebro
neuropeptídeo Y (NPY), 77, 194-5, 452
neuroses, 16, 20, 27-8, 34, 36, 41, 51-3, 56, 105, 128, 143, 182, 184-5, 190-2, 203, 225, 245, 251-5, 258, 266, 285, 295, 314, 322-3, 330, 332, 368, 384, 426, 434, 438-9; neurose de ansiedade, 41, 52, 128n, 182, 251n, 253
neuroticismo, 108, 370, 375, 440
neurotransmissores, 22, 47, 60, 77, 109, 165, 211, 237-8, 240-1, 244, 289, 297, 310, 377; ação dos, 239-40, 264-5, 267-8, 270-2; ansiedade social e, 164, 166; descoberta dos, 236-7; no estômago, 109n
New Age, 310, 426, 434
Newton, Isaac, 33, 437
Nicholson, Jack, 396
Niebuhr, Reinhold, 55
norepinefrina, 22, 69, 77, 152, 237, 240-1, 243-4, 280, 289, 307, 361, 366
Norman, Greg, 178
Normandia, 249
Norpramin *ver* desipramina
Northfield, Wilfrid, 39, 41, 106
Novotna, Jana, 178

Obama, Barack, 45, 149
ofidiofobia (medos de cobras), 85, 97, 324, 379-80
Öhman, Arne, 156-7, 379-80
Olivier, Laurence, 136, 139
ópio, 136, 214-6, 251, 302, 402n
orangotangos, 163
Osler, William, 417
Osmond, Donny, 138
Other Side of Normal: How Biology Is Providing the Clues to Unlock the Secrets of Normal and Abnormal Behavior, The (Smoller), 370n
Ouvindo o Prozac (Kramer), 256, 286, 290, 297, 304-5, 396

Pã, grito de, 248
pânico *ver* transtorno de pânico
parestesia, 249
Parkinson, mal de, 164
parurese, 140

Pascal, Blaise, 54n, 284n
Patterson, Floyd, 196, 198, 204
Patton, George, 185
Paxil (paroxetina), 16-7, 139, 145, 164, 274-6, 278-82, 285-7, 291-2, 391
Peirce, Charles Sanders, 443
Pelling, Emma, 93
Percy, LeRoy, 304
Percy, Walker, 302, 304, 308-9
Personalidade neurótica de nosso tempo, A (Horney), 27, 375, 458
Petraeus, David, 45
Physiology or Mechanism of Blushing, The (Burgess), 142
pilotos de caça, 32, 191, 442, 444
piscadelas, frequência de, 388
placebos, 81n, 287, 292; efeito placebo, 130, 276
Platão, 25-6, 78
Plath, Sylvia, 395n
Plimpton, George, 197
Plutarco, 419-20
Plutchik, Robert, 83
posição social, 156-7, 162, 166-7; incerteza moderna quanto à, 167n; níveis de testosterona e, 162; subordinação, 161-2, 167
preocupação, 12, 15, 20, 28, 36, 40, 45, 52-3, 56, 58, 60, 69, 73-4, 77-8, 85-6, 108, 122, 150, 163, 168, 181, 208, 230, 251, 257, 269, 272, 277, 295, 319, 336, 339, 354, 358, 363, 370, 388, 398, 402, 414-6, 438, 440, 444, 450; correlação do QI com, 440; desempenho no trabalho e, 440; orientação futura da, 21, 421; pior cenário na, 382
Primeira Guerra Mundial, 39, 184, 292, 329, 388

prisioneiros de guerra, 193, 451
prisma Taylor, 182
Problema da ansiedade, O (Freud), 51, 57, 321, 326-7, 377
Proust, Marcel, 436
Prozac (fluoxetina), 16, 28, 43, 145, 164, 231, 233, 260, 270, 274, 278, 285-8, 290, 292-4, 298-9, 301, 303, 307, 391, 396
"psicofarmacologia cosmética", 291, 294-5, 297; *ver também* medicamentos psiquiátricos
Putin, Vladimir, 55n

queijo, fobia de, 15, 85, 380n
Questionário sobre Preocupação da Universidade Estadual da Pensilvânia, 52

Rank, Otto, 321, 325-6
Raskin, Marjorie, 169n
Raulin, Joseph, 405n
Rauwolfia serpentina (planta), 238
reação de alarme, 66, 80, 314
reações de medo, 63, 65-7, 69-70, 72, 87n; comportamento esquivo em, 71, 121, 151, 164; condicionadas, 69, 70, 72, 77; do sistema nervoso autônomo, 69; em animais, 64, 70, 72, 82-3; índice de defecação como medida de, 64; luta ou fuga, 66-8, 82, 183, 244, 271, 366, 373, 455; natureza adaptativa das, 66, 378; semelhanças de uma espécie animal para outra, 64
Redoma de vidro, A (Plath), 395n
relação mãe-filho: abraços na, 345; amamentação, 329, 335; de Freud, 321-5, 346; do autor, 352-

5; efeito da separação na, 332-5, 342, 350, 379; efeitos a longo prazo da, 321, 344-55; estilo parental materno na, 331, 335-6, 338, 345, 364; estudos com animais, 340-7, 364; experimentos de demanda de forrageamento inconstante na, 345; mães substitutas na, 343; netos afetados pela, 348; observações diretas da, 334-5, 345; perturbações causadas pela Segunda Guerra Mundial, 331; relações objetais na, 321, 325-7; separação emocional funcional na, 347; superproteção na, 354-5, 357, 431; teoria de segurança de Blatz, 334; visão behaviorista da, 332, 335, 341-3; visão psicanalítica da, 329-31, 334-5; *ver também* teoria do apego; Bowlby, John
relâmpagos, fobia de, 406
remédios *ver* medicamentos psiquiátricos
Renascimento, 106, 404*n*, 410, 414
reserpina, 238-41
resiliência, 194-5, 338, 375, 399, 451-3, 458
Ressler, Kerry, 373-4, 452
Restak, Richard, 224
RGS2 (gene), 366-7
Rivers, W. H. R., 184
Rivotril, 16, 43, 208, 211, 264, 266, 272, 279, 309-10, 391, 432
Rockwell, A. D., 402
Roques, Giuseppe Pardo, 199-204
RTN4 (gene), 368
rubor *ver* enrubescimento
Rush, Benjamin, 224
Russell, Bill, 197-8, 204

Salum, Giovanni, 360*n*
Sapolsky, Robert, 72, 161-2, 166, 413
Sarbin, Theodore, 56
Sartre, Jean-Paul, 54, 303
Sasser, Mackey, 180-1
Sassoon, Siegfried, 184
Satcher, David, 245
Saturday Night Live (programa de TV), 138
Sax, Steve, 179
Schildkraut, Joseph, 243-4
Schlesinger Jr., Arthur, 413
Schwartz, Barry, 411
Schwartz, Richard, 434
Seals da Marinha, 193
Seconal (secobarbital), 217
Segal, Hanna, 341*n*
Segunda Guerra Mundial, 29, 31, 41, 182, 184, 186-191, 235, 238, 249, 293, 328, 330-1, 339-40, 389, 413, 415, 434; *ver também* Alemanha nazista
Segunda Vinda, A (Percy), 306*n*
Seligman, Martin, 293, 378, 380
Senaqueribe, rei da Assíria, 182
Sêneca, 24
sensibilidade à ansiedade, 52, 107, 282
sensibilidade social, 160, 442
separação, ansiedade de, 15, 89, 172, 230, 313-4, 317, 320-1, 323, 328, 336, 340-1, 343, 354, 360, 383, 431; *ver também* apego, teoria do; Bowlby, John; relação mãe-filho
Separação: Angústia e raiva (Bowlby), 328, 350
SERE (Sobrevivência, Evasão, Resistência e Escape), programa, 193, 195

serotonina, 17, 22, 60, 77, 82, 109, 145, 164, 166, 195, 237, 239-41, 243-4, 280, 286-7, 289-90, 297-8, 302, 348, 366, 369, 372, 399; ação da, 165, 239-40; fatores genéticos e, 165-6, 369-77; na teoria da depressão, 287, 297-301, 363; no estômago, 109n; no transtorno de ansiedade social, 164, 166; origem do termo, 237n; primeiras pesquisas, 237
SERT (SLC6A4), gene, 368-9, 372-3, 375,-6, 399
sertralina ver Zoloft
Shakespeare, William, 238
Sheehan, David, 249, 262, 263
Shorter, Edward, 233, 274, 288
Shyness: How Normal Behavior Became a Sickness (Lane), 146
siderodromofobia (medo de trens), 37, 97, 303, 323-5, 380
Sigwald, Jean, 225, 227
Simon, Carly, 138
Simonton, Dean, 437
simpatectomia transtorácica endoscópica, 141
sinapses, 82, 164, 166, 240, 243, 271, 281, 297, 369-70
síndrome do cólon irritável (SCI), 106-9, 115, 119, 122, 386
sistema nervoso, 46, 57, 61, 69, 80, 134, 185, 200, 271, 278, 345, 361, 374, 401, 404, 446; sistema nervoso autônomo, 80, 271, 347n, 374; sistema nervoso simpático, 109, 134, 278, 345
Slater, Philip, 411
Smith Kline Beecham, 145
Smoller, Jordam, 366, 370n

"Social Anxiety: The Neglected Disorder" (Liebowitz), 144
Social Phobia (Marshall), 140, 156n
sociopatas, 20, 52, 188-9
Sófocles, 444-5
somatização, 84, 122, 285
sono, 73, 268, 420; fases do sono, 449n; privação de, 193, 419n
Spitzer, Robert, 262
Squibb Corporation, 219, 238
St. Martin, Alexis, 110-1
Stein, Murray, 161, 165
Sternbach, Leo, 263-6
Stossel, Scott: ansiedade ao falar em público, 96-8, 133-5, 137, 168; ataques de pânico, 246-7, 275-6, 278-9, 281-3, 285; atividades esportivas de, 170-7, 232; avaliações clínicas de, 16, 52, 229; casamento, 12-4, 142, 458; destruição da casa de, 454-6, 458; diagnósticos de, 51-2; emetofobia de, 93-104, 121, 123, 132, 170, 232n, 314, 319, 357-8, 381, 428; esposa de, 12-3, 45, 95, 113, 132, 175, 248, 279, 281, 354, 357, 365, 442, 454; filhos de, 175, 281, 356-8, 360, 377, 380; genótipo de, 369, 377, 458; história familiar, 27-9, 353, 357-8, 359, 361, 384-98; infância de, 15, 29, 31-2, 229-31, 233, 313-5, 317-9, 321, 351-3, 355, 425, 428-30, 432; irmã de, 28, 30, 318, 352, 354, 357, 360, 429n; mãe de, 15, 28-9, 31n, 39, 41, 313, 316-9, 321, 324, 352-3, 355, 357, 360, 428n, 432, 454; medicamentos psiquiátricos tomados por, 16, 134, 207-9, 211, 229-31, 233, 274-6, 278-9, 281-3,

285; pai de, 28-9, 31, 95, 428-30, 432-3, 454; possível complexo de Édipo, 324; questões de dependência, 76, 131, 275, 324, 357; refúgio na Old North Church, 284*n*; relacionamentos românticos, 16, 113, 232*n*, 274-5, 279, 324; resiliência de, 452, 454-5, 457-8; síndrome do cólon irritável de, 115-9; terapeuta (dr. L.), 172, 229, 231, 233, 290, 351, 355, 425-35; terapeuta (dr. W.), 40-2, 44, 46, 67, 73-7, 83-9, 124, 132, 154-5, 169, 175, 255, 296, 301-3, 398-9, 441, 452, 456-8; terapias de, 16, 40-1, 43-4, 426; turnê de lançamento de livro, 207-9, 211
Strachey, James, 326*n*
Streisand, Barbra, 138-9
Suécia, 289
sufocação, fobia de, 232*n*
suicídio, 38, 54, 61, 137, 140-1, 147-8, 191-2, 234, 283, 301, 304, 306, 309, 390
Sullivan, Harry Stack, 55
Suomi, Stephen, 443

Talese, Gay, 199
Tallis, Raymond, 124*n*
temperamento: fatores genéticos no, 297, 358-68; fixação inata do, 363; nervoso, 357, 417; teoria do equilíbrio dos humores no, 363
temperamento inibido, 314, 357, 432; fisiologia de alta reatividade, 362-3, 366, 381; sensibilidade social, 442; timidez, 146, 366
teoria James-Lange, 81*n*
terapia cognitivo-comportamental (TCC), 16, 23-4, 77, 79, 97, 119, 153, 209
terapia de exposição, 16, 67, 77, 79, 97-9, 101, 119, 154, 209, 380; imaginal, 87-9; para ansiedade social, 153; para emetofobia, 96-104
terapia eletroconvulsiva, 27, 79, 234, 265, 385, 391, 395-6
terapia familiar sistêmica, 426, 434
terapia pela fala, 211*n*, 253, 395-96
terapia racional-emotivo-comportamental (TREC), 153
Termópilas, batalha de, 183
testosterona, 162, 392-4
Thanatos Syndrome, The (Percy), 307*n*
Thorazine, 228; *ver também* Amplictil (clorpromazina)
Thorndike, Sybil, 136
Tillich, Paul, 82, 412
Tillotson, Kenneth, 395
Timides et la timidité, Les (Hartenberg), 143, 155
timidez, 143, 146, 166, 270, 314, 366-7, 414
tiques, 51, 229, 447
tiramina, 234
Tocqueville, Alexis de, 402*n*
Tone, Andrea, 220
tranquilizantes, 40, 173, 183, 192, 211-2, 222, 224, 231, 233, 246, 257, 264, 266, 269-70, 272-3, 291, 295-6, 304, 341, 409, 421
transpiração, 12, 134, 143, 245
transtorno de ansiedade generalizada, 56, 59-60, 62, 73, 145, 258, 262-3, 359, 363, 382, 416, 419; criação pelo DSM-III, 261*n*, 262; fatores genéticos no, 359; índices

diferentes, 403; sintomas, 419; teoria humoral do, 363
transtorno de ansiedade social, 59, 62, 140, 143-8, 152, 163-4, 169, 192, 258, 261, 313; atividade cerebral na, 152, 157, 159, 163-4, 166; comportamento esquivo na, 151, 164; de homens eminentes, 129, 140n, 212; diagnóstico de, 143-4, 146-7, 157; do autor, 133-5, 148, 150-1; invenção pelo DSM, 143-4, 146, 257, 262; na Ásia, 144; olha humano e, 149n; simpatectomia transtorácica endoscópica no, 141
transtorno de estresse pós-traumático (TEPT), 59, 186, 192-6, 258, 374, 451
transtorno de pânico: aumento do índice de, 407-8; como falsa reação de alarme de asfixia, 254; como síndrome do coração de soldado, 185; componente genético do, 358; criação pelo DSM-III, 255-63, 269; critérios do DSM para, 249n, 261; de atores, 138; diferentes visões culturais do, 35; do autor, 246-7, 275-85; influência da imipramina no, 231n, 244, 250-1, 253-4, 256, 287n; medo da morte no, 246-51; modelo de predisposição ao estresse, 138; origem do termo "pânico", 249; sensibilidade à ansiedade ligada ao, 107; sintomas do, 175, 245-53, 419; teoria do espectro versus, 253-4; transtorno de ansiedade generalizada versus, 261n, 263; tratamento com, 275; tratamento com Chlor-Trimeton, 288n; tratamento com Frontal/Xanax, 269
transtorno obsessivo-compulsivo (TOC), 28, 59, 73-4, 145, 200, 255, 256, 258, 265, 301, 394, 447
transtornos de ansiedade, 18, 22, 38, 53, 61-2, 71, 73, 75, 77, 80, 84, 98, 121, 157, 192, 257-8, 269, 300, 302, 314, 347, 350, 359-60, 364-5, 367, 371, 376, 398; calma superficial mantida em, 38, 40, 46, 277, 386; como categoria de diagnóstico, 20, 28, 53, 59, 61, 73, 143, 192, 255-61, 263, 269, 291n, 293; como "fraqueza moral", 260, 296, 430; fatores genéticos, 358-9, 367, 375, 398; gravidez estressante da mãe como precursor de, 30; incidência de, 18, 407; invenção pela indústria farmacêutica, 23, 44, 62, 139n, 146, 213, 256; manifestação das características, 121, 315; questionários de teste, 51; resistência ao desenvolvimento ver resiliência; transtorno obsessivo-compulsivo (TOC) como, 28
Trauma do nascimento, O (Rank), 325-6
tremores, 12-4, 55, 65, 125-6, 128-9, 134, 143, 247-9, 252, 420
trens, fobia de (siderodromofobia), 37, 97, 303, 323-5, 380
tricotilomania, 43n
Trotter, Thomas, 416
Trotter, Wilfred, 79n
tuberculose, 32, 213, 235, 259, 305, 410
Turiano, Nicholas, 440
Twenge, Jean, 408
Tyson, Mike, 196

Universidade Columbia, 81, 109n, 144, 345
Universidade de Graz, 236
Universidade de Iowa, 65
Universidade de Michigan, 195, 299
Universidade de Minnesota, 338
Universidade de Oregon, 220
Universidade de Wisconsin, 152, 342
Universidade do País de Gales, 440
Universidade Estadual de San Diego, 376, 408
Universidade Harvard, 22, 27, 33, 51, 56, 62, 66-7, 106, 165, 208-9, 299, 314-5, 361, 366, 384-5, 387-9, 396, 426, 435
Upjohn Company, 269-70

Valenstein, Elliot, 299
Valium (diazepam), 16, 19, 171-3, 231, 233, 263-4, 266-70, 272, 274, 291, 391, 398, 402
"vapores", 53, 404-5n, 417n
venlaxafina *ver* Efexor
vergonha, 13, 16, 40, 42, 46, 57, 119, 141-4, 153, 158, 168-9, 182-3, 196, 200, 306, 322, 368, 394, 443, 445, 457, 459
Vietnã, Guerra do, 191, 267, 451
vikings, 183
Vogt, Marthe, 237
vômito autoinduzido (bulímico), 123n; de Bill Russell, 197; de Darwin, 125, 129, 131-2, 197; em guerras, 184, 187; induzido por ipecacuanha, 100-4; medo de *ver* emetofobia; receita de vômito falso, 99n; tratamento com antieméticos, 95

Watson, John, 69, 77, 345, 349, 353, 378
Weinberger, Daniel, 399
Whitaker, Robert, 293
Wilberforce, William, 136, 139
Williams, Ricky, 139
Willoughby, R. R., 17
Wilson, Edmund, 444
Winterson, Jeanette, 445
Wolf, Stewart, 111
Wolfe, Barry E., 75
Wolff, Harold, 111
Wolpe, Joseph, 87n
Wong, David, 289
Woods, Tiger, 170
"Woody Allen", gene, 22, 369
World at War, The (série de TV), 31

Xanax, 269

Yerkes, Robert M., 33, 172
Yerkes-Dodson, lei, 172
Yolles, Stanley, 212

Zelmid (zimelidina), 289-90
Zerbe, Kathryn, 154
Zoloft (sertralina), 16, 43n, 145, 286-7, 292, 391

1ª EDIÇÃO [2014] 2 reimpressão

ESTA OBRA FOI COMPOSTA EM MINION PELO ESTÚDIO O.L.M. / FLAVIO PERALTA
E IMPRESSA EM OFSETE PELA GRÁFICA SANTA MARTA SOBRE PAPEL PÓLEN SOFT
DA SUZANO S.A. PARA A EDITORA SCHWARCZ EM AGOSTO DE 2021

A marca FSC® é a garantia de que a madeira utilizada na fabricação do papel deste livro provém de florestas que foram gerenciadas de maneira ambientalmente correta, socialmente justa e economicamente viável, além de outras fontes de origem controlada.